湖南省学位与研究生教育改革研究项目（2020JGZX017）
湖南省普通高等学校课程思政建设研究项目（HNKCSZ-2020-0279）

医学生临床实践教学教程

主　审　刘江华

主　编　唐惠芳　任　姝

副主编　姚女兆　李小涛　梁路昌

编　委（按姓氏笔画排序）

王　浩（南华大学附属第一医院）
王桥生（南华大学附属第一医院）
王娴莉（南华大学附属第一医院）
韦玉佳（南华大学附属第一医院）
邓　晖（南华大学附属第一医院）
朱　柱（南华大学附属第一医院）
任　姝（南华大学附属第一医院）
刘　宇（南华大学附属第一医院）
汤石林（南华大学附属第一医院）
阳志军（南华大学附属第一医院）
李　仪（南华大学附属第一医院）
李小涛（南华大学附属第一医院）
李明亮（南华大学附属第二医院）
何　璐（南华大学附属第一医院）
张　岚（南华大学附属第一医院）
张红英（南华大学附属第一医院）
张晶晶（南华大学附属第一医院）
张满燕（南华大学附属第一医院）
陆　煜（南华大学附属第一医院）
陈力博（南华大学附属第一医院）
陈珑芳（南华大学附属第一医院）
陈选民（南华大学附属第一医院）
陈海燕（南华大学附属第一医院）
周　利（南华大学附属第一医院）
周　曦（南华大学附属第一医院）
姚女兆（南华大学附属第一医院）
柴　可（南华大学附属第一医院）
唐正午（南华大学附属第一医院）
唐志晗（南华大学衡阳医学院）
唐惠芳（南华大学附属第一医院）
梁路昌（南华大学附属第一医院）
彭正良（南华大学附属第一医院）
韩　东（南华大学附属第一医院）
蔡瑜婷（南华大学附属第一医院）
颜　斌（南华大学附属第一医院）

科学出版社
北　京

内 容 简 介

本教材分为九篇六十八章，按照学科系统阐述了50余项各专科常见临床技能操作的相关知识，涵盖适应证、禁忌证、操作流程、并发症处理、相关知识点总结、模拟竞赛试题，同时教材包含全科医学、医患沟通、突发公共卫生事件处置、应考心理学等全新内容。强调知识的先进性、融合性、实践性、应用性、综合性和引导性。本书附有40余项高清教学操作视频和详细音频讲解，方便读者直观吸纳知识，提升学习效果。

本教材适用于高等学校医学本科生临床技能的教学，也可为住院医师、进修医师的临床基本技能训练提供指导，或作为临床执业医师实践技能考试参考用书。

图书在版编目（CIP）数据

医学生临床实践教学教程 / 唐惠芳，任妹主编 . — 北京：科学出版社，2021.9

ISBN 978-7-03-069746-2

Ⅰ . ①医… Ⅱ . ①唐… ②任… Ⅲ . ①临床医学 – 医学院校 – 教材 Ⅳ . ① R4

中国版本图书馆 CIP 数据核字（2021）第 182982 号

责任编辑：周 园 / 责任校对：宁辉彩
责任印制：李 彤 / 封面设计：陈 敬

科学出版社 出版
北京东黄城根北街16号
邮政编码：100717
http://www.sciencep.com
北京建宏印刷有限公司 印刷
科学出版社发行 各地新华书店经销
*
2021年9月第 一 版 开本：787×1092 1/16
2022年7月第三次印刷 印张：18 1/2
字数：532 000

定价：98.00 元

（如有印装质量问题，我社负责调换）

序

党的十九大报告提出“实施健康中国战略”。以习近平新时代中国特色社会主义思想为指引，全面贯彻党的教育方针，办好人民满意的医学教育，培养高质量的医学人才，是推进健康中国建设的重要保障。临床医学生的实践操作技能、临床思维能力和职业素养教育是提升医学人才培养质量的重要抓手，对于我国高质量临床医学队伍的建设意义重大。

南华大学医学教育在60余年的发展历程中，始终注重基础知识、基本理论、基本技能的培养，在强化技能、提升人文方面不断推出新举措，取得了一系列的成果，培养了一大批卓越的临床专家及医学教育家。近年来，以实施卓越医生教育培养计划为抓手，建设了国家级大学生校外实践教育基地、国家级临床教学培训示范中心、国家级医学虚拟仿真实验教学中心。以大学生医学技术技能大赛为契机，大力进行临床实践教学改革，指导学生参加全国大学生医学技术技能大赛，多次获得全国总决赛的特等奖、一等奖及金奖。

为了响应国家对医学教育创新发展要求，为我国临床医学的实践教育提供经验，南华大学临床教学团队基于丰富的临床实践教学经验，编写了《医学生临床实践教学教程》。这本教材抓住临床实践教学这一关键环节，突出临床思维能力、临床实践能力培养，贯通基础与临床，全面对接院校教育、毕业后教育、继续教育对于医学生的临床能力要求，既系统阐述了医学生必须掌握的常见临床技能操作的相关知识，又有常见危急重症的综合案例处理，同时纳入突发公共卫生事件应急处理相关知识、全科医学处置、医患沟通、应考心理学等国内同类书籍较少涉及的内容，兼具前沿性、系统性、指导性，体现了教学内容、教学目标的连贯性和进阶性。

这本教材集临床技能操作与综合模拟案例于一体，有机融入思政要求，文字与视频相配合，实用性强。相信这本教材的出版，对于深化医学实践教育改革、培养高素质医学人才，更好服务健康中国建设，必将产生积极的推动作用。

刘祖国

2021年8月

前言

医学教育是卫生健康事业发展的重要基石，关系着高等教育和医药卫生改革两大“民生工程”，承担着培养具有高尚的职业素养、精湛的临床诊疗技术和较强创新精神的医学人才的重要使命。

临床医学是一门实践性极强的学科，临床实践教学在医学人才培养过程中起着不可或缺的重要作用，在掌握坚实医学理论基础的同时，更重要的是加强临床思维能力、临床实践能力的锻炼培养，这是由医学生成长为一名合格临床医师的关键所在。基于此，国家先后制定、出台了多项医学教育改革文件，要求广大高等医学院校继续深化医学教育改革，强化和规范实践教学环节，切实提升医学生的临床思维和临床实践能力。

近年来，南华大学积极贯彻落实国家政策和要求，结合学校自身办学定位和具体实际，深入开展临床实践教学改革，连续多年参加中国大学生医学技术技能大赛，并获得了全国总决赛特等奖1次，一等奖2次，金奖2项的优异成绩。南华大学编者团队总结、凝练多年来实践教学经验，通过近1年时间筹备和反复审修，《医学生临床实践教学教程》终于与广大读者见面了。

《医学生临床实践教学教程》一书以国家卫生健康委员会制定的《住院医师规范化培训内容与标准》《临床执业医师实践技能考试大纲》和教育部医学教育临床教学研究中心主编的《中国医学生临床技能操作指南》最新版为蓝本，同时参考近几届中国大学生医学技术技能大赛考核范围，坚持以临床思维能力为导向，以临床实践能力培养为目标，秉持基础与临床贯通的教材建设思路，前几篇按学科分类，系统阐述了50余项各专科常见临床技能操作的相关知识，涵盖适应证、禁忌证、操作流程、并发症处理、相关知识点总结、模拟竞赛试题（包括解析等），力求以规范临床技能操作为基础，以培养临床思维能力和临床实践能力为主线，系统提升医学生解决临床实际问题的能力。

本书后几篇着重描写了各学科常见危急重症处理综合模拟案例，各案例高度还原临床情景，体现疾病发展转归，以期更好地培养医学生的危机预判能力、临床决策能力、团队协作能力和医患沟通能力。同时紧扣时政要点，结合“新型冠状病毒肺炎”应对经验，纳入国家突发公共卫生事件处置相关知识，并将国内同类教材编写过程中较少涉及的全科医学处置、医患沟通、应考心理学等全新内容单独成章，强调知识的先进性、融合性、实践性、应用性、综合性和引导性，力求在教材编写的理念、体系、目标、内容和形式等方面具有自己的特色和创新。此外，本书附有40余项高清教学操作视频和详细音频讲解，方便读者直观吸纳知识，提升学习效果。

最后，在本书出版之际，衷心感谢全体编者和在背后无私奉献的工作人员。因水平所限，难免疏漏之处，恳请读者或同仁不吝赐教，予以斧正，以便再版时修正。

唐惠芳　任　妹

2021年8月于南华大学

目录

第一篇 内 科

第一章 胸腔穿刺术…………………………1
第二章 腹腔穿刺术…………………………5
第三章 骨髓穿刺术及骨髓活组织检查术 ……9
第四章 腰椎穿刺术…………………………13
第五章 三腔双囊管置入术 …………………18
第六章 心电图操作…………………………22

第二篇 外 科

第七章 手术基本操作 ………………………25
第八章 手术区消毒铺单 ……………………32
第九章 换药拆线……………………………35
第十章 清创术………………………………39
第十一章 体表脓肿切开引流术 ……………42
第十二章 体表肿物切除术 …………………45
第十三章 胸腔闭式引流术及胸腔闭式引流管拔除 ……………………………48
第十四章 耻骨上膀胱穿刺造瘘术 …………53
第十五章 关节腔穿刺术 ……………………57
第十六章 关节脱位手法复位术 ……………60
第十七章 现场急救…………………………63
第十八章 石膏绷带固定术 …………………66
第十九章 牵引术……………………………70
第二十章 外科手术…………………………74

第三篇 妇 产 科

第二十一章 刮宫术…………………………83
第二十二章 经阴道后穹隆穿刺术 …………87
第二十三章 宫内节育器放置术与取出术 …90
第二十四章 妇科检查………………………95
第二十五章 产前检查………………………98
第二十六章 电子胎心监护 …………………101
第二十七章 产程图…………………………106
第二十八章 接产和断脐 ……………………110

第四篇 儿 科

第二十九章 新生儿复苏 ……………………113
第三十章 小儿心肺复苏 ……………………121
第三十一章 人工喂养………………………125
第三十二章 体格生长指标的测量 …………128
第三十三章 小儿腰椎穿刺术 ………………132
第三十四章 小儿胸腔穿刺术 ………………135
第三十五章 小儿骨髓穿刺术（胫骨） ……138

第五篇 护 理

第三十六章 导尿术…………………………142
第三十七章 胃管置入术 ……………………146
第三十八章 吸氧术…………………………149
第三十九章 吸痰法…………………………153

第四十章 灌肠术……………………………157
第四十一章 输血技术……………………………160
第四十二章 静脉输液……………………………164
第四十三章 静脉穿刺……………………………168
第四十四章 皮下注射……………………………171
第四十五章 皮内注射……………………………173
第四十六章 肌内注射……………………………177
第四十七章 隔离技术……………………………180

第六篇 急 救

第四十八章 心肺复苏……………………………183
第四十九章 电复律和电除颤 ……………………187
第五十章 简易呼吸器的应用 ……………………194
第五十一章 环甲膜穿刺术 ………………………197
第五十二章 无创正压通气 ………………………200
第五十三章 经口气管插管术 ……………………204

第七篇 全科医学

第五十四章 全科医学的特征 ……………………210
第五十五章 全科医学科的模拟案例 ……………219

第八篇 综合案例处理

第五十六章 肺血栓栓塞症 ………………………223
第五十七章 主动脉夹层 …………………………228
第五十八章 急性ST段抬高型心肌梗死 …………233
第五十九章 支气管哮喘 …………………………238
第六十章 糖尿病酮症酸中毒 ……………………243
第六十一章 急性有机磷杀虫剂中毒 ……………247
第六十二章 创伤…………………………………251
第六十三章 子痫…………………………………257
第六十四章 产后出血……………………………261
第六十五章 重症手足口病 ………………………265

第九篇 综合知识

第六十六章 医患沟通……………………………269
第六十七章 突发公共卫生事件处置 ……………274
第六十八章 应考心理学 …………………………279

参考文献…………………………………………288

第一篇 内 科

第一章 胸腔穿刺术

Thoracentesis

本章操作视频

一、适应证

1. 胸腔积液明确诊断。
2. 大量胸腔积液产生呼吸困难等压迫症状，排出积液，缓解症状。
3. 胸膜腔内注药。

二、禁忌证

1. 未纠正的凝血功能异常或重症血小板减少。
2. 穿刺部位感染。
3. 不能配合或耐受者。

三、操作流程

步骤	细则	备注
（一）操作前准备	1. 医师准备　①穿工作服，戴口罩、帽子，洗手；②核对患者信息，解释、交代病情，询问麻醉药物过敏史；③测量患者生命体征；④查看患者血常规、凝血功能、胸部X线/胸腔B超结果；⑤与患者签署知情同意书	
	2. 患者准备　排空膀胱	
	3. 物品准备　胸腔穿刺包，络合碘，棉签，2%盐酸利多卡因，注射器（5ml、20ml及50ml），无菌手套，胶布，血压计等	
（二）体位及定位	4. 体位　取反骑椅位，双手臂平置于椅背上缘，前额伏于前臂上	卧床或无法取坐位者取斜坡卧位
	5. 定位　常规选择腋前线第5肋间，腋中线第6～7肋间，腋后线或肩胛下角线第7～8肋间；一般通过叩诊结合胸片确定穿刺部位	少量积液及包裹性积液可结合B超引导定位
（三）消毒、铺单、麻醉	6. 消毒　用络合碘以穿刺点为中心，由内向外环形消毒2～3次，直径至少15cm	
	7. 铺单　无菌孔巾中心对准穿刺点，用胶布或布巾钳固定孔巾	
	8. 麻醉　核对麻醉药物，正确开启，抽取2%盐酸利多卡因5ml，在穿刺点皮下注射形成皮丘，沿穿刺点垂直进针，逐层浸润麻醉至胸膜	
（四）穿刺	9. 固定穿刺部位皮肤，于穿刺点处，沿下一肋上缘垂直进针，有突破感后停止进针	
	10. 助手用止血钳协助固定穿刺针，连接注射器，松止血钳，缓慢抽吸胸腔积液	
	11. 操作过程中观察患者反应，若出现胸膜反应、肺水肿等不良反应，立即停止操作，对症处理	
	12. 配合抽液，首次放液量不超过700ml，以后每次抽液量不超过1000ml	
	13. 留取标本　根据病情送检常规、生化、脱落细胞检查及病原学检查（必要时胸腔注药）	
	14. 夹闭胶管，拔出穿刺针，按压片刻，消毒穿刺点，纱布覆盖，胶布固定	
（五）术后处理	15. 为患者复原衣物，交代术后注意事项	
	16. 复测患者生命体征	
（六）整体评价	17. 无菌原则	
	18. 人文关怀	

四、并发症处理

1. 胸膜反应 停止操作，平卧，皮下注射0.1%肾上腺素0.3～0.5ml。

2. 气胸 少量气胸暂予以观察，大量时需要放置胸腔闭式引流管；若患者行机械通气，气胸可能会发展成为张力性气胸，需严密观察，必要时放置胸腔闭式引流管。

3. 复张性肺水肿 胸腔穿刺操作时需严格控制抽液速度及量；处理上予以吸氧，静脉使用吗啡，酌情使用糖皮质激素及利尿剂，控制入量，严密监护，必要时给予无创机械通气，甚至有创机械通气。

4. 腹腔脏器损伤 严密观察生命体征，损伤小、出血量少的情况下，予以内科保守治疗，否则需要输血、输液、甚至开腹探查。

5. 血胸 损伤肺、肋间血管多数可自行止血，无需特殊处理；若损伤大血管，患者出现失血性休克，则需要输血、输液、胸腔闭式引流，甚至开胸探查。

五、相关知识点总结

1. 胸腔穿刺体位需根据患者的情况进行选择：①婴幼儿由助手坐在椅子上，将患儿面向自己抱坐在腿上，使患儿稍前倾，背部暴露，一手将患儿手臂固定在头顶，另一手固定患儿腰臀部，使之身体不动；②无法取坐位患者需取斜坡卧位，如危重患者、强直性脊柱炎患者、偏瘫患者等。

2. 胸腔穿刺术前的核对工作十分重要，除姓名、床号、住院号外，要特别注意核对胸片信息及隐藏信息点，如：①女性患者胸片是否具备乳房影；②胸片拍摄是否为最近日期；③是否为内脏反位患者（根据心脏位置正确区分左右侧）。

3. 根据胸腔积液不同性质，送检项目及处理要点需有所区分：①癌性胸腔积液需送检脱落细胞、肿瘤标志物，并可在多次抽取积液后向胸腔内灌注博莱霉素、顺铂、丝裂霉素等抗肿瘤药物。②结核性胸腔积液需送检结核杆菌培养、结核抗体，可向胸腔内灌注链激酶或尿激酶预防胸膜粘连，研究表明胸腔内灌注抗结核药作用不大，不推荐进行。③脓胸需送检细菌培养+药敏试验，可用2%碳酸氢钠溶液或生理盐水反复冲洗脓腔，然后可注入少量抗菌药物及链激酶，以便于引流。④疑食管胸膜瘘患者，可在术前口服亚甲蓝溶液，再观察胸腔积液是否有蓝色改变从而确诊；治疗原则根据患者本身情况、基础疾病及瘘口大小而选择不同方法。内科保守治疗记住“四管疗法”：a. 放置胸腔闭式引流管，以减轻中毒症状；b. 放置空肠营养管/造瘘管以保证充分营养；c. 放置胃肠减压管以减少胃液甚至胆汁过多漏入胸膜腔产生强烈理化刺激；d. 开通静脉输液管便于抗菌药物及相应药物合理、及时使用。⑤疑支气管胸膜瘘患者，可在胸腔穿刺时向胸腔内注射亚甲蓝注射液，观察患者咳嗽是否有蓝色痰液从而确诊。

六、模拟竞赛试题

案例一

【题干1】 患者，男性，68岁，因咳嗽、气促半年，右侧胸背部疼痛2个月就诊，伴有咯血，无盗汗。吸烟40余年，每天20～40支。体查：右侧肩胛线第7、8、9肋骨压痛；右下肺语颤减弱，叩诊浊音，呼吸音消失。胸部 CT：右侧大量胸腔积液，右侧第7、8、9后肋病理性骨折。为明确患者诊断，请行最佳操作。

【题干2】 胸腔积液检查提示白细胞计数（WBC）310×10^6/L，中性粒细胞（N）35%，葡萄糖6.2mmol/L，腺苷脱氨酶（ADA）10U/L，总蛋白35g/L，乳酸脱氢酶（LDH）850U/L。患者胸腔积液最可能的原因是什么？如何明确患者诊断？

【解题思路】 ①根据题意，需行右侧胸腔穿刺术明确诊断，但患者右侧肩胛线第7～9肋病理性骨折，穿刺时需避开此部位，患者取斜坡卧位，选择腋前线或腋中线进行穿刺；②结合胸腔积液特点及患者病史、体查结果，考虑为癌性胸腔积液，可完善胸腔积液细胞学检查，或胸腔镜检，同时可根据肿瘤类型完善纤维支气管镜检或经皮肺肿物穿刺术。

案例二

【题干】　患者，男性，65岁，发热7天伴畏寒、咳嗽、咳痰3天。外院给予抗感染治疗，疗效不佳。血培养未见致病菌，痰培养为口咽部杂菌。体查：左下肺叩诊浊音，听诊呼吸音减低。患者既往有脑梗死病史，遗留右侧肢体活动障碍。患者胸片见图1-1，为进一步治疗及明确诊断，请进行下一步处理。

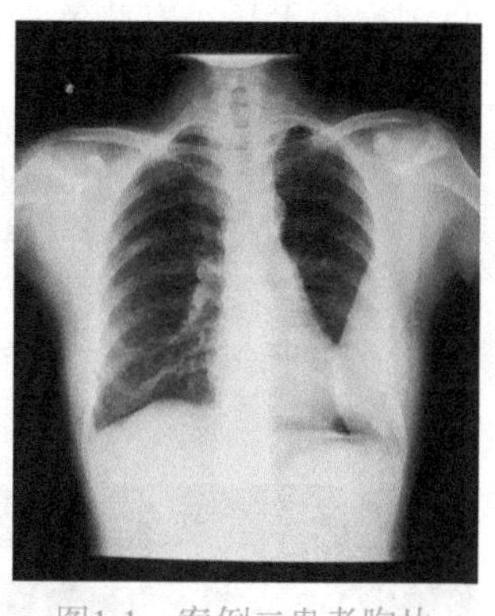

图1-1　案例二患者胸片

【提示卡1】　胸腔B超提示：左侧胸腔可见液性暗区，部分与周围粘连，范围5.6cm × 6.3cm，深度4.3cm，进针点见体表标记，右侧胸腔未见胸腔积液。**（选手要求行B超定位时方可出示提示卡1，否则不出示）**

【提示卡2】　抽液量已达要求，考虑脓胸，请对脓腔行进一步冲洗。

【解题思路】　①患者胸片示左侧胸腔包裹性积液，需完善胸腔B超定位后再行操作；患者既往有脑梗死病史，遗留右侧肢体活动障碍，无法取反骑椅位，故穿刺时选择斜坡卧位，穿刺点选择腋前线或腋中线，抽出液体需加送细菌培养及药敏试验；②使用生理盐水或2%碳酸氢钠冲洗脓腔。

案例三

【题干】　患者，男性，66岁，食管癌术后12天，已恢复肠内营养5天，每日进食牛奶+肠内营养混悬液1200ml，近两日出现发热、胸痛、呼吸急促。体查：右肺呼吸音低，可闻及湿啰音。胸部CT检查如图1-2所示，右侧胸腔经诊断性胸腔穿刺抽出奶白色黏稠积液5ml。患者目前诊断考虑什么？为进一步明确诊断，请根据现场条件完善最佳检查。

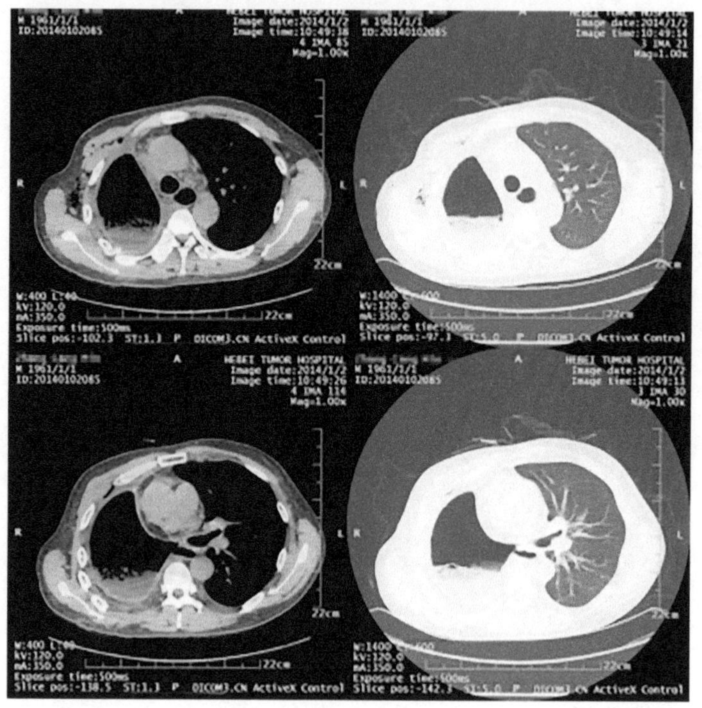

图1-2　案例三患者肺部CT

【解题思路】　①食管癌术后1周以上，恢复进食后出现发热、胸痛、气促，胸部CT提示右侧液气胸，结合诊断性胸腔穿刺发现奶白色黏稠积液，考虑食管胸膜瘘可能性大；②可根据现场条件行胸腔穿刺术或胸腔闭式引流术明确是否存在食管胸膜瘘，在穿刺前口服亚甲蓝溶液，再观察胸水是否有蓝色改变；③另需要进一步完善细菌培养以明确感染类型，针对性选用抗菌药物治疗。

案例四

【题干1】 患者，男性，27岁，10min前被汽车撞伤右胸部入院。患者诉咳嗽、气促、胸部疼痛。体查：T 36.5℃，P 105次/min，R 30次/min，BP 100/60mmHg，神志清晰，右胸部压痛明显，右肺叩诊呈浊音，右肺呼吸音低，胸部CT如图1-3所示。为明确患者诊断，请行最佳操作。

【提示卡】 胸腔穿刺抽出不凝血，请口述患者诊断。

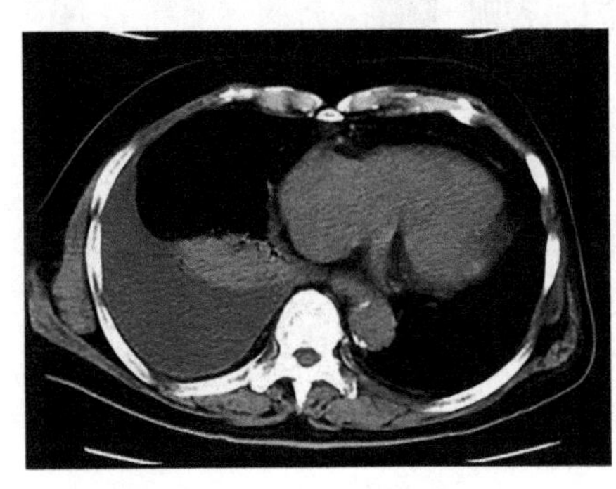

图1-3 案例四患者胸部CT

【题干2】 患者气促较前加重，面色苍白，肢端湿冷，P 130次/min，BP 80/60mmHg，经充分补液处理后，血压维持在85/60mmHg，请口述处理措施。

【解题思路】 ①患者有胸部外伤史，感胸痛、气促，右肺叩诊呈浊音，呼吸音低，胸部CT提示右侧胸腔积液，初步考虑外伤所致胸腔积血，可予以胸腔穿刺术明确诊断；穿刺抽出不凝血，创伤性血胸诊断明确。②患者出现呼吸困难加重，脉搏加快，血压降低，充分补液的前提下血压仍不稳定，考虑进行性血胸，需在扩容补液、稳定循环的同时开胸探查。

（南华大学附属第一医院 任 姝 陈选民 颜 斌 唐惠芳）

第二章　腹腔穿刺术

Abdominocentesis

一、适应证

1. 腹腔积液明确诊断。
2. 大量腹腔积液引起严重腹胀、胸闷、气促、少尿等压迫症状，放液缓解症状。
3. 腹膜腔内注药。
4. 腹水回输治疗。
5. 人工气腹。

二、禁忌证

1. 躁动不能合作。
2. 肝性脑病前期（相对禁忌证）及肝性脑病。
3. 电解质严重紊乱。
4. 腹膜炎广泛粘连。
5. 巨大卵巢囊肿。
6. 明显出血倾向。
7. 妊娠中后期。
8. 麻痹性肠梗阻、腹部明显胀气。
9. 包虫病。
10. 腹腔巨大肿瘤（尤其是动脉瘤）。

三、操作流程

步骤	细则	备注
（一）操作前准备	1. 医师准备　①穿工作服，戴口罩、帽子，洗手；②核对患者信息，解释、交代病情，询问麻醉药物过敏史；③测量患者生命体征及腹围，行腹部体查；④查看患者血常规、凝血功能、腹部B超结果；⑤与患者签署知情同意书	腹部体查包括检查有无腹部包块、肝脾触诊、移动性浊音叩诊及膀胱叩诊
	2. 患者准备　排空膀胱	
	3. 物品准备　腹腔穿刺包，络合碘，棉签，2%盐酸利多卡因，5ml及50ml注射器，无菌手套，胶布，多头腹带，皮尺，血压计等	
（二）体位及定位	4. 体位　根据病情可选用平卧位、半卧位或者稍左侧卧位	
	5. 定位　①脐与左髂前上棘连线中外1/3交点处；②脐与耻骨联合连线中点上方1.0cm、偏左或者偏右1.5cm处；③少量腹水患者取侧卧位，取脐水平线与腋前线或腋中线交点	包裹性积液可结合B超引导定位
（三）消毒、铺单、麻醉	6. 消毒　用络合碘以穿刺点为中心，由内向外环形消毒2～3次，直径至少15cm	
	7. 铺单　戴无菌手套，无菌孔巾中心对准穿刺点，用胶布或布巾钳固定孔巾	
	8. 麻醉　核对麻醉药物，正确开启，抽取2%盐酸利多卡因5ml，在穿刺点皮下注射形成皮丘，沿穿刺点垂直进针，逐层浸润麻醉至腹膜	使用普鲁卡因则需皮试
（四）穿刺	9. 夹闭穿刺针胶管尾端，固定穿刺部位皮肤，右手持穿刺针经麻醉路径逐步刺入腹壁，有突破感后停止进针。诊断性穿刺时可直接采用20ml或者50ml无菌注射器和7号针头进行穿刺	大量腹水、腹压高时应采取迷路进针的方法
	10. 助手用止血钳协助固定穿刺针，连接注射器，松夹闭装置后缓慢抽液	
	11. 操作过程中观察患者反应及生命体征，若出现头晕、面色苍白、出汗、心悸、晕厥等表现，立即停止操作，予以对症处理	

续表

步骤	细则	备注
（四）穿刺	12. 首次放液不超过1000ml，以后每次不超过3000～6000ml，肝硬化患者第一次放腹水不超过3000ml	如为血性腹水仅留取标本送检，不宜大量放液
	13. 留取标本 根据患者病情送检生化、常规、脱落细胞、肿瘤标志物及病原学检查（必要时腹腔注药）	第一管液体应舍弃
	14. 夹闭胶管，拔出穿刺针，按压数分钟，消毒穿刺点，纱布覆盖，胶布固定。复测腹围	高腹压患者需腹带加压包扎
（五）术后处理	15. 为患者复原衣物，分类处理医疗垃圾，交代术后注意事项	
	16. 复测患者生命体征	
（六）整体评价	17. 无菌原则	
	18. 人文关怀	

四、并发症处理

1. 肝性脑病和电解质紊乱 停止操作，予以吸氧，心电监护，监测患者神志、血压、脉搏和尿量的变化，按肝性脑病处理，并纠正电解质紊乱。

2. 感染 严格按照腹腔穿刺术无菌原则进行，合理使用抗菌药物。

3. 出血、损伤周围脏器 术前要复核患者的凝血功能、血常规；操作规范、轻柔，合理选择穿刺点（如穿刺时避开皮肤瘢痕处、有感染处、腹部静脉曲张处，巨脾及腹部有包块者行B超引导），避开腹部血管。

4. 休克 立即停止操作，进行适当处理（如补液、吸氧、使用肾上腺素等）。

5. 麻醉意外 重在预防，术前应详细询问患者的药物过敏史，并备好肾上腺素等抢救药品。使用普鲁卡因麻醉时，术前应予以皮试。一旦出现药物过敏，立即停止操作，平卧，予以吸氧、心电监护，建立静脉通道，皮下注射肾上腺素。

五、相关知识点总结

1. 穿刺位点选择尽量避开腹部手术瘢痕、曲张的腹壁静脉以及肠袢明显处。以下情况尽量采用B超定位后进行穿刺：①巨脾；②包裹性腹腔积液有分隔或者少量腹腔积液；③妊娠期妇女；④腹部有包块者。

2. 腹水引流不畅时，可稍移动穿刺针或者变换患者体位，进针不宜太深以免伤及肠管；术中嘱患者尽量不咳嗽，以免伤及内脏；进入腹腔后宜缓慢进针以免刺破肠管，回抽时应缓慢抽吸，防止网膜或肠管堵塞针头。

3. 根据腹水不同性质，除常规、生化外，送检项目及处理要点需有所区分：①疑癌性腹水需送检脱落细胞、肿瘤标志物；②疑结核性腹水需送检结核杆菌培养、结核抗体；③疑感染性腹水需送检细菌培养及药敏试验，必要时加送厌氧菌培养。

4. 腹水渗出液和漏出液的鉴别要点总结见表2-1。

表2-1 腹水渗出液和漏出液鉴别要点

鉴别项目	腹水渗出液	腹水漏出液
病因	炎症、肿瘤或者物理化学刺激	门脉高压、低蛋白血症等非炎症原因所致
外观	不定，可为黄色、脓性、血性、乳糜性等	淡黄，透明或者微浊
比重	>1.018	<1.018
凝固性	易凝固	不易凝固
李凡他试验	阳性	阴性
蛋白定量	>30g/L	<25g/L

续表

鉴别项目	腹水渗出液	腹水漏出液
糖定量	多低于血糖水平	近似于血糖水平
蛋白电泳	电泳图谱近似血浆	以白蛋白为主，球蛋白比例低于血浆
白细胞计数	＞500×10^6/L	＜100×10^6/L
细胞分类	急性感染时以中性粒细胞为主，慢性感染以淋巴细胞为主	以淋巴细胞、间皮细胞为主
细菌	可找到病原菌（有感染时）	一般无细菌
肿瘤细胞	反复检查可见到肿瘤细胞（恶性腹水）	无

六、模拟竞赛试题

案例一

【题干】 患者，女性，60岁，因反复腹胀、乏力半年，加重1周入院。既往史：乙肝病史20余年。体查：巩膜黄染，双肺呼吸音清晰，蛙状腹，液波震颤阳性。为明确诊断并缓解症状，请行最佳处理。

【提示卡1】 血常规：血小板计数（PLT）58×10^9/L，余项正常；凝血功能正常。（选手要求查看血常规、凝血功能结果时出示，否则不出示）

【提示卡2】 腹部B超示肝硬化，脾大，腹水，左侧卵巢囊肿，直径5cm×5cm。（选手要求查看腹部B超或者CT结果时出示，否则不出示）

【提示卡3】 膀胱叩诊浊音，4h未排尿，且排尿困难。（选手行膀胱叩诊时出示，否则不出示）

【提示卡4】 导尿完毕。（选手提出导尿时出示，否则不出示）

【提示卡5】 1ml代表50ml。（选手抽出腹水时出示）

【解题思路】 ①结合病史、体查及辅助检查，考虑肝硬化腹水，需要行腹腔穿刺放腹水治疗；②患者左侧卵巢囊肿，穿刺时应避开左侧穿刺点，宜取脐与耻骨联合连线中点上方1.0cm偏右1.5cm处；③腹腔穿刺术前需要常规行腹部重点体查，特别是触诊腹部是否有包块，肝脾是否肿大，膀胱区叩诊是否浊音，如有膀胱充盈，须嘱患者排空膀胱，必要时先行导尿。

案例二

【题干1】 患者，男性，62岁，1年前出现腹胀、乏力，诊断为肝硬化，不规律服用呋塞米行利尿处理。1天前出现发热，腹痛腹泻，尿量减少，遂来就诊。体查：腹部压痛、反跳痛、肌紧张，液波震颤（+）。既往曾有左侧腹股沟斜疝手术史。为明确诊断，请对患者进行合适处理。

【题干2】 腹水检测结果：外观浑浊，比重1.12，细胞计数2000×10^6/L，中性粒细胞比率增高，李凡他试验（+），白蛋白35g/L，LDH 360U/L，细菌培养：革兰氏阴性菌感染，请做出诊断。

【解题思路】 ①患者既往肝硬化病史，不规律使用利尿剂，突然出现发热，腹水大量增加，需完善腹腔穿刺，送检腹水常规及细菌培养，协助明确诊断；患者既往曾有左侧腹股沟斜疝病史，穿刺时需避开反麦氏点；②腹水常规提示渗出液，细菌培养为革兰氏阴性菌感染，结合病史、体征，诊断考虑为自发性腹膜炎。

案例三

【题干1】 患者，男性，60岁，慢性乙肝病史20余年，发现肝硬化4年，近1个月来诉腹胀，尿黄，B超提示肝硬化，脾大，少量腹水，肝占位性病变。未予以规范诊治。半小时前出现剧烈腹痛来院就诊。体查：BP 80/50mmHg，腹部膨隆，腹肌稍紧张，全腹压痛及反跳痛，移动性浊音阳性。请根据现场提供的物品，尽快为患者明确诊断。

【提示卡】 静脉通道已建立，经补液后血压95/65mmHg，请继续处理。

【题干2】 腹水常规回报：红色，不凝固，比重1.028，WBC 4×10^9/L，以中性粒细胞为主，可见大量红细胞，葡萄糖3.0mmol/L。目前考虑最大可能性诊断是什么？下一步如何处理？

【解题思路】 ①患者既往有慢性乙肝、肝硬化病史，B超提示肝内存在占位性病变，此次出现剧烈腹痛就诊，应高度怀疑肝癌结节破裂，完善腹腔穿刺术；但患者目前处于失血性休克状态，需立即开通静脉通路，补液，纠正休克。②腹腔穿刺抽得不凝血，佐证了肝癌结节破裂诊断，立即抽血备血，请肝胆外科会诊，必要时手术处理。

案例四

【题干】 患者，男性，54岁，患者近一周出现心慌、胸闷、气促，起床站立时上述症状加重。有肝硬化病史，无心肺病史。体查：神志清楚，肝病面容，口唇发绀，心肺无明显阳性体征，腹部膨隆，无包块，移动性浊音阳性，血气分析：pH 7.42、PO_2 70mmHg、SaO_2 90%、PCO_2 35mmHg。请口述患者目前诊断，并行相关操作缓解症状。

【解题思路】 患者有肝硬化病史，无心肺病史，近一周出现胸闷、气促、低氧血症，存在直立性缺氧，需考虑以下因素：①是否存在肝肺综合征；②大量腹水导致横膈膜上抬，呼吸受限。诊断考虑：①肝硬化、腹水；②肝肺综合征待排除。需要完善吸氧，腹腔穿刺术放液。

案例五

【题干1】 患者，女性，56岁。因腹胀、腹痛15天入院。体查：体型消瘦，腹部稍膨隆，左下腹可见烧伤瘢痕，腹壁软，下腹部压痛，无反跳痛。移动性浊音阳性。为明确腹水性质，请行腹腔穿刺术。

【题干2】 患者行腹腔穿刺术时，进针时有突破感，进入腹腔后抽出10ml积液后不能继续抽出腹水。下一步如何处理？

【题干3】 B超引导下抽出腹水，腹水常规检查：黄色浑浊，比重1.020，李凡他试验（+），WBC 600×10^6/L，单核细胞0.70，多核细胞0.30；生化检查：总蛋白30.2g/L，ADA 23U/L，LDH 596U/L，CA125 962U/L，腹水病理检查：可见异型细胞。请判断腹水性质及推断患者腹水最可能的病因。

【解题思路】 ①患者左下腹可见烧伤瘢痕，应当避开左下腹穿刺点；②患者腹腔穿刺抽出腹水量少，考虑腹水有腹膜、肠管阻隔或者包裹，首先调整进针深度以及方向，减少负压，如仍不能抽出腹水则要考虑B超引导下腹腔穿刺术；③患者腹水为渗出液，结合患者女性，消瘦，腹水乳酸脱氢酶升高，CA125明显升高，并且腹水可见异型细胞，考虑卵巢肿瘤可能性大。

案例六

【题干】 患者，男性，37岁，因发热3天，腹痛1天入院。既往有Wilson病史。体查：T 39.2℃，浅表淋巴结无肿大，HR 110次/min，余心肺体查无异常，腹部饱满，全腹部压痛，反跳痛，以右下腹明显，肝不大，脾肋下6cm处可触及，移动性浊音阳性。血常规：WBC 31.1×10^9/L，N 0.95，L 0.05，外周血粒细胞细胞质可见中毒颗粒，中晚幼粒细胞比例增加，Hb 86g/L，PLT 48×10^9/L。为明确患者诊断，请完成目前最主要的操作。**（同时备腹腔穿刺、骨髓穿刺模型及用物）**

【提示卡】 凝血功能正常；腹部B超示腹腔积液。

【解题思路】 ①该例患者发热，腹痛并腹部压痛、反跳痛，腹水征阳性，既往有Wilson病史，外周血白细胞明显升高，外周血粒细胞细胞质可见中毒颗粒，需要考虑肝硬化合并自发性腹膜炎，白细胞增高考虑感染（类白血病反应）所致，暂时没有骨髓穿刺指征，需要行腹腔穿刺术明确诊断，加送细菌培养及药敏试验；②脾脏明显增大，穿刺时需避开左侧穿刺点。

（南华大学附属第一医院 陈选民 任 妹 颜 斌 唐惠芳）

第三章　骨髓穿刺术及骨髓活组织检查术

Bone Marrow Puncture and Bone Marrow Biopsy

本章操作视频

一、适应证

（一）骨髓穿刺术

1. 各类血液病的诊断及明确全身肿瘤性疾病是否有骨髓侵犯或转移。
2. 原因不明的肝、脾、淋巴结肿大及某些发热原因未明者。
3. 某些传染病或者寄生虫病需要行骨髓细菌培养或涂片寻找病原体。
4. 诊断某些代谢性疾病，如戈谢（Gaucher）病，只有在骨髓中找到Gaucher细胞，才能确诊。
5. 紧急情况下输液治疗。

（二）骨髓活组织检查术

骨髓活组织检查术（简称骨髓活检术）对骨髓增生异常综合征、原发性或继发性骨髓纤维化症、增生低下型白血病、骨髓转移癌、再生障碍性贫血、多发性骨髓瘤的诊断具有重大意义。

二、禁忌证

1. 血友病及有严重凝血功能障碍者，当骨髓检查并非唯一确诊手段时，不宜进行此种检查，以免引起局部严重迟发性出血。

2. 穿刺局部皮肤有感染。

三、操作流程

（一）骨髓穿刺术流程

步骤	细则	备注
（一）操作前准备	1. 医师准备　①穿工作服，戴口罩、帽子，洗手；②核对信息，交代病情，了解麻醉药物过敏史及是否有血友病病史；③测量患者生命体征，评估穿刺部位皮肤情况；④查看患者血常规、凝血功能结果；⑤与患者签署知情同意书	
	2. 患者准备　排空膀胱	
	3. 物品准备　一次性骨髓穿刺包，络合碘，棉签，2%盐酸利多卡因，5ml及20ml注射器，无菌手套，胶布等，检查物品是否在有效期内，包装是否完好	
（二）体位及定位	4. 体位与定位　①髂前上棘：取平卧位。穿刺点：髂前上棘后1～2cm骨面平坦处。②髂后上棘：取俯卧位或侧卧位。穿刺点：L5和S1水平旁约3cm处一圆钝的突起处。③胸骨：取平卧位。穿刺点：胸骨柄或胸骨体相当于第1、2肋间隙的中线部位。④腰椎棘突：取坐位或侧卧位。穿刺点：腰椎棘突突出处	胸骨骨髓液含量丰富，当其他部位穿刺失败或仍不能明确诊断时，需做胸骨穿刺
（三）消毒、铺单、麻醉	5. 消毒　用络合碘以穿刺点为中心，由内向外环形消毒2～3次，直径至少15cm	
	6. 铺单　无菌孔巾中心对准穿刺点，当采取坐位或侧卧位时用胶布固定孔巾	
	7. 麻醉　核对麻醉药物，正确开启，抽取2%盐酸利多卡因5ml，在穿刺点处皮下注射形成皮丘，沿穿刺点垂直进针，逐层浸润麻醉至骨膜，骨膜需行多点麻醉	
（四）穿刺	8. 调节穿刺针螺旋，使穿刺针的固定器固定在距离针尖1～1.5cm处，固定穿刺部位皮肤，于穿刺点处垂直进针，当穿刺针针尖到达骨面时，左右旋转进针，有突破感后停止进针（髂前及髂后上棘穿刺）	胸骨及腰椎棘突穿刺方法见相关知识点
	9. 抽吸　拔出穿刺针，接上干燥的20ml注射器，适当负压迅速抽取骨髓液0.1～0.2ml	抽取的骨髓液不可超过0.2ml，以免稀释
	10. 制片　拔下注射器，插上针芯，迅速将抽出的骨髓液滴于玻片上，立刻涂片6～8张	

续表

步骤	细则	备注
（四）穿刺	11. 如需要做骨髓液其他检查，再抽取需要量的骨髓液用于骨髓细胞流式细胞术检查、融合基因及预后基因检查、染色体核型分析和骨髓细菌培养等	
	12. 操作过程中注意观察患者不良反应	
	13. 拔针　拔出插入针芯的穿刺针，按压片刻，消毒穿刺点，纱布覆盖，胶布固定	
	14. 采外周血涂片2～3张一并送检	
（五）术后处理	15. 整理用物，垃圾分类处理	
	16. 为患者复原衣物，交代术后注意事项	
	17. 复测患者生命体征	
（六）整体评价	18. 无菌原则	
	19. 人文关怀	

（二）骨髓活检术流程

步骤	细则	备注
（一）操作前准备	1. 医师准备　穿工作服，戴口罩、帽子，洗手	
	2. 患者准备　①核对患者信息，解释、交代病情，询问麻醉药物过敏史及是否有血友病病史；②测量生命体征，评估穿刺部位皮肤情况；③查看血常规、凝血功能结果；④与患者签署知情同意书	
	3. 物品准备　骨髓活检包，络合碘，棉签，2%盐酸利多卡因，5ml及20ml注射器，无菌手套，胶布等，检查物品是否在有效期内，包装是否完好	
（二）体位及定位	4. 体位与定位　①髂前上棘：取平卧位，穿刺点：髂前上棘后1～2cm骨面平坦处；②髂后上棘：取侧卧位，穿刺点：L5和S1水平旁约3cm处一圆钝的突起处	
（三）消毒、铺单、麻醉	5. 消毒　用络合碘以穿刺点为中心，由内向外环形消毒2～3次，直径至少15cm	
	6. 铺单　无菌孔巾中心对准穿刺点，侧卧位时用胶布固定孔巾	
	7. 麻醉　核对麻醉药物，正确开启，抽取2%盐酸利多卡因5ml，在穿刺点皮下注射形成皮丘，沿穿刺点垂直进针，逐层浸润麻醉至骨膜，骨膜需行多点麻醉	
（四）穿刺	8. 穿刺　将骨髓活检针的针管套在手柄上，固定压紧穿刺部位皮肤，右手持穿刺针手柄以顺时针方向进针至骨质一定深度后，拔出针芯，在针座后端接上接柱（可为1.5cm或2cm），再插入针芯，继续按顺时针方向进针，其深度达到1.0cm左右，再转动针管360°	
	9. 穿刺过程中注意观察患者反应及生命体征	
	10. 取材　按顺时针方向退出穿刺针，取出骨髓组织，立即置于95%乙醇或10%甲醛溶液中固定，标注信息后及时送检	
	11. 再次消毒穿刺点，干棉球压迫创口，敷以无菌纱布并固定	
（五）术后处理	12. 整理用物，垃圾分类处理	
	13. 为患者复原衣物，交代术后注意事项	
	14. 复测患者生命体征	
（六）整体评价	15. 无菌原则	
	16. 人文关怀	

四、并发症处理

1. 局部皮肤出血和红肿感染　对症处理。

2. 穿透胸骨内侧骨板，伤及心脏和大血管　很罕见但是非常危险。这是胸骨穿刺时用力过猛或者穿刺过深发生的意外。因此，胸骨穿刺时穿刺针长度一定要固定距针尖约1cm处，缓慢左右旋转骨髓穿刺针刺入，且用力一定要轻。胸骨穿刺需由经验丰富的医师操作。

3. 穿刺针折断　穿刺针头进入骨质后摆动幅度不能过大，穿刺过程中如果感到骨质坚硬而难以达到骨髓腔时不可强行进针。如发生穿刺针断裂在骨内，可尝试无菌血管钳或者镊子取出，必要时请外科处理。

五、相关知识点总结

1. 严格掌握骨髓穿刺术的适应证以及禁忌证　①凝血功能极差或者血小板极低有出血倾向者需要先输注新鲜冰冻血浆或者血小板治疗；②严格筛查是否为血友病；③需要避开有皮肤感染部位进行穿刺。

2. 通过病史询问、体查、辅助检查结果等综合判定穿刺部位，如巨脾患者避免俯卧位，选择髂前上棘穿刺时尽量避开左侧穿刺点；存在髋关节置换手术史患者或一侧股骨干骨折患者，避开该侧穿刺点；小于1岁患儿可选择胫骨穿刺；胸骨中造血成分丰富，当多部位穿刺出现干抽或者标本不满意时选择胸骨穿刺，或骨髓活检。

3. 不同部位穿刺的角度及方法

（1）胫骨穿刺：绷紧皮肤，持骨穿针于穿刺点垂直于骨的长轴或者与垂直面呈5°～15°，针尖向足端倾斜刺入，下达骨膜后可适度用力缓慢旋转，至阻力消失，骨穿针固定。

（2）胸骨穿刺：绷紧皮肤，将骨穿针针头斜面朝向骨髓腔，针尖指向患者头部，与骨面呈70°～80°，缓慢左右旋转穿刺针，刺入深度0.5～1cm，至穿刺针固定在骨内。

（3）腰椎棘突穿刺：绷紧皮肤，持骨穿针与骨面呈垂直方向刺入，缓慢左右旋转穿刺针，刺入0.5～1cm，至穿刺针固定在骨内。

4. 标本送检与检测项目选择　①骨髓液较浓时，推片角度要小，推片速度要慢；反之推片角度要大，推片速度要快；合格而规范的骨髓片要求达到头、体、尾三部分，一般头侧从毛玻璃端开始。②如涂片同时需要行其他检查时，则应先抽取0.1～0.2ml涂片，再抽取其他检查所需骨髓液，避免造成骨髓稀释，影响涂片结果判读。③感染性疾病需要行骨髓培养时，需抽取骨髓1～2ml送培养；怀疑白血病初次骨穿时，需要留取5ml骨髓抗凝后送相应融合基因或染色体检查；怀疑慢性粒细胞白血病时，送检骨髓染色体t（9：22）检查和BCR/ABL融合基因检查。

六、模拟竞赛试题

案例一

【题干】　患者，女性，25岁，因经量过多伴血块入院。自觉发热、乏力，无腹痛等不适，自服止血药无效，遂来院就诊。既往月经规律，量正常，无痛经。辅助检查：HCG（－）；妇科B超：子宫前位，子宫大小为7cm×5cm×3cm，内膜厚为4mm，回声均匀，附件区未见异常。请对患者予以合适操作明确诊断。**（同时备诊断性刮宫术、骨髓穿刺术模型及用物）**

【提示卡】　血常规：WBC 23×10^9/L、PLT 50×10^9/L，Hb 60g/L，凝血功能正常。

【解题思路】　①本题现场提供了诊断性刮宫模型及器材，极易诱导选手行诊断性刮宫术。但题目所给辅助检查结果均提示妇科检查无明显异常，选手若选择诊断性刮宫术则落入陷阱。②若选手即便选择诊断性刮宫术，在术前能够询问血常规及凝血功能结果，则可以拿到提示卡，可以判断出是血液系统疾病所致的出血，故正确操作应当是骨髓穿刺术。

案例二

【题干1】　患者，男性，61岁。3个月前，患者无明显诱因出现胸部、腰骶部、双下肢疼痛，1天前摔跤后致左侧胫骨骨折，遂来院就诊。已于骨科行骨折外固定。辅助检查——血常规：WBC 12×10^9/L、HB 85g/L、PLT 150×10^9/L；肝功能：总蛋白132.5g/L、白蛋白35.2g/L、球蛋白97.3g/L；尿常规：尿本周蛋白（+）；全身骨扫描：①胸椎、腰椎、左侧胫、腓骨等多处骨质处可见放射性浓集灶；②左侧胫骨骨折。为明确患者诊断请行最必要操作。

【题干2】　患者骨髓涂片结果如图3-1所示，请给出最终诊断。

【解题思路】　①患者全身多处骨痛，骨扫描提示多处代谢增高，考虑恶性肿瘤可能，实验室检查结果提示贫血，血浆总蛋白、球蛋白增高，白蛋白降低，白球比倒置，尿液出现尿本周蛋白，需高度怀疑多发性骨髓瘤，可行骨髓穿刺协助明确诊断；②骨髓涂片示浆细胞异常增生，可见双核及多核浆细胞，诊断多发性骨髓瘤明确。

案例三

【题干1】 患者，女性，33岁，左上腹腹胀3个月。体查：双侧髂前上棘及周围可见烧伤瘢痕。血常规检查示WBC 250×10^9/L，Hb 133g/L，PLT 100×10^9/L，原始细胞3%，腹部彩超示脾肋下9cm。为明确诊断，请完成当前最主要的操作。

【题干2】 患者骨髓涂片结果如图3-2所示，请做出最后诊断。

【解题思路】 ①患者双侧髂前上棘及周围可见烧伤瘢痕，不宜选择该处为穿刺点，可选髂后上棘穿刺，巨脾不宜俯卧位，采用侧卧位；考虑白血病时需要抽取5ml标本抗凝后送检相应融合基因及染色体检查。②骨髓片判读：慢性粒细胞白血病。

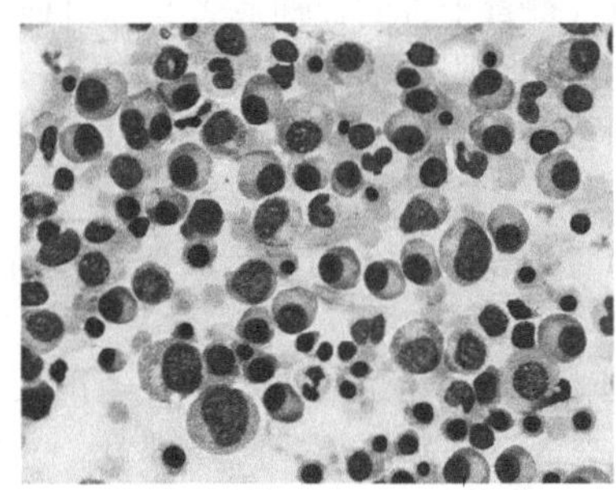

图3-1 案例二患者骨髓涂片

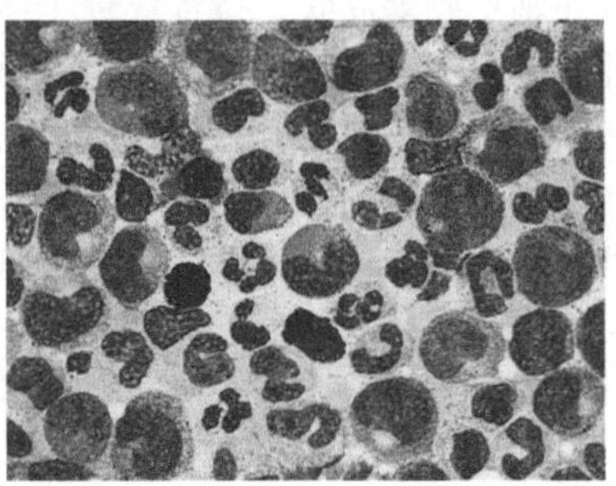

图3-2 案例三患者骨髓涂片

案例四

【题干】 患者，女性，45岁，因发热、乏力40余天入院。体查：贫血貌，全身浅表淋巴结未扪及肿大。血常规提示全血细胞减少。外周血涂片示：原淋巴细胞+幼淋巴细胞占15%。骨髓象示：原淋巴细胞+幼淋巴细胞占2.5%；胸腹部CT平扫及增强示：腹腔、腹膜后及纵隔多发肿大淋巴结，考虑淋巴瘤可能。患者拒绝行腹腔淋巴结活检，请完善下一步检查明确诊断。

【解题思路】 结合CT、血象及骨髓象结果，患者临床诊断考虑淋巴瘤，浅表未触及肿大淋巴结，且患者拒绝行腹腔淋巴结活检。可完善骨髓活检术后，根据组织病理学检查结果，做出淋巴瘤的分类、分型诊断。

案例五

【题干】 患者，男性，38岁，因畏寒、发热、全身疼痛伴乏力9天入院。半个月前从非洲务工返回国内探亲。血常规示：WBC 14×10^9/L，PLT 140×10^9/L，Hb 86g/L，肥达试验（–），血细菌培养（–），在外院多次行髂前上棘、髂后上棘穿刺，均提示取材稀释。外院抗感染治疗效果差，为进一步明确诊断，患者现要求转至我院就诊，请根据病情完善最有必要的检查。**（备物时，准备隔离衣，挂放在明显处）**

【解题思路】 ①患者不明原因发热，有非洲务工史，抗菌药物治疗效果差，需高度怀疑疟疾感染，重点检查血及骨髓细胞学涂片寻找疟原虫；②髂前上棘、髂后上棘多次穿刺提示取材稀释，可改胸骨穿刺；③疟疾属于虫媒传播，非接触传播，无需穿隔离衣。

（南华大学附属第一医院 陈选民 柴 可 任 妹 颜 斌 唐惠芳）

第四章　腰椎穿刺术

Lumbar Puncture

本章操作视频

一、适应证

1. 脑和脊髓炎症性疾病的诊断。
2. 脑和脊髓血管性疾病的诊断。
3. 癌性脑脊膜病的诊断。
4. 神经系统免疫性疾病的诊断。
5. 脑脊液压力及脑脊液动力学检查。
6. 注射造影剂及药物。

二、禁忌证

1. 局灶性颅内压增高，有脑疝形成的征兆。
2. 穿刺点附近皮肤或皮下组织感染。
3. 凝血功能障碍。
4. 休克、衰竭或者濒危状态。
5. 后颅窝或高位颈段脊髓有占位性病变。

三、操作流程

步骤	细则	备注
（一）操作前准备	1. 医师准备　①穿工作服，戴口罩、帽子，洗手；②核对患者信息，解释、交代病情，询问麻醉药物过敏史；③测量生命体征，评估穿刺部位皮肤情况；④查看血常规、凝血功能、头部或脊髓的CT及MRI结果，行眼底检查；⑤与患者签署知情同意书	
	2. 患者准备　排空膀胱	患者躁动不安不能配合者穿刺前需要镇静
	3. 物品准备　一次性腰椎穿刺包，络合碘，无菌棉签，2%盐酸利多卡因，无菌手套，胶布等，检查物品是否在有效期内，包装是否完好	可疑颅内高压者备甘露醇
（二）体位及定位	4. 体位　侧卧位，靠近床沿，头向前胸部屈曲，双手抱膝，使其紧贴腹部	肥胖、关节炎或脊柱侧弯患者亦可取坐位
	5. 定位　一般以双侧髂嵴最高点连线与后正中线交汇处为穿刺点，有时也可在上一或下一腰椎间隙穿刺	
（三）消毒、铺单、麻醉	6. 消毒　用络合碘以穿刺点为中心，由内向外环形消毒2～3次，直径至少15cm	
	7. 铺单　正确开启腰椎穿刺包，检查包内物品。无菌孔巾中心对准穿刺点，胶布固定孔巾	
	8. 麻醉　核对麻醉药物，正确开启，抽取2%盐酸利多卡因5ml，在穿刺点皮下注射形成皮丘，然后逐层麻醉深部结构	使用普鲁卡因麻醉需要做皮试
（四）穿刺	9. 穿刺　固定穿刺点皮肤，穿刺针垂直背部皮肤刺入，缓慢推进，穿刺针尾端向患者足侧偏斜30°～45°，进针深度4～6cm	
	10. 测压　缓慢抽出针芯，见脑脊液流出后再将针芯插入。嘱患者缓慢伸展头颈及下肢，拔针芯后接测压管测压	正常成人卧位脑脊液压力70～180mmH_2O或者40～50滴/min
	11. 压腹试验　判断穿刺针是否在蛛网膜下腔	
	12. 压颈试验　梗阻试验阴性提示蛛网膜下腔通畅；阳性表示蛛网膜下腔完全阻塞。若施压后脑脊液压力缓慢上升，放松后缓慢下降提示不完全梗阻	颅内压增高者禁行该试验
	13. 操作过程中注意观察患者不良反应及生命体征	
	14. 标本送检　根据病情依次送检细菌学检查、生化和免疫学检查、细胞计数及分类、特异性化验等	
	15. 拔针　插入针芯，拔出穿刺针，按压片刻，消毒穿刺点，纱布覆盖，胶布固定	

续表

步骤	细则	备注
(五)术后处理	16. 整理用物，垃圾分类处理	
	17. 为患者复原衣物，交代术后注意事项	
	18. 复测患者生命体征	
(六)整体评价	19. 无菌原则	
	20. 人文关怀	

四、并发症处理

1. 腰椎穿刺术后头痛 是最常见的并发症，见于穿刺后24h。穿刺后嘱患者去枕平卧6h、多饮水，尽量用细的穿刺针，穿刺针的斜面与患者身体长轴平行有助于预防腰椎穿刺术后头痛。

2. 马尾及脊髓圆锥损伤 少见，腰椎穿刺术中如突然出现感觉异常，如下肢麻木或者疼痛，应立即停止穿刺。

3. 脑疝形成 少见，多见于颅高压患者，及早发现则可治疗。如颅高压患者不可避免行腰椎穿刺术才能明确诊断时，一定要在穿刺术前使用脱水剂。

4. 感染 如出现感染，则参照中枢神经系统感染性疾病治疗。

5. 蛛网膜下腔或硬膜下腔出血 见于正在接受抗凝治疗或存在凝血功能障碍的患者，可导致瘫痪。

五、相关知识点总结

1. 患者躁动不安，无法配合时，可使用地西泮静脉注射或者苯巴比妥肌内注射镇静，婴儿亦可选择水合氯醛灌肠。

2. 术前检测眼底情况，有明显视盘水肿或有脑疝先兆者禁忌穿刺，不可避免行腰椎穿刺术才能明确诊断时，必须降颅压治疗后再操作；操作中如测得颅内压力增高，暂不留取脑脊液，快速静脉滴注甘露醇，待压力降至正常后再缓慢留取脑脊液送检。

3. **压腹试验（stookey test）** 腰椎穿刺术时，检查者以拳头用力压迫患者腹部，持续20s。脑脊液在测压管中迅速上升；解除压迫后，脑脊液在测压管中迅速下降至原水平，说明腰椎穿刺针在蛛网膜下腔。如果压腹试验脑脊液在测压管中液平不上升或上升十分缓慢，说明腰椎穿刺针不在蛛网膜下腔。

4. **压颈试验（Queckenstedt test）** 了解蛛网膜下腔有无梗阻。在测初压后，若压力不高，可令助手压迫一侧颈静脉约10s，然后再压另一侧，最后同时按压双侧颈静脉。若脑脊液压力迅速升高，解除压迫后10～20s，又迅速降至原来水平，称为梗阻试验阴性，表示蛛网膜下腔通畅；若压迫静脉后压力不升高，则为梗阻试验阳性，表示蛛网膜下腔完全梗阻；若压迫后压力缓慢上升，放松后又缓慢下降，表示不完全梗阻。凡颅内压增高者或怀疑后颅窝肿瘤者禁行此试验。

5. 脑脊液常见鉴别诊断见表4-1。

表4-1 脑脊液常见鉴别诊断

	压力（mmH_2O）	外观	蛋白质定性定量（g/L）	葡萄糖（mmol/L）	氯化物（mmol/L）	细胞计数及分类（$\times 10^6$）	细菌
正常	70～180	透明	（–） 0.2～0.4	2.5～4.5	120～130	（0～8）以淋巴细胞为主	（–）
化脓性脑膜炎	↑↑↑	浑浊，脓性，可有脓块	+++ ↑↑↑	↓↓↓	↓	显著增高，数千，以中性粒细胞为主	（+）
结核性脑膜炎	↑↑	浑浊，呈毛玻璃样，静止后有薄膜形成	+～+++ ↑↑	↓↓	↓↓	增加，数十到数百，以淋巴细胞为主	抗酸染色可见抗酸杆菌

续表

	压力（mmH_2O）	外观	蛋白质定性定量（g/L）	葡萄糖（mmol/L）	氯化物（mmol/L）	细胞计数及分类（$\times 10^6$）	细菌
病毒性脑膜炎	↑	清晰或微浊	+～++ ↑	正常或稍高	正常	增加，数十或数百，以淋巴细胞为主	(-)
隐球菌脑膜炎	↑↑	微浊或淡黄色	+～++ ↑	↓↓	↓↓	增加，多在100左右，以淋巴细胞为主	墨汁染色检出隐球菌
流行性乙型脑炎	↑	多清晰或微浊	+ ↑↑	正常或稍增加	正常	增加，数十或数百，早期以中性粒细胞为主，其后则以淋巴细胞为主	(-)
脑肿瘤	↑↑	无色或黄色	+～++ ↑	正常	正常	正常或稍增加，以淋巴细胞为主	(-)
脑室及蛛网膜下腔出血	↑	血性	+～++ ↑	↑	正常	增加，以红细胞为主	(-)

6. 蛛网膜下腔内注射药物　缓慢椎管内注射，边推边回抽，用脑脊液不断稀释药物，通常在10min内注射完毕；中枢神经系统白血病可向鞘内注入甲氨蝶呤、阿糖胞苷、地塞米松等药物；结核性脑膜炎可注入异烟肼抗结核治疗，地塞米松减轻炎症反应，糜蛋白酶抑制纤维化防止粘连；化疗前必须签署知情同意书，化疗药物用药操作需戴双层手套。

7. 脑脊液置换术　蛛网膜下腔出血患者，已排除无动脉瘤或已经手术治疗动脉瘤后需促进血液吸收、缓解头痛、减少脑血管痉挛时，可行脑脊液置换术治疗，置换时机在手术处理完动脉瘤后即可进行，第1周内可每两天一次，第2周依据出血量及距出血时间，进行2～3次/周。

六、模拟竞赛试题

案例一

【题干1】　患者，男性，42岁，进行性腰背部胀痛2个月，伴右下肢无力，左下肢麻木3周入院。脊椎MRI结果如图4-1所示。5年前曾患前列腺癌。为明确患者诊断，请行腰椎穿刺术协助明确诊断。

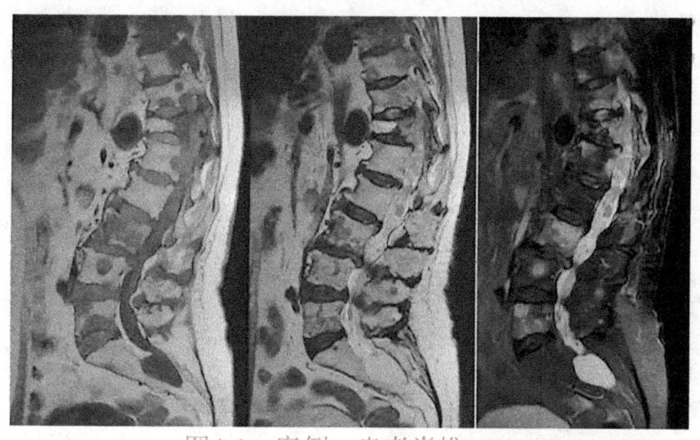

图4-1　案例一患者脊椎MRI

【提示卡1】　脑脊液压力60mmH_2O。

【提示卡2】　压颈实验：脑脊液压力升高20mmH_2O，下降缓慢。

【题干2】　患者脑脊液化验结果如图4-2所示，结合患者病史资料，目前最可能的诊断是什么？

【解题思路】　①中年男性，目前出现腰背部疼痛及双下肢麻木无力症状，胸椎MRI示多发骨质破坏，需高度怀疑恶性肿瘤，根据题意完善腰椎穿刺术，可加送肿瘤标志物检查；②压颈试验提示蛛网膜下腔不完全梗阻，脑脊液常规结果提示蛋白质异常增高，葡萄糖降低，结合病史，考虑前列腺癌并多发椎体转移。

南华大学附属第一医院脑脊液化验报告单

姓名：王× 性别：男 年龄：42Y 时间：2020年01月11日 送检项目：脑脊液

项目名称	结果	单位	参考范围
1. 一般形状（外观）	淡黄色		
2. 潘氏球蛋白试验	阳性		
3. 蛋白质	6 ↑	g/L	0.15-0.45
4. 葡萄糖	1.8 ↓	mmol/L	2.5-4.4
5. 白细胞计数	8	10^6/L	0-10
6. 淋巴细胞	55	%	40-60
7. 单核细胞	40	%	15-45

检查者：李× 2020.1.11

图4-2 案例一脑脊液化验结果

案例二

【题干1】 患者，男性，45岁，因头痛、呕吐5天入院。既往有急性淋巴细胞白血病，化疗后1年。体查：BP 110/80mmHg，T 36.5℃，颈强直，双肺呼吸音正常。入院后血常规示白细胞增高，骨髓穿刺检查示骨髓象中原始细胞占有核细胞比例为30%。头颅核磁共振平扫+增强正常，肺部CT检查未见明显异常。患者头痛原因考虑什么？为明确诊断，请完善最必要检查。**（同时准备骨髓穿刺及腰椎穿刺模型及物品）**

【提示卡1】 视盘水肿。

【提示卡2】 患者已经使用甘露醇降低颅内压，视盘水肿消失，请予以行腰椎穿刺术。

【题干2】 脑脊液中找到白血病细胞，下一步该如何处理？

【解题思路】 ①急性淋巴细胞白血病化疗后1年，出现头痛、呕吐，骨髓检查中原始细胞比例异常增高，考虑疾病复发并中枢神经系统侵犯，完善腰椎穿刺术，脑脊液中查找白血病细胞；②中枢神经系统白血病诊断成立，予以高剂量全身化疗、鞘内注射化疗、颅脊椎照射等综合治疗。

案例三

【题干】 患者，男性，28岁，打篮球后突然出现剧烈头痛，伴恶心、呕吐。体查：T 37.0℃、R 24次/min、HR 95次/min、BP 145/90mmHg。神志清楚，脑膜刺激征阳性。急诊头颅CT如图4-3所示。①患者目前最可能的诊断是什么？②入院后头颅DSA发现颅内动脉畸形，已行手术，术后3天，患者头痛仍较剧烈，为改善患者症状，请行最佳操作。

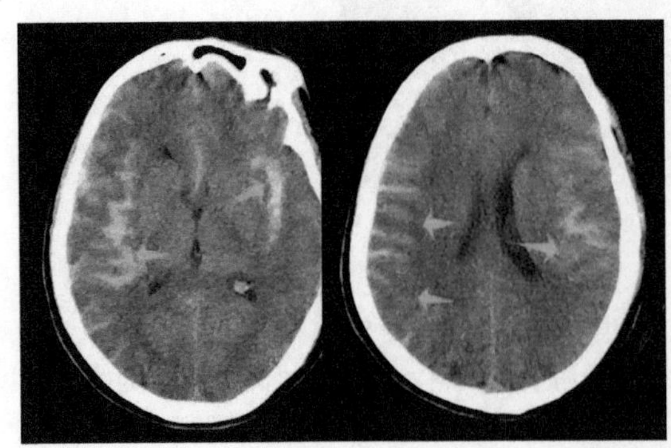

图4-3 案例三患者头颅CT

【提示卡1】 脑脊液压力150mmH_2O。

【提示卡2】 血性脑脊液，三管颜色均一。

【解题思路】 ①根据患者症状、体征及影像学检查，考虑蛛网膜下腔出血；②下一步可考虑腰椎穿刺术，脑脊液呈血性，且三管颜色均一，可排除穿刺损伤，行脑脊液置换术改善症状。

案例四

【题干】　患者，女性，47岁，颅内动脉瘤破裂术后1周，出现头部胀痛伴晕眩，平卧时减轻，坐位时加重，且有恶心、呕吐、倦怠乏力。复查头颅CT如图4-4所示。目前诊断考虑什么？为进一步明确诊断，请根据现场条件予以完善检查。

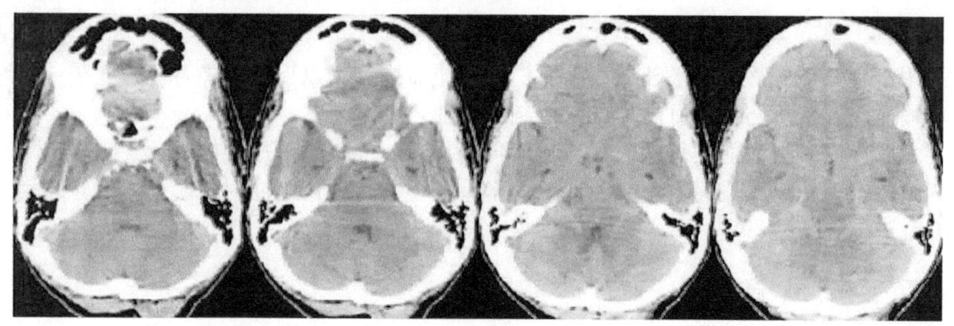

图4-4　案例四患者头颅CT

【提示卡1】　体查：嗜睡，T 36.3℃，HR 105次/min，BP 130/80mmHg，R 20次/min。

【提示卡2】　血常规正常、凝血功能正常、视盘无水肿。

【提示卡3】　淡红色脑脊液55mmH_2O。

【提示卡4】　压腹试验（－），压颈试验（－）。

【解题思路】　①颅内动脉瘤破裂术后1周，出现头部胀痛伴晕眩，平卧时减轻，坐位时加重，复查头颅CT未见明显出血量加重，且脑组织下沉、基底池、鞍上池消失，符合低颅压CT表现，初步诊断为低颅压；②根据现场条件可选择侧卧位腰穿，测定脑脊液压力低于0.59kPa（60mmH_2O）可确诊；③确诊后应使患者去枕平卧，对于较重的患者床尾抬高10°～30°，适当增加液体入量，必要时行鞘内注射生理盐水，促进脑脊液的分泌，提高颅内压。

案例五

【题干1】　患者，女性，40岁，家禽饲养场职工，因反复低热、乏力半年，再发加重伴头痛3天入院。患者近半年反复出现低热、乏力等流感样症状，在当地医院按照“感冒”处理后症状无明显好转。3天前患者再次出现发热，最高体温为39℃，伴头痛、恶心、呕吐。体查：T 38.5℃，HR 105次/min，BP 130/80mmHg，R 20次/min，脑膜刺激征阳性，左下肢腱反射亢进。双肺呼吸音清晰，未闻及明显干湿性啰音。为明确诊断，请行最佳操作。

【提示卡】　脑脊液压力250mmHg。

【题干2】　患者脑脊液常规检查：WBC 230 × 10^6/L，N 20%，L 80%，蛋白1.07g/L、氯95mmol/L、葡萄糖2.3mmol/L、墨汁染色（+），请回答目前诊断及处理。

【解题思路】　①患者近半年来反复出现流感样症状，治疗效果不佳，病情进行性发展，目前出现头痛、中枢神经系统损害表现，结合患者职业，为家禽饲养场职工，长期大量接触家禽，需高度怀疑隐球菌感染，完善腰椎穿刺术，并送检墨汁染色，协助明确诊断；②患者头痛、呕吐需警惕颅内压增高，甘露醇备用；③术中测得脑脊液压力增高，禁忌放液，快速滴注甘露醇降低颅内压。患者脑脊液常规及墨汁染色结果均符合隐球菌脑膜炎改变，诊断新型隐球菌脑膜炎明确，目前处理关键是迅速降低颅内压，减轻脑实质水肿，同时抗真菌治疗（选用两性霉素B、氟康唑等药物）。

（南华大学附属第一医院　陈选民　任　姝　李小涛　颜　斌　唐惠芳）

第五章　三腔双囊管置入术

Sengstaken-Blakemore Tube Insertion

本章操作视频

一、适应证

1. 适用于食管胃底静脉曲张破裂大出血，一般止血措施难以控制的患者。
2. 经输血、补液、药物止血治疗难以控制的出血。
3. 手术后，内镜下注射硬化剂或套扎术后再出血，一般止血治疗无效。
4. 内镜下紧急止血操作失败，或无紧急手术、内镜下行硬化剂注射或套扎术的条件。

二、禁忌证

1. 严重的高血压、冠心病。
2. 咽喉食管肿瘤病变或曾经手术。
3. 病情危重或者躁动不合作。
4. 胸腹主动脉瘤。

三、操作流程

步骤	细则	备注
（一）操作前准备	1. 医师准备　①穿工作服，戴口罩、帽子，洗手；②核对患者信息，解释、交代病情，告知三腔双囊管置管术的目的、操作过程、风险及注意事项；③评估生命体征及意识状态；④与患者签署知情同意书	
	2. 物品准备　三腔双囊管（自带夹闭装置），弯盘，治疗碗，止血钳，50ml注射器，手套，液体石蜡，500g沙袋，治疗巾，手电筒，压舌板，听诊器，棉签，纱布，绷带，宽胶布，滑轮装置等	
（二）体位与三腔双囊管检查	3. 体位　取仰卧位，头偏向一侧，或者取侧卧位，铺治疗巾于颌下，定位剑突	提前向患者说明操作中须配合吞咽
	4. 检查并用湿棉签清洁双侧鼻腔	
	5. 正确开启三腔双囊管包装，戴手套后检查通畅性及气密性，抽尽残气后夹闭导管	
	6. 确定插入长度　自始端标记65cm	
	7. 将三腔双囊管的前50～60cm涂以液体石蜡润滑	
（三）置管	8. 将三腔双囊管经润滑鼻孔插入，入管12～15cm检查口腔以防反折，达咽喉部时嘱患者做吞咽动作，继续插管至预定长度，抽吸胃管内有胃内容物时，表示头端已达胃内	操作过程中应观察患者生命体征及是否有呛咳、发绀等，如有则立即停止操作
（四）胃囊注气及固定	9. 用50ml注射器向胃气囊内注入250～300ml空气，使胃气囊膨胀	牵引方向与鼻孔呈一直线
	10. 用血压计测定囊内压力，使压力保持在40mmHg，并夹闭胃囊导管尾端	
	11. 将三腔双囊管向外牵引，使已膨胀的胃气囊压在胃底部，牵引时感到中等阻力感为止	
	12. 用宽胶布将三腔双囊管固定于患者的面部，并通过滑轮用500g的沙袋拉于床尾的牵引架上	
（五）抽吸胃内容物及护理	13. 用注射器经胃管抽出全部胃内容物后，将胃管连接于胃肠减压器上，观察出血是否停止	
	14. 每隔12～24h放气15～30min	
（六）食管囊注气（胃囊注气后仍有出血）	15. 向食管囊内注入100～150ml空气	
	16. 测气囊内压力保持在35～45mmHg，夹闭导管尾端	
	17. 每隔8～12h放气30～60min	
（七）拔管	18. 出血停止后24h，口服液体石蜡20～30ml后放出食管囊内气体，然后放松牵引，再放出胃囊气体，继续观察有无出血	
	19. 观察24h仍无出血者，口服液体石蜡20～30ml后，抽尽双囊气体，缓慢拔出三腔双囊管	
	20. 观察囊壁上的血迹，尾端是否完整，了解出血的大致部位	

续表

步骤	细则	备注
（八）术后处理	21. 整理用物，垃圾分类处理	
	22. 为患者复原衣物，交代术后注意事项	
	23. 复测患者生命体征	
（九）整体评价	24. 无菌原则	
	25. 人文关怀	

四、并发症处理

1. 黏膜损伤　患者紧张和躁动不安、置管时的强行操作、反复多次置管、气囊注气加压等均可导致鼻咽部、食管黏膜受损，组织水肿，甚至形成瘢痕狭窄。处理措施：①置管时动作要轻柔；②置管前液体石蜡充分润滑导管，减压前、拔管前均要给患者服用液体石蜡；③定时放气减压；④拔管后及时处理黏膜破损等。

2. 呼吸困难　主要是由于置管时三腔双囊管充气过早（胃气囊嵌塞于贲门口或食管下端即充气）、气囊牵拉脱出而堵塞喉部（气囊漏气）所致。处理措施：①做好置管长度标记，置管时尽量将置管长度超过标记处，充气后将胃气囊轻轻往外牵拉；②如果胃气囊破裂或漏气，应立即剪断导管，放尽囊内气体后拔管，根据病情变化重新置管；③充气不足时，应将囊内气体放尽，将管送至预定长度并重新充气。

3. 心动过缓　由于膨胀的胃气囊压迫胃底，引起迷走神经张力增高所致。处理措施：①吸氧，并立即抽尽胃囊内气体；②牵拉力量不能过大，成人牵引持重400～500g较为安全。

4. 食管穿孔　主要由于置管时动作粗暴或用力不当、各种原因造成静脉曲张破裂的食管黏膜缺血、坏死等所致。处理措施：①置管时动作要轻柔、敏捷，避免过度刺激；②定时放气，牵拉力量不能过大。

五、相关知识点总结

1. 确定三腔双囊管插入胃内的三种方法：①回抽胃管有无胃内容物；②快速注入气体50ml，用听诊器听诊是否存在气过水音；③置胃管口于水中，若有气泡缓缓逸出，可能错入气管。

2. 严格掌握三腔双囊管置管术的指征，有明确食管胃底静脉曲张破裂出血依据且一般药物治疗难以控制时，可采取此法作为急诊内镜止血的过渡措施。术前需要开放静脉通路、扩容补液、输血等治疗稳定生命体征后进行。最好在出血间歇期进行置管，以免胃内容物反流引起窒息。

3. 患者取左侧卧位优于平卧位插管，左侧卧位可防止呕吐时呕吐物吸入气管内发生窒息，且左侧卧位时，由于重力作用，胃内的积血积存于胃大弯侧，减少了呕血量。

4. 术前需要询问鼻咽部病史及手术史，操作前检查鼻腔，选择鼻腔较大侧插管，清除鼻腔内的结痂及分泌物。

5. 插管后胃气囊先充气牵引，观察仍有活动性出血再予以食管气囊充气。放气时先放食管囊气体，观察30min无活动性出血，再放胃囊内气体。放气前口服液体石蜡20～30ml，注意控制放气速度，避免放气过快导致食管胃黏膜撕裂。

六、模拟竞赛试题

案例一

【题干1】　患者，男性，64岁，反复呕血1年，再发1h入院。患者1年前出现呕血，诊断为酒精性肝硬化食管静脉曲张破裂出血；1天前进食较硬食物后，再次呕暗红色血约500ml，内含血凝块，无晕厥及腹痛，在当地已给予输血治疗同时送入我院。既往2年前因鼻咽癌行手术及放疗。

体查：BP 80/45mmHg，神清，HR 115次/min，律齐。有肝掌及蜘蛛痣，脾大，移动性浊音阳性。在外院已经置入静脉留置针，并输血治疗。请根据所提供的物品予以紧急处理。

【题干2】 经处理1h后，再次呕鲜红色血800ml，内含血块，T 36.7℃，BP 80/50mmHg，P 120次/min，Hb 72g/L，PLT 78×10^9/L，BUN 10.2μmol/L，SCR 206μmol/L。下一步如何止血治疗？

【解题思路】 ①根据患者病史、体查结果，考虑为酒精性肝硬化食管胃底静脉曲张破裂出血，但既往有鼻咽癌手术及放疗史，禁忌插入三腔双囊管；治疗上予以开通静脉通路补液，加速输血速度，稳定循环，同时予以奥美拉唑抑酸，生长抑素收缩内脏血管，降低门脉压力处理；②保守治疗无效时，考虑内镜下止血。

案例二

【题干】 患者，男性，50岁，呕血2h入院。有乙肝病史。体查：BP 75/50mmHg，P 138次/min。腹部轻压痛，脾肋下2cm，双下肢不肿。请选手根据提供的物品进行紧急处理操作（免吸氧、心电监护）。

【提示卡1】 右侧鼻腔息肉。

【提示卡2】 血压上升，生命体征尚平稳，出血未停止。

【提示卡3】 呕血已停止，观察24h未出血，BP 120/80mmHg，P 80次/min，无呕血。请进行下一步的处理。

【提示卡4】 再次观察24h，仍无出血。

【解题思路】 ①患者急性上消化道出血，结合既往有乙肝病史及体查结果，考虑食管胃底静脉曲张破裂出血，在吸氧、心电监护、开放静脉通路补液扩容、药物止血基础上予以行三腔双囊管压迫止血；②出血停止24h，放气继续观察24h，无出血可予以拔管。

案例三

【题干1】 患者，男性，66岁，因腹胀、纳差1年余、呕血2h急诊入院，呕暗红色血液约1600ml，内有血凝块，无黑便及腹痛。既往有长期大量饮白酒史。体查：BP 80/50mmHg，神志清楚，腹部膨隆，脾大，腹部移动性浊音阳性。请利用现场条件予以紧急处理。

【题干2】 三腔双囊管置入约24h，患者咳嗽几声后突然出现呼吸困难，随之恐惧、挣扎，口唇迅速发绀，请立即处理。

【提示卡】 三腔双囊管标记处脱离口腔10cm。

【解题思路】 ①结合资料，考虑酒精性肝硬化、食管胃底静脉曲张破裂出血可能性大，可在补液扩容的基础上尽快进行三腔双囊管压迫止血；②患者咳嗽之后突发呼吸困难，缺氧，首先考虑三腔双囊管胃囊破裂或漏气导致食管囊压迫咽喉部或气管，应迅速检查三腔双囊管有无脱出，证实脱出后，并立即剪断导管，放尽囊内气体拔管，解除堵塞。

案例四

【题干】 患者，女性，35岁，因反复上腹痛2年，呕血2天入院。患者2年前出现腹痛，疼痛多于进食后出现，2天前出现呕咖啡样物质，伴有血块，在当地镇医院予以止血治疗，效果不佳，患者仍持续呕血。患者既往有甲型肝炎病史。体查：BP 80/60mmHg，P 122次/min，R 25次/min，重度贫血貌，HR 122次/min，律齐，无杂音；双肺呼吸音清，无啰音；剑突下轻压痛，余腹部无压痛、反跳痛。请根据现场提供的物品紧急处理。

【提示卡1】 血常规示WBC 9.2×10^9/L，Hb 63g/L，PLT 202×10^9/L。血型：B型，RH（D）+，肝炎病毒、HIV、梅毒均阴性。

【提示卡2】 B型血已交叉合血，可以使用。

【解题思路】 患者有慢性腹痛，出现急性上消化道出血，虽有甲肝病史，但是不会导致肝硬化，且题干无肝硬化依据，故考虑消化性溃疡并出血，紧急处理为禁食、补液、扩容、输血，抑制胃酸分泌等治疗，而无三腔双囊管置入术指征。

案例五

【题干】　患者，女性，45岁，诊断为Wilson病2年，因呕血、便血12h入院。体查：BP 90/60mmHg，P 100次/min，神志清楚。急诊胃镜：食管未见异常，可见静脉曲张及大量血凝块，因患者不能耐受内镜下止血操作，平车送回病房。请为患者进行紧急处理（已吸氧、心电监护、补液、输血及其他药物治疗）

【解题思路】　①Wilson病又称肝豆状核变性，系常染色体隐性遗传性疾病，是肝硬化的病因之一，可出现食管胃底静脉曲张破裂出血；②患者内镜止血失败，可在积极补液扩容基础上予以三腔双囊管压迫止血；③患者胃镜未见食管静脉曲张破裂出血，胃囊注气，食管囊不注气。

（南华大学附属第一医院　陈选民　任　妹　唐惠芳）

第六章　心电图操作

Electrocardiogram Operation

本章操作视频

一、适应证

1. 各种心律失常。
2. 临床诊断心肌梗死及其发展演变的观察。
3. 房室肥大、心肌缺血、药物和电解质紊乱的辅助诊断。
4. 心脏起搏器置入前后患者的心电监测。
5. 各种危重患者抢救的心电监护。
6. 手术前评估和手术中的心脏监护。
7. 动物实验及运动等其他医学科研领域的应用。

二、禁忌证

1. 相对禁忌证　皮肤状况不适合电极吸附，如各种原因致胸前皮肤大面积破损、烧烫伤或药疹等；传染病且有皮肤破损者。

2. 绝对禁忌证　无。

三、操作流程

步骤	细则	备注
（一）操作前准备	1. 医师准备　①穿工作服，戴帽子，洗手；②核对检查申请单信息：受检者科室，姓名，性别，年龄，临床诊断，检查项目等；③解释心电图检查的目的、方法和配合要求	
	2. 患者准备　排空膀胱	
	3. 环境准备　室内保持温暖（不低于18℃），诊查床宽至少80cm，屏风遮挡，保护受检者隐私	
	4. 物品准备　合格的心电图机，外接电缆，各导联电缆，探查电极，心电图记录纸，导电糊或者导电膏，棉签（纱布），医用酒精，分规，记录笔，报告单等	
（二）心电图机参数设置	5. 按顺序连接并检查心电图的地线、电源线、导联线（使用交流电的心电图机必须先接地线，后接电源，使用直流电源者检查电压是否正常）	
	6. 心电图机开机，安装记录纸，检查记录纸是否充足	
	7. 描记标定电压1mV=10mm的方波	
	8. 检查各导联记录的同步性、灵敏性、阻尼及频率响应	
（三）受检者体位及皮肤处理	9. 受检者取平卧位	必要时可采取其他适宜体位
	10. 嘱受检者放松肢体，解开上衣，露出胸前皮肤及双上肢腕关节和双下肢踝关节的皮肤，保持平稳呼吸	若受检者感觉冷，应盖床单保暖
	11. 医用酒精去脂，将导电糊（或导电膏）涂于放置电极处的皮肤上	必要时剃毛发
（四）安放电极	12. 严格按照统一标准，准确安放常规十二导联心电图探查电极	
	13. 肢体导联　电极应选择双上肢腕关节内侧和双下肢踝关节内侧的上方处：RA为右上肢（红色）、LA为左上肢（黄色）、RL为右下肢（黑色）、LL为左下肢（绿色）	
	14. 胸前导联　V_1为胸骨右缘第4肋间、V_2为胸骨左缘第4肋间、V_3为V_2与V_4连线中点、V_4为左锁骨中线第5肋间、V_5为左腋前线与V_4同一水平处、V_6为左腋中线与V_4同一水平处	
	15. 如病情需要记录18导联心电图，需要加做以下导联：V_7为左腋后线与V_4同一水平处、V_8为左肩胛线与V_4同一水平处、V_9为左脊柱旁线与V_4同一水平处、V_3R为右胸与V_3对应处、V_4R为右胸与V_4对应处、V_5R为右胸与V_5对应处	

续表

步骤	细则	备注
（五）描记心电图	16. 设定走纸速度25mm/s，待基线稳定后，按下心电图机的记录按钮，描记心电图。每个导联记录长度不少于3～4个完整的心动周期	
	17. 对于电压过高而描记失真的导联，应选用1mV=5mm的标准作补充记录	
	18. 记录的心电图必须标明患者姓名、性别、年龄、检查日期和时间。手动记录要标明导联。不能仰卧位、电极安放非常规位置要进行标记说明	
（六）操作后处理	19. 取出电极，清洁受检者皮肤	
	20. 关闭开关，拔掉电源，最后拔出地线	
（七）整体评价	21. 操作熟练	
	22. 人文关怀	

四、并发症处理

心电图检查并发症少见。主要为局部皮肤不良反应：胸部探查电极吸附时间过长或者对导电膏过敏，可表现为局部皮肤发红、出现小水泡或者瘙痒，一般不需要特殊处理，去掉电极观察即可。严重者可抗过敏治疗。

五、相关知识点总结

1. 安放探查电极时，按照导联线上的标记辨识，不能单纯以导联线的颜色区分上、下、左、右肢体。女性乳房下垂者应托起乳房，将电极安放在乳房下的胸壁上，不应安放在乳房上。对于局部皮肤有不能安置电极的情况（如胸前皮肤有大面积破损、皮疹等），可适当调整位置，并在心电图报告单上标记电极实际安放的位置。

2. 对急性缺血性胸痛患者，首次心电图应做18导联心电图，并将胸导联放置位置做好标记。

3. 做18导联心电图必须取平卧位，不应取侧卧位，可选扁平电极或者吸杯电极。或者可先取右侧卧位放置好电极，后将毛巾或床单卷曲呈“C”形垫于受检者背部，再取平卧位。

4. 遇有心律失常时应做长程Ⅱ或V_1记录，最好同步记录多导联。

5. 三类右位心的解剖特点、心电图鉴别要点及心电图校正方法见表6-1。

表6-1 三类右位心的解剖特点、心电图鉴别要点及心电图校正方法

分类	解剖特点	P波方向	QRS形态	校正方法和表现
镜面右位心	与正常位置心脏以胸骨为对称轴呈镜像对称，心脏内部结构多正常，常伴有内脏转位	Ⅰ、aVL倒置，Ⅱ正负双相，Ⅲ、aVR、aVF正相，V_3～V_6负相	Ⅰ、aVL主波向下，aVR主波向上，V_1～V_6呈rS型，rS振幅依次减小，S波比例增大	完全校正（左右手反接，V_1～V_6电极依次放在V_2、V_1、V_3R～V_6R）后心电图正常
右旋心	心房位置正常，因而窦房结位置正常，心脏于房室瓣区发生心室下转位，连接心底至心尖的心脏轴线指向右前下，多伴有心脏结构畸形	aVR负相，Ⅰ、Ⅱ、Ⅲ、aVF正相，V_1～V_6正相	Ⅰ、Ⅱ呈rS型，aVL呈rsr'型，aVR呈qR型，胸导联R/S逐渐降低	不完全校正（V_1～V_6电极依次放在V_2、V_1、V_3R～V_6R）后心电图正常
右移心	心脏内部结构和空间转向未发生改变，仅正常心脏向右平移	aVR负相，Ⅰ、Ⅱ、Ⅲ、aVF正相，V_1～V_6正相	V_3～V_6呈rS型，r/S逐渐降低	无需校正

六、模拟竞赛试题

案例一

【题干1】 患者，男性，36岁，因阵发性心悸2个月余来院就诊，既往有Kartagener综合征病史，请为患者行心电图检查。

【题干2】 患者心电图如图6-1所示，请做出诊断。

【解题思路】 ①患者有Kartagener综合征，提示存在内脏反位，右位心，将左右手反接，

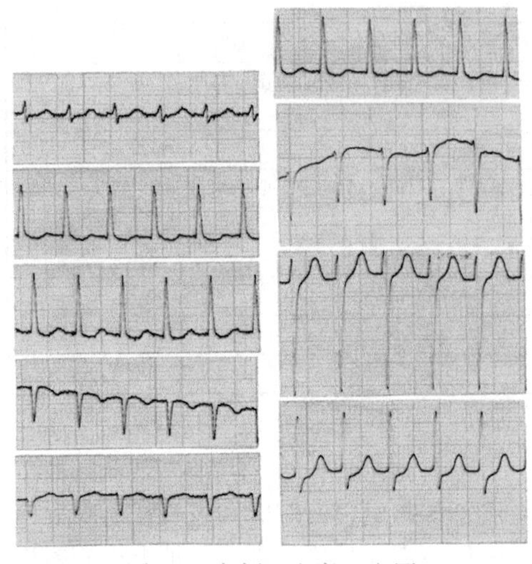

图6-1 案例一患者心电图

胸前导联V_1～V_6电极依次放在V_2、V_1、V_3R～V_6R位置描记心电图，并在心电图报告单上标记电极安放位置；②心电图判读：阵发性室上性心动过速。

案例二

【题干】 患者，男性，75岁，因车祸外伤2天由外院转入。既往有高血压、冠心病病史。因左侧血胸已行胸腔闭式引流术，右前臂清创缝合及石膏托固定术。现出现胸闷、胸痛不适1h。请完善心电图检查。

【解题思路】 ①患者右前臂清创及石膏托固定，需要将右上肢电极移至右上臂完好皮肤处，并在心电图纸上标明；②左侧血胸的闭式引流管常规定位为腋前线第4、5肋间、腋中线第6、7肋间，此处皮肤影响胸导联电极的放置，需要注意避开伤口皮肤，必要时可予以上/下移一肋间放置电极，并在心电图纸上标明更换后的电极位置；③胸痛患者行18导联心电图。

案例三

【题干1】 患者，男性，26岁，外伤致股骨颈骨折，拟行手术治疗，术前常规心电图检查如图6-2。请选手阅读心电图并写出心电图报告。

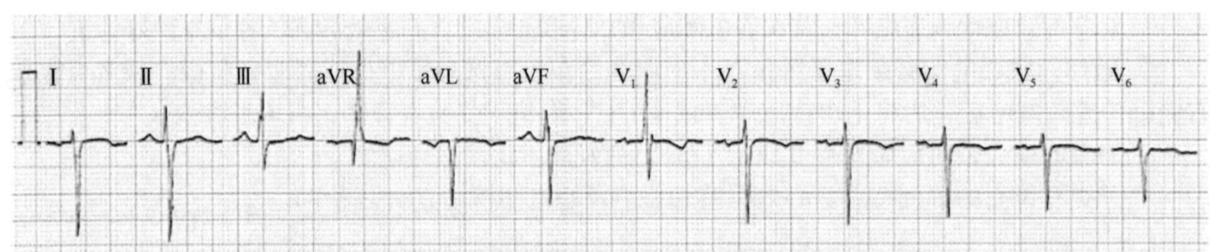

图6-2 案例三患者心电图

【题干2】 根据心电图结果，请选手选择是否需要给患者加做心电图。

【解题思路】 ①心电图提示Ⅰ、aVL导联P波倒置，同时QRS主波向下，V_1-V_2导联呈rS型，rS振幅逐渐减小，S波比例逐渐增大，提示患者存在镜面右位心；②通过上述结果判断需对心电图进行校正，操作如下：将左右手反接，胸前导联V_1～V_6电极依次放在V_2、V_1、V_3R～V_6R位置描记心电图，并在心电图报告单上标记电极安放位置。

案例四

【题干】 患者，男性，78岁，既往有慢性阻塞性肺疾病、肺源性心脏病病史。心脏彩超提示：右心室、右心房肥大。请为该患者行心电图检查。

【解题思路】 该患者右心增大，可加做右心导联心电图检查。

（南华大学附属第一医院 陈选民 蔡瑜婷 任 妹 颜 斌 唐惠芳 唐志晗）

第二篇　外　科

第七章　手术基本操作

Essential Surgical Skills

一、切开

本章操作视频

1. 执刀方式　分为4种方式，见图7-1。

（1）执弓式：是最常用的一种执刀方式，切开时主要是腕部用力，用于较长的皮肤切口和腹直肌前鞘的切开等。

（2）执笔式：主要力量在手指，用于短小切口及精细手术，如解剖血管、神经和切开腹膜等（手术刀和组织间保持45°）。

（3）握持式：全手握持刀柄，拇指与示指紧捏刀柄刻痕处，操作的主要活动力点在肩关节，用于切割范围广、组织坚厚、用力较大的切口，如截肢等。

（4）反挑式：是执笔式的一种转换形式，刀刃向上挑开，以免损伤深部组织。操作时先刺入，用力点在手指。用于脓肿、血管、气管、胆总管或输尿管切开等，也可用于切断钳夹的组织或扩大皮肤切口时。

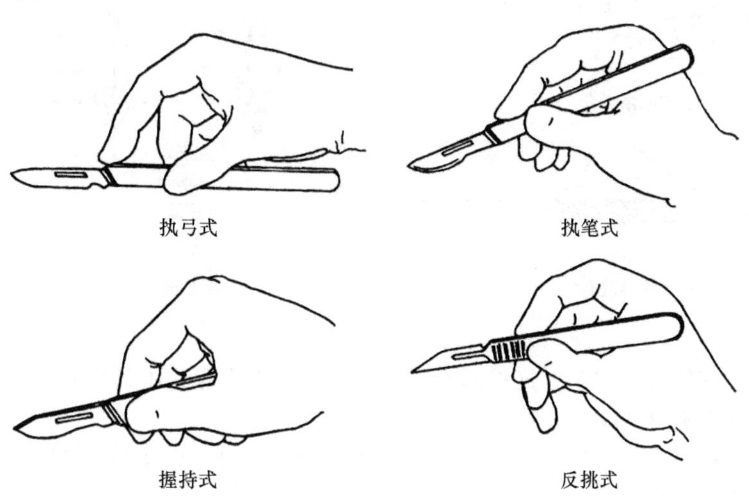

图7-1　外科手术执刀方式

2. 切开的基本原则

（1）切口应选择病变附近，可以直接显露手术野。

（2）切开时应尽量平行血管和神经路径，避免损伤。

（3）颜面部及颈部需与皮纹一致，防止影响美观。

（4）关节处可做横行或“S”形切口，避免跨关节纵行切开。

（5）尽量选择经过的组织层次少的切口。

3. 切开要点

（1）术者右手持刀，左手拇指和示指分开，固定并绷紧切口两侧皮肤，切口较大时，由术者和助手分别用左手压在切口两旁，固定皮肤。

（2）“立”“斜”“拉”“提”：手术刀刀腹与皮肤垂直，立于切口一端，切入皮肤后以刀腹继续切开，达到预计长度后将刀渐竖起呈垂直状态而终止。

（3）切开时用力均匀，力求一次切开全层，使切口平滑呈线状。

二、缝合

1. 单纯对合缝合 分为6种方式，见图7-2。

（1）单纯间断缝合：一般皮肤缝合的针距1～2cm、边距0.5～1cm，常用于皮肤、皮下组织、肌肉、腱膜和内脏器官等多种组织的缝合。

（2）单纯连续缝合：在第一针结束后，用缝线继续缝合整个伤口，结束前一针出针后，将对侧线尾拉出形成双线，与针侧线尾打结固定，常用于张力小的胸膜、腹膜的缝合。

（3）连续锁边缝合：这种缝合方法与单纯连续缝合基本相似，在缝合时每次将缝线交锁，常用于胃肠道后壁全层缝合或整张游离植皮的边缘固定。

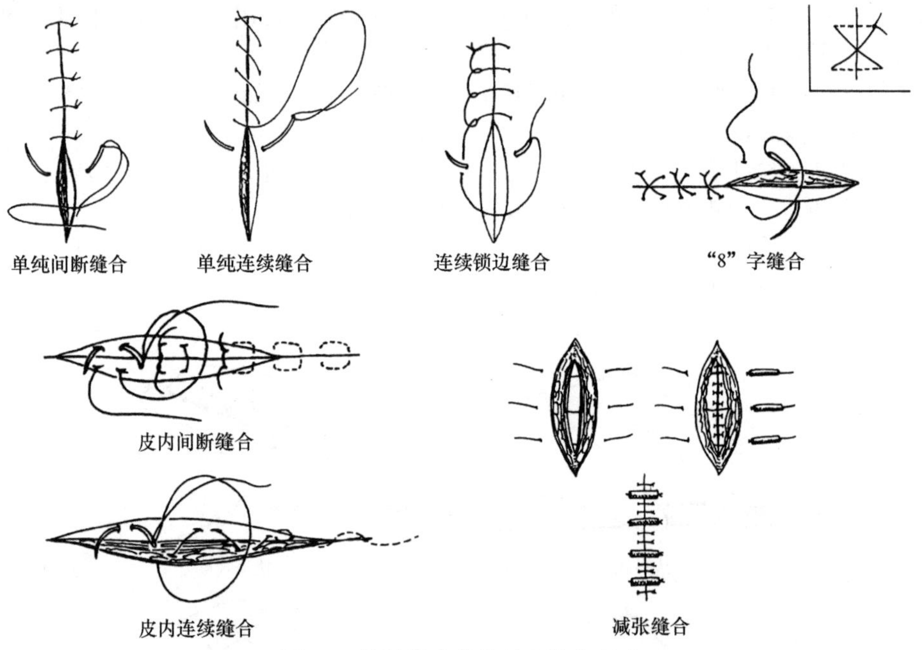

图7-2 外科手术单纯对合缝合方式

（4）“8”字缝合：由2个相连的间断缝合组成，缝扎牢靠，不易滑脱，常用于肌腱、韧带的缝合或大血管的缝扎止血。

（5）皮内缝合：缝针与切缘平行方向交替穿过切缘两侧的真皮层，最后抽紧，宜用小三角针和细丝线或细的可吸收缝线。多用于颜面部、颈部切口缝合。

（6）减张缝合：适用于常规缝合可能发生切口裂开的情况，每间隔2～3针加一针减张缝合，以减少切口张力，加固缝合。其方法是采用粗丝线或不锈钢丝线，边距2cm进针，对侧皮肤对应点出针，为减少缝线切割皮肤，结扎前缝线需套上一段橡皮管或硅胶管。

2. 内翻缝合 分为5种方式，见图7-3。

（1）间断垂直褥式内翻缝合（Lembert缝合）：距一侧切缘0.4～0.5cm处进针，同侧距切缘0.2cm处出针，跨切口于对侧距切缘0.2cm处进针，同侧距切缘0.4～0.5cm处出针。常用于胃肠道手术浆肌层加固、减少张力。

（2）间断水平褥式内翻缝合（Halsted缝合）：同侧进、出针点距切缘0.2cm，进、出针点连线与切缘平行。用于缝合浆肌层或修补胃肠道小穿孔。

（3）连续全层水平褥式内翻缝合（Connell缝合）：多用于胃肠吻合时缝合前壁全层。

（4）连续水平褥式内翻缝合（Cushing缝合）：类似于Connell缝合，只是缝合的层次不同，此法只限于浆肌层而未穿透全层，用于胃肠道前后壁浆肌层内翻缝合。

（5）荷包缝合：以欲包埋处为中心环形缝合1周，结扎后使中心内翻包埋。常用于阑尾残端的包埋、胃肠道小伤口的缝闭、空腔脏器造瘘管的固定等。半荷包缝合适用于十二指肠残端角部或胃残端大或小弯侧部的包埋加固。

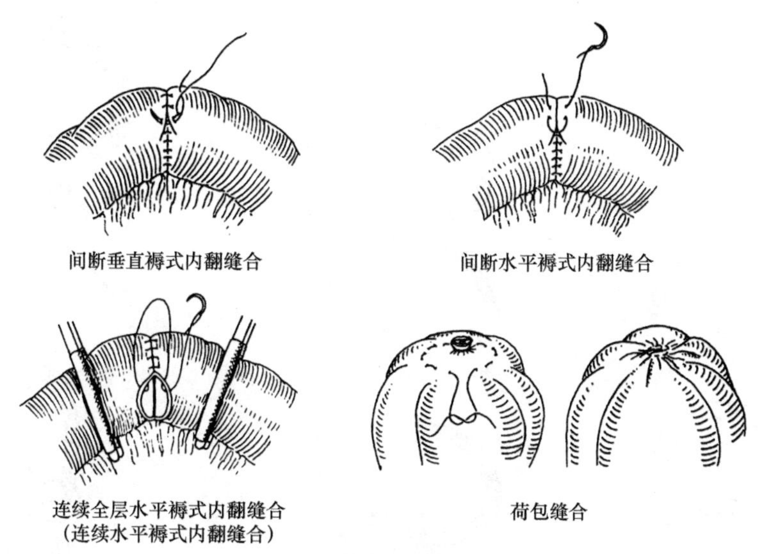

图7-3　外科手术内翻缝合方式

3. 外翻缝合　分为2种方式，见图7-4。

（1）间断垂直褥式外翻缝合：距切缘0.5cm进针，对侧对称处出针，再从出针同一侧距切缘0.2cm处进针，对侧距切缘0.2cm处出针，4个进、出针点连线与切口垂直，结扎使皮缘外翻。适用于阴囊、腹股沟、腋窝、颈部等皮肤松弛处的缝合。

（2）间断水平褥式外翻缝合：距切缘0.5cm进针，对侧对称点出针，再从出针侧进针，对侧出针，同侧进出针点连线与切缘平行。适用于血管破裂修补、血管吻合口补针加固。

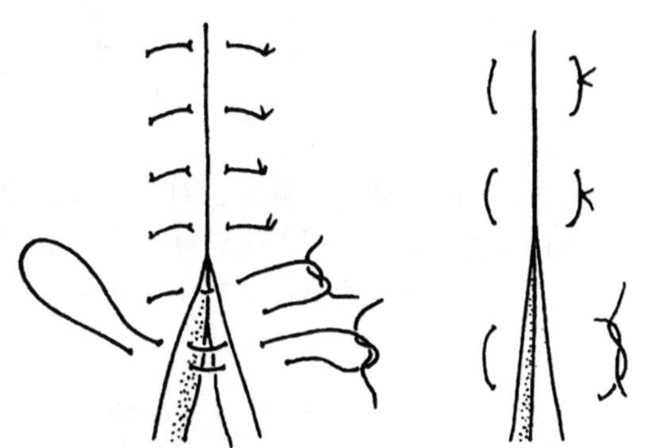

图7-4　外科手术外翻缝合方式

三、结扎

1. 外科打结法　分为6种，见图7-5。

（1）单结：是外科打结法的基本组成部分，由于它易松脱、解开，故仅用于临时结扎，不能用于永久结扎。

（2）方结：最常用的外科打结法，由两个方向相反的单结重叠而成，适用于较少组织或较小血管的结扎以及各种缝合的结扎。

（3）三重结或多重结：方结的基础上再加一个或多个单结，适用于重要血管的结扎和张力大的组织缝合后结扎。

（4）外科结：打第一个结时结扎线穿绕两次以增加线间的接触面积与摩擦力，使第二个结不易滑脱或松动。适用于大血管或有张力缝合后的结扎。

（5）假结：由同一个方向的两个单结组成，易于滑脱。

（6）滑结：由于打结拉线时双手用力不均，一紧一松或只拉紧一侧线头而用另外一侧线头打结所致。

假结和滑结容易滑脱，是初学者常犯的错误，应尽量避免。

2. 打结方法

（1）手打结：分为单手打结和双手打结法，前者是应用最广泛、最容易学懂的打结方法，双手打结法用于深部或组织张力较大的缝合结扎。

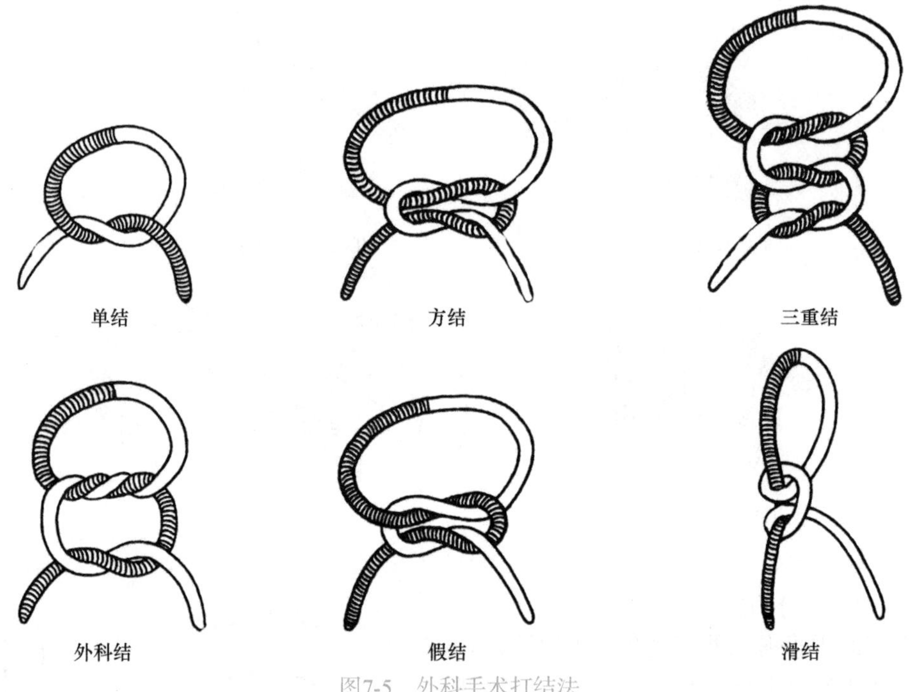

图7-5 外科手术打结法

（2）器械打结：又称持钳打结，使用血管钳或持针器绕长线、夹短线进行打结，可用于深、浅部结扎。尤其适用于线头短，手打结有困难或者打结空间狭小时。

3. 剪线 指将缝合或结扎打结后残余的缝线剪除，分4个步骤，见图7-6。

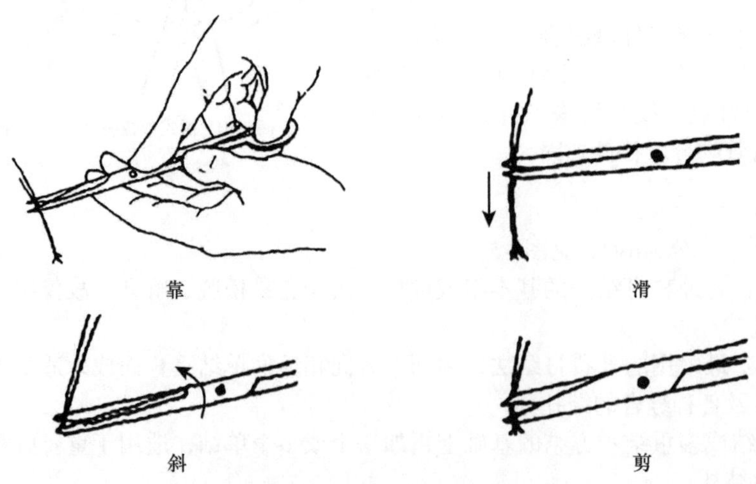

图7-6 外科手术剪线方法

（1）“靠”：线剪微微张开，开口靠近需要剪断的缝线。

（2）“滑”：顺着缝线向下滑至线结的上缘适当的距离。

（3）“斜”：在接近线头3～4mm处剪刀倾斜45°左右，倾斜的角度越大，遗留的线头越长，角度越小，遗留的线头越短。

（4）“剪”：剪断缝线，通常皮肤缝线保留5～8mm，便于拆线，体内组织结扎的丝线线头保留2mm，肠道缝线保留3～4mm，血管缝线保留5～8mm，防止滑脱。

四、止血

分为结扎止血和缝扎止血两种方法，见图7-7。

（1）结扎止血：用血管钳钳夹出血部位的血管，然后予以结扎。

（2）缝扎止血：常用“8”字缝合，主要是为了避免结扎线脱离或单纯结扎有困难者。

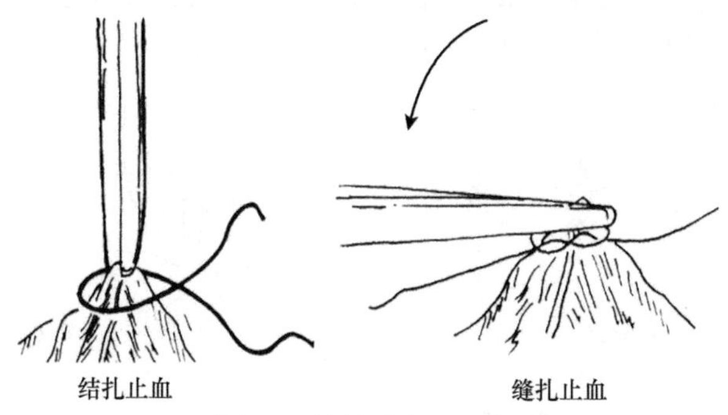

图7-7　外科手术止血方法

五、相关知识点总结

1. “Z”字或“V”字形伤口缝合，均先缝合拐角点处，再缝合剩余部位。

2. 头部外伤或手术后伤口有头皮缺损，缝合对合困难时可做以下处理。

（1）小缺损，可直接缝合；较大缺损需潜行分离帽状腱膜，然后缝合；大于6cm的缺损难以直接缝合，需要加辅助切口减张缝合。

（2）圆形和菱形缺损：利用“S”形切口，沿伤口轴线两极做反向弧形延长切口后，分离伤口两侧帽状腱膜下层，再前后滑行皮瓣，缝合伤口。

（3）三角形头皮缺损：沿伤口某一边做弧形延长切口，长度一般为边长的1.5～2倍，充分分离切口范围的帽状腱膜下层，旋转滑行皮瓣，缝合伤口。

3. 血管吻合　大口径血管的端端吻合可采用连续贯穿缝合法，即先在两血管的一角缝合一针，继而行腔内后壁连续贯穿缝合至另一角，再行前壁连续缝合，若血管足够大，也可采用连续水平褥式外翻缝合法，见图7-8。

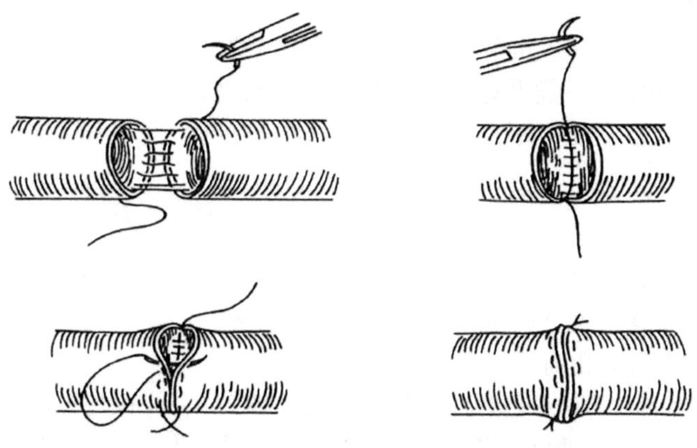

图7-8　连续水平褥式外翻缝合法行血管端端吻合

4. 肌腱吻合

（1）“8”字缝合法：见图7-9。

（2）双“十”字缝合法：适用于缝合张力不大的肌腱，操作简单，节省时间。距近侧断端5mm处，由肌腱一侧穿入，通过肌腱中心从对侧穿出，再于肌腱远端断端以同样的方式同样的距离穿回，完成第一个“十”字缝合，再在近端以同样的距离与第一道缝线呈垂直方向穿入，从对侧穿出，再由远端与第一道缝线垂直方向穿入及穿出，完成第二个“十”字缝合，收紧线尾，两端对齐后打结。

（3）Kessler缝合法：此法抗张力较强，可用于腱鞘内肌腱缝接。

（4）改良Kessler缝合法：在Kessler缝合法的基础上，肌腱断端处加缝一圈间断缝合，加强局部抗张力的能力，并使肌腱对合处平整光滑。

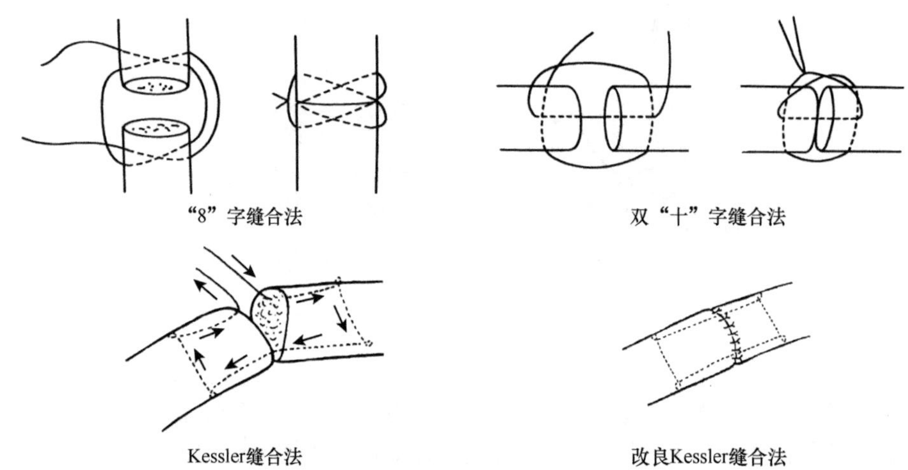

图7-9 肌腱吻合术缝合法

六、模拟竞赛试题

案例一

【题干1】 请选手依次进行Lembert缝合1针，Halsted缝合1针。

【题干2】 请选手完成皮内缝合（切口约5cm）。

【解题思路】 此题考查缝合方法，Lembert缝合即为间断垂直褥式内翻缝合，Halsted缝合即为间断水平褥式内翻缝合。

案例二

【题干】 请A选手戴手套完成“Z”字形皮肤切口缝合，要求一针一线，手打三重结。A选手缝合完毕脱手套后，由B选手戴手套完成皮肤减张缝合1针。

【解题思路】 审题仔细，序贯操作，注意时间把控，“Z”字形切口应先缝合转折拐点处，再间断缝合剩余部位。

案例三

【题干】 患者，男性，25岁，包皮环切术后4h，伤口见鲜红色血液外渗，请予以相应处理。

【提示卡1】 探查伤口未见有血管断端，加压包扎无效。

【提示卡2】 间断缝合止血后仍有渗血。

【解题思路】 患者，男性，行包皮环切术后伤口出血，首先探查伤口，明确出血原因，此时出示提示卡1，未见血管断端，考虑切缘伤口渗血，如间断缝合出示提示卡2，可予渗血处“8”字缝合止血。

案例四

【题干】　请选手在离体肠管上完成以下操作，无需消毒铺单，戴手套后直接操作。做好准备后：

1. A选手在离体肠管前壁行Connell缝合，不少于4针。

2. B选手在已缝合的肠管前壁行浆肌层加固缝合，要求一针Halsted缝合，一针Lembert缝合，两者交替，每个项目缝合2针，共4针。

C选手辅助。

【解题思路】　离体肠管上缝合打结，考查Connell、Halsted、Lembert缝合方法。

案例五

【题干1】　以3种方法缝合皮肤，各缝2针。

【题干2】　以4种方式在打结模型中将胶管结扎，每种方式各结扎2次。

【解题思路】　考查常用的皮肤缝合方法，如单纯间断缝合、间断垂直褥式外翻缝合、间断水平褥式外翻缝合等；考查不同打结方法，如单手打结、双手打结、外科结、器械打结等。

（南华大学附属第一医院　刘　宇　梁路昌　韩　东　姚女兆　朱　柱）

第八章　手术区消毒铺单

Operation Disinfection and Clothing

本章操作视频

一、适应证

所有准备接受手术的患者。

二、禁忌证

1. 无绝对禁忌证。

2. 相对禁忌证　对某种消毒剂过敏者应更换其他消毒剂进行消毒。

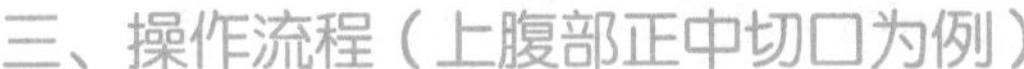

三、操作流程（上腹部正中切口为例）

步骤	细则	备注
（一）操作前准备	1. 医师准备　①穿洗手衣、裤及鞋，摘除首饰，戴口罩、帽子，洗手；②与巡回和麻醉医师一同核对患者信息：姓名，性别，年龄，科室，床号，术前诊断，手术部位，手术方式，麻醉方式，手术同意书和委托书，并在安全核查表上签名；③手术区清洁、备皮，切口标记	
	2. 物品准备　消毒剂（2.5%碘酊、医用酒精、0.5%聚维酮碘溶液或1：1000苯扎溴铵溶液等），消毒碗，纱布，卵圆钳，布单包（无菌巾4块、中单2～3块、大单1块、巾钳4把），手术衣，无菌外科手套等	
（二）操作过程	3. 外科洗手消毒	
	4. 从器械护士手中接过盛有纱布（浸蘸过消毒液）的消毒碗及卵圆钳	
	5. 站在患者右侧，先倒少许络合碘于脐部浸泡	
	6. 消毒顺序　以切口为中心，绕过脐部，由内向外消毒	环形或螺旋形消毒，用于小手术野的消毒；平行或叠瓦形消毒，用于大手术野的消毒
	7. 消毒范围　上至乳头平面，下至耻骨联合，两侧至腋中线	
	8. 消毒不留空隙，每次范围小于前一次，共消毒3次	
	9. 消毒结束时用纱布块反转拭去脐部消毒液	
	10. 铺无菌巾顺序　切口下方—切口对侧—切口上方—切口近侧	未穿手术衣时最后铺同侧，穿手术衣时先铺同侧
	11. 巾钳夹住无菌巾交叉处，或用薄膜手术巾覆盖切口	
	12. 铺中单　洗手护士协助铺中单，头侧超过麻醉架，足侧超过手术台	手握单角向内卷遮住手背，以防碰到有菌物体
	13. 再次外科手消毒后穿手术衣，戴无菌外科手套	
	14. 铺大单　洞口对准手术区，指示大单头部的标记应位于切口上方，两侧铺开后，先向上展开，盖住麻醉架，再向下展开，盖住手术托盘及床尾，遮盖手术区以外身体所有部位，两侧下垂超过手术台边缘30cm	
（三）注意事项	15. 操作过程始终应遵守无菌原则	
	16. 放下的无菌巾（单）只能由术区向外移动，不能向内移动	
	17. 手术野四周及托盘上的无菌巾（单）为4～6层，手术野以外为2层以上	

四、相关知识点总结

1. 消毒剂的选择　①婴幼儿皮肤消毒：一般用医用酒精（或0.75%碘酊）消毒；②颅脑外科、骨外科、心胸外科、普通外科手术区皮肤消毒：一般用0.5%聚维酮碘消毒；③会阴部手术消毒：会阴部皮肤黏膜用0.5%聚维酮碘消毒3遍；④五官科手术消毒：面部皮肤用医用酒精消毒2～3遍，口腔黏膜、鼻部黏膜用0.5%聚维酮碘（或2%红汞）消毒；⑤植皮术对供皮区的皮肤消毒：用医用酒精涂擦2～3遍；⑥皮肤受损污染者的消毒：烧伤清创和新鲜创伤的清创，用无菌生理盐水反复冲洗，至创面基本清洁时用无菌纱布擦干。烧伤创面按其常规处理。普通创伤的伤口内用3%过氧化氢冲洗后，再用无菌生理盐水冲洗伤口内多余的过氧化氢溶液。也可用稀释10倍的聚维酮碘冲洗或浸泡伤口进行消毒，外周皮肤按常规消毒，一般用0.5%聚维酮碘。创伤较重者在缝合伤口前还需重新消毒铺单。

2. 不同部位消毒范围

（1）头部手术：头及前额（图8-1）。

（2）口唇部手术：面唇、颈及上胸部。

（3）颈部手术：上至下唇，下至乳头平面，两侧至斜方肌前缘包括部分前肩部（图8-1）。

（4）锁骨手术：上至颈部上缘，下至上臂上1/3和乳头上缘，两侧过腋中线。

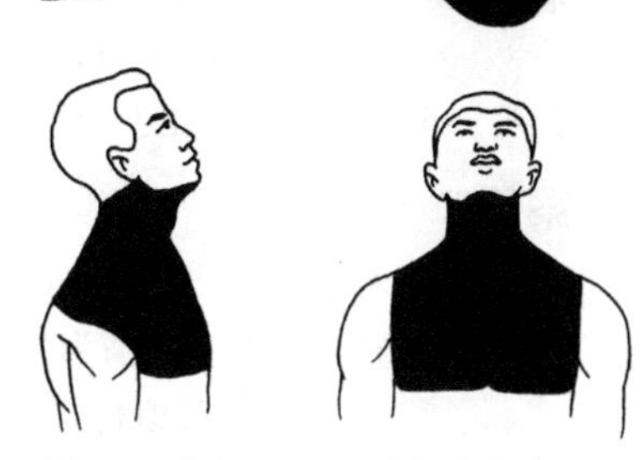

图8-1　头部及颈部手术消毒范围

（5）胸部手术（仰卧位）：上至下颌部及上臂上1/3处，下至脐部，左右至腋后线。

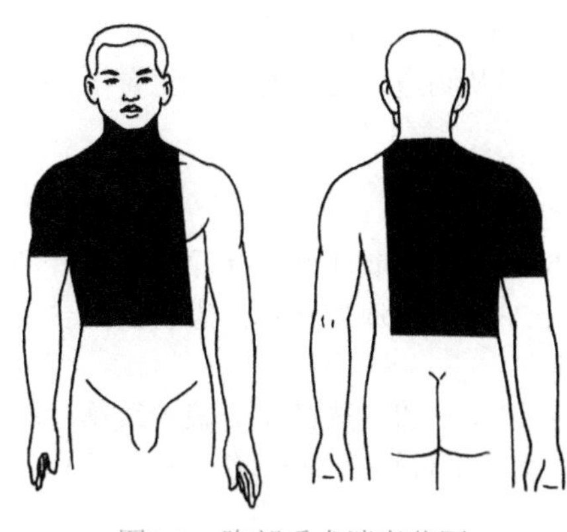

图8-2　胸部手术消毒范围

（6）胸部手术（侧卧位）：前后过中线，上至颈部、腋窝及上臂1/3处，下至脐水平线下可达髂前上棘（图8-2）。

（7）乳腺根治术：前至对侧锁骨中线，后至腋后线，上达颈部，并消毒上臂及腋窝，下过脐平行线。如大腿取皮，则大腿过膝，周围消毒。

（8）上腹部手术：上至乳头，下至耻骨联合，两侧至腋中线（图8-3）。

（9）下腹部手术：上至剑突，下至大腿中上1/3，两侧至腋中线。

（10）腹股沟及阴囊部手术：上至脐平面，下至大腿中上1/3，两侧至腋中线（图8-4）。

（11）颈椎手术：上至颅顶，下至两腋窝连线。

（12）胸椎手术：上至肩，下至髂嵴连线，两侧至腋中线。

（13）腰椎手术：上至两腋窝连线，下过臀部，两侧至腋中线。

（14）肾脏手术：前后过中线，上至腋窝，下至腹股沟（图8-5）。

（15）会阴部手术：耻骨联合、肛门周围及臀，大腿中上1/3内侧。

（16）髋关节手术（侧卧位）：上至脐平面，下过膝关节，前后过正中线（需包括会阴部及对侧大腿内侧面）。

（17）四肢手术：肢体周围消毒，上、下各超过一个关节。

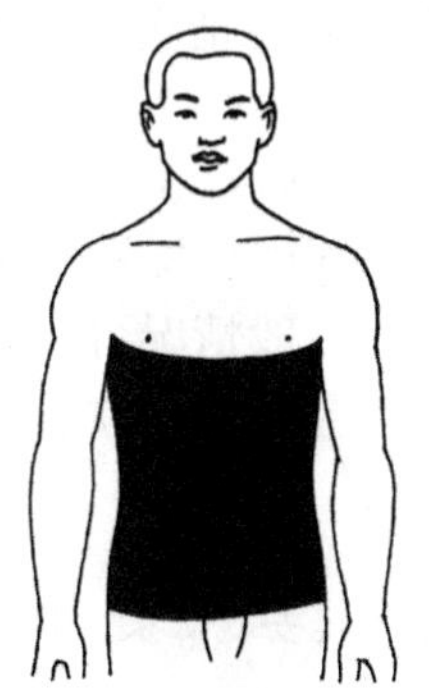

图8-3　上腹部手术消毒范围

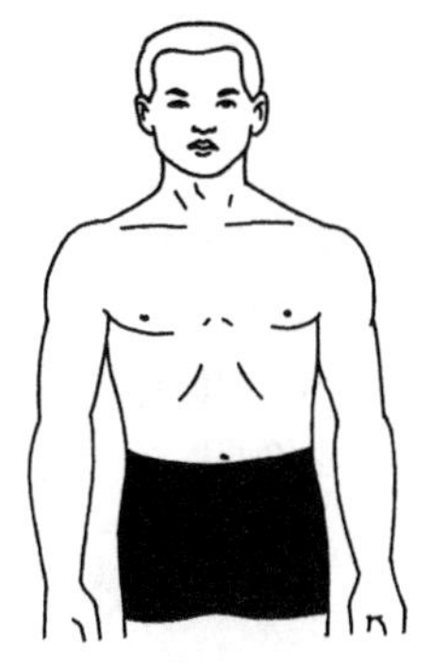

图8-4　腹股沟及阴囊部手术消毒范围

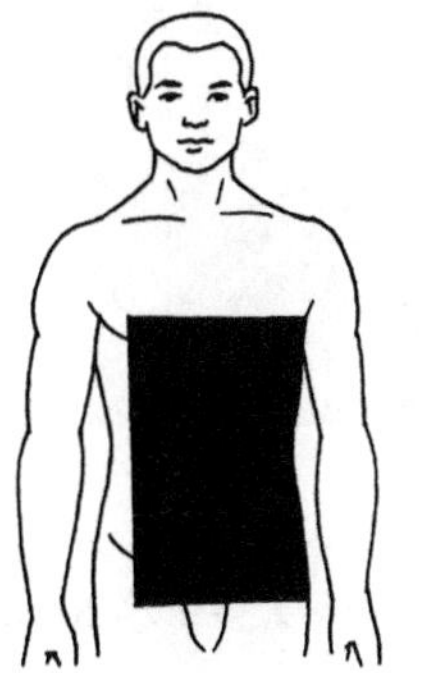

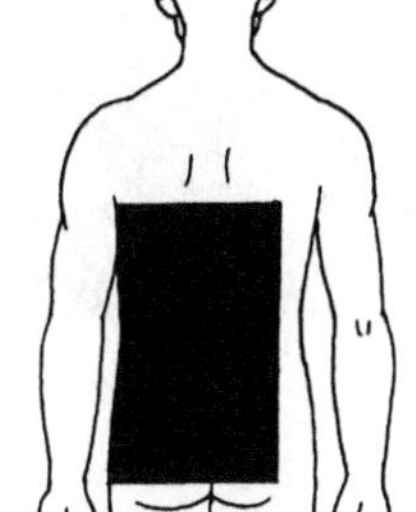

图8-5　肾脏手术消毒范围

五、模拟竞赛试题

案例一

【题干】 患者，男性，63岁。因“腹痛腹胀伴停止排便1周”入住胃肠外科，既往脾切除术史。腹部CT提示不完全性肠梗阻。拟今日在全麻下行“剖腹探查术”。请选手为该患者完成消毒铺单。

【解题思路】 剖腹探查常取腹部正中切口，未明确梗阻部位时消毒范围宜为全腹部范围：上至乳头，下至大腿中上1/3，两侧至腋中线。

案例二

【题干】 患者，女性，56岁，因“子宫多发肌瘤”拟在全麻下行腹腔镜全子宫切除术（要求子宫标本从阴道取出）。请为患者消毒铺单。

【解题思路】 患者拟行腹腔镜下全子宫切除，要求标本从阴道出，需取截石位，腹部及会阴均要消毒，消毒顺序应先消毒腹部和大腿中上1/3，再消毒会阴及阴道，铺单时要注意臀下垫单遮盖肛门和双腿部的铺单。

案例三

【题干】 患者，男性，20岁，活动后突发左侧胸痛2h入院，左肺叩诊呈鼓音，呼吸音消失，胸部CT提示左侧自发性气胸、左侧肺大疱。拟行胸腔镜下左侧肺大疱切除术。患者已行全身麻醉，请为患者进行消毒铺单。

【解题思路】 胸部手术消毒铺单，胸腔镜下左侧肺大疱切除术切口选择左侧腋中线第七肋间，体位为右侧卧位，消毒范围（前后过中线，上至颈部、腋窝及上臂1/3，下至脐水平线下）。

案例四

【题干】 患者，男性，60岁，因右肾癌拟行右肾切除术，已完善术前备皮准备。请选手为患者消毒铺单。（物品准备：2.5%碘酊，5%碘酊，医用酒精，95%乙醇）

【解题思路】 右侧肾脏手术的体位应是左侧卧位，抬高腰桥，Ⅰ类手术切口，按肾脏手术消毒范围，采用离心形消毒方法。此题考到消毒液浓度的选择，通常选用0.5%聚维酮碘进行手术区域消毒，但物品准备没有0.5%聚维酮碘的情况需灵活运用，应选用2.5%碘酊和医用酒精。

案例五

【题干1】 患者，男性，68岁，左侧髋关节疼痛7年余，加重2个月，活动受限，患肢不能伸直，屈曲内收畸形，长期站立体力活动，既往体健，无心肺病史，一般情况可。X线片如图8-6。请选手阅片并口述最佳的治疗方法。

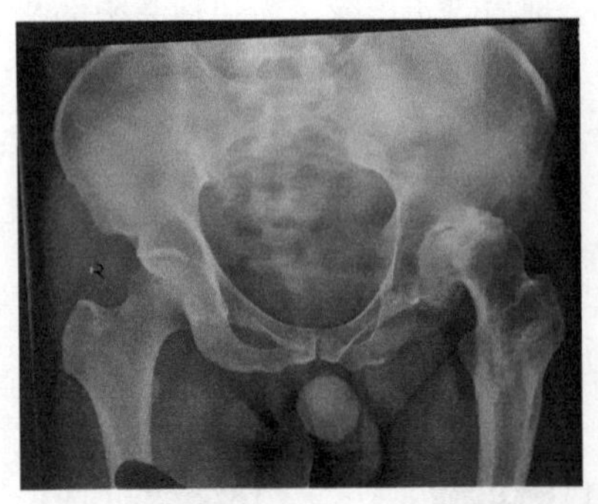

图8-6 案例五患者髋关节X线片

【题干2】 患者目前已完善术前准备，请选手为其消毒铺单。

【解题思路】 此片显示的是髋关节骨性关节炎，本例为老年患者，髋关节疼痛、活动障碍，X线片提示髋关节畸形，有髋关节置换术指征，既往体健，一般情况可，最佳治疗应是手术治疗。髋关节消毒范围包括会阴部，注意消毒顺序，应最后消毒会阴。

（南华大学附属第一医院 刘 宇 梁路昌 韩 东 王 浩 姚女兆 朱 柱）

第九章　换药拆线

Dressing Change and Suture Removal

本章操作视频

一、适应证

（一）换药

1. 需要观察伤口情况者。
2. 感染伤口需要通过换药创造良好的条件，促进伤口愈合者。
3. 伤口敷料被渗湿或污染者。
4. 引流物需要拔除者。

（二）拆线（拆线时间）

正常手术切口，已到拆线时间，切口愈合良好，局部及全身无异常表现者。

1. 头面颈部手术后4～5天。
2. 下腹部、会阴部手术后6～7天。
3. 胸部、上腹部、背部、臀部手术后7～9天。
4. 四肢手术后10～12天。
5. 近关节处手术和减张缝线需14天。
6. 伤口感染或脂肪液化者应提前拆线。

二、禁忌证

（一）换药

无绝对禁忌证。

（二）拆线（延迟拆线指征）

1. 年老体弱、营养不良者。
2. 恶病质，一般情况差者。
3. 严重水电解质紊乱未纠正者。
4. 伴有呼吸道感染，咳嗽没有控制的胸腹部伤口。
5. 切口局部水肿明显且愈合不良者。
6. 血糖未控制的糖尿病患者。
7. 服用糖皮质激素者。
8. 大量腹水，腹内压高者。

三、操作流程

步骤	细则	备注
（一）操作前准备	1. 医师准备　①穿工作服，戴口罩、帽子，洗手；②核对信息，解释、交代病情，取得患者配合；③测生命体征，拉屏风保护患者隐私	
	2. 患者准备　取合适体位，排空膀胱	
	3. 物品准备　络合碘，棉球，纱布，胶布，换药包（治疗碗或盘2个，有齿镊和无齿镊各一把，血管钳2把，拆线剪1把），无菌手套等	

续表

步骤	细则	备注
（二）操作过程	4. 询问患者伤口感觉，查看敷料有无渗湿，用手揭开外层敷料，洗手	
	5. 正确打开换药包，清点物品，将纱布、棉球置于包内，倒入络合碘	
	6. 镊子或血管钳揭开内层敷料，若有粘连，可用生理盐水或络合碘棉球渗透后缓慢揭开	
（二）操作过程	7. 观察伤口情况，有无红肿渗液溢脓，愈合情况	
	8. 揭开敷料的镊子或血管钳用于接触伤口，另1把镊子或血管钳用于传递物品	
	9. 络合碘棉球由内向外消毒伤口及周围皮肤5～6cm，消毒三次，消毒时注意询问患者感受	
	10. 消毒范围应超出纱布覆盖范围，后一次消毒范围小于前一次	
	11. 若需拆线，则消毒两次后拆线，根据伤口愈合情况选择全拆或间断拆线	
	12. 用镊子或血管钳提起缝合口上打结的线头，使埋于皮肤的缝线露出	
	13. 剪刀将线头下方的线剪断	
	14. 随即将皮外缝线向切口的缝线剪断侧拉出，避免将皮肤外的缝线经皮下拉出	
	15. 拆线完成后再次消毒伤口	
	16. 敷料覆盖（光面接触伤口）	
	17. 擦干敷料外络合碘后胶布固定	
	18. 为患者恢复衣物、床单位	
	19. 垃圾分类处理，洗手，书写操作记录	
	20. 交代术后注意事项：保持敷料清洁干燥，不宜剧烈活动，避免咳嗽等	
（三）整体评价	21. 无菌原则	
	22. 人文关怀	

四、相关知识点总结

1. 感染伤口换药 感染伤口的原则是引流排脓，需拆除感染处缝线，扩大伤口，彻底引流；伤口内按照生理盐水、过氧化氢、生理盐水的顺序反复清创，有坏死组织的应给予清除，用引流条填塞伤口内，保持底松口紧。感染性伤口需每天换药。

2. 有引流管的伤口换药 先消毒切口再消毒引流管，引流管消毒由近皮肤端向远皮肤端消毒，覆盖引流管处纱布应剪开，交叉覆盖；若引流管可拔除，则消毒两遍后拆除固定引流管的缝线，旋转带负压拔除引流管（造瘘管除外），注意检查引流管是否完整，拔管后再次消毒，引流管出口可塞入凡士林纱布引流条（勿塞太深）。

3. 引流物拔除时间

（1）皮片等直接引流至敷料上的引流物：术后24～48h应取出或更换。

（2）一般引流管应在引流液明显减少（≤20ml/24h）甚至消失后方可拔除。

（3）与空腔脏器相通的引流管需至少14天后方可考虑拔除。

（4）“T”管拔除指征：时间超过2周，T管引流的胆汁量日渐减少，大便颜色正常，夹闭T管48～72h无腹痛、腹胀、发热、黄疸加重等症状出现，T管逆行胆道造影证实胆道十二指肠间通畅，无残余结石，若有结石，6周后胆道镜取石。

4. 多伤口、多状态伤口换药顺序 先无菌后感染，先缝合后开放，先感染轻后感染重，先一般后特殊。

5. 特殊感染伤口的换药 如气性坏疽、破伤风、铜绿假单胞菌等感染伤口，换药时需穿隔离衣，用过的器械要专门处理，敷料焚毁或深埋。

五、模拟竞赛试题

案例一

【题干】 患者，女性，39岁，阑尾切除术后3天，诉伤口疼痛，体查：T 38.4℃，R 20次/min，

HR 88次/min，BP 100/60mmHg。请对患者伤口进行处理。

【提示卡】（揭开内层敷料时出示）第2、3针缝线处可见红肿、渗液。

【解题思路】切口感染是术后发热常见原因，按感染性伤口敞开换药处理，拆除感染处缝线，抽取脓液送细菌培养+药敏试验，感染部位按照生理盐水、双氧水、生理盐水顺序冲洗后放置生理盐水或凡士林纱布引流条。

案例二

【题干】患者，女性，49岁，1天前遭遇地震致脚部和腿部多处软组织损伤，救治时发现患者右脚趾和脚背处伤口散发恶臭，大量浆液性渗出物，可见气泡从伤口冒出，皮下捻发感。患者已行伤口清创术后3天，请选手为患者伤口行换药操作。

【解题思路】根据患者受伤后伤口描述，考虑气性坏疽，为特殊感染伤口，目前需给患者伤口换药，操作时应严格执行隔离技术，穿隔离衣，除必要物品外，不带其他物品，用过的器械要专门处理，敷料要焚毁或深埋。

案例三

【题干】患者，男性，52岁，因胃穿孔行胃大部切除术后第9天。术后第4天曾出现切口感染，当时予切口分泌物行细菌培养+药敏试验。现伤口仍可见红肿，同时有分泌物流出。请对伤口进行合适处理。

【提示卡】（询问细菌培养结果时出示）耐碳青霉烯类铜绿假单胞菌感染。

【解题思路】根据伤口描述，为伤口感染，需拔除引流条，拆除缝线，敞开伤口，患者5天前曾行细菌培养+药敏，需询问细菌培养结果，铜绿假单胞菌属于多重耐药菌感染，需严格执行接触隔离。

案例四

【题干】患者，女性，67岁，诊断甲状腺癌，行右侧甲状腺腺叶切除术。手术顺利，创口放置胶片引流，回病房约40min后，患者感觉颈部发胀，随之出现进行性呼吸困难，口唇发绀，检查切口引流血液不多，颈部明显肿胀。请对患者进行处理。

【解题思路】本案例考查甲状腺术后出血窒息的紧急处理，应快速拆除伤口缝线，敞开伤口，清除血块，并通知手术室做好手术止血准备。

案例五

【题干】患者，男性，30岁，肛周脓肿切开引流术后2天，具体术中情况见图9-1。请选手根据目前病情给予创口相应处理。（外层纱布可见渗湿）

手术记录单

姓名：王×　　性别：男　　年龄：30岁　　住院号：001321

患者刚在局麻下行脓肿切开引流术：术中见臀部有一脓肿约 6cm × 4cm 大小，充满恶臭脓液，周围组织水肿明显。予切开后清除脓液及坏死组织，取脓液送细菌培养，放置纱布引流条两根。手术过程顺利，术后予青霉素抗感染治疗。嘱保持创口清洁干燥，及时门诊换药治疗。

操作者：梁××，刘×

2020年5月30日

图9-1 案例五患者手术记录单

【解题思路】 ①本题考查脓肿切开引流术后换药，外层敷料有渗湿，伤口为感染伤口，需戴手套进行操作，消毒采用向心消毒方式；②通过查阅手术记录，术中放置了两根纱布引流条，换药时需全部取出，并更换为新的纱布，加强引流。

案例六

【题干】 患者，女性，32岁，体型肥胖，剖宫产术后4天，伤口见大量淡黄色含脂肪滴渗液，无红肿、发热。请进行伤口处理。

【解题思路】 患者，体型肥胖，剖宫产术后4天，伤口见大量淡黄色含脂肪滴渗液，根据病史、体查考虑术后脂肪液化，伤口大量渗出，应予以全部拆除伤口缝线，充分引流，生理盐水纱布引流条伤口内填塞，红外线、微波照射改善微循环，促进肉芽组织及上皮组织生长。

（南华大学附属第一医院 梁路昌 刘 宇 韩 东 任 姝 李明亮 朱 柱）

第十章 清 创 术

Debridement

一、适应证

本章操作视频

1. 新鲜（6～8h）的开放性伤口。
2. 污染较轻，未超过24h的伤口。
3. 受伤24～48h的头面部伤口，争取清创后一期缝合。

二、禁忌证

1. 受伤超过24h或污染严重的伤口（需进行清创，但不能缝合）。
2. 有活动性出血、昏迷、休克等危及生命的情况，应首先抢救生命，待生命体征稳定后再行清创术。

三、操作流程

步骤	细则	备注
（一）操作前准备	1. 医师准备 ①穿工作服，戴口罩、帽子，洗手；②核对患者信息，解释、交代病情，询问麻醉药物过敏史；③测量生命体征；④查看血常规、凝血功能、受伤部位X线片结果；⑤检查肢体末梢血运、感觉；⑥与患者签署知情同意书	
	2. 物品准备 生理盐水，无菌软毛刷，肥皂水，3%过氧化氢溶液，络合碘，纱布，棉球，2%盐酸利多卡因，注射器若干，手套若干，止血带，绷带，胶布。清创包（刀柄1个、组织剪1把、线剪1把、针盒1个内有小圆针、三角针数个、持针器1把、止血钳4把、有齿镊1把、无齿镊1把、弯盘2个、小药杯1个、孔巾2块），刀片1个，1号、4号缝线各1包等	
（二）操作过程	3. 戴手套	
	4. 无菌纱布覆盖创面，用无菌软毛刷蘸肥皂液刷洗伤口周围2～3次，每次用大量无菌生理盐水冲洗，每次冲洗后更换毛刷、手套及覆盖伤口的纱布	
	5. 揭去覆盖伤口的纱布，更换无菌手套，生理盐水、3%过氧化氢溶液、生理盐水依次冲洗伤口内部，去除伤口内污物和异物	
	6. 干纱布将皮肤擦干	
	7. 打开清创包，检查包内物品是否齐全，将清创和缝合用物分区放置	清洁和轻度污染伤口由内向外消毒，重度污染伤口由外向内消毒
	8. 消毒伤口周围15cm	
	9. 消毒不留空隙，每次范围小于前一次，共消毒3次	
	10. 铺孔巾	
	11. 局部浸润麻醉	若有明显出血应先结扎止血，四肢创面大量出血清创前先上止血带
	12. 探查伤口，检查有无血管、神经、肌腱与骨骼损伤	
	13. 清除失活组织，修剪不规则皮缘	
	14. 彻底清创后，用无菌生理盐水再次冲洗伤口2～3次，然后用3%过氧化氢溶液浸泡，最后用生理盐水冲洗	
	15. 更换手套，加铺孔巾或更换新的孔巾，更换缝合器械，之前清创用过的器械不再使用	
	16. 若存在骨折或有血管、神经、肌腱损伤，则酌情进行修复	
	17. 创面彻底止血，根据伤口情况决定是否放置引流	
	18. 根据情况一期或延期缝合伤口	
	19. 再次消毒皮肤，无菌纱布覆盖，胶布固定	
	20. 注射破伤风抗毒素或免疫球蛋白，应用抗菌药物预防感染	
	21. 整理衣物、垃圾分类，交代术后注意事项	

续表

步骤	细则	备注
（三）整体印象	22. 无菌原则	
	23. 人文关怀	

四、并发症预防和处理

1. 感染 合理应用抗菌药物和使用破伤风抗毒素或免疫球蛋白，术后密切观察伤口情况，一旦有红肿、热痛、渗液及分泌物等感染征象，立即按照感染伤口换药处理，拆除缝线敞开引流。

2. 肢体坏死或功能障碍 术后适当抬高患肢，促进血液和淋巴液回流，定期检查伤肢的血运、感觉及运动功能。

五、相关知识点总结

1. 适当放宽清创时间的情况

（1）头面部等血运丰富的部位清创缝合可延长至伤后24～48h，若已有感染征象则不能缝合创口。

（2）温度较低。

（3）污染轻、局部血运循环良好。

（4）伤后早期应用过抗菌药物。

（5）头颈、颜面、关节附近有大血管、神经等重要结构暴露的伤口。

2. 蛇咬伤处理 避免奔跑，以布带等物绑扎伤肢近心端防止毒素扩散，然后用手挤压伤口周围，将毒液排出，进行清创处理，用0.05%高锰酸钾液或3%过氧化氢冲洗伤口，拔除残留的毒牙，伤口较深者，做十字或双十字切口，接着用拔罐法或吸乳器抽吸，促使部分毒液排出。胰蛋白酶2000～6000U加入至0.05%普鲁卡因或注射用水10～20ml中封闭伤口外周或近侧，使用抗蛇毒血清和蛇药（口服+外敷），合理应用抗菌药物、破伤风抗毒素或免疫球蛋白。

3. 犬咬伤处理 浅小的伤口常规消毒即可。深大伤口应立即清创，清除异物和坏死组织，伤口应开放引流，原则上不宜一期缝合。注射破伤风抗毒素1500U，清创术前予抗菌药物预防感染。伤后应以狂犬病免疫球蛋白（RIG，20U/kg）在伤口周围浸润注射行被动免疫，主动免疫则采用狂犬病疫苗分别于伤后当天和伤后第3、7、14、28天各注射一剂，共5剂。

六、模拟竞赛试题

案例一

【题干】 患者，男性，30岁，外伤致大腿中部受伤2h入院，体查：T 36.8℃，P 80次/min，BP 120/79mmHg，R 18次/min，右侧大腿中部可见一开放伤口，局部未见明显异物，无明显感染征象。请对患者伤口进行处理。

【提示卡1】 血常规、凝血功能正常。

【提示卡2】 右下肢X线：局部软组织肿胀，未见明显骨折征象。

【解题思路】 受伤2h的开放性伤口，无明显污染，可行清创一期缝合，清创前查看血常规、凝血功能及受伤局部X线结果。

案例二

【题干】 患者，女性，50岁，纺织厂女工，30min前因操作纺织机器时不慎将头发转入机器，导致头皮撕脱。入院后体查：BP 80/50mmHg，P 120次/min。面色苍白，精神差，右侧颞部可见一大小约6cm×7cm不完全撕脱皮瓣，边缘不整齐，血运尚可，有活动性出血，辅助检查未做。请对该患者行初步处理。

【提示卡1】 （口述补液抗休克、压迫止血后给出）BP 100/60mmHg，P 85次/min。

【提示卡2】 （口述头颅X 线检查后给出）未见颅骨骨折。

【解题思路】 患者因头皮撕脱伤入院，有活动性出血、失血性休克表现，应先压迫止血，抗休克处理；皮瓣部分撕脱且血运尚可，清创后进行原位缝合。

案例三

【题干】 患者，男性，44岁，30min前割草时被蛇咬伤左手，由同伴护送入院。体查：神志欠清，BP 110/80mmHg，左手背局部红肿，可见2个牙痕，针尖大小，相距约2cm。作为接诊医生，请对该患者进行处理。

【解题思路】 本题考查蛇咬伤处理，制动，患肢近心端上止血带，进行伤口清创，十字或双十字切开伤口并拔出残留的毒牙，伤口周围用胰蛋白酶进行封闭，清创后不予缝合，使用抗蛇毒血清。

案例四

【题干】 患者，男性，17岁，10h前放鞭炮时不慎炸伤左前臂，体查：左前臂见一不规则伤口约4cm × 5cm，伤口内见一约2cm炮仗外壳，局部红肿、渗液，创面流血不止，外院X线未见骨折征象，就诊我院急诊科。请对患者行相应处理。

【解题思路】 ①患者炮仗伤，创面血流不止，需使用止血带；②伤口局部红肿、渗液，考虑伤口感染，消毒时应由外向内消毒整个手部，注意异物和污染物移除，仔细探查血管、神经、肌腱有无损伤，清创后不宜一期缝合。

案例五

【题干】 患者，男性，29岁，头部刀割伤20h入院，体查：BP 120/60mmHg，瞳孔等大等圆，心肺腹（–）。头部CT未见明显骨折和异物残留。请对患者伤口进行处理。

【解题思路】 头面部血运丰富的伤口，清创时间可延长至24～48h，无明显感染，清创后予以一期缝合。

（南华大学附属第一医院 刘 宇 梁路昌 韩 东 任 妹 李明亮 朱 柱）

第十一章　体表脓肿切开引流术

Superficial Abscess Incision and Drainage

本章操作视频

一、适应证

体表组织的化脓性感染伴脓肿形成。

二、禁忌证

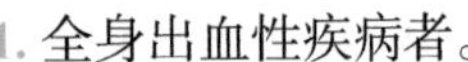

1. 全身出血性疾病者。

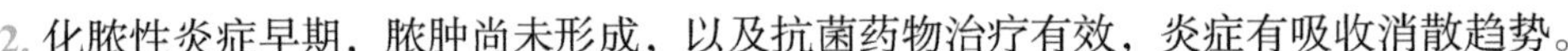

2. 化脓性炎症早期，脓肿尚未形成，以及抗菌药物治疗有效，炎症有吸收消散趋势。

三、操作流程

步骤	细则	备注
（一）操作前准备	1. 医师准备　①穿工作服，戴口罩、帽子，洗手；②核对患者信息，解释、交代病情，询问麻醉药物过敏史；③测量生命体征；④查看血常规、凝血功能、B超等影像学检查结果；⑤与患者签署知情同意书	
	2. 物品准备　切开缝合包，尖刀片，络合碘，无菌棉签，无菌棉球、无菌纱布、凡士林纱布、2%盐酸利多卡因，5ml、10ml注射器，无菌培养瓶，生理盐水，3%过氧化氢，无菌手套，胶布等	
（二）体位及定位	3. 体位　根据脓肿部位，选择舒适体位	
	4. 定位　脓肿波动最明显处；深部脓肿需结合影像学定位或使用注射器行诊断性穿刺	
（三）消毒、铺单、麻醉	5. 消毒　用络合碘消毒手术区域，由内向外环形消毒3次，直径至少15cm，每次范围小于前一次，末次范围大于孔巾孔直径	如脓肿已破溃，由外向内消毒
	6. 铺单　无菌孔巾中心对准操作区域	
	7. 麻醉　核对麻醉药物，正确开启，行局部浸润麻醉或区域阻滞麻醉，并测试麻醉效果	
（四）切开、排脓	8. 选择尖刀片，在脓肿波动最明显处，刺入并反挑一切口，脓液流出后注射器抽取适量脓液送细菌培养及药敏试验	
	9. 手指伸入脓腔，探查脓腔大小、位置及形状，据此判断是否需延长切口	
	10. 脓腔内有纤维隔膜将其分为多个小房者，示指钝性分离，使其变为单一大脓腔，以利于引流	
	11. 术中询问患者感受，观察患者反应及生命体征，切忌动作粗暴（尤其是钝性分离时），避免损伤血管导致大出血，或挤压脓肿造成感染扩散	
	12. 3%过氧化氢+生理盐水冲净脓液，彻底止血	
	13. 再次消毒切口，凡士林纱布引流并记录数量，底松口紧，一端置于伤口外	此时视为一类切口，由内向外消毒
（五）术后处理	14. 记录脓肿部位、大小、脓液量与性质，标本送细菌培养+药敏试验	
	15. 术后监测生命体征，定期伤口换药，观察伤口有无出血及继发感染	
（六）整体评价	16. 无菌原则	
	17. 人文关怀	

四、并发症处理

1. 出血　探查出血原因，若为脓肿壁渗血，可予以凡士林纱布条填塞压迫止血；若为血管断端出血或破裂出血，应予以结扎止血。

2. 感染扩散　主要以换药、充分引流为主，结合药敏试验，选择使用敏感抗菌药物抗感染治疗。

五、相关知识点总结

1. 临床常见体表的脓肿　分为浅表脓肿和深部脓肿。①浅表脓肿：一般可扪及波动感或有破溃，如体表皮脂腺瘤合并感染后脓肿形成、脓性指头炎、乳腺脓肿、肛周脓肿等；②深部脓肿：往往不能触及波动感，常需结合彩超或CT检查，或行诊断性穿刺，抽出脓液即可明确诊断，如臀部深部脓肿、乳腺深部脓肿等。

2. 不同部位脓肿切口选择　①痈：十字或双十字切口；②乳腺脓肿：放射状切口；③乳晕下脓肿：沿乳晕边缘做弧形切口；④乳腺深部脓肿或乳房后脓肿：沿乳房下缘做弧形切口，经乳房后间隙引流；⑤颈部脓肿：一般沿颈横纹做横行切口；⑥四肢处脓肿一般沿神经、血管走行方向做切口；⑦脓性指头炎：在末节指侧面做纵切口，切口远端不超过甲沟1/2，近端不超过指节横纹；⑧肛周脓肿：在波动最明显处做与肛门呈放射状切口，不需要填塞以保障引流通畅。

3. 脓肿未破溃时消毒由内向外，脓肿破溃后消毒由外向内。

六、模拟竞赛试题

案例一

【题干】　患者，女性，28岁，目前正处在哺乳期，因右乳房红肿、疼痛伴畏寒、发热3天就诊，体查：右侧乳晕区可见一红肿区域，范围约4cm × 5cm，压痛明显，局部皮温升高，未扪及明显波动感。请对患者进行相应处理。

【提示卡】　抗感染治疗后效果欠佳，局部可扪及波动感。

【解题思路】　①结合患者病史、体查，初诊考虑急性乳腺炎，但目前未扪及明显波动感，脓肿尚未形成，应先予以抗感染治疗；②抗感染治疗后，局部扪及波动感，考虑脓肿形成，有脓肿切开引流指征，乳晕下脓肿，需沿乳晕边缘做弧形切口，术中留脓液送检细菌培养+药敏试验，术后加强伤口换药，患侧乳房停止哺乳，并吸尽乳汁，促使乳汁通畅排出，若感染严重或脓肿引流后并发乳瘘，应停止哺乳。

案例二

【题干】　患者，男性，32岁，肛门周围疼痛4天，发热1天就诊，体查：结石位3点方向距离肛门旁3cm可触及一大小约2cm × 3cm包块，质地软。请对患者进行相应处理。

【提示卡1】　直肠指诊：肛门内3点方向有明显触痛。

【提示卡2】　肿块彩超提示：肛周脓肿。

【解题思路】　结合病史、体查，初诊考虑肛周肿块性质待查。应首先进行直肠指诊了解肿块性质，并完善局部彩超检查，明确诊断：肛周脓肿，应考虑行肛周脓肿切开引流术，消毒应为由外向内。

案例三

【题干】　患者，男性，56岁，环卫工人，3天前右手示指远节被竹刺扎伤，有少量出血，自行拔除后未做其他处理，1天前开始出现右手示指剧痛、肿胀明显，无波动感，T 38.3℃，彩超提示炎症改变，未见脓肿形成。请对患者进行相应处理。

【解题思路】　患者为中年男性，根据病史、体查及辅助检查，诊断考虑右手示指化脓性指头炎，目前患者患指出现剧痛、肿胀明显，伴发热全身症状，此时虽无波动感、彩超未见脓肿形成，亦应该及时行切开引流，以免发生指骨坏死及骨髓炎。

案例四

【题干】　患者，男性，32岁，发现颈后部肿物1年，1周来肿物明显增大伴疼痛，体查：后颈部直径5cm大小肿物，其表面有一小黑点，与皮肤有粘连，表面红肿有压痛，波动感明显。请对患者进行相应处理。

【解题思路】 患者，中青年男性，根据病史、体查及辅助检查结果，诊断考虑皮脂腺瘤感染并脓肿形成，应及时行切开引流，颈后脓肿较大，应采用十字形切口。

案例五

【题干】 患者，男性，37岁，既往糖尿病史7年。因左上肢肿块伴疼痛1周就诊，体查：左前臂有一隆起紫红色浸润区，7cm × 3cm，质地软，界线不清。请为该患者行手术治疗（免穿手术衣）。

【解题思路】 患者，青年男性，既往糖尿病史，根据病史、体查结果，初步诊断：①左前臂肿块性质待查；②糖尿病，需进一步完善肿块浅表彩超等检查，明确左前臂脓肿诊断，及时行切开引流，采用与左前臂长轴平行的纵切口，术后嘱患者合理控制血糖、及时伤口换药、必要时口服抗菌药物抗感染等处理。

（南华大学附属第一医院 梁路昌 刘 宇 韩 东 陈珑芳 姚女兆 朱 柱）

第十二章　体表肿物切除术

Superficial Mass Resection

本章操作视频

一、适应证

全身各部位体表肿物，如皮脂腺囊肿、表皮样囊肿、皮样囊肿、腱鞘囊肿等，以及一些体表良性肿瘤，如纤维瘤、脂肪瘤、表浅血管瘤、乳腺良性肿瘤等。

二、禁忌证

1. 诊断明确的不可切除的恶性肿瘤。
2. 肿物合并周围皮肤感染者。
3. 全身状况无法耐受手术及麻醉者。

三、操作流程

步骤	细则	备注
（一）操作前准备	1. 医师准备　①穿工作服，戴口罩、帽子，洗手；②核对患者信息，解释、交代病情，询问麻醉药物过敏史；③测量患者生命体征；④查看血常规、凝血功能、影像学如B超结果等；⑤与患者签署知情同意书	
	2. 物品准备　切开缝合包，圆刀片，圆针及三角针，缝线，棉球，纱布，络合碘，2%盐酸利多卡因，注射用生理盐水，含甲醛（福尔马林）溶液标本瓶，5ml、10ml注射器，无菌手套，胶布等	
（二）体位及定位	3. 体位　根据肿块部位，取舒适体位	
	4. 定位　触诊肿物，标记手术切口	
（三）消毒、铺单、麻醉	5. 消毒　用络合碘消毒手术区域，由内向外环形消毒3次，直径至少15cm，每次范围小于前一次，末次范围大于孔巾孔直径	
	6. 铺单　无菌孔巾中心对准操作区域	
	7. 麻醉　核对麻醉药物，正确开启，行局部浸润麻醉或区域阻滞麻醉，并测试麻醉效果	
（四）切除肿物	8. 选择圆刀片，根据肿物位置、大小，选择合适的手术切口	
	9. 切口皮肤后，助手配合用组织钳将一侧皮缘提起，用剪刀沿肿物或囊肿包膜外做钝性或锐性分离	
	10. 同法分离肿物的另一侧及基底部，直到肿物完全摘除；乳腺肿物需连同部分正常乳腺组织一并切除	
	11. 检查有无活动性出血并彻底止血	
	12. 由内向外再次消毒皮肤	
	13. 三角针，3-0丝线全层缝合皮肤及皮下组织；乳腺组织需分层缝合乳腺组织创面、皮下组织、皮肤；必要时放置引流条	
	14. 挤出皮下积血，对合皮肤、再次消毒后纱布覆盖，固定	
	15. 标本处理：记录肿物的位置、外形、大小、硬度、性质及与周围组织的毗邻关系；标本置于福尔马林溶液标本瓶中，送病理检查	
（五）术后处理	16. 为患者复原衣物，交代术后注意事项	
	17. 复测患者生命体征	
（六）整体评价	18. 无菌原则	
	19. 人文关怀	

四、并发症处理

1. 出血　止血是关闭手术切口前必不可少的步骤；术后少量出血，可局部加压包扎止血；大量出血则需要拆开伤口探查止血。

2. 感染　术后注意定期伤口换药，如出现红肿热痛等症状，需密切注意伤口，必要时伤口敞开引流、抗感染治疗。

3. 复发 术前充分沟通，术中精细操作，尽量保证肿块完整性，必要时再次手术。

五、相关知识点总结

1. 根据不同部位、不同肿瘤性质，选择不同形状切口。①一般体表肿物：肿物表面直切口或以肿物为中心的梭形切口；②乳腺良性肿瘤：根据肿瘤所在位置，可取乳晕弧形、以乳头为中心的放射状切口；③近关节处肿物："Z"形、"S"形切口，尽量不跨关节；④体表血管瘤：梭形切口；⑤颈部：沿皮纹方向切口。

2. 体表良性肿物门诊手术前需排除口服抗凝药、凝血功能异常、肿块部位有感染、肿物过大门诊手术难以切除等情况。

3. 特殊肿物的处理 ①体内肿瘤在体表表现：如骶前肿块突出皮肤，需完善MRI、CT以排除脊髓膨出，如证实为脊髓膨出，则收治入院进一步处理；确诊为体表肿块则安排手术。②腱鞘囊肿：需将囊肿连同其茎部的病变组织以及周围部分正常的腱鞘与韧带彻底切除，以减少复发机会。

4. 推荐使用区域阻滞麻醉，先行皮丘注射，切口线麻醉，再沿肿块周围逐层浸润麻醉，推注药物前需回抽，边退针边推注，麻醉肿块一周。

六、模拟竞赛试题

案例一

【题干】 患者，男性，65岁，因发现左侧腹股沟皮肤包块1个月入院。体查：左侧腹股沟区皮肤包块，大小约2cm×3cm，表面呈菜花状，质硬。请对患者行最合适的处理。

【解题思路】 结合病史、体查结果，初诊考虑左侧腹股沟肿块，恶性可能性大，优先考虑给予局部切除活检，送病理检查明确诊断，若病理检查为恶性，进一步寻找原发灶，必要时扩大手术切除，或行相关后期治疗。

案例二

【题干】 患者，男性，48岁，因"发现左颈部肿块1年余"就诊。患者1年前无意中发现左颈部胸锁乳突肌外缘有一约1.5cm×1.0cm肿块，质韧、无痛感，无波动感，未予特殊处理。近9个月，患者自觉肿块明显增大。外院浅表肿物B超示：左颈部胸锁乳突肌外侧皮下见一30mm×40mm×10mm弱回声区，形态尚规则，边界清。诊断意见：颈部皮下囊性占位，考虑左颈部皮脂腺囊肿可能。请对患者进行合适处理。

【提示卡】 术中囊壁破裂，请继续处理。

【解题思路】 患者诊断皮脂腺囊肿明确，可行手术切除，术中应特别注意，勿将囊壁弄破，若不慎将囊壁弄破，则应使用纱布擦去内容物，并将囊壁摘除干净，防止复发，同时用生理盐水、过氧化氢溶液冲洗伤口，留置引流。

案例三

【题干】 患者，女性，29岁，体检发现双侧乳腺肿物入院。体查：右侧乳腺内下象限可触及一约2cm×2cm肿物，左侧乳腺内下象限也可触及一约1cm×1cm肿物，B超提示右乳内下象限低回声肿物，拟诊"乳腺肿物性质待查"收入院。患者拟行右侧乳腺肿物切除活检术。现助手已做好活检前准备，包括签署手术同意书、消毒铺巾、局麻，请完成后续手术操作。（备物时故意将手术巾单铺于左侧）

【解题思路】 根据题干描述，患者双侧乳腺肿物，拟行右侧乳腺肿物切除活检术，术前需核对患者基本信息、手术部位及切口标记（尤其要注意区分左、右侧），该题设计时故意将手术巾单铺于左侧，考查选手术前核对是否到位。乳腺肿块切除应选择正确手术切口、术中连同部分正常乳腺组织一同切除、缝合时注意分层缝合乳腺组织创面、皮下组织、皮肤，避免遗留死腔。

案例四

【题干】 患者，女性，36岁，发现右背部肿块2个月。既往有风湿性心脏病史，曾行换瓣手术。患者有风湿性关节炎，拒绝俯卧位。体查：右背部皮下可扪及一大小约1.5cm×1.5cm肿块，呈椭圆形，质韧，边界尚清，活动度可，无压痛，与皮肤无粘连。请制订治疗方案，并实施。

【提示卡1】 患者月经已干净5天。

【提示卡2】 患者已停用抗凝药（阿司匹林/华法林）7天。

【解题思路】 根据病例资料，首先应询问患者月经情况，避免经期手术，患者既往曾行换瓣手术，应停抗凝药1～2周后手术，患者既往有风湿性关节炎，拒绝俯卧位，可考虑左侧卧位，体表肿物切除应选择正确手术切口，注意将肿块完整切除。

案例五

【题干】 患者，男性，70岁，因反复上腹痛3年余就诊，既往胃溃疡病史20余年，近1个月来，体重下降5kg。体查：T 37℃，BP 110/60mmHg，R 20次/min，P 75次/min，右侧锁骨上可扪及2个淋巴结，大小分别为2cm×2cm和2cm×1cm，左侧锁骨上可扪及1个淋巴结，约2cm×3cm。请口述为明确诊断患者首选的检查方式是什么？除此方式外，还有哪些方法可以明确诊断，请执行相关操作。

【解题思路】 患者反复上腹痛3年，既往胃溃疡病史20余年，近期体重明显下降，考虑胃癌可能性大，确诊方式首选胃镜检查，此外胃癌细胞可经胸导管向左锁骨上淋巴结转移，故还可选择左侧锁骨上淋巴结活检术。

（南华大学附属第一医院 梁路昌 刘 宇 韩 东 任 妹 姚女兆 朱 柱）

第十三章　胸腔闭式引流术及胸腔闭式引流管拔除

Chest-Tube Insertion and Removal

第一节　胸腔闭式引流术

本章操作视频

一、适应证

1. 中等量以上的血气胸，中、大量自发性气胸、开放性气胸、张力性气胸。
2. 气胸经胸膜腔穿刺抽气后肺不能复张者。
3. 气胸合并胸腔内感染，怀疑早期脓胸者。
4. 中等量以上血胸、乳糜胸。
5. 大量胸腔积液或持续胸腔积液需彻底引流，以便诊断和治疗。
6. 急性或慢性脓胸，胸腔内仍有脓液未能排出者。
7. 伴支气管胸膜瘘或食管胸膜瘘的脓胸或脓气胸。
8. 开胸手术或胸腔镜手术后。
9. 在机械通气治疗中出现气胸，但仍须进行机械辅助呼吸者。
10. 恶性肿瘤胸膜转移或顽固性气胸患者，需胸腔内注药行抗肿瘤或胸膜固定术。

二、禁忌证

1. 凝血功能障碍或重症血小板减少有出血倾向尚未纠正者，或正在接受抗凝治疗者。
2. 肝源性胸腔积液，持续引流将导致大量蛋白质和电解质丢失者。
3. 结核性脓胸。

三、操作流程

步骤	细则	备注
（一）操作前准备	1. 医师准备　①穿工作服，戴口罩、帽子，洗手；②核对患者信息，向患者说明操作目的，取得配合；③测量生命体征；④询问麻醉药物过敏史；⑤查看血常规、凝血功能、胸部X线/胸腔B超等影像学结果；⑥与患者签署知情同意书	
	2. 物品准备　胸腔闭式引流包，络合碘，2%盐酸利多卡因，5ml、10ml 注射器，胸腔闭式引流装置，胸腔闭式引流连接配套管，引流管，生理盐水，无菌手套，胶布等	
（二）体位及定位	3. 体位　气胸患者取坐位或斜坡仰卧位；胸腔积液患者取健侧半卧位或斜坡仰卧位	
	4. 定位　结合叩诊、听诊及胸部影像学结果确定切口部位。气胸，患侧锁骨中线第2肋间；液胸，腋中线或腋后线第6、7肋间	
（三）消毒、铺单、麻醉	5. 消毒　络合碘以切口为中心，由内向外环形消毒2～3次，直径至少15cm	
	6. 铺单　无菌孔巾中心对准切口，固定孔巾	
	7. 麻醉　核对麻醉药物，正确开启，抽取2%盐酸利多卡因5ml，在穿刺点肋骨上缘作皮肤到壁胸膜的局部浸润麻醉，进针过程中注意回抽，进入胸膜腔后有气体或积液抽出，退针少许，将剩余药物注入，麻醉胸膜	
（四）置管过程	8. 切开　尖刀片平行肋间作1～2cm切口	
	9. 分离　两把止血钳平行肋间，交替钝性分开胸壁各层组织，止血钳尖端置于肋骨上缘，分离肋间肌直至胸膜，随后刺入胸膜腔	
	10. 置管　左手止血钳撑开切口，右手用另一把止血钳沿长轴夹住引流管前端，末端提前夹闭，顺撑开的止血钳将引流管送入胸腔，见引流管有积液外流或出现雾气，说明引流管确实在胸腔内	

续表

步骤	细则	备注
（四）置管过程	11. 调整位置　调整引流管置入深度，一般末端侧孔距皮缘至少5cm左右	
	12. 退出止血钳，助手协助连接水封瓶，观察水柱波动情况	
	13. 固定引流管，再次消毒，纱布覆盖、胶布固定	
（五）术后处理	14. 为患者复原衣物，交代术后注意事项	
	15. 术后监测生命体征，观察术后反应，注意有无并发症，及时复查胸片，明确病情变化	
（六）整体评价	16. 无菌原则	
	17. 人文关怀	

四、并发症处理

1. 胸膜反应　停止操作，平卧，吸氧，皮下注射0.1%肾上腺素0.3～0.5ml。

2. 复张性肺水肿　长时间肺萎陷时，快速、大量地放气、放液后，肺快速复张，可导致复张性肺水肿，患者突然出现气促、咳泡沫痰等临床表现，应立即停止操作，夹闭引流管、限制液体入量、利尿，必要时可使用小剂量激素处理。

3. 腹腔脏器损伤　应避免肩胛下角第9肋间或腋后线第8肋间以下操作，避免穿透膈肌损伤腹腔脏器。

4. 血胸　多因损伤肋间血管所致，偶可因损伤膈肌血管、直接损伤心脏或大血管所致，若出现低血压、出血性休克，需要输血、输液，甚至开胸探查止血。

5. 引流不畅或皮下气肿、积液　需重新调整引流管位置或胸带加压包扎，无效则应重新置管。

6. 其他并发症　包括心律失常、咳嗽、胸痛、局部皮肤红肿感染，应对症治疗。

五、相关知识点总结

1. 胸部外伤患者的现场急救，应先检查有无伤口，若为开放性气胸则先消毒伤口，在患者呼气末用凡士林纱布加无菌纱布覆盖并加压包扎，使其变为闭合性气胸。张力性气胸患者，紧急时可用粗针头穿刺减压，并外接单向活瓣装置，可用柔软的塑料袋、气球、手套或避孕套等，入院后可紧急胸腔闭式引流术。持续漏气而肺难以膨胀，需警惕大的支气管甚至气管损伤，需考虑手术探查。

2. 胸腔闭式引流定位　在操作前常规行胸部体查，结合胸片、CT及B超等影像学资料指导定位，气胸常规选择患侧锁骨中线第2肋间，液胸常规选择腋中线或腋后线第6、7肋间，手术切口及穿刺点应于肋骨上缘避免损伤肋间血管、神经。

3. 引流管选择　气胸选择24～28F引流管；胸腔积液选择28～32F引流管；脓胸选择32～36F。

4. 止血钳分离各层肌肉后刺破壁胸膜进入胸膜腔，一般切口会有液体溢出或气体喷出；如患者胸腔有局部粘连、包裹性积液等，可用手指探查胸腔，分离粘连组织，同时确认局部置管部位是否有重要脏器，防止置管损伤。

5. 引流管的管理非常重要，置管后首次放液勿超过1000ml，防止发生纵隔的快速摆动移位或复张性肺水肿；怀疑有引流不畅、临床症状未缓解时应立即复查肺部X线或CT查明原因；定时观察水封瓶中液体波动情况及引流液的性状及引流量；避免引流管打折、扭曲，避免抬高引流瓶超过置管平面，尽量不要夹闭；定期挤压引流管以保持引流管通畅。

6. 目前临床也常用微创胸腔穿刺置管术，持Y型空针沿麻醉点进针至回抽有胸水流出，通过空针芯置入导引钢丝（弯头朝前），深度以弯头超过空针针尖即可，不要过深以免导丝打折，固定导丝，拔出Y型针，沿导引钢丝置入扩皮器，沿钢丝置入导管，退出钢丝，固定。

第二节　胸腔闭式引流管拔除

一、适应证

1. 一般需要满足以下1～3条即可拔除。

（1）气体引流：引流管通畅，无活动性漏气（嘱患者咳嗽，有液面波动，但无气体溢出）。

（2）液体引流：每日液体引流量<200ml，颜色清亮。

（3）胸片显示：胸腔积气或积液已完全排出，肺膨胀良好，无明显积气与积液。

2. 特殊情况的胸腔闭式引流管拔管还需满足以下条件。

（1）脓胸，胸腔内感染已控制。

（2）食管胸膜瘘、支气管胸膜瘘引起脓胸，应造影检查证实瘘口已闭合，且症状、体征消失。

（3）机械通气患者气胸：已停机械通气，且气胸完全吸收。

二、禁忌证

1. 引流不完全　胸腔积气或积液未完全排出，肺复张不全。

2. 每日引流量较大，或颜色较深（乳糜、脓血色、感染等）。

3. 漏气　咳嗽时仍有大量气泡溢出。

4. 胸腔内感染未控制。

5. 造影检查支气管胸膜瘘未愈合，或症状体征未消失。

6. 造影检查食管胸膜瘘未愈合，或检查已愈合但尚未恢复进食。

7. 仍需要机械通气的气胸或血气胸患者。

三、操作流程

步骤	细则	备注
（一）操作前准备	1. 医师准备　①穿工作服，戴口罩、帽子，洗手；②核对患者信息，向患者说明操作目的，告知需要配合事项；③测量患者生命体征；④进行胸部体查，查看血常规、凝血功能、胸部X线等影像学结果	
	2. 物品准备　拆线包，棉球若干，无菌纱布，凡士林纱布，络合碘，无菌手套，胶布等	
（二）体位	3. 体位　仰卧位或斜坡仰卧位、立位，双手抱头	
（三）消毒	4. 消毒　络合碘棉球由内向外环形消毒2～3次，范围5～6cm，超过敷料覆盖范围，消毒闭式引流管至少5cm	
（四）拔管	5. 准备好凡士林纱布，剪刀剪断引流管固定缝线	
	6. 轻轻转动引流管，嘱患者深吸气屏气时，将引流管迅速拔出	
	7. 操作者在拔管同时迅速用凡士林纱布及无菌纱布加压覆盖伤口，助手协助贴无菌贴膜	
	8. 嘱患者正常呼吸	
	9. 检查引流管末端是否完整	
（五）术后处理	10. 为患者复原衣物，交代术后注意事项	
	11. 观察拔管后有无突发气促、胸闷、面色苍白、呼吸音减弱；伤口处有无液体、气体溢出等；复查胸片	
（六）整体评价	12. 无菌原则	
	13. 人文关怀	

四、并发症处理

1. 气胸复发　由于拔管时患者屏气不佳、配合不好，或术后患者胸膜破口未能完全愈合，导致气胸再次发作。应立即予以复查胸片，气胸量少时可密切观察或胸膜腔穿刺排气，气胸量大时需再次置管引流。

2. 出血　多由于拔管时伤及肺内粘连带或切口肋间血管，可先予以压迫止血、胸带加压包扎；无效或有活动性出血时，则需要输血、输液，甚至经胸腔镜或开胸探查。

3. 引流口渗液　多由于胸腔内残留积液自切口溢出，一般无需特殊处理，加压包扎即可。同时需积极纠正引起胸腔积液的原发病。

4. 引流管折断留置胸腔内　折断距离切口较近者，可自体外拔出残留引流管；掉入胸腔者需经胸腔镜或开胸探查取出引流管。

5. 其他并发症　包括伤口感染、愈合不佳，窦道形成等，可予以清创等对症处理。

五、相关知识点总结

1. 脓胸患者引流管的拔除要慎重，可在引流术后2～3周，胸膜粘连固定后改为开放引流，然后分次逐渐拔除引流管，不留残腔。

2. 全肺切除术后患者，一侧胸腔空虚，置管期间调整引流管开放及关闭，已保持纵隔中立位，此时拔管时需保持引流管夹闭状态，防止引流出大量积液、积气或屏气时纵隔再次移位。

3. 气胸患者拔管，一般在拔管前先夹闭引流管12～24h，观察夹管状态下患者的耐受情况、开放后是否有漏气，再决定是否拔管。

六、模拟竞赛试题

案例一

【题干1】　患者，男性，32岁，车祸外伤致颈椎损伤，行气管插管2天。体查：氧饱和度80%，心率112次/min，左肺叩诊呈鼓音，呼吸音较低，气道峰压升高。请予以相应处理。

【提示卡1】　呼吸机管路、参数正常。

【提示卡2】　床旁胸部X线片见图13-1。

【题干2】　现已引流3天，患者生命体征平稳，床旁胸片示气胸已完全吸收，请进行下一步处理。

【解题思路】　①题干1，患者，青年男性，外伤致颈椎损伤，气管插管2天后出现氧饱和度下降，心率快，左肺叩诊呈鼓音，呼吸音较低，气道峰压升高，此时首先应排除呼吸道管路、参数设置有误等相关问题，根据提示卡1，结合肺部体查，考虑气胸可能，完善床旁胸片，胸片示右肺气胸，应行胸腔闭式引流术；②题干2，患者气胸已恢复，但此时不应拔除引流管，应待停止机械通气后拔除。

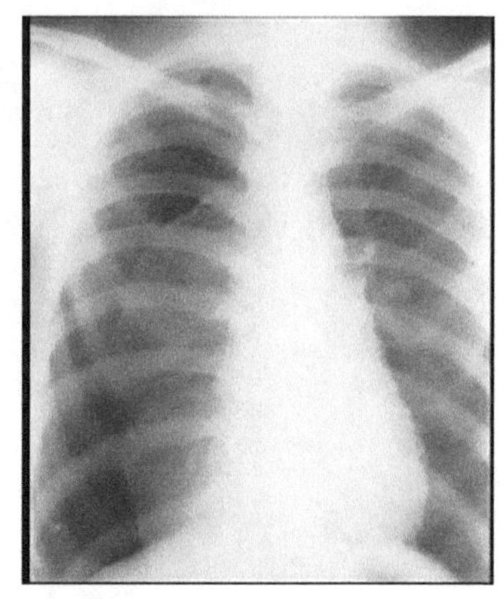

图13-1　案例一患者胸部X线片

案例二

【题干】　患者，男性，40岁，食管癌术后出现食管胸膜瘘，已予以行右侧胸腔闭式引流术，胸腔内未引出气体及食物残渣，胃管引流通畅。患者尚未恢复经口进食，肺部CT示右侧胸腔少许包裹性积液，消化道造影未发现吻合口瘘。请对伤口进行合适处理。

【解题思路】　患者食管癌术后出现食管胸膜瘘，目前患者消化道造影未发现吻合口瘘，但仍未恢复经口进食，故引流管不能拔除，予以伤口换药。

案例三

【题干】　患者，男性，高处坠落伤1h，体查：颈部及前胸皮下气肿，背部骨擦感，外院初诊：张力性气胸，并予以粗针头穿刺连接乳胶手套（形成单向活瓣）后送来医院就诊。入院后体查：痛苦面容，呼吸急促，左肺呼吸音低，乳胶手套处有血性液体溢出。请立即对患者进行处理。

【解题思路】　结合相关病史资料，患者目前诊断张力性气胸，已行粗针头穿刺减压，患者目前症状仍未改善，且乳胶手套处有血性液体溢出，考虑有液气胸可能，应立即予以行胸腔闭式引流术，且在操作完成前，不应拔除减压的粗针头。

案例四

【题干】 患者，男性，28岁，车祸外伤15min。体查：BP 100/60mmHg，R 35次/min，HR 130次/min，神志欠清，气促明显，口唇发绀，气管右移，左胸饱满，可触及皮下气肿，左侧中下胸壁可触及骨擦音，左肺叩诊鼓音，呼吸音消失。作为“120”急救医生，对患者进行紧急处理。

【解题思路】 车祸外伤患者，气促明显，左胸饱满、有骨擦音，初诊考虑：左侧张力性气胸、肋骨骨折。在紧急情况下，须用粗针头在伤侧锁骨中线第2肋间隙刺入胸腔，迅速胸腔减压，在刺入针头处接单向活瓣装置，可用柔软的塑料袋、气球、手套或避孕套等。患者合并肋骨骨折，行胸带固定后转运。

案例五

【题干1】 患者，男性，45岁，汽车撞伤后感左侧胸痛1h，急诊入住胸外科病房。体查：T 36℃，P 110次/min，R 26次/min，BP 90/60mmHg，面色发绀、四肢冰凉、气管右偏，左侧胸壁见2cm×3cm裂口，伤口处可听到嘶嘶声，X线片示左侧第4、5肋骨骨折。请作为医护团队自行分工接诊该患者。

【题干2】 胸腔闭式引流术后患者呼吸困难无改善，R 40次/min，SaO_2 75%，请进一步处理。

【解题思路】 题干1，胸部外伤患者，根据提供的病史、体查及辅助检查结果，初诊考虑为开放性气胸、左侧肋骨骨折，入住病房后应立即心电监护、吸氧、开放静脉通路，同时团队成员应根据体查结果，迅速消毒胸壁伤口，用凡士林及无菌敷料，在患者呼气末封堵伤口并加压包扎，将开放性气胸转变为闭合性气胸，后立即行胸腔闭式引流术；题干2，患者胸腔闭式引流后呼吸困难不缓解，血氧饱和度降低，应立即予以气管插管。

（南华大学附属第一医院 刘 宇 梁路昌 韩 东 姚女兆）

第十四章　耻骨上膀胱穿刺造瘘术

Suprapubic Cystostomy

一、适应证

1. 各种原因引起的急性尿潴患者，由尿道插入导尿管失败者。

2. 膀胱排空障碍所致的慢性尿潴留等患者，长期留置导尿管后反复出现睾丸炎或附睾炎。

3. 膀胱、前列腺和尿道手术后作暂时性尿液引流。

4. 配合经尿道前列腺电切术，降低膀胱压力、清晰术野，缩短手术时间，避免经尿道电切综合征发生。

二、禁忌证

1. 凝血功能障碍、重症血小板降低或其他出血性疾病。

2. 盆腔巨大肿瘤致膀胱受压无法完成穿刺操作者。

3. 有下腹部及盆腔手术史，局部组织器官粘连严重者。

4. 膀胱空虚，术前无法使之充盈，如膀胱挛缩。

5. 下腹部皮肤软组织有严重感染性疾病者。

6. 膀胱癌合并尿潴留患者。

三、操作流程

步骤	细则	备注
（一）操作前准备	1. 医师准备　①核对患者信息，了解病史、病情，解释手术的必要性；②测量患者生命体征；③与患者签署手术知情同意书；④查看血常规、凝血功能、泌尿系B超或CT结果	
	2. 物品准备　泌尿外科小手术包，尖刀片，膀胱穿刺造瘘套件，导尿管，引流袋，络合碘，棉球，纱布，棉签，胶布，2%盐酸利多卡因，5ml及10ml注射器等	
（二）体位及定位	3. 体位　取平卧位、确诊膀胱充盈，条件允许，可行床旁B超检查，了解膀胱和前列腺情况	1. 膀胱穿刺造瘘术必须在膀胱充盈状态下进行，即耻骨上能够叩及或触及饱满的膀胱或B超显示膀胱充盈 2. 若患者膀胱尚未充盈，可嘱患者憋尿至有排尿感，或静脉推注5～10mg呋塞米注射液，若患者能置入导尿管，可注入生理盐水400ml，充盈膀胱
	4. 定位　穿刺点选择腹中线耻骨联合上方2横指处；可结合术前CT或床旁B超确定穿刺部位	
（三）消毒、铺单、麻醉	5. 消毒、铺单　用0.5%络合碘以穿刺点为中心，由内向外环形消毒2～3次，直径至少15cm，铺无菌孔巾	
	6. 麻醉　核对麻醉药物，正确开启，采用长针头注射2%盐酸利多卡因局部麻醉药达膀胱壁做浸润麻醉，然后以长针头与腹壁呈垂直方向刺入	可回抽看能否吸出尿液，证实膀胱及了解穿刺深度
（四）穿刺	7. 切口　于穿刺部位做1～2cm的皮肤切口。用尖手术刀切开皮肤、皮下深浅筋膜和腹直肌前鞘	有条件情况下，可在B超引导下进行穿刺，避免损伤腹腔内脏器或穿刺过深损伤直肠，少数前列腺增生明显突入膀胱者，应避免损伤前列腺
	8. 穿刺　右手持膀胱穿刺套管针垂直进针，左手在下方保护，确保缓慢刺入，在通过腹直肌前鞘时会遇到阻力，在穿过膀胱前壁时会有明显的落空感	
	9. 拔出套管针芯，可见尿液流出，再将套管针外鞘向内送入约2～3cm确定套管完全进入膀胱	
	10. 沿套管针外鞘，插入相应粗细的球囊导尿管，见尿液流出后再插入4～6cm，确认其进入膀胱后，导管气囊注入10ml生理盐水，再退出套管针外鞘	

续表

步骤	细则	备注
（四）穿刺	11. 丝线缝合将导管固定于皮肤上，导管末端接入无菌引流袋，并标注留置导管日期，记引流量	尿潴留500ml以上的老年人，避免引流过快。否则，可以引起低血压及膀胱内出血。一次引流尿液不要大于200ml
	12. 再次消毒，Y型纱布覆盖伤口并胶布固定	
（五）术后处理	13. 为患者复原衣物，术后沟通，交代术后注意事项	
	14. 复测患者生命体征、查看导管是否引流通畅，有无出血及血性尿液等	
（六）整体评价	15. 无菌原则	
	16. 人文关怀	

四、并发症及处理

1. 穿刺后出血 因穿刺针损伤膀胱静脉或膀胱壁血管所致。一般较轻，多可自行消失；血尿明显时，先除外膀胱内出血。术后注意保持尿流通畅，注意观察尿液性质改变。严重的血尿可适当应用止血药物，必要时手术处理。

2. 低血压和膀胱内出血 尿潴留500ml以上的老年人，避免引流过快，应分多次引流。否则，可以引起低血压及膀胱内出血。一次引流尿液不要大于200ml，首次放出200ml尿液后，应夹闭造瘘管，20～30min后再放出200ml，反复多次至排空膀胱。

3. 尿液引流不畅或外漏 可能是造瘘管因血块、脓块阻塞或引流管位置不当（过深或过浅）所致，亦或因术后膀胱痉挛致膀胱内压力过大，尿液从导管周围溢出。可及时予以冲洗，或调整造瘘管位置，必要时可更换导管。

4. 感染 与留置造瘘管的时间过长有关。多饮水，保持造瘘管通畅，定期更换造瘘管及冲洗膀胱，避免尿液反流等有助于减少感染的发生率。感染发生后根据药敏试验选择合适抗菌药物。

5. 结石 长期留置造瘘管及感染是继发膀胱结石的主要原因。结石较小者，一般附着于造瘘管，可以和造瘘管一起拔除；结石较大者，需要手术处理。嘱患者多饮水，应用抗菌药物预防感染，有助于预防结石的发生。

6. 部分病例出现膀胱痉挛性疼痛，考虑为硅胶或乳胶气囊导尿管尖部在膀胱空虚状态下刺激膀胱三角区和膀胱颈口所致，可在保持气囊的情况下将导管尽量向腹壁侧拉升后再缝线固定，保证导管尖部位于膀胱顶部，可能缓解患者症状，也可予以膀胱内注入普鲁卡因，低压冲洗膀胱或给予肌内注射双氯芬酸钠、2%盐酸利多卡因、盐酸消旋山莨菪碱等解痉剂，口服盐酸坦洛新缓释胶囊、酒石酸托特罗定片等解痉剂。

五、相关知识点总结

临床中耻骨上膀胱穿刺造瘘术可分为两种，即传统的盲穿法（套管针见图14-1）和B超引导下的经皮穿刺技术（Seldinger技术）（见图14-2）。后者的优势在于：①定位准确，提高了小容积膀胱穿刺的成功率，同时降低了周围脏器损伤的风险性；②创伤更小，经导丝逐步扩张的Seldinger技术，建立通道时对肌肉组织损伤小；③超声具备无辐射的实时监控作用。

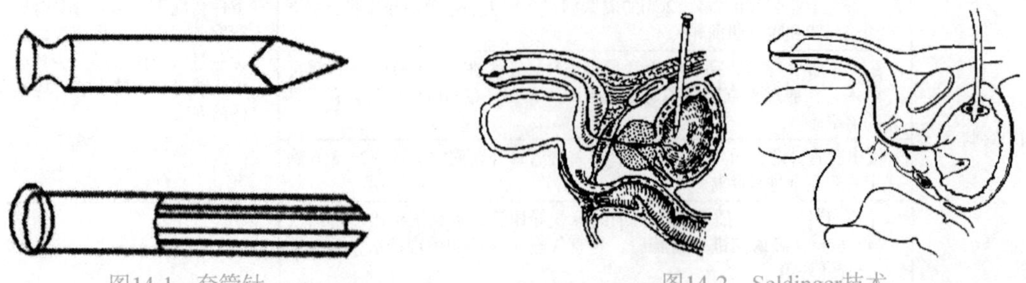

图14-1 套管针　　图14-2 Seldinger技术

六、模拟竞赛试题

案例一

【题干】　患者，男性，65岁，因“进行性排尿困难2年余，排尿不出12h”就诊。体查：R 23次/min，P 98次/min，BP 133/76mmHg，Wt 95kg；急性病病容，下腹部稍凸起、压痛，耻骨上一横指叩诊浊音；肛门指检：前列腺Ⅲ°增大，表面光滑，质地韧，未扪及明显结节，中央沟消失，余体查未见明显异常。B超提示前列腺增生，部分突入膀胱，膀胱稍充盈，详见图14-3。请予以相应处理。

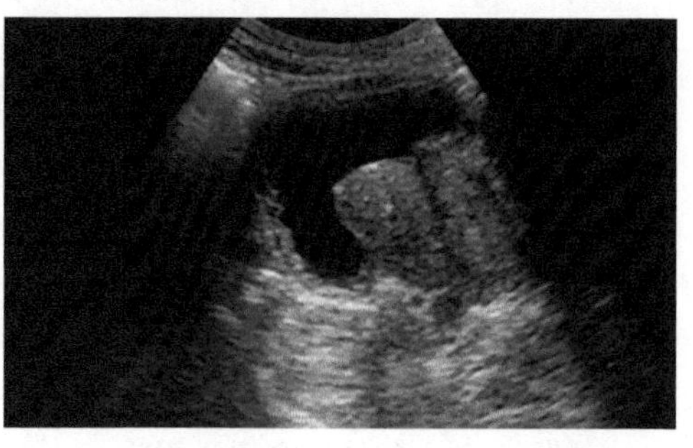

图14-3　案例一患者B超结果

【提示卡】　急诊经尿道插入导尿管失败，请行耻骨上膀胱穿刺造瘘术。

【解题思路】　①患者，老年男性，排尿困难，结合B超初步考虑应为前列腺增生症引起尿路梗阻导致，应先尝试导尿，再制订下一步治疗方案，如经尿道前列腺切除术（transurethral resection of prostate，TURP）；②如选手选择导尿，则出示提示卡：导尿失败，应与患者及家属沟通，选择在B超引导下行耻骨上膀胱穿刺造瘘术（注：因行耻骨上膀胱穿刺造瘘术非唯一选择，临床上也有部分医生选择行尿道扩张术后留置导尿管，或行膀胱镜留置斑马导丝后，再由导丝引导置入导尿管）；③本例患者属于耻骨上膀胱穿刺造瘘术的高危患者，因其前列腺增生组织突入膀胱较多，且膀胱充盈不够，若行传统的盲穿法，则可能损伤前列腺，导致大出血，如图14-4。如何避免这种情况发生？通常我们选择B超引导下行膀胱穿刺造瘘术，避开前列腺，若无B超条件，需待膀胱更加充盈再行操作。图14-5中，穿刺针避开前列腺，且已完全进入膀胱内。

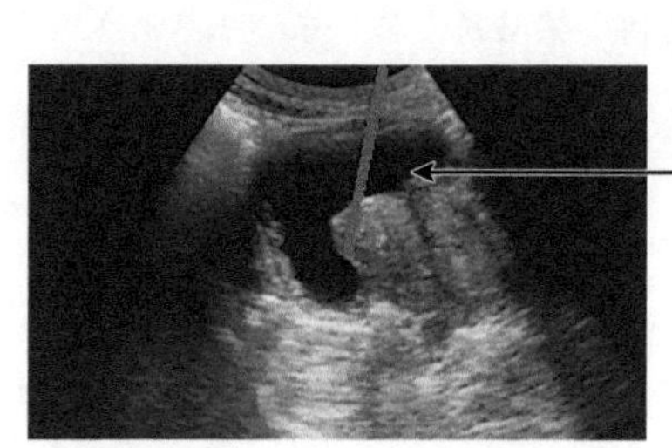

图14-4　案例一患者盲穿法示意

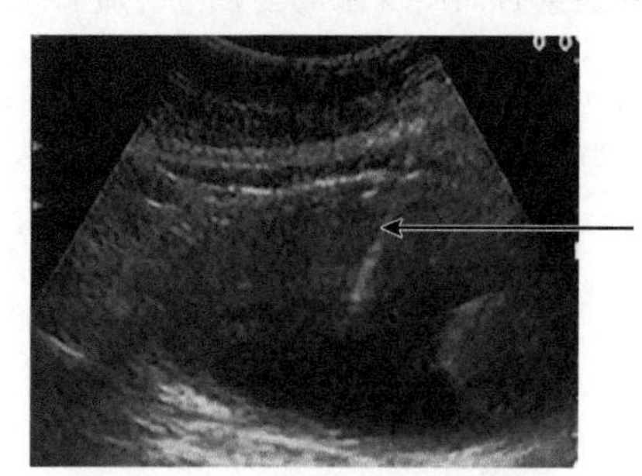

图14-5　案例一患者B超引导下膀胱穿刺造瘘术

案例二

【题干1】　患者，男性，38岁。患脊神经根炎后感排尿吃力，并逐年加重5年。近4个月感下腹胀痛，不能自行排尿，患者有前列腺增生病史，导尿管置入困难。体查：膀胱区明显膨隆，下腹及膀胱区触诊感腹肌紧张。腹部B超：膀胱扩张明显，膀胱壁变薄，并有大量尿液潴留。请予以合适处理。

【题干2】　患者膀胱穿刺造瘘术完毕返回病房后，患者突然出现下腹痛，触诊腹肌紧张，压痛、反跳痛明显，请继续处理。

【解题思路】　①结合病史及体查，考虑患者脊髓神经根炎后出现自主神经功能障碍，形成神经源性膀胱。需行膀胱穿刺造瘘术；②术后早期出现急性腹膜炎表现，需警惕肠管损伤可能，完善相关检查，证实后立即进行手术修补。

案例三

【题干】　患者，男性，58岁，因车祸伤致截瘫4年，间断留置尿管1年余，因发现左侧睾丸肿大伴疼痛1周入院。体查：生命体征平稳，左侧附睾明显触痛，体积增大。阴囊彩超：附睾明显增大，血流丰富，炎症可能性大。请予以合适处理。

【解题思路】 慢性膀胱排空障碍患者，因长期留置尿管导致生殖器感染，附睾炎，需行尿流改道并拔除尿管，改行耻骨上膀胱穿刺造瘘术；穿刺前需进行体查，若膀胱充盈可直接操作；若膀胱不充盈，则需要向膀胱内注入生理盐水400ml后方可进行操作。

案例四

【题干】 患者，男性，20岁，因外伤后会阴部疼痛，尿道滴血入院。患者1h前翻越跨栏时损伤会阴，后未排尿，有憋尿感。体查：会阴瘀青，肿胀，无波动感，尿道口见鲜红血滴出。泌尿系B 超：附睾、睾丸无异常，会阴可见软组织肿胀。请对患者行合适处理。（同时准备导尿及耻骨上膀胱穿刺造瘘术物品）

【提示卡】 导尿管置入困难。

【解题思路】 翻越跨栏损伤会阴患者易损伤尿道球部，该情况可予以诊断性导尿，如一次导尿成功提示尿道外伤不严重，可保留导尿管引流尿液并支撑尿道。该案例中，导尿管插入困难，提示尿道裂伤或断裂伤，不应勉强反复试插，以免加重外伤，导致感染。可根据现场条件改行耻骨上膀胱穿刺造瘘术。

案例五

【题干】 患者，男性，8岁，3天前行尿道下裂Ⅰ期尿道重建修补术，术后尿管引流通畅，尿液清亮，2h前尿管球囊破裂滑出，患者感下腹憋胀，无法排尿。作为值班医师请予以相应处理。

【解题思路】 尿道下裂患者，Ⅰ期尿道重建，2h前尿管球囊自行滑出，若重置尿管，则可能影响重建尿道愈合而出现尿道瘘，应行耻骨上膀胱穿刺造瘘术。

（南华大学附属第一医院 陈力博 梁路昌 韩 东 王 浩）

第十五章　关节腔穿刺术

Arthrocentesis

本章操作视频

一、适应证

1. 诊断性穿刺，以确定积液的性质。
2. 穿刺抽液以减轻关节腔内压力。
3. 关节腔内注射药物或造影剂。

二、禁忌证

1. 凝血功能障碍或重症血小板降低。
2. 穿刺部位感染。

三、操作流程

步骤	细则	备注
（一）操作前准备	1. 医师准备　①穿工作服，戴口罩、帽子，洗手；②核对患者信息，解释、交代病情，询问麻醉药物过敏史；③测量患者生命体征；④查看血常规、凝血功能、膝关节X线/MRI结果；⑤与患者签署知情同意书	
	2. 物品准备　换药包，无菌手套，0.5%碘伏，2%盐酸利多卡因，5ml、10ml、20ml注射器，无菌试管，无菌孔巾，胶布，纱布，绷带等	
（二）体位及定位	3. 体位　常规取仰卧位，或坐位屈膝90°	
	4. 定位　仰卧位以髌骨上缘的水平线与髌骨外缘的垂直线交点为穿刺点，经此点贴近髌骨下方向内下进针刺入关节腔；坐位屈膝90°，在髌骨下缘髌韧带两侧的膝眼处垂直向后进针	
（三）消毒、铺单、麻醉	5. 消毒　用络合碘以穿刺点为中心，由内向外环形消毒2～3次，直径至少15cm	
	6. 铺单　无菌孔巾中心对准穿刺点，用胶布或布巾钳固定孔巾	
	7. 麻醉　核对麻醉药物，正确开启，抽取2%盐酸利多卡因5ml，在穿刺点皮下注射形成皮丘，沿穿刺点进针局部浸润麻醉	
（四）穿刺	8. 左手固定穿刺部位皮肤，于穿刺点处缓慢向膝关节腔进针，当有突破感时，可抽出关节液	如积液较多，可多次抽液，一般每周2次为宜
	9. 留取标本　送检生化、常规、病原学（革兰氏染色、细菌培养等）检查	通过肉眼观察初步判断积液性质
	10. 拔出穿刺针，按压片刻，消毒穿刺点，纱布覆盖，胶布固定	大量穿刺抽液后，应适当加压包扎固定
（五）术后处理	11. 为患者复原衣物，交代术后注意事项	
	12. 复测患者生命体征	
（六）整体评价	13. 无菌原则	
	14. 人文关怀	

四、并发症及处理

1. 穿刺部位红肿　确认是否为感染所致，若不是，则予以局部冰敷及镇痛等对症处理即可。

2. 医源性关节感染　常表现为发热、穿刺部位红肿且伴有分泌物等，应进行抗感染治疗，必要时手术。

3. 出血　一般穿刺点出血行局部按压即可；必要时明确出血原因，如出血性疾病等，应进行对症处理。

五、相关知识点总结

关节腔穿刺部位包括 腕关节、肘关节、肩关节、髋关节、膝关节和踝关节。进行关节穿刺时应选择合适的穿刺位点（表15-1），注意无菌，避免医源性关节感染。

表15-1 不同关节部位穿刺点选择

关节	穿刺位点
膝关节	①髌骨上缘的水平线与髌骨外缘的垂直线交点，向内下方刺入关节腔；②膝眼
肩关节	①患侧肩峰后外侧下方1～2cm；②患肢轻度外展外旋，在肱骨小结节与喙突之间垂直刺入关节腔
肘关节	①桡骨头和肱骨小头之间；②尺骨鹰嘴顶端和肱骨外上髁之间向内前方刺入；③经尺骨鹰嘴上方，经肱三头肌腱向前下方刺入
髋关节	①髂前上棘与耻骨结节连线的中点，腹股沟韧带下2cm，股动脉的外侧垂直进针；②下肢内旋位，与股骨大转子上缘平行，经股骨颈向内上方刺入
腕关节	①拇长伸肌腱与示指固有伸肌腱之间或鼻烟窝尺侧，垂直进针；②尺骨茎突远端，尺侧腕屈肌与腕伸肌之间，垂直进针
踝关节	①外踝顶端上2cm、前1.5cm处，即伸趾肌腱与外踝之间，向下内后方刺入；②内踝前方，胫前肌腱与内踝之间，向外后方刺入

六、模拟竞赛试题

案例一

【题干】 患者，女性，55岁，19天前因右膝关节风湿性关节炎行右膝关节表面置换术，3天前右膝关节疼痛、肿胀，渐加重，伴发热寒战。既往口服泼尼松3年，1年前已停用，目前服用氨甲蝶呤和来氟米特片。体查：T 39.3℃，右膝关节极度肿胀，皮温高于健侧，浮髌试验阳性，右膝关节拒动。该患者经多次更换抗菌药物，体温仍未见下降。请选手选择合适操作以指导临床用药及减轻患者临床症状。

【解题思路】 结合患者病史、体查结果，目前考虑：右膝关节置换术后感染可能，需行膝关节腔穿刺抽液，脓液送细胞分类计数、涂片染色、细菌培养及药敏试验，根据检查结果指导临床用药。

案例二

【题干1】 患者，男性，22岁，膝关节肿痛1个月余，伴午后低热、乏力、盗汗。体查：T 37.8℃，体型消瘦，右上肺少量湿啰音，右膝关节局部肿胀，疼痛明显，浮髌试验阳性。血常规：WBC 9×10^9/L，N 62%，Hb 90g/L，CRP 60mg/L。为协助诊疗，请为患者行目前最有价值的处理。

【题干2】 膝关节腔积液结核杆菌培养阳性，请继续处理。

【解题思路】 ①青年男性，膝关节肿痛，伴低热、乏力、盗汗、消瘦，考虑膝关节结核可能性大，患者浮髌试验阳性，提示膝关节腔积液，最有价值的处理是膝关节穿刺抽液送检结核细菌培养、结核抗体用以明确诊断。②将抗结核药物注入关节腔内，成人可注射异烟肼每次200mg，每周注射1～2次，3个月为1个疗程，同时应用全身抗结核药物。

案例三

【题干】 患者，女性，35岁，左膝肿痛伴发热2天，有跌伤史，最高体温38.2℃，体查：左膝肿胀，行走时疼痛加重、拒压，浮髌试验阳性，WBC 12×10^9/L。①请口述患者目前最可能的诊断；②为明确诊断，请行最有价值操作。

【解题思路】 患者青年女性，左膝外伤史，起病急、体温高，左膝关节迅速出现疼痛与功能障碍，浮髌试验阳性，有外伤史，诊断考虑左膝关节外伤，关节腔积血，患者无开放性伤口，病史仅2天，不先考虑左膝关节化脓性感染的诊断，早期诊断应首选关节腔穿刺和关节液检查，作细胞计数、分类、涂片革兰氏染色，查找病原菌，抽出物送检细菌培养+药物敏感试验，还应完善膝关节X线片、CT、MRI等检查。

（南华大学附属第一医院　阳志军　梁路昌　刘　宇　韩　东　柴　可）

第十六章　关节脱位手法复位术

Manipulative Reduction of Joint Dislocation

一、适应证

部位	适应证
肩关节	①新鲜的肩关节脱位；②复发性肩关节脱位
肘关节	急性肘关节脱位
桡骨头（半脱位）	桡骨头半脱位
髋关节	髋关节脱位Ⅰ型

二、禁忌证

部位	禁忌证
肩关节	①开放性脱位；②合并腋部大血管、神经损伤；③闭合复位不成功，移位的大结节骨块阻挡或关节囊、肩袖、二头肌嵌入阻碍复位；④合并肩关节盂大块移位骨折；⑤合并肱骨外科颈骨折，手法不能复位；⑥四周以上的陈旧脱位，不能复位
肘关节	①超过3周的陈旧脱位；②内上髁骨折块嵌入关节腔；③合并血管、神经损伤；④复杂脱位/骨折脱位，手法不能复位
桡骨头（半脱位）	存在骨折或骨折脱位
髋关节	①髋关节脱位Ⅰ型和Ⅱ型，手法不能复位；②髋关节脱位Ⅲ-Ⅴ型；③陈旧性脱位，手法不能复位；④开放性脱位

三、操作流程（以肩关节脱位为例）

步骤	细则	备注
（一）操作前准备	1. 医师准备　①穿工作服，戴口罩、帽子，洗手；②核对患者信息，解释、交代病情，询问麻醉药物过敏史；③测量生命体征；④查看血常规、凝血功能、肩关节X线或CT结果；⑤与患者签署知情同意书	
	2. 物品准备　棉垫、绷带、检查床等	
（二）体位	3. 体位　仰卧位	
（三）体查	4. 进行肩关节体查	
（四）消毒、麻醉	5. 麻醉　核对麻药，正确开启，抽取1%盐酸利多卡因10ml，行关节腔内麻醉，必要时全麻或臂丛麻醉	
（五）复位、固定	6. 足蹬法（Hippocrates法）　患者取仰卧位，暴露患肢、患肢外展，术者站于患侧，腋窝处垫棉垫，同侧足跟置于患者腋下靠胸壁处，双手握住患肢腕部作为反牵引力，用力均匀持续牵引，待肩部肌肉松弛，内收内旋上肢即可复位	
	7. 复位时感到弹响，提示复位成功；应再次体查以确认复位成功（Dugas征由阳性转为阴性）	
	8. 固定　三角巾悬吊上肢，肘关节屈曲90°，腋窝处垫棉垫固定3周	
（六）术后处理	9. 复原患者衣物	
	10. 复测患者生命体征，复测肩关节正侧位片	
（七）整体评价	11. 动作规范	
	12. 人文关怀	

四、并发症处理

1. 麻醉药物过敏　注射局部麻醉药时出现心悸、气促、面色苍白等表现，应立即停止注射，并给予抗过敏治疗。

2. 手法复位失败　可由以下原因引起：①适应证选择不当，如极度不稳定的骨折；②受伤时间过久，局部软组织肿胀严重；③患者不能充分配合；④术者操作手法不当。

3. 罕见并发症　包括复位过程中骨折端伤及血管、神经，出现患肢麻木、苍白、皮温下降等。应立即停止操作，转为切开复位，并探查、修复相应的血管、神经。

五、相关知识点总结

1. 髋关节脱位复位术，主要适用于髋关节脱位Ⅰ型。复位时需注意脱位类型，前、后脱位的复位方法不同，复位时需要良好的镇痛使肌肉松弛。常用方法为Allis法，即提拉法：椎管内麻醉或全身麻醉下，患者仰卧在床面或地面上，助手按住髂嵴以固定骨盆，术者握住患侧膝关节及小腿，缓慢屈髋屈膝至90°，然后以双手握住患者的腘窝做持续的牵引，也可以前臂的上段套住腘窝做牵引，待肌肉松弛后，略做外旋，即可使股骨头还纳至髋臼内，感到弹跳与响声，提示复位成功。

2. 肘关节脱位复位术，主要适用于急性肘关节脱位。1%盐酸利多卡因10ml肘关节内麻醉或臂丛麻醉。术者站在患者前方（同向），将患肢提起，环抱术者腰部，使肘关节置于半屈曲位，以一手握住患者腕部，沿前臂纵轴做持续牵引，另一拇指压住尺骨鹰嘴突，亦沿前臂纵轴方向做持续推挤动作直至复位。

3. 桡骨头半脱位复位术，主要适用于桡骨头半脱位，存在骨折或骨折脱位禁忌复位。术者一手握住小儿腕部，另一手托住肘部，以拇指按压在桡骨头部位，肘关节屈曲至90°，轻柔地前臂旋前、旋后活动，反复数次，并用拇指轻轻推压桡骨头即可复位，复位时可有轻微的弹响。

六、模拟竞赛试题

案例一

【题干】　患者，男性，35岁，打篮球时不慎摔伤，当即感右肘部疼痛、不能活动，入院后已完善X线检查（图16-1），请给出患者诊断，并行合适处理。

【解题思路】　结合患者病史、体查及辅助检查结果，诊断考虑右肘关节脱位，应予以行手法复位，术前予以1%盐酸利多卡因10ml，肘关节内麻醉，复位成功标志是肘关节恢复正常活动，肘后三角关系正常；术后应予长臂石膏托固定肘关节于屈曲90°，再用三角巾悬吊胸前2～3周后，进行肘关节屈伸锻炼，防止肘关节僵硬，及时复查X线。

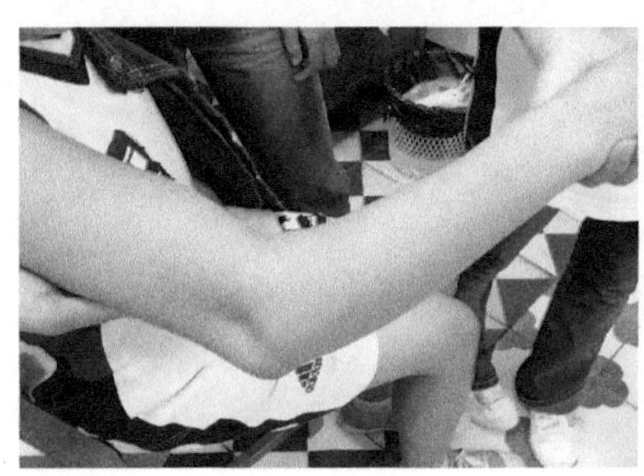

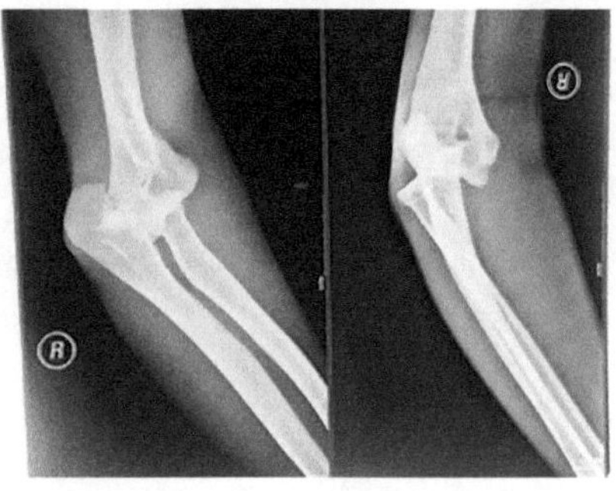

图16-1　案例一患者肘部外观及X线片

案例二

【题干】　患者，男性，38岁，车祸致左侧髋关节肿痛、活动受限1h。骨盆X线片如图16-2。①请选手为患者行必要的专科体查并描述可能的阳性体征；②请给出该患者的诊断并为患者行进一步处理。

【解题思路】　①结合X线片，考虑左髋关节后脱位，本题考查髋关节的专科体查和髋关节后脱位的复位手法；②髋关节的体查需双侧对比，运动需进行主动运动和被动运动，该患者可能的阳性体征有左髋关节肿胀、局部压痛，屈曲、内收、内旋畸形，左侧肢体缩短、主动运动不能、被动运动受限；③髋关节后脱位的复位手法常用的是Allis法，即提拉法。

案例三

【题干】 患者，女性，35岁，右肩外伤后疼痛、活动受限1h，患者已完善X线检查，见图16-3。请完善相关体查，并做相应处理。

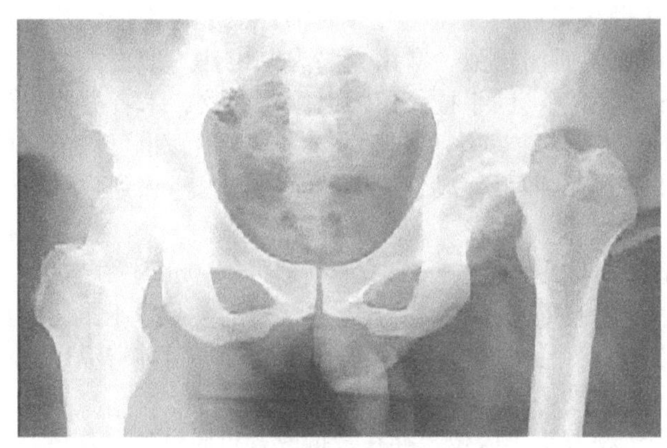

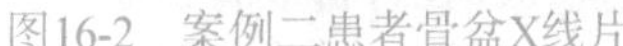

图16-2 案例二患者骨盆X线片

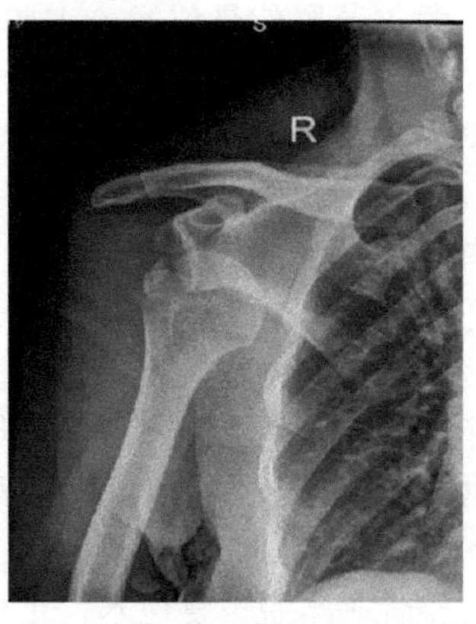

图16-3 案例三患者右肩关节X线片

【解题思路】 根据患者病史及辅助检查，诊断考虑右肩关节脱位，需行手法复位，相关体查应注意患侧方肩畸形，Dugas征阳性等。复位一般可采用足蹬法，复位时可听到弹响。

（南华大学附属第一医院 刘 宇 梁路昌 韩 东 姚女兆 蔡瑜婷）

第十七章 现场急救

First Aid

一、目的

本章操作视频

“120”急救医生在现场对创伤患者进行相关医学处置并将伤者转移至有条件的医疗机构进一步治疗。

二、操作流程（脊柱损伤为例）

步骤	细则	备注
（一）操作前准备	1. 医师准备　①评估周围环境安全；②简要询问病史，了解受伤机制，解释操作目的，缓解患者情绪，取得配合	
	2. 物品准备　硬板担架，颈托，头部固定器，躯干及下肢约束带，听诊器，血压计等	
（二）操作过程	3. 测量生命体征	若无意识，立即呼救，检查大动脉搏动和呼吸
	4. 评估意识状况，行格拉斯哥昏迷评分	
	5. B检查气道有无梗阻，呼吸是否正常，全身有无致命性大出血	
	6. A头锁固定并报告	
	7. B用远离患者头端手的中指摸到喉结，滑到患者胸骨中线处立起	
	8. A牵引并轻转头部将患者鼻尖对准手指	
	9. B用手指测量患者颈长，选择合适大小的颈托，调整并固定颈托，松紧度适宜	
	10. B继续检查头部有无损伤，瞳孔大小及对光反射，眼耳口鼻有无损伤	各部位损伤急救详见相关知识点
	11. B检查气管是否居中，颈椎有无压痛	
	12. B检查胸部、腹部、骨盆、上肢有无损伤，C检查下肢	
	13. B头胸锁固定并报告	
	14. A松头锁，换头肩锁固定并报告	
	15. B松头胸锁，双手固定患者对侧肩、髋部	
	16. C固定患者对侧手腕、膝部	
	17. A口令指挥，B、C同时将患者向自己翻成侧卧位	
	18. B检查腰背部有无损伤	
	19. D将硬板担架对准患者放在背侧	
	20. A口令指挥，B、C同时向前将患者翻转仰卧于担架上	
	21. B头胸锁固定并报告，C将患者双腿移至担架上	
	22. A松头肩锁，行双肩锁固定并报告	
	23. B松头胸锁，B、C双臂叠放于患者身旁，D扶持担架，A口令指挥将患者平推至担架中央	
	24. A口令指挥，上下调整患者位置：B、C分别一手扶肩，一手插到患者腋窝下向上移动；A取双肩锁向下推移患者	
	25. B行头胸锁固定并报告，A改头锁牵引固定并报告	
	26. B、C、D使用约束带固定躯干和下肢，双手腕交叉固定于躯干前方	
	27. B行头胸锁固定并报告	
	28. A、D放置两侧头部固定器	
	29. A上额约束带，B松头锁	
	30. D上颏约束带，B松胸锁	
	31. 转运前再次测量患者生命体征。A、B蹲跪于患者头侧两边，C、D蹲跪于患者下肢两边	

续表

步骤	细则	备注
(二)操作过程	32. A口令指挥，四人挺直腰背，同时用力水平抬起脊柱固定板	
	33. 转运途中注意观察患者面部及口唇颜色，观察呼吸循环，一旦出现异常立即展开抢救	

注：A、B、C、D为参与急救的成员

三、相关知识点总结

1. 存在较大异物的伤口急救处理 先将两打敷料置于异物两侧，再用棉垫覆盖敷料及伤口周围，尽量使其挤靠住异物使其无法活动，然后用绷带将棉垫加压使其牢固固定（如异物过大、过长影响抢救及转运，可由专业救援人员切割），禁忌于急救现场拔除异物及调整异物方向。

2. 腹部脏器脱出的伤口急救处理 协助伤者仰卧屈膝位，在脱出脏器表面覆盖生理盐水纱垫，用碗、盆等器皿扣住脱出的内脏，再用宽胶布或三角巾固定，如现场无生理盐水纱垫，可用干净的塑料袋或保鲜膜替代。脑组织外露也可应用此法处理。禁忌于急救现场还纳脱出的内脏，禁忌用手触摸脏器，禁忌伤者饮食及饮水。

3. 伴有创伤性气胸的伤口急救处理 协助伤者半卧位，检查伤者呼吸情况及气管位置，判断是否存在开放性气胸，检查患者胸壁、颈根部皮肤有无皮下气肿及捻发感，判断是否存在张力性气胸。开放性气胸应立即在呼气末密封伤口，可用无菌敷料加塑料薄膜及宽胶布封闭三边，外部用棉垫加压包扎。张力性气胸需放置具有单向活瓣作用的胸腔穿刺针。原则是将开放性气胸变成闭合性气胸，将张力性气胸变为非张力性气胸。

4. 肢体离断伤的急救处理 大量无菌敷料覆盖肢体断端，加压包扎。离断肢体用无菌敷料包裹，外套塑料袋，放入容器里再放入冰桶中保存。离断肢体禁忌溶液浸泡。

5. 颅底骨折的急救处理 头颅外伤伴鼻腔、外耳道流出较大量淡红色液体，高度怀疑颅底骨折存在。患者采取头高位，以无菌敷料擦拭耳道及鼻孔，禁忌压迫、填塞患者鼻腔及耳道，因伤口与颅腔相通，引流不畅可导致颅高压及颅内感染。

6. 开放性骨折伴骨断端外露的急救处理 无菌敷料覆盖伤口及骨折端，小夹板固定，绷带包扎，禁止现场复位、还纳、冲洗、上药。

四、模拟竞赛题

案例一

【题干】 患者，男性，28岁，车祸外伤15min，烦躁、大汗、气促明显，口唇发绀。体查：R 35次/min、P 130次/min、BP 80/50mmHg，神志欠清，气管右移，左胸饱满，可触及皮下气肿，左侧中下胸壁可触及骨擦音，左肺叩诊鼓音，左侧呼吸音消失，HR 130次/min。作为“120”急救医生，请利用现场条件为患者进行处理。

【提示卡】 头颅、腹部、骨盆、脊柱、四肢未见明显损伤。

【解题思路】 车祸伤，呼吸系统症状明显，大致锁定胸部损伤，患者神志欠清，休克血压，根据体查结果考虑左侧张力性气胸及肋骨骨折，开放静脉通路，紧急穿刺放气解除肺部压迫症状，同时胸带固定后转运。

案例二

【题干】 患者，男性，32岁，高处坠落后腹痛30min。体查：急性病容，痛苦貌，右下腹部可见一长约5cm不规则伤口，有肠管自创口漏出，颜色正常，蠕动尚可，可见粪臭味液体流出。作为“120”急救医生，请对患者进行初步处置。

【解题思路】 高处坠落伤，优先查看意识、气道、呼吸、循环情况，同时需排除其他部位受伤的可能性，检查顺序通常为头部、颈部、胸部、腹部、骨盆、四肢。此题考虑开放性腹部损伤，肠管脱出体外，且有肠管壁破裂，对脱出的肠管不宜直接将其回纳，以免污染腹腔，应用血管钳夹住破损口，再用无菌大棉垫（如有条件，可用生理盐水浸湿后）包裹肠管后用消毒碗扣住固定，外以绷带固定。

案例三

【题干】 20min前某公路上出现追尾事故，其中某司机诉右小腿疼痛、活动障碍伴出血，可见骨外露。作为“120”急救医生，到达车祸现场后请对该患者行初步处理。

【解题思路】 车祸现场，首先需做简单问诊和体查以判断伤情，有无头颈、胸部、腹部及其他肢体受伤。该案例中患者右下肢开放性骨折，需压迫股动脉、上止血带（大腿中上1/3段）、伤口包扎、夹板固定（过上下两个关节）患肢，禁忌现场复位。

案例四

【题干】 患者，男性，38岁，2h前在建筑工地受伤致右手完全离断，自行用毛巾压迫处理，体查：右手自腕部完全离断，创面较整齐，可见活动性出血。作为“120”急救医生，请对患者进行处置。

【解题思路】 题干提示右手完全离断，创面活动性出血，首先应考虑止血，上止血带，初步简单处理创口，加压包扎保护创口，无菌敷料包裹断肢，外套塑料袋，放入容器里再放入冰桶中保存，为后期再植创造条件。

案例五

【题干】 患者，男性，35岁，建筑工人。高处坠落伤致颈部、腰部、右小腿疼痛1h入院。自诉颈部、腰部、右小腿持续性剧烈疼痛，颈、腰部活动时疼痛加重，不能转头、站立。体查：BP 107/59mmHg，HR 105次/min，颈、腰椎未见明显畸形，屈伸及旋转活动受限，上颈椎及腰2、3椎体棘突、棘旁压痛、叩击痛（+），右小腿中下1/3段皮肤完整，软组织肿胀、压痛及骨擦感。请进行相关体查、急救处理和搬运操作。

【解题思路】 此题考查多处创伤的急救处理，题干提示颈椎、腰椎损伤，右小腿骨折，应在评估气道、呼吸、循环后优先处理伤处，上颈托，小腿骨折应用小夹板固定，同时，剩余选手依次行头、颈、胸、腹、骨盆、四肢及腰背部检查，排除其他部位受伤后再按照脊柱损伤搬运方法对患者进行转运。

（南华大学附属第一医院 刘 宇 梁路昌 唐正午 姚女兆 陈珑芳）

第十八章　石膏绷带固定术

Plaster Fixation

本章操作视频

一、适应证

1. 骨折及关节脱位的固定　包括临时固定及长期治疗所需要的固定。

2. 肢体肌腱、血管、神经损伤手术后的制动。

3. 躯干和肢体矫形手术后外固定，防止畸形再发。

4. 骨与关节结核或化脓性关节炎等，可固定肢体，减轻疼痛，促进修复，预防畸形。

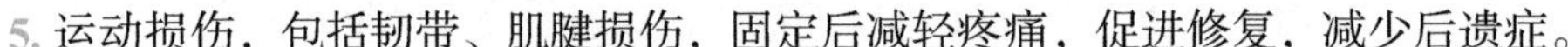

5. 运动损伤，包括韧带、肌腱损伤，固定后减轻疼痛，促进修复，减少后遗症。

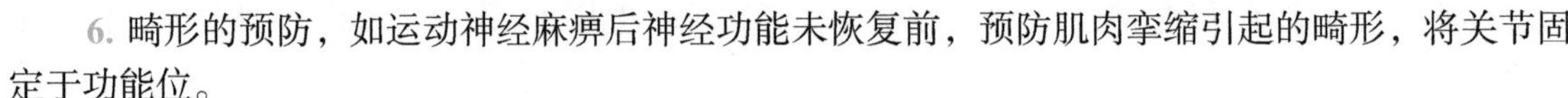

6. 畸形的预防，如运动神经麻痹后神经功能未恢复前，预防肌肉挛缩引起的畸形，将关节固定于功能位。

7. 手术后辅助性外固定，如小儿胫骨弹性髓内钉固定术后。

二、禁忌证

1. 开放性损伤，包括软组织缺损及开放性骨折。

2. 肢体严重肿胀，张力性水疱形成，血液循环障碍者。

3. 局部皮肤病患者酌情应用。

4. 儿童、年老、体弱、神志不清及精神异常，不能正确描述固定后感觉及异常者慎重使用。

三、操作流程（石膏夹板）

步骤	细则	备注
（一）操作前准备	1. 医师准备　①穿工作服，戴口罩、帽子，洗手；②核对患者信息，解释、交代病情；③测量生命体征，协助患者取合适体位；④查看患者X线等影像学结果；⑤与患者签署知情同意书	
	2. 物品准备　石膏绷带、普通绷带、棉衬、温水（35～40℃）、手套，石膏桌等	
（二）操作过程	3. 体位　根据患者具体病情取合适体位	
	4. 根据骨折部位选用合适规格石膏	
	5. 比量健侧肢体，确定所需石膏的长度	
	6. 制作石膏板　根据所测长度在石膏桌上来回叠加石膏绷带：上肢10～12层，下肢14～16层	
	7. 双层衬垫保护皮肤，骨突、血管、神经部位及石膏两端	
	8. 浸水　将铺好的石膏绷带卷成柱状，手掌堵在两端浸入温水中，浸透后（水中气泡基本消失），两个手掌相对挤出多余水分（至不滴水为度），在石膏桌上展开抹平	
	9. 将石膏夹板置于骨折端两侧，双手掌塑形，使石膏和肢体尽可能贴合，助手手掌托扶石膏	禁止用手指
	10. 先用打湿的普通绷带自远端向近端缠绕，固定石膏夹板	
	11. 待石膏硬化后，再用干绷带缠绕加固1～2层，标记时间，三角巾悬吊	
（三）注意事项	12. 患者复原衣物，擦去石膏碎屑	
	13. 检查患肢末梢血运、肢体末端活动情况及皮肤感觉功能	
	14. 交代注意事项　观察患肢血运、活动及感觉，定期复诊，复查X线	
	15. 整理用物，垃圾分类	
	16. 人文关怀	

四、并发症处理

1. 皮肤压疮　主要原因是石膏塑形不好、衬垫保护不当，包扎过紧，石膏接触皮肤处不平坦，特别是石膏硬化前用手指挤压造成局部凹陷压迫皮肤，时间长久则出现压疮。因此，石膏固定时首先应对骨隆起处加以衬垫保护，塑形时使用手掌，避免手指挤压，早期发现，及时解除压迫。

2. 神经麻痹　主要发生在表浅神经，如腓总神经、尺神经、桡神经等，原因是不熟悉这些浅表神经的解剖，保护不足，局部压迫时间过长，相应神经麻痹。早期发现并及时解除压迫可能恢复，时间长则难以恢复，重在预防。因此石膏固定时，腓骨头、肘后及后上方均应加以足够软垫保护，局部塑形不可过紧。

3. 骨筋膜隔室综合征　闭合骨折早期肢体肿胀，局部血肿或软组织反应会使肿胀加重，石膏固定过紧会进一步限制间室容积的扩大，造成间室内压力增高，影响血液回流，最终发生骨筋膜隔室综合征。因此，一旦发现应及时彻底松解石膏，解除肢体的外部挤压因素。该类患者往往表现为剧烈疼痛，止痛药物难以控制，被动活动足趾会加剧疼痛，应高度警惕，及时处理，重在预防，骨折早期固定不宜过紧，要密切观察。

4. 肌肉萎缩、骨质疏松　固定期间做等长肌肉收缩练习，拆除石膏后加强肌肉力量训练及负重练习。

5. 关节僵硬、粘连　一般在关节固定过久时发生，特别是非功能位固定会造成肢体功能障碍，应及时拆除石膏，尽早进行关节功能练习，恢复关节活动度，必要时辅助理疗，或应用非甾体抗炎止痛药。

五、相关知识点总结

1. 因患侧肢体骨折端常有短缩，且测量过程中可能导致疼痛，故一般以健侧肢体比量石膏长度。

2. 在缠绕包扎时，一般由肢体远心端向近心端，且以滚动的方式进行，后一次与前次缠绕重叠1/3，不可拉紧绷带，以免造成肢体的血循环障碍。必须保持石膏绷带平整，勿使形成皱褶，尤其在第一、第二层更为重要。

3. 由于肢体的粗细不等，当需向上或向下移动绷带时，要提起绷带的松弛部向肢体的后方折叠，切不可翻转绷带。

4. 石膏对不同部位骨折固定有一定范围，原则是上下过关节固定，详见表18-1。

表18-1

骨折部位	手指	手掌	腕关节	前臂	肘关节	上臂	肩关节	胸部	腰部	骨盆	髋关节	大腿	膝关节	小腿	踝关节	足部	足趾	固定时间（周）
手指	*	—	—	—														4～5
手掌	—	*	—	—	—													4～6
腕关节	—	—	*	—	…	…												
前臂		—	—	*	—	—												8～12
肘关节		—	—	—	*	—	…	…										
上臂		—	—	—	—	*	—	—	—	…								8～12
肩关节			…	—	—	—	*	—	—	—								
胸椎							—	*	—	—	—							10～12
腰椎							—	—	*	—	—	—						10～12
骨盆								—	—	*	—	—						6～8
髋关节								—	—	—	*	—	—	—	—	—	—	
大腿									—	—	—	*	—	—	—	—	—	10～12
膝关节										…	…	—	*	—	—	—	—	
小腿												—	—	*		—	—	10～12
踝关节														—	*	—	—	6～8
足部														—	—	*	—	6～8
足趾														—	—	—	*	6～8

注："*"代表骨折部位；"—"代表固定范围；"…"代表必要时增加固定部位

5. 搬动患者时，应注意避免折断石膏，如有折断应及时修补。

6. 注意肢体血液循环及感觉情况，经常观察患指、趾的颜色、温度并与健侧比较，如有剧痛，麻木，指、趾肿胀，发冷、苍白或青紫等，提示血液循环障碍或神经卡压，应将石膏纵行剖开松解，继续观察患肢远端血液循环及感觉情况，如不能缓解，应拆除全部石膏进行检查。

六、模拟竞赛试题

案例一

【题干】 患者，女性，58岁，行走时不慎滑倒，左手掌着地，致腕部肿胀、疼痛、畸形，已行X线片检查，如图18-1所示，请对患肢行手法复位+石膏固定。

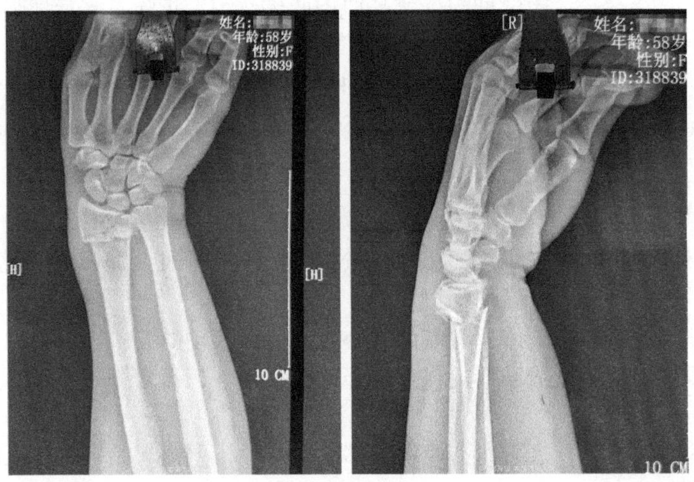

图18-1 案例一患者腕部X线片

【解题思路】 根据病史、体查及辅助检查，初诊考虑：左侧Colles骨折，操作前应仔细阅片，区分左右、核对信息，应根据题干要求，完成麻醉后手法复位，其中麻醉应逐层浸润，刺入骨折断端血肿后，回抽出血液，血肿内注射麻醉药物，复位时术者沿前臂纵轴向肢体远端牵引，助手协助反向牵引，向掌、尺侧纠正骨折移位，用手触摸骨折复位情况，由助手持续牵引，术者完成石膏夹板制作固定。

案例二

【题干】 患者，男性，30岁，4h前在篮球比赛中突感右足跟部崩裂响声，疼痛伴足部活动受限，无肢体麻木，无发热，已完善MRI检查（图18-2）。①请口述患者目前诊断；②患者目前已完成手术，请行术后石膏固定。

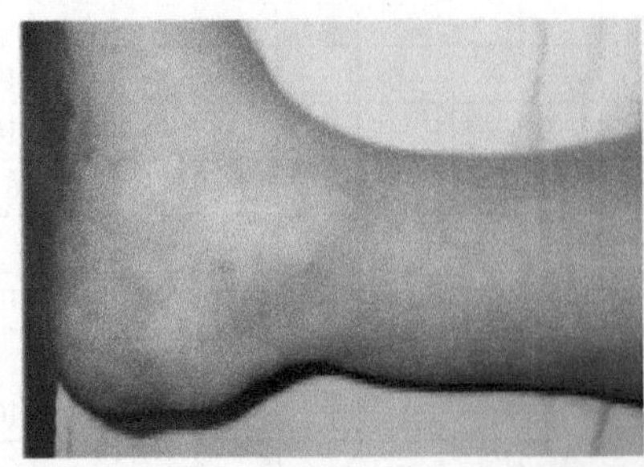

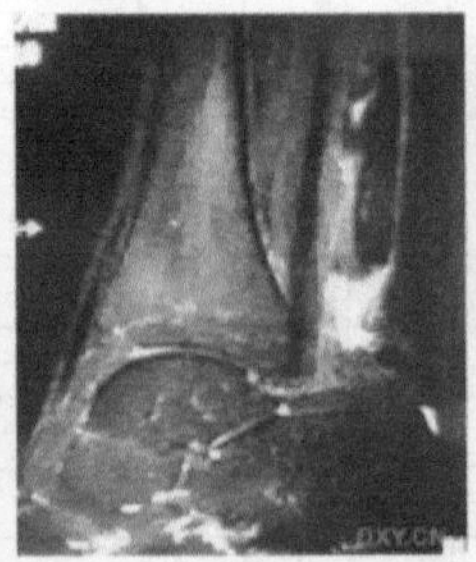

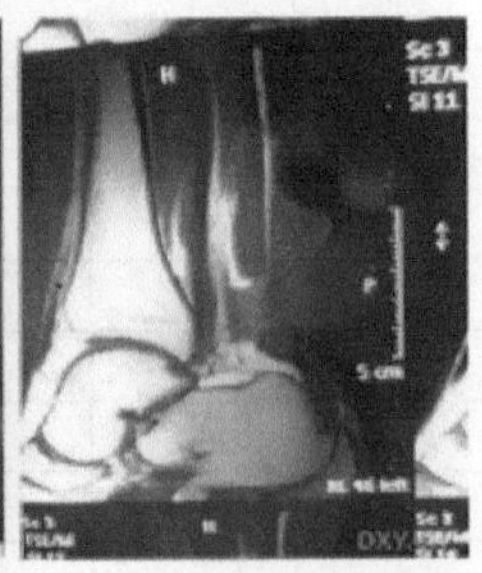

图18-2 案例二患者右足及MRI检查结果

【解题思路】 结合患者病史、体查及MRI检查，诊断考虑：右足跟腱断裂。手术后在屈膝（15°～30°）和踝关节跖屈位用长腿石膏固定4～6周后开始功能训练。

案例三

【题干】 患者，男性，50岁，1h前打篮球时跪倒跌地，摔伤左膝关节，体查：左膝关节肿胀，活动受限，急诊左膝关节X线检查（图18-3）提示：髌骨骨折。患者拒绝手术。请选手给出治疗方案及康复功能锻炼计划后，对患者行合适处理。

【解题思路】 结合病史、体查及辅助检查结果，初诊考虑：髌骨骨折；针对无移位的髌骨骨折采用非手术方法治疗，膝关节伸直位，采用长腿石膏托固定4～6周后开始股四头肌等长训练，6周后开始做膝关节主动屈伸活动训练；目前处理：长腿石膏托固定。

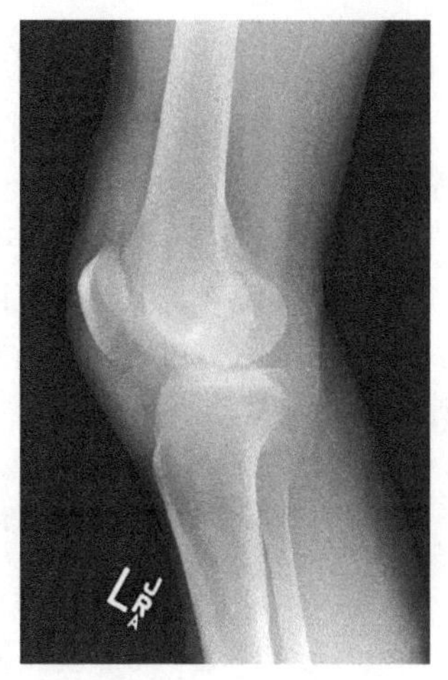

图18-3 案例三患者左膝X线片

案例四

【题干】 患者，男性，25岁，左手拇指腕背处刀割伤3h，伴疼痛、流血，体查：左拇指背伸无力，左拇指指间关节主动背伸障碍，屈曲正常，被动屈伸活动良好，感觉同对侧，余各指感觉、肌力正常，左侧掌长肌存在。患者入院后已行急诊清创缝合，行肌腱吻合术，请对患者进行石膏固定。

【解题思路】 外伤患者，根据体查结果，考虑：左拇指伸肌腱断裂。患者已行肌腱吻合，术后予以石膏托固定。体位：拇指背伸位，肌腱休息位。

（南华大学附属第一医院 梁路昌 阳志军 刘 宇 唐正午 姚女兆）

第十九章　牵　引　术

Traction

本章操作视频

一、适应证

1. 骨折急救时应用，可临时稳定骨折端，减轻疼痛，防止休克发生，避免加重损伤。

2. 骨折脱位治疗时，牵引可实现复位，矫正畸形，维持对位。

3. 对于关节畸形或挛缩，牵引可达到纠正关节挛缩目的。

4. 术前牵引可纠正骨折短缩畸形或软组织挛缩，便于术中复位；术后牵引可悬吊患肢，减轻肿胀。

5. 骨骼病变包括骨肿瘤、骨髓炎和骨结核等，用皮肤牵引可防止发生病理性骨折。

6. 对于腰腿痛、颈肩痛，牵引可使轻、中度突出的椎间盘复位，缓解疼痛。

二、禁忌证

1. 绝对禁忌　局部皮肤缺损感染；软组织感染；骨髓炎（骨牵引禁忌）。

2. 相对禁忌　张力性水疱形成；严重骨质疏松；骨缺损或关节漂浮；牵引可造成血管、神经损伤加重者。

三、操作流程

（一）皮牵引

步骤	细则	备注
（一）操作前准备	1. 医师准备　①穿工作服，戴口罩、帽子，洗手；②核对患者信息，解释、交代病情取得患者同意；③测量生命体征，协助患者取合适体位；④查看患者X线等影像学结果；⑤与患者签署知情同意书	
	2. 物品准备　皮肤牵引套、布朗架、衬垫或棉垫、不同重量的牵引砝码、胶布等	
（二）操作过程	3. 充分暴露患肢	
	4. 查看X线片和检查报告，检查患肢感觉及末梢血运，了解有无骨折和脱位后的并发症	
	5. 助手协助维持需牵引肢体体位	
	6. 衬垫或棉垫保护骨性凸起部位	
	7. 选择合适大小牵引套	太松者可内衬棉垫或毛巾，外缠绕绷带
	8. 牵引套包绕至大腿上1/3，位置合适	牵引方向与肢体长轴平行
	9. 将布朗架从患者的对侧置于患肢，位置合适	
	10. 将牵引带从远端向近端固定，固定过程中牵引带不发生旋转移位，将肢体调整为休息位	
	11. 选择合适长度的牵引绳，一端挂于牵引带远端的木撑，一端通过定滑轮，并调整长度	
	12. 选择合适重量砝码进行悬挂	
（三）术后处理	13. 检查皮套有无松动、滑脱，绷带缠绕是否过紧	
	14. 检查牵引部位皮肤，避免包扎过紧使皮肤皱褶及骨突部位压迫	
	15. 复测患肢感觉及末梢血运	
	16. 交代患者进行功能锻炼，预防深静脉血栓，长期卧床预防感染及压疮	
	17. 人文关怀	

（二）骨牵引

步骤	细则	备注
（一）操作前准备	1. 医师准备 ①穿工作服，戴口罩、帽子，洗手；②核对患者信息，询问麻醉药物过敏史、解释、交代病情；③测量生命体征，协助患者取合适体位；④查看患者X线等影像学结果；⑤与患者签署知情同意书	
	2. 物品准备 换药包，2%盐酸利多卡因，牵引用克氏针，布朗架，无菌手摇钻或电钻，锤子，抗生素瓶，牵引弓，牵引砝码，牵引架，牵引绳、无菌棉签、络合碘、5ml注射器、无菌纱布、医用酒精等	
（二）操作过程	3. 充分暴露患肢	
	4. 查看X线片和检查报告，检查患肢感觉、运动及末梢血运，了解有无骨折和脱位后的并发症，确认需要的操作无误	
	5. 体位 患者取仰卧位，双下肢伸直，患肢置于牵引架上	
	6. 定位 以胫骨结节牵引为例：胫骨结节顶端下、后各2cm	
	7. 消毒 分别消毒进针点和出针点，消毒范围15cm	
	8. 铺无菌孔巾	
	9. 麻醉 局部麻醉：2%盐酸利多卡因在穿刺点行自皮肤至骨膜层的局部麻醉，注射前回抽，无回血后再推药，注射药物	
	10. 穿刺 选择合适的克氏针，将其安装在手摇或电钻上，助手将穿刺部位皮肤向肢体近端稍作推移，经皮插入骨牵引针到骨膜，垂直骨干纵轴，与邻近关节面平行，骨钻穿过皮质，从对侧出针	
	11. 调整牵引针两侧长度对称，连接牵引弓，两端用抗生素瓶保护，防刺伤	
	12. 医用酒精纱布条覆盖进出针位置	
	13. 连接牵引绳并通过滑轮连接牵引砝码，牵引重量为体重的1/12～1/7	
	14. 再次调整牵引方向与肢体力线一致	
（三）术后处理	15. 定期消毒针道周围皮肤	
	16. 定期测量肢体长度及复查X线检查，根据结果及时调整牵引重量	
	17. 注意患肢感觉、运动及末梢血运情况，适当功能锻炼	
	18. 整理衣物，垃圾分类	
	19. 人文关怀	

四、并发症处理

1. 皮肤水疱、压疮 定期检查并调节皮牵引套的松紧度，骨突处加强保护。

2. 血管、神经损伤 预防为主，皮牵引在骨突处加强衬垫保护，注意调节牵引套松紧度；骨牵引需准确定位进出针点及选择合适的进针方向。

3. 感染、骨髓炎 加强换药，定期用医用酒精消毒针道周围皮肤，保持局部干燥，应用抗菌药物，感染严重者更换位置再行牵引。

4. 深静脉血栓形成 鼓励患者做肢体等长肌肉收缩活动，抗凝治疗。

五、相关知识点总结

1. 皮牵引重量不超过5kg，骨牵引重量为体重的1/12～1/7，牵引绳不能与床有任何接触，以免造成牵引重量损失。

2. 常用的骨牵引见表19-1。

表19-1 常用的骨牵引

项目	牵引部位			
	股骨髁上牵引	胫骨结节牵引	跟骨牵引	尺骨鹰嘴牵引
进针点	自髌骨上缘做一条垂直股骨的横线，沿腓骨小头前缘及股骨内髁隆起最高点，各做一条与髌骨上缘横线相交的垂直线，相交两点为进出针点	胫骨结节顶端下、后各2cm	内踝尖与跟骨后下缘连线中点	肘关节屈曲90°，前臂中立位，肘部内侧、尺骨鹰嘴顶点向下3cm为进针点

续表

项目	牵引部位			
	股骨髁上牵引	胫骨结节牵引	跟骨牵引	尺骨鹰嘴牵引
进针方向	由内向外	由外向内	由内向外	由内向外
需避免损伤的重要结构	股动脉、股静脉	腓总神经	胫后动脉、胫神经	尺神经
牵引重量	体重的1/10～1/7，维持量为3kg	体重的1/7，7～8kg，维持量为3～5kg	4～6kg	2～4kg

六、模拟竞赛试题

案例一

【题干1】 患者，男性，81岁，因摔伤后左髋部疼痛，活动受限8h就诊。体查：左下肢外旋畸形，左下肢感觉、末梢血运无异常。X线检查见图19-1。请选手结合影像学资料做出诊断，患者家属拒绝手术治疗，请为患者选择最佳的处理方式。

【题干2】 行左下肢皮肤牵引1h后，患者左下肢麻木，左踝不能背伸。请判断出现并发症的原因并处理。

【解题思路】 结合病史、体查及影像资料，考虑患者为左侧股骨颈骨折。老年患者股骨颈骨折，皮牵引/骨牵引可作为辅助固定治疗。皮牵引操作前应注意检查伤肢末端血运及感觉，排除血管、神经损伤。皮牵引固定前，骨性突起部位注意加垫保护，如腓骨小头。注意调节牵引方向与肢体长轴平行以获得最大的轴向牵引力。皮牵引重量不得超过5kg。题干2考虑左侧腓总神经压迫麻痹。处理措施为及时解除皮牵引套，待症状缓解后，重新进行皮牵引操作，加强腓骨小头处保护，防止再次发生腓总神经麻痹。

案例二

【题干】 患者，男性，68岁，摔伤致右侧髋部疼痛，活动受限3h，急诊入院，体查：生命体征平稳，心肺征阴性，右侧髋部疼痛，右下肢活动受限，右小腿可见多处迂曲静脉团，感觉血运正常。联系患者子女，表示两天后才能来院决定是否手术。请根据患者X线检查结果（图19-2）给予相应处理。

【解题思路】 结合患者病史、体查及X线片，提示患者右侧股骨颈骨折，患者一般情况可，原则上应尽早手术治疗，但患者子女两天后才能来院决定手术与否，故24h内不能完成手术，需行牵引术，体查结果见患者右小腿静脉曲张，为皮牵引禁忌，可改行胫骨结节牵引。

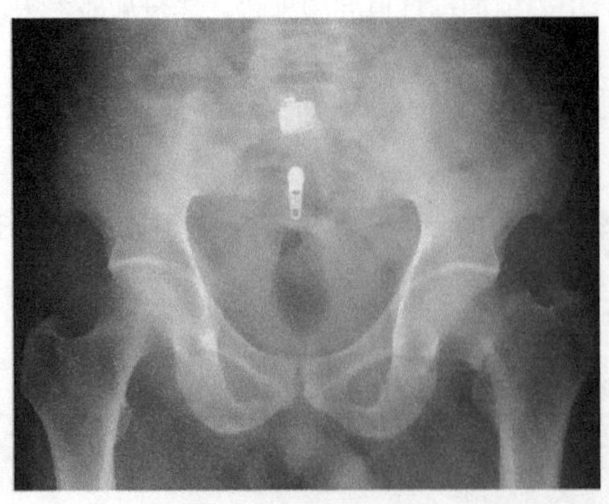

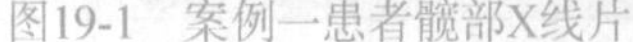

图19-1 案例一患者髋部X线片

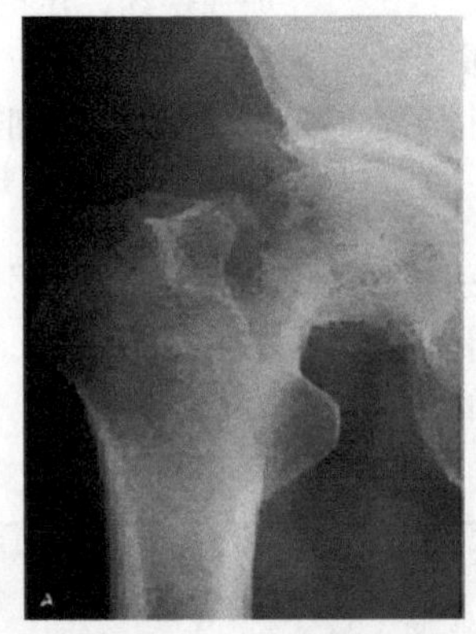

图19-2 案例二患者右侧髋骨X线片

案例三

【题干】　患者，男性，2岁，不慎摔伤2h就诊，体查：右下肢拒绝活动，右侧大腿瘀青，可闻及骨擦音。X线片提示：右侧股骨干骨折。请予以合适处置。

【解题思路】　3岁以下儿童股骨干骨折采用垂直悬吊皮肤牵引（图19-3）。在牵引的过程中，要定时测量肢体长度和进行床旁X线片，了解牵引力是否足够，若牵引力过大，导致过度牵引，骨折端出现间隙，将会发生骨折延迟愈合或不愈合。对于儿童而言，较小的成角畸形及2cm以内的重叠是可以接受的。

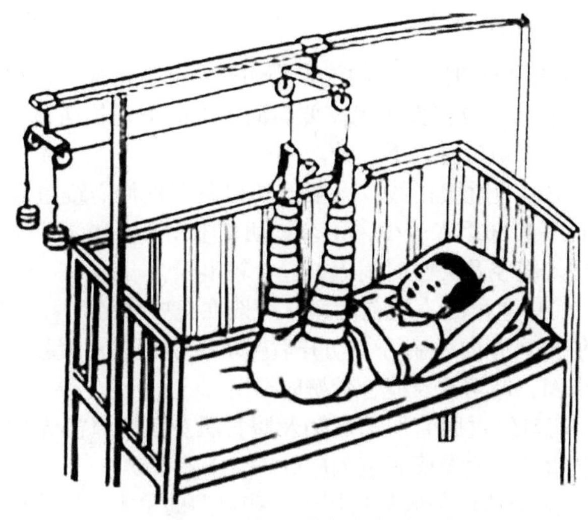

图19-3　垂直悬吊皮肤牵引示意

（南华大学附属第一医院　刘　宇　梁路昌　唐正午　姚女兆）

第二十章　外科手术

Surgery

第一节　开关腹（Switch Belly）

一、常见的腹部切口类型

1. 腹部直切口　是最常用的切口。它的优点是切开及缝合迅速、出血量少、组织损伤少、对腹腔脏器均可获得较好的显露，可根据手术需要，向上或向下延长切口，尤其适用于腹腔脏器损伤，或剖腹探查术。常见的直切口有以下三种。

（1）腹正中切口：切口通过腹白线。一般此切口向下延伸需绕过肚脐，但经下腹部易发生腹壁切口疝，故此种切口下腹部手术较少采用。该切口多用于上腹部手术如胃及腹部损伤探查，组织层次少，出血少，进入腹腔及关腹时间短，缝合较牢固。

（2）旁正中切口：切口通过腹直肌前后鞘。一般在正中线旁1～2cm处做切口，切开腹直肌前鞘后，将腹直肌从中线分离并向外牵开，切开后鞘及腹膜后进入腹腔。该切口在上下腹手术中较常用，损伤少、缝合牢固，但切开及缝合较费时。

（3）腹直肌切口：切口经过腹直肌前后鞘及腹直肌。该切口需先切开腹直肌前鞘，钝性分离腹直肌纤维，再切开腹直肌后鞘及腹膜进入腹腔。

2. 斜切口及横切口　此类切口一般只适用于一些典型的手术，如脾脏、肝脏手术，不适合剖腹探查。该切口缝合牢固，伤口愈合较好，但操作费时、复杂，切口延长受到一定限制。

二、评分标准（以上腹部正中切口为例）

步骤	细则	备注
（一）操作前准备	1. 准备　①穿洗手衣、裤、鞋，戴口罩、帽子，洗手；②备齐用物；③与巡回护士和麻醉医师核对患者相关信息，签署手术同意书、委托书、在安全核查表上签字；④手术区清洁、备皮，切口标记；⑤完成麻醉；⑥完成外科手消毒；⑦完成手术区域消毒铺单	
（二）开腹	2. 切开部位周围皮肤再次消毒	
	3. 固定皮肤，术者右手持刀，注意刀片先垂直刺入，之后倾斜45°划开皮肤，再垂直上提，避免皮肤边缘歪斜	
	4. 用力均匀，一刀切开皮肤及皮下组织（长度适中，上下不能超过预定长度10%）	
	5. 切开后皮下组织出血点以电刀止血或结扎止血	
	6. 将皮下脂肪组织向两侧略加分离，用消毒巾遮盖切口两旁的皮肤并以巾钳固定（或以丝线固定缝合），以保护切口	
	7. 提起并切开腹白线，显露腹膜外脂肪，注意止血	
	8. 拉钩将切口向两侧拉开，显露腹膜，将腹膜对称交替提起后，纵行切开；切开前，可用手指推挤检查，确定有无肠壁或其他脏器夹起，以免误伤	
	9. 术者左手示指、中指伸入腹腔向上撑开腹膜，隔开肠管，在两指之间用组织剪向上剪开腹膜	
（三）关腹	10. 单纯间断或连续缝合腹膜（7号线，圆针）	
	11. 生理盐水冲洗切口	
	12. 间断缝合腹白线（7号线，圆针）	
	13. 全层缝合皮下脂肪和皮肤（1号线，三角针），边距0.5cm，针距1cm	
	14. 对合皮肤，再次消毒，敷料覆盖	
（四）整体评价	15. 边距、针距合理，线结均位于切口一侧	
	16. 线结无滑脱，结扎张力适当，无滑结、假结	
	17. 切口对合良好，无死腔	
	18. 针线、器械选择正确	

续表

步骤	细则	备注
（四）整体评价	19. 无菌观念强	
	20. 手术团队配合默契	

三、相关知识点总结

1. 切开腹膜后，若发现腹腔粘连较多，可使用纱布或棉垫将脏器向下推压，使粘连带呈紧张状态，再逐步剪开腹膜。

2. 腹部旁正中切口和经腹直肌切口，可将后鞘和腹膜一起关闭。

3. 若腹部松弛不佳，缝合困难时，可在切口旁加强麻醉，或待全部缝线缝好后，一起交叉拉紧，逐一打结；在肌肉紧张情况下，不可强行拉拢，以免撕破腹膜，造成缺损，使得术后发生腹壁切口疝。

四、模拟竞赛试题

案例一

【题干】 患者，男性，30岁，因突发上腹痛2h急诊入院。诊断为急性上消化道穿孔，需手术治疗。现患者已麻醉完毕，手术区域准备已完成，刷手、穿手术衣已完毕，请戴手套按步骤完成开关腹操作，团队自行分工。备注：切口长度6cm。

【解题思路】 根据患者诊断考虑急性上消化道穿孔，需行剖腹探查，消化道穿孔修补术，可选择上腹部正中切口、右侧经腹直肌切口，为快速有效开关腹，建议选择腹部正中切口操作。

案例二

【题干】 患者，男性，56岁，因胆管恶性肿瘤行手术治疗，手术取右侧经腹直肌切口，现手术主要操作已完成，请完成关腹。

【解题思路】 该题目考核关腹操作，手术取右侧经腹直肌切口，关闭切口途径依次为腹膜及腹直肌后鞘层-腹直肌前鞘层-皮下组织及皮肤层。

案例三

【题干】 患者，男性，50岁，因右肾多发结石，需行右肾切口取石术，请选择合适手术切口，完成手术切开及显露。

【解题思路】 该案例可选择腰部切口，沿12肋骨斜向前下切开皮肤，止于髂前上棘上内方约2cm处。依次切开皮肤皮下组织，背阔肌及下后锯肌，牵开腹外斜肌，切开腰背筋膜及腹横筋膜，在腹横肌下向前推开侧腹膜，显露深面腰方肌，扩大切开显露肾周筋膜。

（南华大学附属第一医院 梁路昌 刘 宇 韩 东 姚女兆）

第二节 胃肠穿孔修补术（Repair of Gastrointestinal Perforation）

一、手术指征

（一）胃、十二指肠溃疡穿孔缝合术

1. 年轻患者、病史短、症状轻。无梗阻及出血等并发症。

2. 穿孔较小、边缘柔软且瘢痕不多者。此多属于急性溃疡穿孔，缝合修补后，再经药物治疗可望获痊愈。

3. 穿孔时间长，腹腔污染严重或全身情况差，不能耐受胃大部切除术及迷走神经切断者。

（二）胃和十二指肠损伤单纯修补术

一般适用于裂口不大，边缘较整齐，血运良好且无张力者。

（三）小肠穿孔修补术

较小裂孔的外伤性小肠破裂、肠伤寒穿孔、肠结核穿孔、阿米巴病的小肠穿孔、克罗恩病的小肠穿孔。

二、术前准备

（一）胃、十二指肠溃疡穿孔缝合术

留置胃管，但切勿洗胃；抗休克；纠正电解质紊乱，抗感染治疗。

（二）胃和十二指肠损伤单纯修补术

1. 积极进行抗休克治疗，争取尽早实施手术。
2. 胃肠减压。
3. 抗感染治疗。
4. 注意水电解质平衡的调整。

（三）小肠穿孔修补术

1. 胃肠减压。
2. 维持水、电解质、酸碱平衡。
3. 选用抗菌药物控制感染。
4. 对原发病采用有效药物治疗。

三、操作要点

（一）胃、十二指肠溃疡穿孔缝合术

在溃疡穿孔处一侧沿胃或十二指肠纵轴进针，距离穿孔边缘约0.5cm，用细丝线全层间断缝合，一般在穿孔处上、中、下各缝合1针即可。缝合的针数视穿孔的大小决定，一般为3针左右。

（二）胃和十二指肠损伤单纯修补术

1. 胃单纯修补术　剪除伤口边缘的坏死组织，结扎出血点，然后以3-0丝线间断缝合。先沿纵轴缝合胃壁的全层，再缝合浆肌层。为防止术后出血，黏膜下血管最好以细丝线逐一缝扎止血。（胃两处以上的破裂发生率可达58%，其中1/3病例为胃前后壁均破裂，因此在胃前壁损伤处理完毕后，必须探查胃后壁）

2. 十二指肠破裂缝合术　十二指肠前壁的破口较小，可用3-0丝线作两层内翻间断缝合。一般采用横缝以免十二指肠发生狭窄；对穿透伤及腹膜后十二指肠破裂，应仔细探查十二指肠后壁。

（三）小肠穿孔修补术

仔细检查全段小肠，将穿孔处的小肠提至切口外，周围以生理盐水纱布垫保护，在裂口缘两侧以丝线各缝合1针作为牵引，用3-0丝线间断缝合肠壁全层，然后做浆肌层缝合。缝合完毕冲洗腹腔，吸尽腹腔内渗液，按层次缝合腹部切口，另戳孔放置引流管。

四、操作流程（以离体胃破裂修补为例）

步骤	细则	备注
（一）操作前准备	1. 医师准备　戴手套	
	2. 物品准备　络合碘，棉球，无菌手术包（无齿镊2把，小弯止血钳2把，中弯止血钳2把，持针器3把，线剪2把，组织剪1把，小圆针若干，3-0丝线）	

续表

步骤	细则	备注
（二）胃前壁修补	3. 络合碘棉球清洁创口	
	4. 无齿镊子提拉胃组织（用其他器械不得分）、修剪伤口边缘坏死组织	如伤口不整齐，可适当修剪
	5. 选用3-0丝线、小圆针	
	6. 间断全层缝合胃前壁，伤口内翻	
	7. 浆肌层加固：间断垂直褥式内翻缝合	
（三）探查胃后壁	8. 探查胃后壁，如有伤口，缝合方法同前壁	
（四）整体评价	9. 针距合适	
	10. 缝合可靠	
	11. 对合平整	

五、相关知识点总结

1. 小肠损伤一经诊断，除非条件限制，均需手术治疗。手术时要对整个小肠和系膜进行系统细致的探查，系膜血肿即使不大也应切开检查以免遗漏小的穿孔。手术方式以简单修补为主，一般采用间断横向缝合以防修补后肠腔发生狭窄。有以下情况时，应施行小肠部分切除吻合术：①裂口较大或裂口边缘部肠壁组织挫伤严重；②小段肠管有多处破裂；③肠管大部分或完全断裂；④肠管严重挫伤、血运障碍；⑤肠壁内或系膜缘有大血肿；⑥肠系膜损伤影响肠壁血液循环。

2. 溃疡的穿孔缝合术要注意：①对溃疡有怀疑恶变者要取穿孔处组织做病理检查；②缝针贯穿全层胃肠壁时，不要缝到对面壁；③穿孔处组织水肿，打结时要松紧适度，以免缝线切割组织；④缝合结扎后可将大网膜游离部分覆盖于修补部位，并再次结扎缝线；⑤若穿孔较大、缝合困难时，可先用大网膜堵塞穿孔，再用细丝线将大网膜缝在穿孔周围的胃或十二指肠壁上，结扎不宜过紧，以免阻断大网膜血液循环而发生坏死。

六、模拟竞赛试题

案例一

【题干】 患者，男性，25岁，刀刺伤2h，由他人送入院，体查：生命体征平稳，心肺征阴性，左上腹可见一长约4cm伤口，无活动性出血，有网膜从伤口露出。患者已入手术室。①请完成消毒铺单；②患者已开腹，请完成对胃的探查和处理 (设置标本为离体猪胃，前壁裂口大小约3cm，后壁裂口大小约1cm)。

【解题思路】 ①该例患者刀刺伤处可见网膜外露，先用消毒碗扣住网膜，再进行腹部消毒铺单；外露网膜需进行清洗消毒后方可还纳入腹腔。②胃两处以上的破裂发生率可达58%，其中1/3病例为胃前后壁均破裂，因此在胃前壁损伤处理完毕后，必须探查胃后壁。

案例二

【题干】 患者，男性，40岁，突发上腹部剧烈疼痛10h，疼痛逐渐扩散至全腹部送至急诊。既往胃十二指肠溃疡病病史，体查：腹部膨隆，全腹压痛、反跳痛。急诊腹部立位平片提示膈下游离气体。拟行急诊手术。请完成病变部位主要手术过程（免消毒、铺单，已开腹，设置为胃穿孔）。

【解题思路】 结合患者病史、体查及相关辅助检查结果，初诊考虑：消化道穿孔，胃或十二指肠穿孔可能。胃穿孔修补时，应沿纵轴进针，距离穿孔边缘约0.5cm进、出针，用3-0丝线全层间断缝合，一般在穿孔处上、中、下各缝合1针，缝合结扎后可将大网膜游离部分覆盖于修补部位，并再次结扎缝线。

（南华大学附属第一医院 梁路昌 刘 宇 韩 东 姚女兆）

第三节 肠端端吻合（End-to-End Intestinal Anastomosis）

一、适应证

两端肠腔直径相近，且断端血运良好者。

二、禁忌证

两端肠腔直径相差较大者不宜行断端吻合。

三、操作流程（离体肠）

步骤	细则	备注
（一）操作前准备	1. 医师准备 戴口罩、帽子，外科洗手及手消毒，穿手术衣，戴外科手套	
	2. 物品准备 络合碘，棉球，无菌手术包（无齿镊2把，肠钳2把，小弯止血钳2把，中弯止血钳2把，持针器3把，线剪2把，组织剪1把，小圆针若干，1号、4号、7号外科缝线）等	
（二）操作过程	3. 修剪两断端处肠系膜及肠管断端，显露系膜侧肠壁0.5～1.0cm	
	4. 在距欲吻合处断端5cm处各上肠钳1把	
	5. 络合碘棉球消毒断端处肠腔	
	6. 将两侧肠钳靠拢，使两端肠腔的轴线对齐，系膜置于同侧，不要扭曲	
	7. 距肠管断缘0.5cm处的肠系膜侧及对侧，用1号丝线各缝一固定线做牵引用	
	8. 后壁全层吻合 自后壁一端开始，用1号丝线行全层连续锁边缝合（也可选用单纯连续缝合）	
	9. 每缝一针后，助手应将缝线拉紧	
	10. 连续缝合到对侧时，针由肠腔内经肠壁向外穿出，接着行前壁连续全层水平褥式内翻缝合（Connell缝合）	
	11. 缝合到最后一针，将该线与吻合口后壁的线尾打结于肠腔内	
	12. 松开两侧肠钳	
	13. 用1号线间断垂直褥式内翻缝合法（Lembert缝合）缝合前壁的浆肌层	
	14. 用1号线间断垂直褥式内翻缝合法（Lembert缝合）缝合后壁的浆肌层	
	15. 线结无滑脱、结扎张力适当，无滑结假结，对肠壁组织无切割	
	16. 缝合时应注意前后壁浆肌层与全层缝合进针部位应尽可能错开使呈交错状；缝合后不应露出全层缝合的缝线	
	17. 吻合结束后，术者用拇指和示指对合检查吻合口大小，以能通过示指，两指能顺利对合为宜	
	18. 同时对肠管有无扭转、有无漏针、有无张力等方面进行检查	
	19. 整理物品，垃圾分类	
（三）整体评价	20. 缝合针间距合适 针距4～5mm	
	21. 缝合针边距合适 边距3～4mm	
	22. 剪线手法正确 剪刀头剪线，剪线步骤“靠—滑—斜—剪”	
	23. 留线头长度合适	

四、相关知识点总结

1. 端端吻合 是最常用的一种吻合方式，适用于两端肠腔直径相近，且断端血运良好者，当两端肠腔直径大小不相称时，不宜做端端吻合，可将残端封闭后做侧侧吻合。端侧吻合术常用在胃肠、胆肠或胰肠Y形吻合中使用。

2. 侧侧吻合 两把肠钳夹住需要吻合的两段肠管，顺蠕动方向将其并列在一起，用丝线间断垂直褥式内翻缝合法缝合后壁浆肌层，在缝线两边切开肠壁，连续毯边缝合后壁全层，再转向前壁行连续全层水平褥式内翻缝合（Connell缝合），Lembert缝合行浆肌层加固，见图20-1。

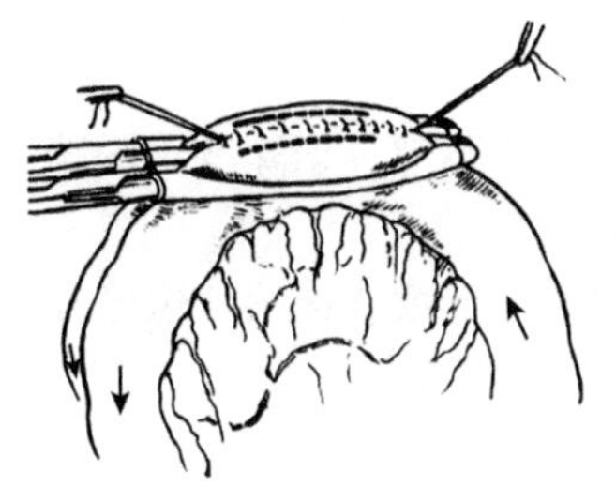

（1）间断垂直褥式内翻缝合法缝合浆肌层

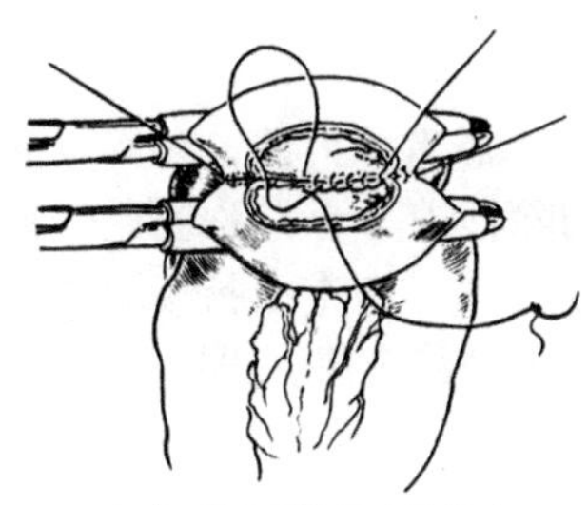

（2）后层黏膜用毯边缝合

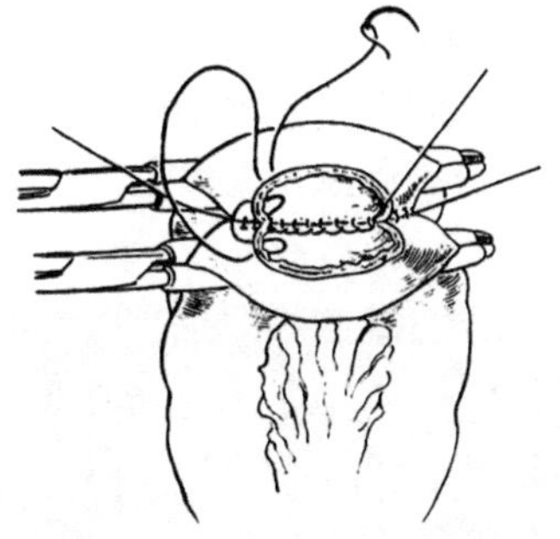

（3）连续全层水平褥式内翻缝合法缝合前壁

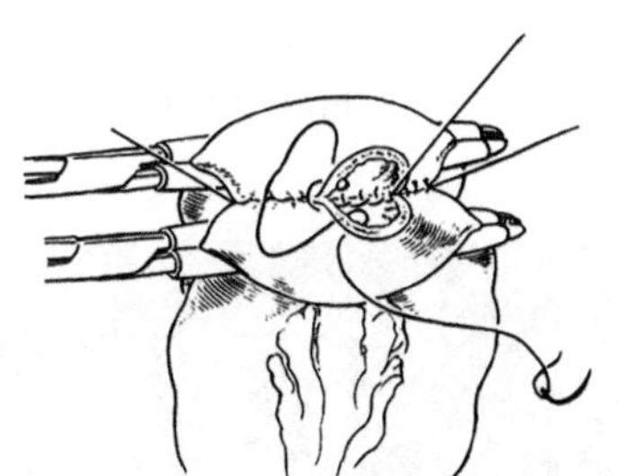

（4）继续内翻缝合前壁全层

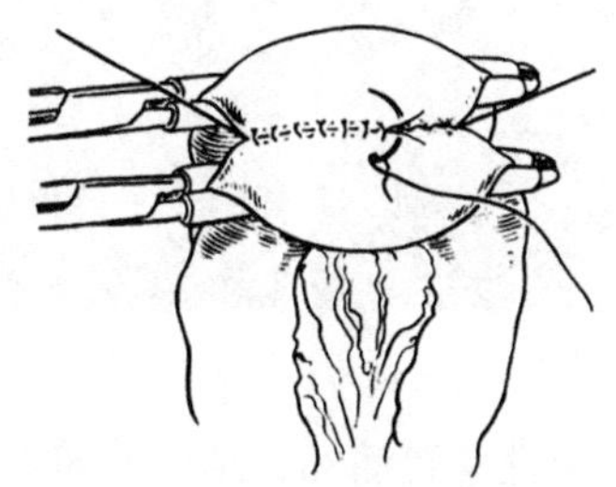

（5）缝合前壁浆肌层

图20-1　侧侧吻合

3. 端侧吻合（以回肠与横结肠吻合为例）　将横结肠中段提至切口外离回盲瓣约15cm切断回肠。缝合关闭远端断端。将近侧回肠断端与横结肠靠拢，行端侧吻合。间断缝合回肠与横结肠浆肌层，切开横结肠，切口长度与回肠口径相当，先连续缝合后壁全层，再连续全层水平褥式内翻缝合法缝合前壁，后间断垂直褥式内翻加固缝合前壁浆肌层。最后关闭肠系膜。见图20-2。

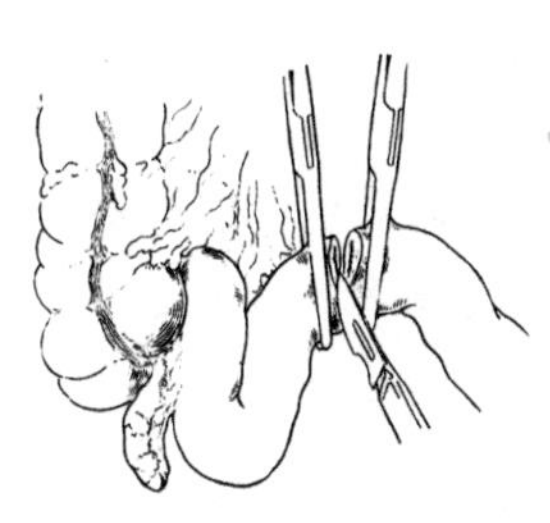

（1）切断末端回肠

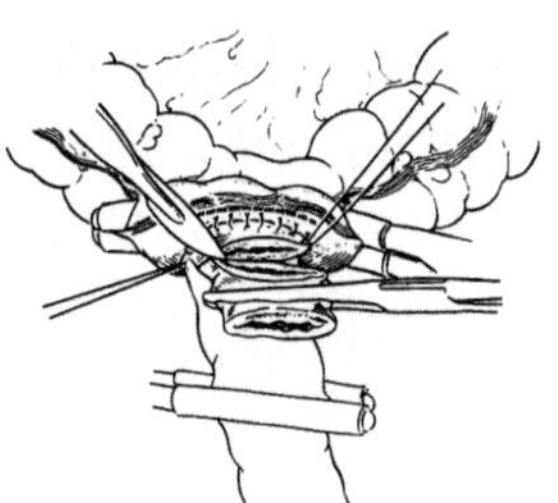

（2）后壁浆肌层缝合，切除被压榨的肠端

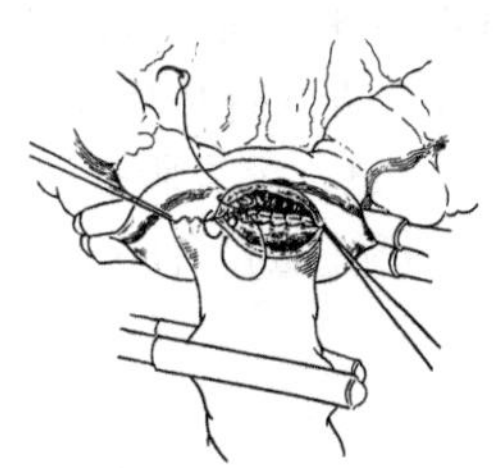

（3）后壁黏膜缝合后，再连续全层水平褥式内翻缝合法缝合前壁

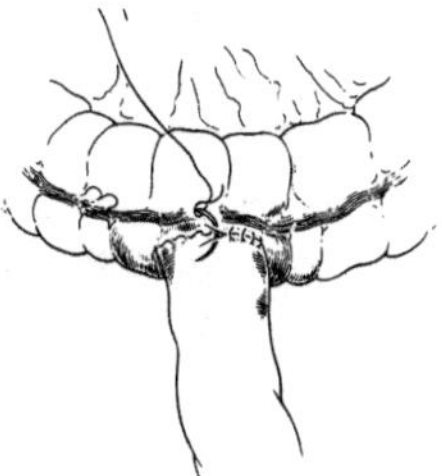

（4）缝合前壁浆肌层

图20-2　端侧吻合

4. 为保证肠吻合愈合良好，防止吻合口瘘的发生，术中应注意：①吻合口两端的肠组织血运良好，肠系膜边缘动脉搏动明显；②吻合口处应无张力；③吻合口周围应无感染灶或死腔残存；④腹腔引流物不应直接接触吻合口。

五、模拟竞赛试题

案例一

【题干】 患者，男性，56岁，诊断小肠肿瘤，拟行小肠部分切除及小肠端端吻合术，现已将病变小肠切除移去。请选手继续完成小肠端端吻合术。

【解题思路】 考查小肠端端吻合方法，后壁采用单纯连续或连续毯边缝合，前壁采用连续全层水平褥式内翻缝合法，再用间断垂直褥式内翻缝合法加固浆肌层。

案例二

【题干】 患者，男性，75岁，腹痛8h急诊就诊，患者腹部疼痛难忍，烦躁不安。既往体检无基础疾病史。体查：右侧腹股沟区见一大小约6cm × 7cm肿块，有触痛，无法回纳。彩超提示：右侧腹股沟区清晰可见疝囊和疝颈以及周围的积液（如图20-3）。急诊剖腹探查见：右侧腹股沟疝嵌顿，见一段长约5cm肠管扩张，无张力，对刺激无反应，肠壁呈紫黑色。要求：请对患者做相应处理。

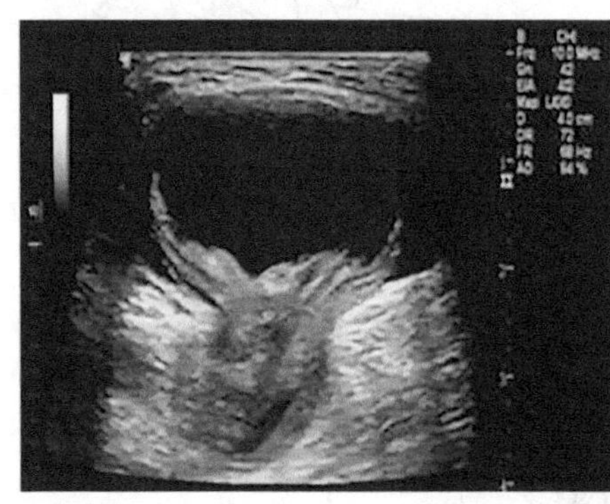

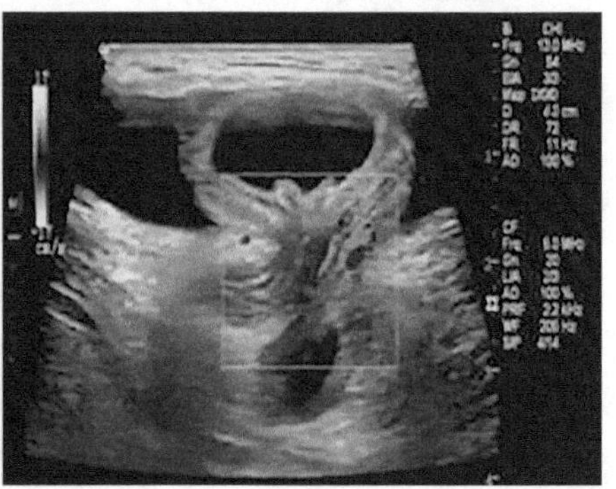

图20-3 案例二患者腹部彩超

【解题思路】 患者，老年，男性，腹痛8h，结合彩超考虑腹股沟疝嵌顿，一般肠管嵌顿时间大于4～6h有肠管缺血坏死风险，结合剖腹探查所见：肠管无张力、对刺激无反应、肠壁呈紫黑色，证实肠管缺血坏死，行肠管切除+肠端端吻合术（距坏死边缘2cm切除肠管）。

案例三

【题干】 患者，老年男性，突发腹痛伴便血5h入院。体查：腹肌紧张，右上腹压痛、反跳痛，肠鸣音消失。既往有房颤病史。1.请口述患者目前最可能诊断及如何明确诊断；2.请对患者行合适处理。

【提示卡1】 肠系膜动脉CT血管成像（CTA）：考虑肠系膜上动脉栓塞。

【提示卡2】 已剖腹探查并行坏死肠管切除，请选手继续完成肠吻合。

【解题思路】 房颤病史，突发腹痛，局部腹膜炎体征，考虑肠系膜上动脉栓塞致肠坏死可能，需行肠系膜动脉CTA明确诊断，证实为栓塞后需行剖腹探查，并切除坏死肠管，行肠端端吻合术。

（南华大学附属第一医院 梁路昌 刘 宇 韩 东 姚女兆）

第四节 阑尾切除术（Appendectomy）

一、手术指征

1. 保守治疗无效的急性单纯性阑尾炎。
2. 急性化脓性、坏疽性阑尾炎。

3. 急性阑尾炎穿孔合并腹膜炎者。
4. 反复发作的慢性阑尾炎。
5. 阑尾周围脓肿保守治疗无效或病情加重者。
6. 小儿、老年人及妊娠期阑尾炎，因易发生阑尾穿孔，一旦诊断明确，应争取早日手术治疗。
7. 阑尾蛔虫症、阑尾肿瘤等。

二、操作流程

步骤	细则	备注
（一）操作前准备	1. 医师准备　戴口罩帽子，外科洗手及手消毒，穿手术衣，戴外科手套	
	2. 物品准备　石炭酸，医用酒精，生理盐水，棉球，无菌手术包（无齿镊2把，阑尾钳，小弯止血钳2把，中弯止血钳2把，持针器3把，线剪2把，组织剪1把，小圆针若干，1号、4号、7号外科缝线若干）等	
（二）操作过程	3. 沿结肠带向盲肠会集点追踪，找到阑尾	
	4. 分束分离阑尾系膜达阑尾根部，4号线结扎并切断系膜	
	5. 在距盲肠0.5cm处用钳轻轻钳夹阑尾后用7号线结扎阑尾根部	
	6. 在距阑尾根部0.5～1.0cm的盲肠壁上，1号线作一荷包缝合，暂不打结	注意缝线仅穿过浆肌层
	7. 阑尾周围以生理盐水纱布垫加以保护	
	8. 在离阑尾根部结扎线远端约0.5cm上一把止血钳	
	9. 紧贴止血钳近侧切断阑尾	
	10. 石炭酸、医用酒精、生理盐水涂擦阑尾残端	
	11. 移除生理盐水纱布垫	
	12. 收紧荷包缝线，使阑尾残端埋入盲肠内	
	13. 若包埋不理想，可在浆肌层作“8”字或间断缝合，使之完全包埋	
	14. 检查有无出血，髂窝有无积液、积脓，必要时放置引流管	
	15. 清点器械，关腹	
	16. 整理物品，垃圾分类	
（三）整体评价	17. 缝合美观，打结牢靠	
	18. 阑尾残端完全包埋	

三、相关知识点总结

1. 阑尾手术切口选择，一般情况下宜采用右下腹麦克伯尼切口（McBurney切口）或横切口。如诊断不明确或腹膜炎较广泛应采用右下腹经腹直肌探查切口，以便术中进一步探查和清除脓液。切口应加以保护，防止被污染。

2. 妊娠期阑尾炎的处理

（1）妊娠早期急性阑尾炎：主张各异。观点一：非手术治疗，认为妊娠初期胚胎尚未很好固着于子宫，手术刺激易引起流产。观点二：妊娠中、后期急性复发，病情一般较重而造成处理上的困难，不如初期发作手术为佳（且妊娠初期保守治疗后在中后期仍有复发可能，初期流产危害相对较小）。如手术治疗，应与妇产科协作，术前、术后加强保胎治疗，预防流产。

（2）妊娠中晚期多可采取手术治疗。中期急性阑尾炎难以诊断，炎症发展容易导致流产或早产，威胁母子生命安全，应与妇产科协作，加强保胎治疗，预防流产和早产；后期感染难以控制，更应早期手术。

（3）妊娠37周以后即认为足月，该类情况患者应先剖宫产，娩出胎儿，再行阑尾切除术，切口采取下腹部正中切口，因中晚期阑尾和盲肠被增大子宫推挤向右上腹移位，故低位横切口不可取。

四、模拟竞赛试题

案例一

【题干】 患者，女性，35岁，转移性右下腹痛2天余，体查：右下腹腹肌紧张，麦克伯尼点压痛、反跳痛。辅助检查：血常规：WBC 14. 73×10^9/L，N 90.3%，RBC 5. 4×10^9/L，Hb 135g/L。腹部CT：阑尾增粗，管壁毛糙，周围脂肪间隙内见条索样、小片絮状稍高密度影。请口述患者诊断并予以合适处理。

【提示卡】 请在离体肠管上完成手术操作。

【解题思路】 患者主诉转移性右下腹痛，体查麦克伯尼点压痛、反跳痛，血常规提示白细胞和中性粒细胞比率升高，腹部CT提示阑尾病变，考虑急性阑尾炎，下一步治疗方案应为积极抗感染，完善术前准备，行阑尾切除术。

案例二

【题干】 患者，男性，69岁，因腹痛2h入院，既往房颤病史，规律口服华法林。入院后完善相关检查后考虑急性化脓性阑尾炎，拟急诊行手术治疗。请选手完成相关手术操作。

【解题思路】 老年患者，房颤病史，长期口服华法林，今拟行急诊阑尾切除术，需完善凝血功能检查，为避免出血风险，应用维生素K拮抗华法林的抗凝作用后行手术治疗，同时准备冷沉淀备用。

案例三

【题干】 患者，女性，28岁，妊娠39周，因腹疼6h入院，体查：T 38.6℃，R 22次/min，BP 110/80mmHg，痛苦面容，腹部膨隆，右下腹压痛，反跳痛，肠鸣音未闻及。辅助检查：血常规：WBC 12×10^9/L，N 87%；腹部B超提示：阑尾肿胀，管腔内见粪石；宫内单活胎，右枕前位（ROA）。请予以处理。

【提示卡】 胎儿已娩出。（选手选择先行剖宫产术后行阑尾切除术时出示，直接选择阑尾切除，不出示）

【解题思路】 患者，女性，妊娠39周，足月，结合病史、体查、辅助检查结果，诊断考虑孕晚期急性阑尾炎，首选手术治疗，该患者胎儿已足月，应首先予以剖宫产术后，再行病变阑尾切除术。

（南华大学附属第一医院 梁路昌 刘 宇 韩 东 姚女兆）

第三篇 妇产科

第二十一章 刮 宫 术

Dilatation and Curettage

一、适应证

1. 确定异常子宫出血原因。
2. 功能性子宫出血的诊断和治疗。
3. 检查不孕症病因。
4. 不全流产的诊断和治疗。
5. 清除自然流产、葡萄胎等的宫腔内容物。

二、禁忌证

1. 急性、亚急性生殖器炎症或盆腔炎性疾病。
2. 可疑宫内妊娠且有继续妊娠要求者。
3. 急性严重全身性疾病。
4. 手术当日体温＞37.5℃。

三、操作流程

步骤	细则	备注
（一）操作前准备	1. 医师准备 ①穿工作服，戴口罩、帽子，洗手；②男医师要求女性医务人员陪同；③核对患者信息，了解患者的病史、体查及相关辅助检查，排除禁忌证；④告知患者诊刮的必要性，签署知情同意书；⑤拉好屏风，保护患者隐私	
	2. 患者准备 排空膀胱	
	3. 物品准备 诊刮包，络合碘，一次性垫单，无菌棉签，无菌纱布，无菌棉球，无菌手套，标本瓶，10%甲醛溶液、病理申请单等	
（二）体位	4. 体位 患者取膀胱截石位，臀部置于检查台缘	
（三）操作过程	5. 打开并对好光源	
	6. 检查诊刮包的有效期，打开诊刮包，检查灭菌指示卡	
	7. 戴无菌手套	
	8. 常规消毒外阴3遍	
	9. 铺无菌孔巾	
	10. 放置窥阴器后，络合碘棉球消毒阴道及子宫颈，边旋转窥器边消毒（消毒2次）	
	11. 妇科检查了解子宫、附件情况	
	12. 更换手套	
	13. 更换窥阴器暴露子宫颈、固定窥阴器，子宫颈钳钳夹宫颈前唇，轻轻向外牵拉	
	14. 络合碘棉签消毒子宫颈管及子宫颈表面	
	15. 阴道后穹隆放置无菌纱布	
	16. 以小刮匙自子宫颈内口至外口顺序刮宫颈管一周	
	17. 将刮取的宫颈管内组织置于纱布上，取出纱布	
	18. 探针沿子宫腔方向缓缓伸入子宫腔达子宫底，标记并记录子宫腔深度。如子宫口过紧，可用器械逐号扩张子宫颈至适度大小	
	19. 阴道后穹隆放置另一块无菌纱布	

续表

步骤	细则	备注
（三）操作过程	20. 取大刮匙进入子宫腔顺次刮取子宫前、后、左、右四壁、宫底及两侧子宫角部内膜	
	21. 将刮取的子宫内膜组织置于纱布上，取出纱布	
	22. 术毕再次探测子宫深度	
	23. 清理阴道内积血，观察有无活动出血	
	24. 再次消毒阴道及子宫颈，取下子宫颈钳	
	25. 检查阴道内有无异物残留	
	26. 闭合并取下窥阴器	
	27. 取下孔巾	
	28. 刮出的子宫颈管组织及子宫腔内膜组织分别装瓶、固定，标记姓名后，送病理检查	
（四）操作后处理	29. 脱手套，垃圾分类处理	
	30. 协助患者复位，复原衣物，观察患者生命体征	
	31. 向患者交代操作后注意事项，嘱患者两周之内禁止盆浴和性生活	
	32. 洗手，关灯，做好操作记录	
（五）整体评价	33. 无菌原则	
	34. 人文关怀	

四、并发症处理

1. 感染　对于出血时间长，合并贫血、糖尿病，可疑结核或使用免疫抑制剂者术前及术后应使用抗菌药物预防感染。术中严格无菌操作。

2. 出血　对可疑子宫内膜癌、黏膜下子宫肌瘤、稽留流产、葡萄胎等患者，因子宫收缩不良而出血多。术前应输液、备血并做好开腹准备。

3. 子宫穿孔　多发生于哺乳期、绝经后、患子宫恶性肿瘤，或子宫位置不明、操作不慎等情况下。处理：立即停止操作，观察有无内出血和脏器损伤的征象等。如破裂口小、生命体征稳定，可保守治疗。如破裂口大，有内出血、脏器损伤等，应立即剖腹探查。

4. 子宫腔粘连　多发生于反复刮宫，不但伤及子宫内膜基底层，甚至刮出肌纤维组织，造成宫腔粘连。术中应减少不必要的器械进出子宫腔的次数，操作轻柔。若子宫颈粘连，用探针或小号扩张器缓慢扩张子宫颈。如子宫腔粘连，建议宫腔镜下行分离术，术后可放置宫内节育器预防再次粘连，术后人工周期2～3个周期，促进子宫内膜生长。

5. 肿瘤扩散　诊刮时，若肉眼观察刮出物可疑癌组织，无需彻底刮宫，只需刮出足以行病理学诊断组织量即可。

五、相关知识点总结

1. 内膜采取的时间及部位

（1）了解卵巢功能通常可在月经前1～2天取，一般多在月经来潮6h内取，自宫腔前、后壁各取部分内膜；闭经如能排除妊娠则随时可取。

（2）若疑为子宫内膜异常增生，应于月经前1～2天或月经来潮6h内取材；疑为子宫内膜不规则脱落时，则应于月经第5～7天取材。

（3）原发性不孕者，应在月经来潮前1～2天取材。如为分泌相内膜，提示有排卵；如为增生期内膜则提示无排卵。

（4）疑有子宫内膜结核，应于经前1周或月经来潮6h内取材。检查前3天及术后4天每天肌内注射链霉素0.75g及口服异烟肼0.3g，以防引起结核病灶扩散。

（5）疑有子宫内膜癌者随时可取。

2. 受术者紧张、身体状况差及术者牵拉子宫颈影响可导致患者出血、心动过缓、心律不齐、血压下降、面色苍白、头晕、胸闷、大汗淋漓，严重时甚至出现血压下降、昏厥、抽搐等症状。若出现上述症状，应立即停止操作，给予吸氧，一般能自行恢复。严重者可静脉注射阿托品0.5～1mg。

六、模拟竞赛试题

案例一

【题干1】 患者，女性，53岁，绝经后2年，不规则阴道流血半年就诊。既往有“乳腺癌”病史。生命体征平稳，血常规、凝血功能均正常。B超示：宫内不均质回声区，大小约10mm × 17mm。请给患者做下一步诊疗操作。

【题干2】 刮出物为鱼肉样糟脆组织，请选手判断并处理。

【解题思路】 ①患者绝经后有不规则阴道流血，且既往有“乳腺癌”病史，应考虑子宫内膜癌变可能，应行分段诊刮术明确诊断；②刮出物为鱼肉样糟脆组织，立即停止操作，避免肿瘤扩散。

案例二

【题干1】 患者，女性，47岁，因“月经紊乱4年余，多量阴道流血伴头晕、乏力3天”至妇科门诊就诊，目前阴道大量流血，伴血块。体查：P 115次/min、R 22次/min、BP 90/50mmHg，面色苍白。妇科B超：子宫内膜厚13mm。患者目前诊断考虑功能失调性子宫出血，外院药物治疗效果不佳。请给予患者合适处理。（免吸氧、心电监测）

【题干2】 患者子宫内膜病理学检查提示：不典型增生，请口述下一步最佳处理方案。

【解题思路】 ①对于功能失调性子宫出血，刮宫可迅速止血，并具有诊断价值，处于绝经过渡期患者优先考虑使用刮宫术，但目前患者大量失血，失血性休克，应在扩容、补液、备血及抗休克的同时准备诊刮术。②最佳处理方案为子宫切除。

案例三

【题干】 患者，女性，23岁，药流后20天阴道流血未净，发热2天就诊。体查：T 38.6℃，P 95次/min，R 21次/min，BP 110/70mmHg。妇科检查：阴道通畅，内有少许暗红色血性分泌物，有异味，子宫常大，压痛。B超提示：子宫大小正常，子宫内可探及不均质回声约23mm × 20mm。血常规：WBC 13.8×10^9/L，N 0.87，Hb 85g/l，PLT 80×10^9/L。凝血功能正常。请给予患者合适处理。

【解题思路】 患者药物流产后20天阴道流血未净，伴发热，血常规提示白细胞及中性粒细胞比率增高，B超考虑宫内组织残留，根据病史、体查、辅助检查结果，诊断：药流不全合并感染。现阴道流血少，先选用广谱抗菌药物治疗，待感染控制后再行刮宫。

案例四

【题干1】 患者，女性，38岁，经量逐渐增多3年入院。B超提示：子宫肌壁间多发肌瘤，其中最大一个为57mm × 82mm。患者要求保留子宫，拟行子宫肌瘤剔除术。请完善术前必要处理。

【题干2】 术中探子宫深约3cm。请选手判断并处理。

【解题思路】 ①患者出现经量增多，是肌瘤所致还是子宫内膜病变引起无法鉴别。患者有保留子宫意愿，术前需完善诊断性刮宫以排除子宫内膜病变。②探针深3cm，说明未探及子宫底部，可能是子宫肌瘤凸向宫腔，探针未能探及子宫底部。应根据子宫位置，调整探针方向，重新探宫。

案例五

【题干】 患者，女性，48岁，G2P2。近半年反复阴道少量出血、并有增多趋势，色红，不伴腹痛。妇科腔内彩超示：子宫后位，形态正常，子宫内膜全层厚度0.7cm，子宫内探及节育环（O型环），环位正。请对患者予以合适处理。

【解题思路】 围绝经期女性出现不规则阴道流血，应行分段诊刮术，以确定异常子宫出血原因。患者B超提示子宫内节育环，诊刮同时应行取环术。

案例六

【题干1】 患者，女性，49岁，已婚，G1P1，月经量增多3年，不规则阴道流血1个月入院。B 超提示子宫前壁肌壁间一低回声团，大小约70mm × 60mm，边界清，内部回声大致均匀，彩色多普勒血流成像（CDFI）示：团块周边及内部未见明显彩流信号。子宫内膜厚约13mm，回声不均匀。请根据病史及B 超结果做出初步诊断，并行合适操作明确诊断。

【题干2】 患者病理结果回报为：子宫内膜不典型增生，请口述处理方式。

【解题思路】 ①初步诊断考虑：a. 子宫肌瘤；b. 子宫内膜病变待查/异常子宫出血待查：子宫内膜癌？患者属围绝经期妇女，出现异常子宫出血，超声提示子宫内膜厚，回声不均匀，需行分段诊刮术明确病情。②子宫内膜不典型增生患者治疗方式的选择需根据患者的年龄、对生育的要求、病变程度、并存疾病、随访条件等综合考虑，该患者年龄偏大，已进入围绝经期，无生育要求，可考虑手术切除子宫；年轻未婚或已婚未育者，可考虑药物治疗；药物治疗无效或恶变者，也应考虑手术治疗。

（南华大学附属第一医院 何 璐 任 姝 周 曦）

第二十二章　经阴道后穹隆穿刺术

Transvaginal Culdocentesis

本章操作视频

一、适应证

1. 疑有腹腔内出血，如异位妊娠出血、卵巢黄体破裂等的辅助诊断。

2. 疑盆腔内有积液、积脓，穿刺抽液检查了解积液性质、盆腔脓肿穿刺引流及局部注射药物。

3. 盆腔肿块位于直肠子宫陷凹内，经阴道后穹隆穿刺直接抽吸肿块内容物做涂片或细胞学检查以协助诊断。若怀疑恶性肿瘤需明确诊断时，可行细针穿刺活检，送组织学检查。

4. 超声引导下行卵巢子宫内膜异位囊肿穿刺抽液及注药治疗或输卵管妊娠部位注药治疗。

5. 在超声引导下经阴道后穹隆穿刺取卵，用于各种助孕技术。

二、禁忌证

1. 盆腔严重粘连，疑有肠管与子宫后壁粘连。

2. 直肠子宫陷凹完全被巨大肿物占据。

3. 异位妊娠准备采用非手术治疗时应避免穿刺，以免引起感染。

4. 合并严重的阴道炎症。

三、操作流程

步骤	细则	备注
（一）操作前准备	1. 医师准备　穿工作服，戴口罩、帽子，洗手；男医师要求女性医务人员陪同；核对患者信息，了解患者的病史、体查及相关辅助检查，排除禁忌证；告知患者操作的必要性，签署知情同意书；拉好屏风，保护患者隐私	
	2. 患者准备　排空膀胱	
	3. 物品准备　阴道后穹隆穿刺包，络合碘，一次性垫单，无菌棉签，无菌纱布，无菌棉球，无菌手套，10ml注射器，无菌试管及玻片等	
（二）体位	4. 体位　患者取膀胱截石位，臀部置于检查台缘	
（三）操作过程	5. 打开并对好光源	
	6. 检查阴道后穹隆穿刺包是否在有效期内，包装是否完好，打开穿刺包，检查灭菌指示卡	
	7. 穿刺包内置入10ml注射器、无菌纱布、棉球、无菌棉签等，倒入络合碘	
	8. 戴无菌手套	
	9. 常规消毒外阴3遍	
	10. 铺无菌孔巾	
	11. 放置窥阴器后，络合碘棉球消毒阴道及子宫颈，边旋转窥器边消毒（消毒2次）	
	12. 妇科检查了解子宫及附件情况	
	13. 更换手套	
	14. 更换窥阴器暴露子宫颈、固定窥阴器，子宫颈钳钳夹子宫颈后唇，充分暴露阴道后穹隆	
	15. 络合碘棉球再次消毒阴道，尤其是阴道后穹隆穿刺部位	
	16. 取9号长针头接10ml注射器，检查针头是否通畅，确认针头无阻塞后，左手向前上方牵拉子宫颈钳，右手持注射器，在后穹隆中央或稍偏患侧，即阴道后壁与子宫颈后唇交界处稍下方，平行子宫颈管快速进针刺入2～3cm，当针穿过阴道壁有落空感后开始抽吸，若无液体抽出，边抽吸边缓慢退针，必要时适当改变方向。见注射器内有液体抽出时，停止退针，继续抽吸至满足化验检查需要量时停止。行细针穿刺活检时采用特制的穿刺针，方法相同	
	17. 拔针后检查穿刺点有无出血，干棉球压迫止血	
	18. 络合碘棉球消毒穿刺点	

续表

步骤	细则	备注
（三）操作过程	19. 检查阴道内有无异物残留，取下子宫颈钳	
	20. 闭合并取下窥阴器	
（四）操作后处理	21. 脱手套，垃圾分类处理	
	22. 协助患者复位，复原衣物，观察患者生命体征	
	23. 向患者交代操作后注意事项，嘱患者两周之内禁止盆浴和性生活	
	24. 洗手，关灯，做好操作记录	
（五）整体评价	25. 无菌原则	
	26. 人文关怀	

四、并发症处理

1. 感染　术中严格无菌操作，阴道炎症者应治疗后进行穿刺，必要时同时应用抗菌药物。

2. 误伤血管　误伤血管，抽出血液静置后可以凝固。若误伤血管，应立即停止操作，同时密切观察患者有无腹痛、肛门坠胀、血压下降，应及时进行盆腔检查，必要时行超声检查，了解有无血肿发生。

3. 误伤直肠　进针方向过于靠后时，可能伤及直肠。一般小损伤无需特别处理；如破口较大出现相应症状，应请外科会诊，决定治疗方案。对盆腔轻度粘连患者，确需穿刺时可以超声引导下进行。

五、相关知识点总结

1. 下腹痛、发热，盆腔大量积液考虑为盆腔感染性疾病所致时，为明确病原体可予以穿刺抽液明确积液性质、查找病原体，如为积脓，可送检细菌培养及药敏，必要时阴道后穹隆切开排脓及注射药物；如为浆液性草黄色澄清液体，考虑盆腔腹膜结核，可送检积液常规、生化、结核抗体等结核相关检查。

2. 育龄女性，B超提示附件区包块，盆腔积液，首先考虑：异位妊娠破裂、卵巢囊肿破裂可能；应完善尿HCG或血HCG检查，如为阳性且后穹隆穿刺抽出不凝血优先考虑异位妊娠破裂，如为阴性优先考虑卵巢囊肿破裂。

六、模拟竞赛试题

案例一

【题干1】　患者，女性，28岁，因下腹胀痛伴发热5天入院。有不孕史，既往月经不规律，经量少。B超：阑尾区未见异常，盆腔内积液约40mm。为明确诊断，请完善相关操作。

【题干2】　抽出草黄色澄清液体。请继续处理。

【解题思路】　①患者下腹胀痛、发热，B超提示盆腔积液，既往有月经不规律及不孕史，考虑盆腔炎性疾病或盆腔腹膜结核可能，应予以阴道后穹隆穿刺明确积液性质。②患者穿刺抽出草黄色澄清液体，考虑结核性盆腔积液，需完善积液常规、生化、PCR、涂片抗酸染色查找结核杆菌、结核细菌培养。

案例二

【题干】　患者，女性，28岁，末次月经2月3日，2月25日同房后下腹痛2h急诊入院。患者自诉肛门坠胀感明显，B超提示盆腔内积液约45mm。为明确诊断，请给患者行下一步诊疗操作。

【解题思路】　患者处于黄体期，同房后出现腹痛，有肛门坠胀感，B超提示盆腔积液45mm，考虑腹腔内出血，可先完善血/尿HCG检测，并予以阴道后穹隆穿刺明确积液性质，如HCG阴性且抽出不凝血，考虑卵巢黄体破裂。

案例三

【题干】　患者，女性，24岁。停经38天，下腹痛12h。体查：T36.5℃，P 75次/min，

R 20次/min，BP 100/65mmHg，腹肌稍紧张，全腹压痛及反跳痛，以右下腹为甚。辅助检查：尿HCG阳性，B超提示盆腔积液（最深处约30mm），右侧附件包块（41mm×30mm×20mm）。为明确诊断，请给患者做下一步诊疗操作。

【解题思路】 患者有停经史，尿HCG阳性，诊断考虑与妊娠相关。现有腹痛，体查全腹有压痛、反跳痛，并以右下腹为甚，B超提示盆腔积液，右附件包块，考虑异位妊娠破裂出血可能性大，为明确盆腔积液性质，可考虑阴道后穹隆穿刺，若穿刺抽出暗红不凝血性液，考虑异位妊娠破裂出血。

案例四

【题干】 患者，女性，32岁，下腹痛伴发热3天。患者5天前放置宫内节育器，昨日最高体温38.5℃。血常规：WBC 15×10^9/L。B超提示：①左附件区可见不均质低回声，大小50mm×55mm，内可见暗区及密集细小光点；②节育环下移；③盆腔积液25mm。为明确诊断，请给患者行下一步诊疗操作。

【解题思路】 患者子宫腔操作后出现下腹痛并发热，血常规提示血象增高，B超提示附件包块，其内有密集细小光点，盆腔积液，诊断考虑盆腔炎性疾病可能性大，可予以阴道后穹隆穿刺，抽出的液体做涂片、细菌培养+药敏试验。同时选用有效抗菌药物治疗，待感染控制后予以取环。

案例五

【题干1】 患者，女性，32岁，因“剖宫产术后半月，下腹痛9天，加重1天”入院。患者15天前于当地医院行剖腹产，9天前出现下腹部坠痛，程度一般，可耐受，1天前下腹坠痛加重，蔓延至会阴部，伴发热，最高体温39.0℃。妇科检查：外阴已婚未产式，阴道通畅，少量白带，子宫颈举摆痛（+），阴道后穹隆触痛（+）。妇科B超示：盆腔内见3.5cm×5.3cm×4.3cm范围液性暗区，暗区内回声欠佳。为明确患者诊断，请行合适操作。

【题干2】 （穿刺成功时出示）患者突然出现腹痛加剧，蔓延至全腹，伴恶心呕吐、寒战。体查：BP 90/60mmHg，HR 115次/min，全腹压痛、反跳痛、肌紧张。请口述患者出现了何种情况，下一步该如何处理?

【解题思路】 ①患者剖腹产后出现下腹坠痛，发热，结合妇科B超结果，考虑产褥感染、盆腔脓肿形成，可行阴道后穹隆穿刺术确诊，抽出液行涂片及细菌培养+药敏试验；②穿刺过程中，患者突然出现腹痛加剧，感染中毒伴腹膜刺激征表现，考虑脓肿破溃入腹腔，感染性休克，立即行监护，吸氧，开放静脉通路，补液，抗菌药物抗感染，同时剖腹探查。

案例六

【题干1】 患者，女性，35岁，因继发性痛经3年，不规则阴道流血10天，剧烈腹痛1h，于2020年8月31日急诊就诊。末次月经：2020年7月20日，就诊时血压：98/66mmHg。作为接诊医生请书写目前最需要完善的实验室检查项目。

【提示卡1】 尿妊娠实验：阴性。

【提示卡2】 急诊B超示子宫大小56mm×48mm×54mm，内膜厚5mm，子宫腔内少许暗区，右侧卵巢23mm×24mm，左侧卵巢45mm×50mm，内有34mm×32mm囊肿，盆腔积液34mm；血常规：WBC 10.8×10^9/L，N 0.71，Hb 100g/L，PLT 190×10^9/L。

【题干2】 为进一步明确诊断，请选手进行合适的操作。

【解题思路】 育龄期女性，既往有痛经史，末次月经为40天前，本次出现剧烈腹痛就诊，首先需完善尿妊娠试验，明确是否为异位妊娠破裂出血；尿妊娠试验结果阴性排除异位妊娠破裂可能，妇科B超提示左侧卵巢囊肿，盆腔积液，结合既往痛经史，本次剧烈腹痛需考虑巧克力囊肿破裂出血，可行阴道后穹隆穿刺术，抽得咖啡色液体即可确诊。

（南华大学附属第一医院 何 璐 任 妹 周 曦）

第二十三章　宫内节育器放置术与取出术

Insertion and Removal of IUD

第一节　宫内节育器放置术

本章操作视频

一、适应证

1. 凡生育期妇女无禁忌证、要求放置宫内节育器者。

2. 某些疾病的辅助治疗：如宫腔粘连、特发性月经过多及子宫腺肌病等的保守治疗（含孕激素的宫内节育器）等。

二、禁忌证

1. 妊娠或妊娠可疑。

2. 生殖道急性炎症。

3. 人工流产出血多，怀疑有妊娠组织物残留或感染可能；中期妊娠引产、分娩或剖宫产胎盘娩出后，子宫收缩不良有出血或潜在感染可能。

4. 生殖道肿瘤。

5. 生殖道畸形如纵隔子宫、双子宫等。

6. 宫颈内口过松、重度陈旧性宫颈裂伤（固定式宫内节育器除外）或子宫脱垂。

7. 严重的全身性疾病。

8. 宫腔＜5.5cm或＞9.0cm（除外人工流产时、正常阴道分娩及剖宫产后）。

9. 月经过多、过频或不规则阴道流血，严重痛经者。

10. 近3个月内有月经失调、阴道不规则流血。

11. 有铜过敏史。

12. 产后42天恶露未净或会阴伤口未愈者。

三、操作流程

步骤	细则	备注
（一）操作前准备	1. 医师准备　①穿工作服，戴口罩、帽子，洗手；②男医师要求女性医务人员陪同；③核对患者信息，了解患者的病史、体查及相关辅助检查，排除禁忌证；④与患者签署知情同意书；⑤拉好屏风，保护患者隐私	
	2. 患者准备　排空膀胱，术前3天禁止性生活	
	3. 物品准备　上环包，络合碘，一次性垫单，无菌棉签，无菌纱布，无菌棉球，无菌手套，合适型号的宫内节育器等	
（二）体位	4. 体位　患者取膀胱截石位，臀部置于检查台缘	
（三）操作过程	5. 打开并对好光源	
	6. 检查上环包及宫内节育器的有效期，打开上环包，检查灭菌指示卡	
	7. 戴无菌手套	
	8. 常规消毒外阴3遍	
	9. 铺无菌孔巾	
	10. 放置窥阴器后，络合碘棉球消毒阴道及宫颈，边旋转窥器边消毒（消毒2次）	
	11. 妇科检查了解子宫、附件情况	
	12. 更换手套	
	13. 更换窥阴器暴露子宫颈、固定窥阴器，子宫颈钳钳夹子宫颈前唇，轻轻向外牵拉	
	14. 络合碘棉签消毒子宫颈管及子宫颈表面	

续表

步骤	细则	备注
（三）操作过程	15. 探测子宫腔深度，视子宫颈情况，必要时扩宫	
	16. 选择合适大小的宫内节育器，调整限位块，使节育器前端长度与宫深一致，将节育器送至宫底，退出套管，尾丝保留长度为宫颈外口1.5～2cm	
	17. 清理阴道内积血，观察有无活动出血	
	18. 再次消毒阴道及子宫颈，取下子宫颈钳	
	19. 检查阴道内有无异物残留	
	20. 闭合并取下窥阴器	
	21. 取下孔巾	
（四）操作后处理	22. 脱手套，垃圾分类处理	
	23. 协助患者复位，复原衣物，观察患者生命体征	
	24. 向患者交代节育器类型、有效期，术后休息3天，1周内忌重体力劳动，2周之内禁止盆浴和性生活；3个月内注意观察有无环的脱落，1、3、6个月来院检查。若有阴道流血、腹痛等不适应立即复查	
	25. 洗手，关灯，做好操作记录	
（五）整体评价	26. 无菌原则	
	27. 人文关怀	

四、并发症处理

1. 感染　术中严格无菌操作，对有盆腔炎性疾病者禁用节育器，术后预防性使用抗菌药物。如有感染者，应选用有效抗菌药物治疗并取出节育器。

2. 不规则出血　术前充分了解节育器适应证及禁忌证，选用合适类型的节育器，并适当选用抗纤溶活性药物、前列腺素合成酶抑制剂、类固醇类药物及抗菌药物治疗，无效者应取出节育器。

3. 宫内节育器异位、嵌顿　严格遵守手术操作规程，熟练操作技术，根据子宫大小、位置，选择合适大小、类型和优质的宫内节育器。如宫内节育器嵌顿肌层较浅，可先刮内膜后再试取出；嵌顿肌层稍深，应在宫腔镜下轻轻牵拉节育环取出；完全嵌入子宫肌层或断裂残留于肌层内时宜剖腹或腹腔镜下切开子宫取出。异位到子宫外，应根据有无脏器损伤，在腹腔镜下或剖腹取出宫内节育器。

4. 带器妊娠　多见于节育器下移、脱落或异位。一经确诊，原则上应终止妊娠同时取出宫内节育器。

5. 疼痛　主要表现为腰腹部坠胀痛。疼痛较轻者无需处理，疼痛严重者先除外感染并检查节育器位置及大小是否与宫腔匹配。必要时服用吲哚美辛。处理无效时，应取出宫内节育器。

五、相关知识点总结

宫内节育器放置时间　①月经周期第5～7天及月经干净后3～7天；②早期妊娠吸宫术或钳刮术后、中期妊娠引产流产后24h内清宫术后即刻放置；③产后42日恶露已净，会阴伤口愈合，子宫恢复正常；④自然流产于转经后放置，药物流产于2次正常月经后放置；⑤月经推迟或哺乳期内放置应先排除早孕；⑥性交后5日内放置为紧急避孕方法之一。

案例一

【题干】　患者，女性，30岁，G2P2，已无生育要求，末次月经（LMP）为2月1日，2月13日发生无保护性行为，要求长期避孕，于2月17日就诊。请选手给予避孕指导及相应处理。

【解题思路】　患者4天前无保护性行为，现无再生育要求，目前避孕有两种：①口服紧急避孕药米非司酮片10mg；②带铜宫内节育器。可根据患者意愿，选择合适的避孕方式。

案例二

【题干】 患者，女性，38岁，G3P2，要求长期避孕前来就诊。患者近1年来出现经量增多及经期腹痛（已排除器质性病变），妇科B超提示：子宫大小正常，子宫肌层有增厚，回声欠均匀。患者目前月经干净第4天，请为患者选择合适避孕方式并告知相关副作用。

【解题思路】 ①患者为生育期女性，现有避孕要求，但其有经量增多及痛经，避孕方式可考虑放置能减少月经量和缓解痛经的左炔诺孕酮宫内节育系统（曼月乐）；②放置"曼月乐"的时间是月经周期的第4～7天，患者现月经干净第4天，应建议患者下次月经来潮的第4～7天前来医院放置；③放置"曼月乐"除了可导致子宫穿孔、节育器异位、节育器嵌顿或断裂、节育器下移或脱落、带器妊娠外，还可导致月经模式的改变。

案例三

【题干】 患者，女性，30岁，G3P1，药物流产后1月余，现月经干净3天，患者要求长期避孕前来就诊。请给予患者合适避孕方式。

【解题思路】 避孕方式有口服避孕药、工具避孕、宫内节育器、输卵管结扎等方式；其中宫内节育器是一种安全、有效、简便、经济、可逆的避孕工具，宫内节育器放置术应选择药物流产恢复2次正常月经后放置。根据患者病史，暂可考虑工具避孕或口服避孕药避孕，下次月经干净后3～7天放置宫内节育器。

案例四

【题干】 患者，女性，26岁，G2P2，足月顺产后10月余，要求放置宫内节育器。现仍在哺乳中，月经未复潮。请选手完善相关操作。

【解题思路】 哺乳期且月经未来潮，放置宫内节育器时，应先完善尿/血HCG、妇科B超等检查，排除妊娠后方可放置。

案例五

【题干】 患者，女性，28岁，已婚，要求上环避孕。该妇女现育有两子，无再生育要求。月经史：周期30天，经期4～5天，今为月经干净后第5天。请选手完善相关操作。

【解题思路】 患者已生育两子，暂无再生育要求，既往月经正常，现月经干净第5天，可予以放置宫内节育器避孕。

（南华大学附属第一医院 何 璐 任 妹 周 曦）

第二节 宫内节育器（IUD）取出术

一、适应证

1. 计划再生育或已无性生活不再需要避孕者。
2. 放置期限已满需更换者。
3. 绝经1年以上者。
4. 拟改用其他避孕措施或绝育者。
5. 有严重并发症及副作用，经治疗无效。
6. 带器妊娠者，包括宫内和异位妊娠。

二、禁忌证

1. 并发生殖道炎症时，先给予抗感染治疗，治愈后再取出宫内节育器。
2. 全身情况不良或在疾病的急性期，应待病情好转后再取出。

三、操作流程

步骤	细则	备注
（一）操作前准备	1. 医师准备　①穿工作服，戴口罩、帽子，洗手；②男医师要求女性医务人员陪同；③核对患者信息，了解患者的病史、体查及相关辅助检查，排除禁忌证；④与患者签署知情同意书；⑤拉好屏风，保护患者隐私	
	2. 患者准备　排空膀胱	
	3. 物品准备　取环包，络合碘，一次性垫单，无菌棉签，无菌纱布，无菌棉球，无菌手套等	
（二）体位	4. 体位　患者取膀胱截石位，臀部置于检查台缘	
（三）操作过程	5. 打开并对好光源	
	6. 检查取环包的有效期，打开取环包，检查灭菌指示卡	
	7. 戴无菌手套	
	8. 常规消毒外阴3遍	
	9. 铺无菌孔巾	
	10. 放置窥阴器后，络合碘棉球消毒阴道及宫颈，边旋转窥器边消毒（消毒2次）	
	11. 妇科检查了解子宫、附件情况	
	12. 更换手套	
	13. 更换窥阴器暴露子宫颈、固定窥阴器，子宫颈钳钳夹子宫颈前唇，轻轻向外牵拉	
	14. 络合碘棉签消毒子宫颈管及子宫颈表面	
	15. 有尾丝者，用血管钳夹住尾丝轻轻牵引取出；无尾丝者，探针探测宫深及节育器位置，视宫颈情况必要时扩宫，取环钩沿宫腔方向进入宫腔，触及节育器后转动钩头方向钩住节育器下缘，牵拉取出	
	16. 节育器取出后给患者过目，并告知节育器的完整性	
	17. 观察阴道内有无活动出血	
	18. 再次消毒阴道及子宫颈，取下子宫颈钳	
	19. 检查阴道内有无异物残留	
	20. 闭合并取下窥阴器	
	21. 取下孔巾	
（四）操作后处理	22. 脱手套，垃圾分类处理	
	23. 协助患者复位，复原衣物，观察患者生命体征	
	24. 向患者交代术后注意事项：术后2周之内禁止盆浴和性生活。如出现阴道流血、腹痛等不适前来复查	
	25. 洗手，关灯，做好操作记录	
（五）整体评价	26. 无菌原则	
	27. 人文关怀	

四、并发症处理

1. 感染　术中严格无菌操作，出现感染后使用抗菌药物。

2. 子宫穿孔　取器时易损伤子宫壁或穿孔，甚至损伤脏器，引起并发症，故取器前应常规检查了解宫内节育器的位置及有无断裂等情况，必要时宫腔镜或腹腔镜下取器。

五、相关知识点总结

宫内节育器取出时间　①月经干净后3～7日为宜；②带器妊娠行人工流产同时取器；③带器异位妊娠术前诊断性刮宫时，或在术后出院前取出IUD；④子宫不规则出血者，随时可取，取IUD同时需行诊断性刮宫，刮出组织送病理检查，排除子宫内膜病变。

六、模拟竞赛试题

案例一

【题干】　患者，女性，30岁，G3P1，已上器4年，现有二孩生育要求。月经干净后第5天。

血常规、白带常规正常。B超示子宫大小正常，双侧附件未见明显异常，节育器位置正常。请选手予以相应处理。

【解题思路】 患者既往放置宫内节育器避孕，现有生育要求，无取器禁忌证，取器时间合适，可予以取器。

案例二

【题干】 患者，女性，41岁，G3P2，已上器1年余，上器后经期由原来的5天延长至半个月。给予药物治疗效果不佳。近几个月出现腰骶酸胀不适，进行性加重。请予以相应处理。

【解题思路】 患者上器后出现严重副作用，保守治疗无效建议予以取器。

案例三

【题干】 患者，女性，50岁，停经1年余，要求取器。B超提示子宫萎缩，宫内节育器位置正常。请选手予以相应处理。

【解题思路】 绝经1年以上者可予以取器。

案例四

【题干】 患者，女性，20岁，停经50天，B超提示子宫内早孕，宫内节育器下移。请选手予以相应处理。

【解题思路】 患者带器妊娠，予以人工流产同时取出节育器。

案例五

【题干】 患者，女性，25岁，G3P0，因“宫腔粘连”于3个月前行宫腔镜下粘连分离术+宫内节育器放置，现月经基本正常。患者现有生育要求，请予以相应处理。

【解题思路】 患者宫腔粘连分离术后3月，月经恢复正常，患者有生育要求，予以宫内节育器取出。

案例六

【题干】 患者，女性，29岁，1年前放置宫内节育器，现有生育二孩需求，于月经干净后6天，来院取器。辅助检查：血常规、白带常规正常；妇科B超示子宫前位，宫腔内可见圆形节育环样回声，部分嵌入肌层。请为患者行取器术。

【提示卡】 往外退环时遇到阻力，请继续处理。

【解题思路】 ①患者妇科B超提示节育器嵌顿，术前需与患者充分沟通，告知经阴道取器存在失败可能，可能需要改行宫腔镜下取器或腹腔镜下甚至剖腹取器；②往外退器遇到阻力，可将节育器牵拉出子宫颈口外，拉直螺旋丝，两把弯钳夹住子宫颈口外环丝，于中间剪断，由一侧将环丝缓慢拉出，拉出后要将环丝对合，查看节育器是否完整。

（南华大学附属第一医院 何 璐 任 姝 周 曦）

第二十四章 妇科检查

Gynecologic Examination

一、适应证

1. 疑有妇产科疾病或需要排除妇产科疾病。
2. 常规妇科检查。

二、禁忌证

无绝对禁忌证。

三、操作流程

步骤	细则	备注
（一）操作前准备	1. 医师准备 ①穿工作服，戴口罩、帽子，洗手；②男医师要求女性医务人员陪同；③核对患者信息，了解患者的既往史及月经婚育史；④告知患者妇科检查的必要性，取得患者同意和配合；⑤拉好屏风，保护患者隐私	
	2. 患者准备 排空膀胱（尿失禁者除外）	
	3. 物品准备 窥阴器，一次性垫单，无菌手套，润滑剂或生理盐水等	
（二）体位	4. 体位 患者取膀胱截石位，臀部置于检查台缘，头部略抬高，双手平放于身旁	
（三）操作过程	5. 打开并对好光源	1. 疑生殖器官肿瘤、结核、子宫内膜异位症，或盆腔炎症，需行三合诊 2. 无性生活史者禁做阴道窥器检查及双合诊检查，应行直肠-腹部诊，确有必要时，需要征得患者同意并签字后再行阴道窥阴器检查及双合诊检查
	6. 正确戴手套	
	7. 外阴部检查 ①观察外阴发育、阴毛多少与分布，有无畸形、水肿、皮炎、溃疡、赘生物，皮肤和黏膜色泽变化；②分开大小阴唇，暴露阴道前庭，观察尿道口及阴道口有无畸形和新生物，处女膜是否完整、有无闭锁或突出；③嘱患者向下屏气观察有无阴道前后壁膨出、子宫脱垂或尿失禁等；④触摸一侧前庭大腺，了解有无前庭大腺囊肿及其大小、质地、有无触痛，并挤压观察腺体开口是否有异常分泌物溢出，检查一侧后再查另一侧；⑤触摸并了解其他外阴部皮肤及黏膜的质地、有无触痛，了解视诊时发现的肿物大小、质地、边界是否清晰、是否活动、有无压痛	
	8. 置入阴道窥器后检查 ①选择合适的阴道窥器，正确放置阴道窥器，打开前后两叶，旋转观察阴道前、侧、后壁黏膜颜色、皱襞多少、有无赘生物、瘢痕、溃疡以及有无畸形、穹隆有无变浅、是否饱满；②注意阴道分泌物的量、颜色及气味，如需留取标本，应在检查前准备好相应物品；③暴露子宫颈，观察其大小、颜色、外口形状，有无出血、肥大、糜烂样改变、腺囊肿、息肉及赘生物，子宫颈管内有无出血或分泌物，同时可采集宫颈外口鳞-柱状上皮交界处脱落细胞做子宫颈细胞学检查和HPV检测	
	9. 合拢阴道窥器的前后叶后再沿阴道侧后壁缓慢取出	
	10. 更换手套	
	11. 双合诊检查 ①一手示指、中指涂润滑剂后缓慢插入阴道，另一手在腹部随患者呼吸配合检查；②检查阴道松紧度、通畅度、深度，注意有无畸形、瘢痕、结节或肿块和触痛；③检查子宫颈大小、形状、硬度及子宫颈外口情况，注意子宫颈位置、有无子宫脱垂、接触性出血、举痛及摇摆痛；④检查子宫：阴道内手指放在子宫颈后方向上向前方抬举子宫颈，另一手以四指指腹自腹部平脐处向下、向后随患者呼吸按压腹壁，并逐渐向耻骨联合部移动，通过内外手指的配合，扪清子宫的位置、大小、形状、硬度、活动度、表面情况以及有无压痛；⑤检查附件：阴道内手指由子宫颈后方移至一侧穹隆部，尽可能往上向盆腔深部扪触，同时另一手从同侧下腹壁髂棘水平开始，由上向下按压腹壁，与阴道内手指相互对合，触摸该侧附件区有无增厚、肿块或压痛。若触到肿块，应查清其位置、大小、形状、质地或硬度、活动度、边界和表面情况、与子宫的关系以及有无压痛等，同法检查对侧	
	12. 退出手指，观察指套上有无血迹	
	13. 更换手套，三合诊检查 一手示指放入阴道，中指插入直肠，其余检查步骤与双合诊检查时相同，可扪清后倾或后屈子宫大小、发现子宫后壁、宫颈旁、直肠子宫陷凹、宫骶韧带和盆腔后部病变及其与子宫或直肠的关系	

续表

步骤	细则	备注
（三）操作过程	14. 直肠-腹部诊 ①适于无性生活史、阴道闭锁或有其他原因不宜行双合诊的患者；②检查者一手示指蘸取润滑剂后轻轻按摩肛周，嘱患者像解大便样屏气的同时轻轻进入直肠，配合患者呼吸以直肠内的示指与腹部上的手配合检查，了解子宫及附件的情况	
（四）操作后处理	15. 脱手套，垃圾分类处理，洗手，关灯	
	16. 协助患者复位，复原衣物，告知并记录检查结果	
（五）整体评价	17. 无菌原则	
	18. 人文关怀	

四、并发症处理

感染　对于阴道流血的患者，如确需要妇科检查，应行外阴消毒后进行，以减少感染的发生。

五、相关知识点总结

1. 除尿失禁患者外，检查前均应排空膀胱，必要时导尿。大便充盈者应于排便或灌肠后检查。

2. 避免经期妇科检查，若有异常阴道流血，可消毒外阴后，使用无菌手套及器械，防止发生感染。

3. 拟行子宫颈细胞学检查或取阴道分泌物做涂片检查时，不用润滑剂，改用生理盐水润滑。行子宫颈脱落细胞学检查时，取材部位应为宫颈外口鳞-柱上皮交接部和子宫颈管内；若阴道分泌物异常者应取阴道侧壁上1/3的分泌物。

六、模拟竞赛试题

案例一

【题干】　患者，女性，40岁，因发现子宫肌瘤3年，经量逐渐增多2年，于妇科门诊就诊。近1年余患者未复诊。请完善妇科检查。

【解题思路】　①患者发现子宫肌瘤后出现经量增多，考虑子宫肌瘤所致可能性大，妇科常规检查时应着重检查子宫的大小、形态、质地；②患者近1年余未行妇科检查，还应完善HPV、TCT检查，排除宫颈病变可能；③妇科检查同时应观察阴道分泌物的量、性质、色泽、有无臭味，必要时取分泌物行滴虫、假丝酵母菌、线索细胞、淋病奈瑟球菌等相关检查。

案例二

【题干】　患者，女性，45岁，因接触性出血半年，阴道少量流血10余天就诊妇科门诊。请完善妇科检查。

【解题思路】　①患者有接触性出血，应考虑宫颈病变可能（宫颈上皮内瘤变或宫颈癌），妇科检查应着重检查宫颈的大小、硬度，有无柱状上皮外移、裂伤、息肉、腺囊肿，有无接触性出血等，并完善三合诊检查。②患者现有阴道流血，应在外阴消毒后，使用无菌手套和器械，以防发生感染。

案例三

【题干】　患者，女性，48岁，G2P1，因月经紊乱半年，阴道不规则流血20余天就诊妇科门诊。请予以完善妇科检查。

【解题思路】　①围绝经期女性出现的月经紊乱、异常阴道流血，应考虑排卵异常或子宫颈、子宫内膜病变所致，妇科检查应着重检查子宫体的大小、形态、质地及子宫颈的大小、形状、硬度及子宫颈外口情况，有无接触性出血；②患者现有阴道流血，应在外阴消毒后，使用无菌手套和器械，以防发生感染。

案例四

【题干】 患者，女性，35岁，因触及左侧外阴肿块，伴疼痛10余天，发热2天就诊妇科门诊。请完善妇科检查并做出诊断。

【解题思路】 ①一侧外阴局部肿块，伴疼痛及发热，应考虑前庭大腺脓肿可能。②妇科检查应重点查看肿块部位、大小、质地及活动度；外阴局部皮肤颜色；肿块有无压痛；肿块表面有无破溃及异常分泌物，如有异常分泌物应留取做细菌培养+药敏试验，指导抗菌药物使用。

案例五

【题干】 患者，女性，28岁，末次月经2月3日，2月25日同房后下腹痛2h急诊入院。请完善妇科检查并口述可能出现的阳性体征。

【解题思路】 ①患者于黄体期同房后出现下腹痛，应考虑黄体破裂出血可能；②妇科检查可触及子宫颈举痛或摇摆痛，若腹腔内出血较多时，子宫有漂浮感，双侧附件压痛，以患侧为甚，并于患侧附件扪及包块。

（南华大学附属第一医院 何 璐 周 曦）

第二十五章 产前检查

Prenatal Examination

本章操作视频

一、适应证

首次产前检查的时间应从确诊妊娠早期开始。主要目的：①确定孕妇和胎儿的健康状况；②估计和核对孕期或胎龄；③制定产前检查计划。

二、禁忌证

无绝对禁忌证，但对于子宫敏感、先兆早产者动作应轻柔，对于已经有宫缩者，应在宫缩间歇期检查。

三、操作流程

步骤	细则	备注
（一）操作前准备	1. 医师准备 ①穿工作服，戴口罩、帽子，洗手；②男医师要求女性医务人员陪同；③核对患者信息，向孕妇交代检查的目的；④拉好屏风，保护患者隐私	
	2. 患者准备 排空膀胱	
	3. 物品准备 血压计、体重秤、皮尺、一次性垫单、无菌大棉签、无菌纱布、无菌手套、消毒液（络合碘、0.1%苯扎溴铵）、肥皂水、温开水、骨盆外测量器、骨盆出口测量器、汤姆斯骨盆出口测量器、胎心听诊器	
（二）体位	4. 体位 仰卧位，头部稍垫高，垫臀下巾，暴露腹部，双腿略屈曲稍分开	
（三）一般情况	5. 测体重、血压，评估体重增长是否合理，观察腹型及大小，有无妊娠纹、手术瘢痕及水肿等	
	6. 宫高 用手触及子宫底高度，软尺测量耻骨联合上缘至子宫底的距离	
	7. 腹围 软尺经脐绕腹部一周	
（四）四部触诊	8. 检查者站在孕妇的右侧，在做前三步手法时，检查者面向孕妇头端；做第四步手法时，检查者面向孕妇足端	
	9. 第一步：检查者将左手置于子宫底部，描述子宫底距离脐或剑突的指数，估计胎儿大小与妊娠月份是否相符；两手置于子宫底部，以两手指腹相对交替轻推，判断子宫底部的胎儿部分，区分为胎头或胎臀	
	10. 第二步：确定胎产式后，检查者两手掌分别置于腹部左右侧，轻轻深按进行检查。触到平坦饱满部分为胎背，并确定胎背向前、向侧方或向后；触到可变形的高低不平部分为胎儿肢体	
	11. 第三步：检查者右手拇指与其他四指分开，置于骨盆入口上方握住胎先露部，进一步检查是胎头或胎臀，左右推动以确定是否衔接	
	12. 第四步：检查者左右手分别置于胎先露部的两侧，沿骨盆入口向下深按，进一步核实胎先露部的诊断是否正确，并确定胎先露部的入盆程度	
	13. 触诊确定胎方位后，胎心听诊器在胎背上方的孕妇腹壁上听诊胎心1min	
（五）骨盆测量	14. 骨盆外测量 用骨盆测量器测量以下径线：①髂棘间径：孕妇取伸腿仰卧位，测量两侧髂前上棘外缘的距离，正常值23～26cm；②髂嵴间径：孕妇取伸腿仰卧位，测量两侧髂嵴外缘最宽的距离，正常值25～28cm；③骶耻外径：检查者立于孕妇右侧，孕妇取左侧卧位，右腿伸直，左腿屈曲，测量耻骨联合上缘中点到第5腰椎棘突下缘的距离，正常值18～20cm；④坐骨结节间径：孕妇取仰卧位，两腿向腹部弯曲，双手抱膝，测量两坐骨结节内侧缘的距离，正常值为8.5～9.5cm，若此值＜8cm，应加测出口后矢状径；⑤耻骨弓角度：用两手拇指指尖斜着对拢，放置在耻骨联合下缘，两手拇指平放在耻骨降支上，测量两拇指间角度，正常值：90°，小于80°为异常	1. 怀疑骨盆出口狭窄时，可测量坐骨结节间径和耻骨弓角度

续表

步骤	细则	备注
（五）骨盆测量	15. 骨盆内测量 ①孕妇取截石位，检查者面向孕妇，立于孕妇两腿之间，外阴消毒，右手戴无菌手套，可用络合碘（或0.1%苯扎溴铵溶液）润滑手套，示指、中指并拢伸入阴道，拇指伸直，其余各指屈曲；②对角径：骶岬上缘中点到耻骨联合下缘的距离，检查者将一手的示、中指伸入阴道，用中指尖触到骶岬上缘中点，示指上缘紧贴耻骨联合下缘，另一手示指固定标记此接触点，抽出阴道内的手指，测量中指尖到此接触点距离，正常值：12.5～13cm；③坐骨棘间径：一手示指、中指放入阴道内，分别触及两侧坐骨棘，估计其间的距离，正常值10cm；④坐骨切迹宽度：将阴道内的示指置于骶棘韧带上移动，若能容纳3横指为正常，正常值：5.5～6cm；⑤出口后矢状径：坐骨结节间径中点至骶骨尖端的长度，检查者戴手套的右手示指伸入孕妇肛门向骶骨方向，拇指置于孕妇体外骶尾部，两指共同找到骶骨尖端，将骨盆出口测量器一端放在坐骨结节间径的中点，另一端放在骶骨尖端处，测量器标出的数字即出口后矢状径值，正常值：8～9cm	2. 骨盆内测量：阴道分娩前或产时，需要确定骨产道情况时进行该测量 3. 外阴消毒：消毒前阴道口遮盖无菌纱布，先肥皂水擦洗外阴，再用温水冲洗肥皂沫，最后络合碘或0.1%苯扎溴铵消毒外阴，消毒毕取下阴道口纱布
	16. 肛门检查 ①常于临产后适时在宫缩时进行，先用消毒纱布遮盖阴道口；②右手戴手套，示指蘸液体石蜡润滑后轻轻伸入直肠内，其余各指屈曲，检查者左手可以同时放在孕妇腹壁感受宫缩情况；③示指向后触及尾骨尖端，了解骶尾关节活动度，了解骶骨弯曲度。寻找坐骨棘，了解坐骨棘是否突出，确定胎先露高低；④指腹探查子宫颈口，估计子宫颈软硬、厚薄、子宫颈管消退程度、子宫口扩张的程度。已破膜者，根据胎头囟门及颅缝位置确定胎方位	
	17. 阴道检查 ①常于临产后适时在宫缩时进行，先用消毒纱布遮盖肛门。②进行外阴清洗及消毒。③戴手套，左手分开阴唇，暴露阴道口，置入窥阴器，检查子宫颈及阴道情况，如疑有胎膜早破，可行阴道液pH测定及涂片检查；如胎膜已破，可了解羊水性状。检查完毕退窥阴器。④右手戴手套，中指和示指同时进入阴道，左手放在孕妇腹壁感受宫缩，了解骶尾关节活动度，骶骨弯曲度，坐骨棘是否突出。确定胎方位及胎先露高低。探查子宫颈口，了解子宫颈软硬、厚薄，子宫颈管消退程度、子宫扩张大小	
（六）操作后处理	18. 撤臀下巾，协助患者复位，复原衣物	
	19. 脱手套，垃圾分类处理，洗手	
	20. 告知并记录检查结果	
（七）整体评价	21. 无菌原则	
	22. 人文关怀	

四、并发症处理

仰卧位低血压 妊娠晚期孕妇仰卧位时，出现头晕、恶心、呕吐、胸闷、面色苍白、出冷汗、心跳加快及不同程度血压下降，此时若改为侧卧姿势，血压可恢复正常。

五、相关知识点总结

1. 妊娠期子宫随孕月逐渐增大，可通过手测子宫底高度或尺测耻上子宫长度估计胎儿大小及孕周，见表25-1。

表25-1 不同妊娠时期子宫底高度及耻上子宫长度

妊娠周数	手测子宫底高度	尺测子宫长度（cm）
12周末	耻骨联合上2～3横指	—
16周末	脐耻之间	—
20周末	脐下1横指	18（15.3～21.4）
24周末	脐上1横指	24（22.0～25.1）
28周末	脐上3横指	26（22.4～29.0）
32周末	脐与剑突之间	29（25.3～32.0）
36周末	剑突下2横指	32（29.8～34.5）
40周末	脐与剑突之间或略高	33（30.0～35.3）

2. 坐骨棘间径是中骨盆最短的径线，如此径线过小会影响分娩过程中胎头的下降。坐骨切迹宽度代表中骨盆后矢状径，如此径线低于正常值则为中骨盆狭窄。

3. 一般情况下首次检查时间应在6～8周为宜，妊娠20～36周为每4周检查1次，妊娠37周以后每周检查1次，共行产前检查9～11次。

六、模拟竞赛试题

案例一

【题干】 患者，女性，30岁，G1P0，因停经39周，规律性下腹痛3h，阴道流液1h急诊平车入院，孕期未定期产检，请给患者行产科检查。

【解题思路】 患者孕足月，现有规律腹痛、阴道流液，考虑临产、胎膜破裂可能，应立即予以患者产检：①测血压、脉搏、呼吸、体温；②子宫高、腹围测量；③腹部视诊、四步触诊；④听胎心；⑤骨盆外测量；⑥阴道检查了解骨盆、子宫口扩张、胎先露下降程度、胎方位、Bishop宫颈成熟度评分，明确产程进展情况；⑦胎心监护了解胎儿宫内情况。

案例二

【题干】 孕妇，30岁，G2P1，因停经26^{+4}周来院产检，既往有巨大胎儿分娩史。请完善产科检查。

【解题思路】 ①孕妇现停经26^{+4}周，产前检查应首先考虑常规项目：血压、体重、子宫底高度、腹围、听胎心；②必查项目：75g口服葡萄糖耐量试验（OGTT）、血常规、尿常规；③了解患者血型（ABO和Rh），如Rh阴性应进行抗D滴度复查；④早产高危者，应做子宫颈阴道分泌物胎儿纤维连接蛋白检测。

案例三

【题干】 孕妇，30岁，G2P1，停经39周定期来院产检，请给予孕妇产前检查。

【提示卡】 产检时孕妇突然觉得头晕、胸闷、恶心、冷汗，请口述孕妇出现了何种情况并予以处理。（孕前及孕期未发现心脏病、高血压、糖尿病）

【解题思路】 ①孕妇孕39周常规产前检查：血压、体重、子宫底高度、腹围、胎心率、胎位、宫颈检查（Bishop评分）、血常规、尿常规、NST检查；备查产科B超及评估分娩方式；②孕妇产检为仰卧位，突然觉得头晕、胸闷、恶心、冷汗，应首先考虑仰卧位低血压，立即改变体位，观察血压恢复情况。

案例四

【题干】 孕妇，30岁，G2P1，停经32周来院产检。请选手完善相关产前检查、健康教育及指导。

【提示卡】 子宫底高度约26cm，请继续处理。

【解题思路】 ①完善测血压、体重、子宫底高度、腹围、胎心率、胎位、血常规、尿常规检查；②孕妇目前宫高仅相当于28周水平，小于实际孕周，应考虑：胎儿子宫内生长受限、羊水过少、孕周推算错误等，需进一步详细询问病史，同时行B超检查。

案例五

【题干】 孕妇，30岁，G2P1，停经30周定期来院产检。请完善相关产前检查、健康教育及指导。

【提示卡】 产科B超示胎儿大小符合孕月；胎位为臀位。

【解题思路】 ①妊娠30周产检除了测血压、体重、腹围、子宫底高度、胎心率、进行胎位检查外，还应完善产科超声检查、血常规、尿常规。②妊娠30周后认为臀先露应予矫正，可用胸膝卧位法矫正：嘱孕妇排空膀胱，松解裤带，胸膝卧位，2～3次/日，15min/次，一周后复查。其他纠正方法有激光照射或艾灸至阴穴或外倒转术。

（南华大学附属第一医院 何 璐 任 姝 李 仪）

第二十六章 电子胎心监护

Electronic Fetal Heart Rate Monitoring

一、适应证

连续观察和记录胎心率的动态变化，也可了解胎心与胎动及宫缩之间的关系，评估胎儿子宫内安危情况。

二、禁忌证

1. 无应激试验（non-stress test，NST）：无禁忌证。

2. 催产素激惹试验（oxytocin challenge test，OCT）：前置胎盘或产前出血原因不明者，先兆早产或有早产史者，宫颈机能不全者，胎儿子宫内已有缺氧者。

三、操作流程

NST

步骤	细则	备注
（一）操作前准备	1. 医师准备 ①穿工作服，戴口罩、帽子，洗手；②男医师要求女性医务人员陪同；③核对患者信息，向孕妇交代检查的目的；④拉好屏风，保护患者隐私	
	2. 患者准备 排空膀胱	
	3. 物品准备 一次性垫单、电子胎心监护仪、医用超声耦合剂、卫生纸、免洗手消毒液	
（二）体位	4. 体位 仰卧位、侧卧位均可	
（三）操作过程	5. 打开监护仪，检查其性能	
	6. 检查者站在孕妇右侧，面向孕妇头端	
	7. 暴露孕妇腹部	
	8. 四步触诊，了解子宫大小、胎方位、胎产式、胎先露以及胎先露部是否衔接	
	9. 触诊确定胎方位后，在胎背上方的孕妇腹壁上涂耦合剂，放置好胎心探头，清晰听及胎心音后固定胎心探头	
	10. 将宫缩探头固定于子宫体部近宫底处	
	11. 将胎动按钮交与孕妇，告知孕妇感胎动时按胎动按钮一次	
	12. 调试电子胎心监护仪并开始走纸（速度设定为3cm/min或2cm/min），观察20～40min，结果若为无反应型则需刺激胎儿，再继续测定20min，共40min	
	13. 电子胎心监护图纸的判读	
（四）操作后处理	14. 结束后停止走纸，关机并妥善收拾电子胎心监护仪	
	15. 擦净腹部耦合剂，撤臀下巾，协助患者复位，复原衣物	
	16. 告知并记录检查结果，判断NST意义并给出处理意见	
（五）整体评价	17. 人文关怀	

OCT

步骤	细则	备注
（一）操作前准备	1. 医师准备 ①穿工作服，戴口罩、帽子，洗手；②男医师要求女性医务人员陪同；③核对患者信息，向孕妇交代检查的目的；④拉好屏风，保护患者隐私	
	2. 患者准备 排空膀胱	
	3. 物品准备 一次性垫单、胎心监护仪、耦合剂、卫生纸、免洗手消毒液	
（二）体位	4. 体位 仰卧位、侧卧位均可	

续表

步骤	细则	备注
（三）操作过程	5. 打开监护仪，检查其性能	
	6. 检查者站在孕妇右侧，面向孕妇头端	
	7. 暴露孕妇腹部	
	8. 四步触诊，了解子宫大小、胎方位、胎产式、胎先露以及胎先露部是否衔接	
	9. 触诊确定胎方位后，在胎背上方的孕妇腹壁上涂耦合剂，放置好胎心探头，清晰听及胎心音后固定胎心探头	
	10. 将宫缩探头固定于子宫体部近宫底处	
	11. 将胎动按钮交与孕妇，告知孕妇感胎动时按胎动按钮一次	
	12. 诱发宫缩前，连续测定胎心率及子宫收缩10～20min作为对照，若宫缩已能达到规定要求，则无需再刺激宫缩	
	13. 诱发宫缩方法 ①按摩乳头2min直至产生宫缩；②缩宫素2.5U加入5%葡萄糖溶液500ml静脉滴注，开始剂量为5滴/min，每隔15min倍增1次，以诱发出满意宫缩时的最小剂量维持到试验结束。诱发宫缩成功的标志为每10min出现3次宫缩，持续时间达40～60s	
	14. 诱发满意宫缩后监护记录持续30min	
（四）操作后处理	15. 试验结束后，停止滴注缩宫素，观察至宫缩完全消失为止	
	16. 结束后停止走纸，关机并妥善收拾电子胎心监护仪	
	17. 擦净腹部耦合剂，撤臀下巾，协助患者复位，复原衣物	
	18. 告知并记录检查结果，判断OCT意义并给出处理意见	
（五）整体评价	19. 人文关怀	

四、并发症处理

1. 仰卧位低血压 妊娠晚期孕妇若较长时间取仰卧姿势，可出现低血压，此时若改为侧卧姿势，血压可恢复正常。

2. 宫缩 注意手法轻柔，以免刺激宫缩。

五、相关知识点总结

1. NST判读及处理 见表26-1。

表26-1 NST判读及处理

参数	正常NST	不典型NST	异常NST
胎心率基线	110～160次/min	100～110次/min；>160次/min，<30min	<100次/min；>160次/min，>30min
基线变异	6～25次/min（中度变异）；≤5次/min（变异缺失及微小变异），持续<40min	≤5次/min，持续40～80min内	≤5次/min，≥80min内；≥25次/min，>10min；正弦波形
减速	无减速或者偶发变异减速，<30s	变异减速，持续30～60s内	变异减速，≥60s；晚期减速
加速（≥孕32周）	40min内≥2次加速超过15次/min，持续15s	40～80min内<2次加速超过15次/min，持续15s	>80min，<2次加速超过15次/min，持续15s
加速（<孕32周）	40min内≥2次加速超过10次/min，持续10s	40～80min内<2次加速超过10次/min，持续10s	>80min，<2次加速超过10次/min，持续10s
处理	观察或进一步评估	需要进一步评估	复查；全面评估胎儿状况；生物物理评分；及时终止妊娠

2. OCT判读 ①阴性：没有晚期减速或重度变异减速；②可疑（有下述任一种表现）：间断出现晚期减速或重度变异减速；宫缩过频（>5次/10min）；宫缩伴胎心减速，时间>90s；出现无法解释的监护图形；③阳性：≥50%的宫缩伴随晚期减速。

3. 产时胎心监护图形的三级判读 见表26-2。

表26-2　三级电子胎心监护判读标准

分类	特征	临床意义	处理
第Ⅰ类	胎心率基线110～160次/min；基线变异为中度变异；没有晚期减速及变异减速；存在或者缺乏早期减速；存在或缺乏加速	胎儿酸碱平衡正常	常规监护
第Ⅱ类	除了第Ⅰ类和第Ⅲ类胎心监护的其他情况	不能说明存在酸碱平衡紊乱	综合考虑临床情况、持续胎心监护、必要时宫内复苏
第Ⅲ类	有两种情况：①胎心率基线无变异并且存在下面情况之一：复发性晚期减速；复发性变异减速；胎心过缓。②正弦波	胎儿存在酸碱失衡即胎儿缺氧	立即采取措施纠正胎儿缺氧，包括改变孕妇体位、吸氧、停用缩宫素、抑制宫缩、纠正孕妇低血压等，如措施不奏效，应紧急终止妊娠

4. 胎儿宫内复苏措施　①停止或者减慢缩宫素滴注速度，必要时使用宫缩抑制剂；②改变孕妇体位为侧卧位/膝胸卧位；③加快输液滴速纠正孕妇低血压；④行阴道检查解除胎先露对脐带的压迫；⑤鼻导管给氧或者面罩给氧；⑥缓解产妇焦虑情绪；⑦训练孕妇调整呼吸及屏气技术。

六、模拟竞赛试题

案例一

【题干1】　孕妇，30岁，G1P0，因停经39周，规律性下腹痛3h入院，入院时体查：心率80次/min，腹隆起，如孕月大小，可扪及规律宫缩，宫颈管未消退，宫口可容1指，LOA，S=–2，胎膜未破。请选手给患者行胎心监护检查。

【题干2】　胎心监护结果如图26-1，请进一步处理。

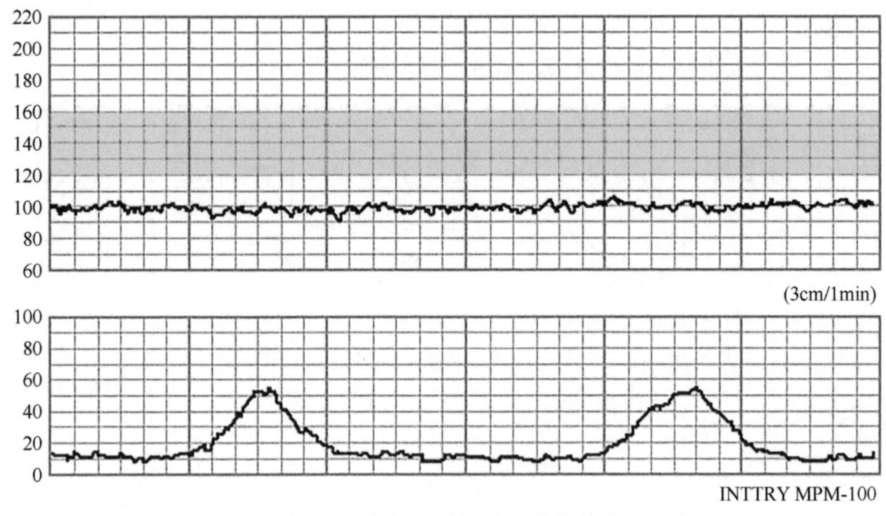

图26-1　案例一孕妇胎心监护结果

【解题思路】　①孕妇孕足月，现有规律腹痛，考虑临产；②胎心监护提示：胎儿心动过缓，胎儿宫内缺氧可能，应立即予以纠正，采取措施包括：改变孕妇体位、吸氧，若症状仍无改善，应立即剖宫产终止妊娠。

案例二

【题干1】　孕妇，30岁，G2P1，因停经38^{+4}周，下腹痛3h就诊。入院时体查：腹隆起，如孕月大小，可扪及宫缩，胎心140次/min。请选手给患者行胎心监护检查。

【题干2】　胎心监护结果如图26-2，请进一步处理。

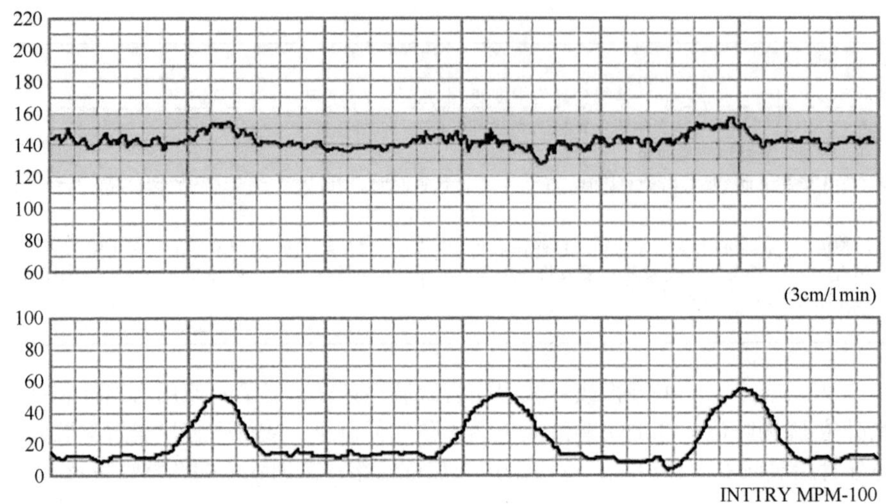

图26-2 案例二孕妇胎心监护结果

【解题思路】 ①孕妇现停经38^{+4}周，有规律宫缩，考虑临产；②胎心监护显示规律宫缩，胎心正常，为正常胎心监护结果。继续观察产程进展情况即可。

案例三

【题干1】 孕妇，30岁，G2P1，停经39周，下腹痛5h入院。入院时查：腹隆起，如孕月大小，可扪及规律宫缩，胎心140次/min，LOA，宫颈管已消退，宫口开大2cm，S=−2。请选手给孕妇行胎心监护检查。

【题干2】 胎心监护结果如图26-3，请进一步处理。

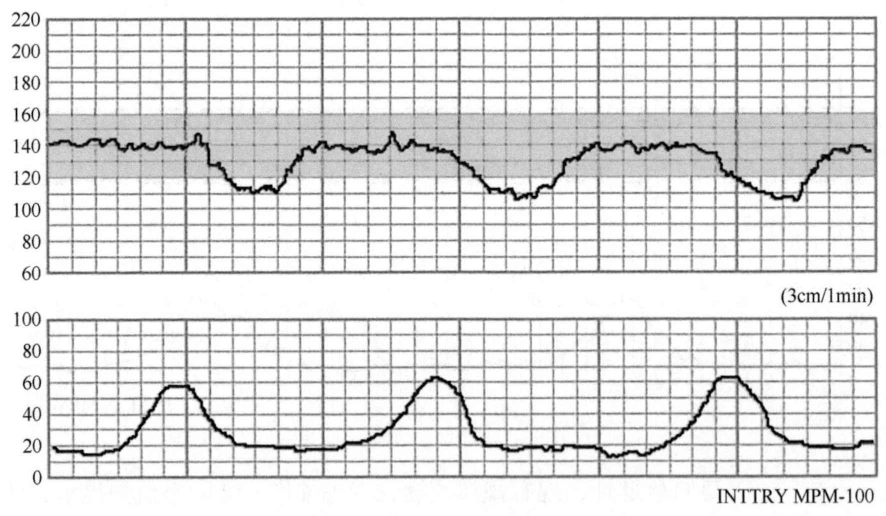

图26-3 案例三孕妇胎心监护结果

【解题思路】 ①孕妇停经39周，下腹痛5h，现有规律宫缩，宫口有扩张，考虑临产；②胎心监护结果提示：晚期减速，考虑胎儿缺氧，立即予以改变体位、吸氧、输液等宫内复苏治疗，若治疗无效，考虑短时间无法阴道分娩者，应立即剖宫产终止妊娠。

案例四

【题干1】 孕妇，30岁，G2P1，停经38周，下腹痛6h，阴道流液1h余入院。请选手给孕妇行胎心监护检查。

【题干2】　胎心监护结果如图26-4，请进一步处理。

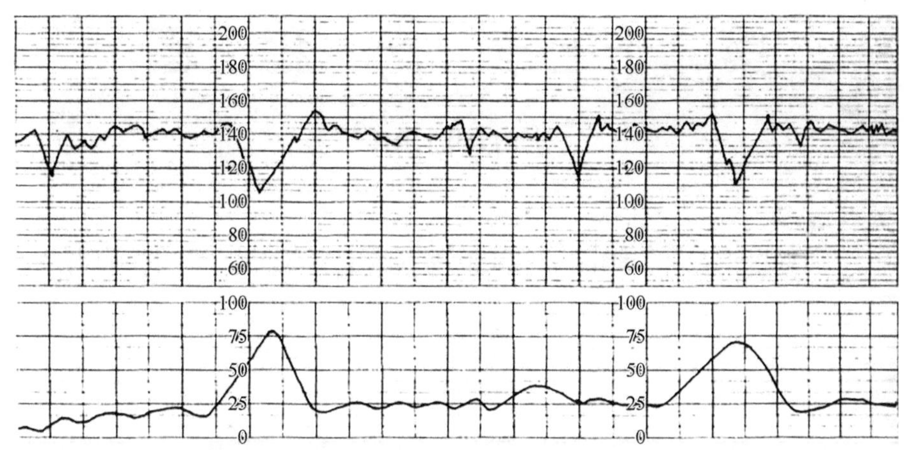

图26-4　案例四孕妇胎心监护结果

【解题思路】　①孕妇妊娠38周，有下腹痛及阴道流液，考虑临产，胎膜破裂；②胎心监护结果显示变异减速，可行阴道检查，了解有无脐带脱垂、受压情况，同时予以吸氧、输液等宫内复苏治疗，持续胎心监护，如胎心监护提示反复性变异减速，可考虑剖宫产终止妊娠。

案例五

【题干1】　孕妇，25岁，G1P0，停经36周来院产检。请选手给孕妇行胎心监护检查。

【题干2】　胎心监护结果如图26-5，请进一步处理。

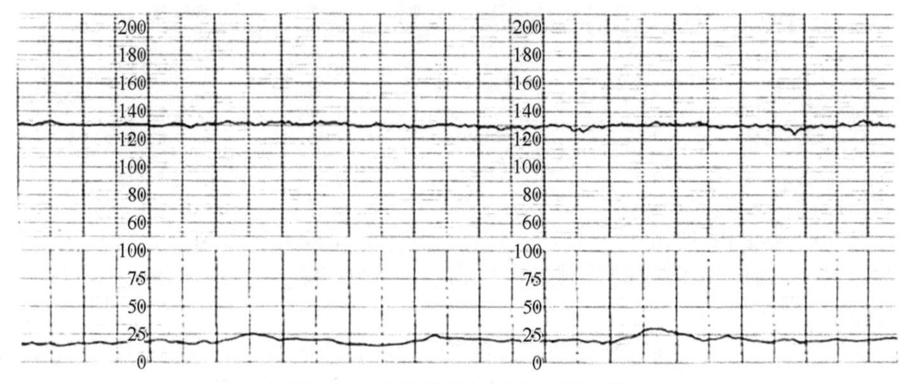

图26-5　案例五孕妇胎心监护结果

【解题思路】　孕妇胎心监护提示胎心基线变异≤5次/min，见于胎儿深睡眠、使用镇静药物；无脑儿、胎儿缺氧（胎儿基本状况不佳、胎儿储备能力丧失）等情况，可延长监护时间至40～60min，或推动胎儿，或声刺激后继续监护。

（南华大学附属第一医院　何　璐　李　仪）

第二十七章　产　程　图

Partogram

一、适应证

所有临产的孕妇均可使用产程图表。通常在孕妇宫颈扩张2cm以上开始产程图记录。

二、禁忌证

无。

三、操作流程

步骤	细则	备注
（一）操作前准备	1. 空白产程图表，红蓝笔，直尺，橡皮	
（二）操作过程	2. 仔细阅读产程图表的内容	
	3. 数据标记　使用规范的符号将每一次阴道检查所获得的宫颈扩张及胎先露下降数据标示在产程曲线上，通常用红色“○”表示宫颈扩张，用蓝色“×”表示胎先露下降，用红笔连接红色“○”，用蓝笔连接蓝色“×”，得到两条曲线	
	4. 绘制附属表格，包括检查时间、血压、胎心率、宫缩、羊水性状等特殊发现及处理	
	5. 描画警戒线及异常线　在产程曲线上将宫颈扩张3cm处作为进入活跃期的标志，以该标志点及与之相距4h的宫颈扩张10cm的标志点处画一斜行连线作为警戒线，距警戒线4h处再画一条与之平行的斜线作为异常线，两线之间的区域为警戒区	
	6. 识别产程曲线中的关键节点，如临床、活跃期起点、宫颈开全、胎儿娩出等	

四、并发症处理

无。

五、相关知识点总结

1. 通过产程曲线可早期识别产程延缓、停滞及胎先露下降异常等情况，及时发现难产倾向，并进行适当处理。识别产程曲线的关键点包括临产、活跃期起点、宫颈开全（宫口开大10cm）点、胎儿娩出等。

2. 产程曲线有两种　①“X”交叉型：宫颈扩张曲线自左向右、从下向上；胎先露下降曲线自左向右，但由上向下，两条曲线呈“X”形交叉发展。两条曲线多在第一产程后期交叉，然后又相互分离，直至胎儿娩出。②伴行型：宫颈扩张及胎先露下降的两条曲线走向一致，均自左向右、从下向上。

3. 产程异常　①潜伏期延长：从临产规律宫缩开始到活跃期起点（4～6cm）称为潜伏期。初产妇>20h、经产妇>14h称为潜伏期延长。②活跃期延长：从活跃期起点（4～6cm）至宫颈口开全称为活跃期。活跃期宫颈口扩张速度<0.5cm/h称为活跃期延长。③活跃期停滞：当破膜且宫颈口扩张≥6cm后，若宫缩正常时宫颈口停止扩张≥4h，或宫缩欠佳时宫颈口停止扩张≥6h，称为活跃期停滞。④胎头下降延缓：第二产程初产妇胎头先露下降速度<1cm/h，经产妇<2cm/h，称为胎头下降延缓。⑤胎头下降停滞：第二产程胎头先露停留在原处不下降>1h，称为胎头下降停滞。⑥第二产程延长：初产妇>3h，经产妇>2h（硬膜外麻醉镇痛分娩时为初产妇>4h，经产妇>3h），产程无进展（胎头下降和旋转），称为第二产程延长。

4. 根据传统的WHO推荐的产程图表，从临产开始至宫口开大3cm为潜伏期，宫口开大3cm至宫口开全为活跃期；根据第9版《妇产科学》，从临产开始至宫口开大4～6cm为潜伏期，宫口开大4～6cm至宫口开全为活跃期，活跃期不再分为加速期、最大加速期及减速期。

六、模拟竞赛试题

案例一

【题干】 孕妇，26岁，G2P0，因停经38^{+5}周，临产18h。入院后产程如表27-1。请选手绘制产程图，并做出合适的处理。

表27-1 案例一孕妇产程记录

时间	宫缩	胎心（次/min）	宫口开大（cm）	胎先露下降（S）	胎膜情况	血压
10:00	30s/3～4min	130	2	–2	未破	
13:00	30s/3～4min	140	3	–1	未破	
14:00	30s/3～4min	150	4	0	未破	
17:00	30s/3～4min	146	5	+1	未破	115/80mmHg
19:00	30～40s/3～4min	148	6	+1	人工破膜羊水清亮	
22:30	40～45s/3min	136	8	+2	羊水清亮	
0:30	45～50s/2～3min	130	10	+2	羊水清亮	110/75mmHg
1:30	45～50s/2～3min	130	10	+2	羊水清亮	
2:00	50s/2min	130	10	+3	羊水Ⅰ°污染	
2:30		125	胎儿娩出			
2:55			胎盘娩出			

【解题思路】 从产程图可看出孕妇宫口开大4cm后，宫口扩张速度＜0.5cm/h，考虑活跃期延长。患者宫口开全后胎先露下降速度＜1cm/h，考虑胎头下降延缓，要高度警惕头盆不称，需立即评估孕妇屏气用力情况、胎心率、胎方位、骨盆等情况，若无头盆不称，可用缩宫素加强产力；同时指导孕妇屏气用力。处理后胎头下降无进展，胎头位置≤+2水平以上，应及时行剖宫产术。

案例二

【题干】 孕妇，26岁，G2P0，因停经39^{+5}周，临产20h。入院后产程如表27-2。请绘制产程图，并做出合适的处理。

表27-2 案例二孕妇产程记录

时间	宫缩	胎心（次/min）	宫口开大（cm）	胎先露下降（S）	胎膜情况	血压
8:00	30s/6min	130	2	–2	未破	115/80mmHg
12:00	25～30s/5～6min	145	4	–1	未破	
14:00	25～30s/5～6min	136	4	–1	未破	110/75mmHg
17:00	30～40s/3～4min	132	6	0	未破	
20:30	35～40s/3～4min	135	8	+1	自然破膜，羊水清亮	110/70mmHg
21:30	35～40s/3min	130	10	+1	羊水清亮	
22:00	40～50s/2～3min	129	10	+3	羊水Ⅰ°污染	
22:40		125	胎儿娩出			
22:58			胎盘娩出			

【解题思路】 患者进入活跃期（宫口开大4cm）后持续2h产程无进展，为活跃期延长，应做阴道检查排除头盆不称、胎位异常，若无异常，可人工破膜和缩宫素静脉滴注加强产力。宫口开大6cm后，产程进展顺利，为正常产程。

案例三

【题干1】 孕妇，28岁，G2P0，停经41周，腹痛4h，于早4:00入院。入院时查：规律宫缩30s/3～4min，胎心139次/min，宫颈管已消，宫口开大2cm，ROT，先露下降S=–2。入院后产程如表27-3。请绘制产程图。

表27-3 案例三孕妇产程记录

时间	宫缩	胎心（次/min）	宫口开大（cm）	胎先露下降（S）	胎膜情况
4:00	30s/3～4min	139	2	–2	未破
7:00	25～30s/3～4min	133	3	–1	自然破膜，羊水清亮
10:00	30～35s/3～4min	128	6	0	羊水Ⅰ°污染
13:00	30～35s/3min	130	10	+1	羊水Ⅱ°污染
16:10	45～55s/2～3min	115	10	+3	羊水Ⅲ°污染
17:40		110	胎儿娩出		
17:58			胎盘娩出		

【题干2】 14:30消毒外阴后检查：宫口开全，ROT，胎先露下降S=+1，请选手予以恰当处理。

【解题思路】 孕妇第一产程进展正常，第二产程出现胎头下降停滞、胎头为枕横位，可徒手旋转胎头为枕前位，继续观察产程。患者第二产程历时3h10min，胎头位置纠正后，胎头下降有进展，考虑第二产程延长，可行产钳或胎头吸引器助产术。

案例四

【题干】 孕妇，25岁，G1P0，宫内孕39周，LOA，6月6日18时胎膜自破，羊水清。21时出现规律宫缩，30s/5min，强度弱，查宫口开大1cm，胎先露下降S=2，羊水清，血压120/75mmHg，胎心145次/min。次晨1时查宫口2cm，先露下降S=–2，宫缩30s/4～5min，强度中下，胎心145次/min，无头盆不称，持续胎心监护中，之后产程进展如表27-4。请绘制产程图表（伴行型），并进行相应处理及操作。

【解题思路】 患者宫口开大6cm后，宫颈口停止扩张4h，且宫缩强度减弱，首先应做阴道检查了解骨盆情况及胎方位，若无明显头盆不称及严重的胎位异常，可予以缩宫素静脉滴注加强产力，促进产程进展。

表27-4 案例四孕妇产程记录

时间（6月7日）	宫缩		宫口开大（cm）	胎先露下降（S）	胎心（次/min）	羊水	血压（mmHg）
	时间	强度					
5:00	30s/4min	中下	4	–2	140	清	128/78
7:00	30s/4min	中下	6	–1	144	清	
9:00	20s/4～5min	中下	6	–1	152	清	
11:00	20～30s/3～4min	弱	6	–1	143	Ⅰ度	130/79

案例五

【题干】 孕妇，25岁，G1P0，宫内孕40周，规律性下腹痛5h入院。入院后产程如表27-5，请绘制产程图，并做出合适的处理。

表27-5 案例五孕妇产程记录

时间	宫缩	胎心（次/min）	宫口开大（cm）	胎先露下降（S）	胎膜情况
12:00	30s/3～4min	130	4	–2	未破
14:00	30s/3～4min	140	5	–1	人工破膜，羊水清亮
16:00	30s/3～4min	150	6	0	
18:00	30s/5～6min	136	6	0	静脉滴注缩宫素
20:00	30s/3～4min	120	6	0	

【解题思路】　孕妇宫口开大4cm后产程进展缓慢，予人工破膜，产程有进展，但较缓慢，进一步予以缩宫素（根据宫缩情况）加速产程，上述处理后产程无明显进展，活跃期停滞，应行剖宫产术。

（南华大学附属第一医院　何　璐　李　仪）

第二十八章　接产和断脐

Midwifery and Omphalotomy

一、适应证

正常阴道分娩者。

二、禁忌证

无。

三、操作流程

步骤	细则	备注
（一）操作前准备	1. 医师准备　①穿工作服，戴口罩、帽子，洗手；②男医师要求女性医务人员陪同；③核对患者信息，向产妇交代阴道分娩风险；④拉好屏风，保护患者隐私	
	2. 初产妇宫口开全、经产妇宫口扩张6cm以上且宫缩规律有力时，将产妇送上分娩床，嘱产妇排空膀胱	
	3. 物品准备　操作台、2%盐酸利多卡因、50ml注射器、络合碘（碘过敏者可用0.1%苯扎溴铵）、一次性垫单、无菌大、小棉签、无菌纱布、棉球、手套、产包、可吸收线、护脐包、新生儿辐射保暖台、新生儿复苏包、新生儿衣物	
（二）体位	4. 体位　仰卧屈膝位或膀胱截石位	
（三）操作过程	5. 打开新生儿辐射保暖台，备好新生儿抢救药品	
	6. 垫好臀下巾，协助产妇取仰卧屈膝位或膀胱截石位，打开并对好光源	
	7. 打开产包，检查灭菌指示卡	
	8. 络合碘（碘过敏者可用0.1%苯扎溴铵）外阴消毒3次	
	9. 铺无菌巾，必要时导尿	
	10. 再次洗手、消毒、穿无菌手术衣、戴手套	
	11. 接产者站在产妇右侧或者产妇两腿之间，当宫缩来临产妇有便意感时指导产妇屏气用力。胎头着冠时，指导产妇何时用力和呼气	
	12. 胎头拨露使阴唇后联合紧张时，应开始保护会阴	
	13. 在会阴部盖消毒巾，接生者右手拇指与其余四指分开，利于手掌大鱼际肌顶住会阴部	
	14. 每次宫缩时应向上内方托压，同时左手应下压胎头枕部，协助胎头俯屈，使胎头双顶径缓慢娩出	
	15. 宫缩间歇时，保护会阴的右手稍放松，以免压迫过久引起会阴水肿	
	16. 胎头枕部在耻骨弓下露出时，让产妇在宫缩间歇时期稍向下屏气，左手协助胎头仰伸，使胎头缓慢娩出，挤出口鼻内的黏液和羊水	
	17. 胎头娩出后，右手仍应注意保护会阴，等待宫缩并协助胎头完成外旋转复位，使胎儿双肩径与骨盆出口前后径相一致	
	18. 再次宫缩时，接生者的左手向下轻压胎儿颈部牵拉胎头，使前肩从耻骨弓顺势娩出，将缩宫素10～20U稀释于250～500ml生理盐水中静脉快速滴注。再托胎颈向上，使后肩从会阴前缘缓慢娩出	
	19. 胎儿双肩娩出后，保护会阴的右手方可放松，最后双手协助胎体娩出	
	20. 胎儿娩出后用器皿置于产妇臀下计量产后失血量	
	21. 接产者继续处理产妇，其余人员同步处理新生儿	
	22. 新生儿置于辐射台上保暖、擦干	
	23. 吸球或吸痰管清理新生儿呼吸道，吸净呼吸道黏液和羊水，手轻拍新生儿足底或抚摸背部，刺激新生儿大声啼哭	
	24. 进行新生儿阿普加评分（Apgar score）及脐带血pH测定	

续表

步骤	细则	备注
（三）操作过程	25. 剪断脐带并消毒后，在距脐根0.5cm处用丝线、弹性橡皮圈或脐带夹结扎，残端消毒后无菌纱布包扎，注意扎紧以防脐带出血	
	26. 新生儿体查，将新生儿足底印及母亲拇指印留于新生儿病历上，新生儿手腕带和包被标明性别、体重、出生时间、母亲姓名；帮助新生儿早吸吮	
	27. 协助胎盘娩出：确认胎盘已完全剥离，以左手握住宫底，拇指置于子宫前壁，其余四指放于子宫后壁并按压，同时右手轻拉脐带，当胎盘娩至阴道口时，接生者双手捧起胎盘，向一个方向旋转并缓慢向外牵拉，协助胎盘、胎膜完整剥离排出。若在胎膜排出过程中，发现胎膜部分断裂，可用血管钳夹住断裂上端的胎膜，再继续向原方向旋转，直至胎膜完全排出	
	28. 将胎盘铺平，先检查胎盘母体面胎盘小叶有无缺损，然后将胎盘提起，检查胎膜是否完整，再检查胎盘胎儿面边缘有无血管断裂，及时发现副胎盘	
	29. 检查会阴、小阴唇内侧、尿道口周围、阴道及宫颈等软产道有无裂伤，若有裂伤，应立即缝合	
	30. 加强子宫收缩，预防产后出血，密切观察产后一般情况	
（四）操作后处理	31. 清理产台，计出血量	
	32. 撤臀下巾，协助患者复位，复原衣物，脱手套	
	33. 垃圾分类处理，洗手	
	34. 填写分娩记录	
（五）整体评价	35. 人文关怀	

四、并发症处理

1. 产后出血　是指胎儿娩出24h内，阴道分娩者出血量≥500ml，剖宫产者≥1000ml。子宫收缩乏力、胎盘因素、软产道裂伤及凝血功能障碍是产后出血的主要原因。处理原则包括：寻找并针对出血原因迅速止血；补充血容量，纠正失血性休克；防止感染。

2. 羊水栓塞　以骤然出现的低氧血症、低血压（血压与失血量不符合）和凝血功能障碍为特征，也称羊水栓塞三联征。处理原则是维持生命体征和保护器官功能。如增加氧合、血流动力学支持、抗过敏、纠正凝血功能、全面监测、产科处理、器官功能受损的对症支持治疗等。

3.子宫破裂　子宫破裂多发生于分娩期，部分发生于妊娠晚期，多数由先兆子宫破裂进展而来，胎儿窘迫是最常见的临床表现，其他的常见临床表现还包括：电子胎心监护异常、宫缩间歇期仍有严重腹痛、阴道异常出血、血尿、宫缩消失、孕妇心动过速、低血压、晕厥或休克、胎先露异常、腹部轮廓改变等。先兆子宫破裂应立即抑制子宫收缩：肌肉注射哌替啶100mg，或静脉全身麻醉，尽快手术。子宫破裂者，在抢救休克的同时，无论胎儿是否存活均应尽快手术治疗。

五、相关知识点总结

1. 接生要领　接生者应在宫缩时保护会阴，协助胎头俯屈，使胎头以最小经线在宫缩间歇期缓慢通过阴道口，待胎儿双肩娩出后再停止保护会阴。

2. 指导产妇用力的方法是让产妇双足蹬于产床上，两手握住产床把手，宫缩时深吸气后屏气，然后如排便样向下用力以增加腹压。

3. 胎盘剥离征象　①子宫体变硬呈球形，胎盘剥离后降至子宫下段，下段被动扩张，子宫体呈狭长形被推向上方，子宫底升高达脐上；②阴道口外露的脐带段自行延长；③阴道少量流血；④用手掌尺侧在产妇耻骨联合上方轻压子宫下段，子宫体上升而外露的脐带不再回缩。

4. 脐带绕颈的处理　当胎头娩出见脐带绕颈1周且较松时，可用手将脐带顺胎肩推下或从胎头滑下。若脐带绕颈过紧或绕颈2周或以上，可先用两把止血钳将其一段夹住从中剪断脐带，注意勿伤及胎儿。

六、模拟竞赛试题

案例一

【题干】 孕妇，26岁，G2P0，停经39^{+5}周，临产18h。体查：BP 110/75mmHg，P 82次/min。宫缩45s/2～3min，胎心130次/min，子宫口已开全1.5h，常规消毒后检查胎头棘下2cm，LOT。请给患者恰当处理。

【解题思路】 孕妇足月临产，第二产程已历时1.5h，胎方位为LOT，可徒手旋转胎头为枕前位，观察产程进展，若胎头下降有进展，准备接产；若胎头下降无进展，应及时剖宫产术。

案例二

【题干1】 孕妇，24岁，G2P1，停经35周，阑尾切除术后第2天出现宫缩，应用宫缩抑制剂后仍有宫缩，现子宫口开全，胎膜已破，羊水清。请给患者阴道分娩接生。

【题干2】 胎头娩出见脐带绕颈两周。请给新生儿断脐。

【解题思路】 ①孕妇停经35周临产，子宫口已开全，早产不可避免，接生时行会阴切开术，缩短第二产程，以减少胎头受压，避免颅内出血；请儿科医生会诊，做好新生儿窒息复苏准备。②脐带绕颈2周，胎头娩出后可先用2把止血钳将其一段夹住从中剪断脐带，注意勿伤及胎儿。

案例三

【题干1】 孕妇，29岁，G4P0，停经40周，临产9h，子宫口开全，胎头拨露。请给患者阴道分娩接生。

【题干2】 胎儿娩出后30min胎盘仍未娩出，阴道流血量约500ml。请继续处理。

【解题思路】 胎儿娩出后24h内，阴道分娩者出血量≥500ml为产后出血。胎儿娩出后胎盘未娩出，阴道大量流血，应首先考虑胎盘因素所致的产后出血。立即行子宫腔检查，若胎盘已剥离应立即取出胎盘；若胎盘粘连，可徒手剥离胎盘后取出，若剥离困难疑有胎盘植入，停止剥离，根据出血情况及胎盘剥离面积行保守治疗或子宫切除术。

（南华大学附属第一医院 何 璐 任 妹 李 仪）

第四篇 儿 科

第二十九章 新生儿复苏

Neonatal Resuscitation

本章操作视频

一、适应证

所有新生儿，特别是窒息新生儿和早产儿。

二、禁忌证

无。

三、操作流程

步骤	细则	备注
（一）准备工作	1. 医师准备 ①操作者穿工作服、戴口罩及帽子、洗手；②了解产妇及胎儿情况，评估是否存在需要复苏的危险因素；③确定团队分工	
	2. 物品、设备准备 辐射台，大毛巾，保鲜膜，脉搏血氧检测仪，负压吸引器，吸痰管、胎粪吸引管，新生儿复苏球囊，T组合复苏器，喉罩，呼气末CO_2检测器，气管内导管，导丝，喉镜，胶带，氧源，空氧混合器，肾上腺素，生理盐水，注射器（1ml、10ml、20ml），脐静脉导管，无菌手套，新生儿胃管，听诊器等	
（二）评估	3. 快速评估 ①足月吗？②羊水清吗？③有呼吸或哭声吗？④肌张力好吗？（【提示卡1】 足月、羊水清、哭声微弱、肌张力差）	四项中任意一项为“否”则启动初步复苏
（三）初步复苏（30s）	4. 初步复苏 ①保暖：将新生儿置于辐射台上，用预热的毛巾裹住新生儿；②体位：新生儿头轻度仰伸位（鼻吸气位）；③吸引：吸球或吸管清理分泌物，先口咽后鼻腔，时间不超过10s，负压不超过100mmHg；④擦干：快速擦干全身，拿掉湿毛巾；⑤刺激：轻弹足底或摩擦背部两次，诱发自主呼吸	①对于胎龄＜32周的早产儿，无需擦干，以薄膜包裹 ②当羊水有胎粪污染时，评估新生儿活力三项（呼吸好、肌张力好、心率＞100次/min），若有活力则继续初步复苏，若无活力（三项中任意一项为“否”，则进行胎粪气管内吸引）
（四）有效正压通气（30s）	5. 评估呼吸、心率、血氧饱和度（【提示卡2】 心率80次/min）	
	6. 球囊面罩正压通气 ①E-C手法扣面罩，通气频率40～60次/min，压力20～25cmH_2O；②3～5次通气后评估通气有效性：胸廓是否起伏、心率及氧饱和度是否增加、呼吸音是否清晰（【提示卡3】 胸廓起伏不佳，心率75次/min）	
	7. 矫正通气（MRSOPA） ①M调整面罩；②R重新摆正体位；③S吸引口鼻；④O打开口腔；⑤P适当增加压力；⑥A替代气道（考虑气管插管或喉罩通气道）	
（五）胸外按压+气管插管（45～60s）	8. 评估呼吸、心率、血氧饱和度（【提示卡4】 心率50次/min）	
	9. 胸外按压（助手立即备气管插管，同时调节氧浓度至100%） ①拇指法：双手拇指重叠或并列放于胸骨下1/3，余指环抱胸廓支撑背部（或）；②双指法：右手示指和中指尖放在胸骨下1/3，左手支撑背部；③要点：部位应在胸骨下1/3，深度应为胸廓前后径1/3，按压时间稍短于放松时间	

续表

步骤	细则	备注
（五）胸外按压+气管插管（45～60s）	10. 气管插管（20s内完成） ①选择合适型号气管导管、管芯、喉镜；②左手持喉镜，将喉镜夹在拇指与前三个手指间，镜片向前，小指靠在颏部，喉镜镜片沿着舌面右侧滑入，将舌头推至口腔左侧，推进镜片至顶端到达会厌软骨，暴露声门，插入气管导管至合适深度；③判断导管位置：听诊双肺呼吸音对称清晰及胃泡区无气过水声	
	11. 按压-通气比 按压-通气比3∶1，2s内3次胸外按压+1次正压通气	
（六）药物	12. 评估呼吸、心率、血氧饱和度（【提示卡5】 心率50次/min）	选择脐静脉或外周静脉
	13. 助手立即配制1∶10000肾上腺素	
	14. 首选脐静脉导管内给药（0.1～0.3ml/kg）或选择气管内给药（0.5～1ml/kg）	
	15. 1min后评估心率，必要时3～5min重复1次	
（七）扩容	16. 评估呼吸、心率、血氧饱和度（【提示卡6】 心率50次/min，皮肤苍白、脉搏微弱）	
	17. 生理盐水10ml/kg，经外周静脉或脐静脉缓慢推注，可重复注入一次	
（八）复苏后处理	18. 评估呼吸、心率、血氧饱和度（【提示卡7】 心率130次/min）	
	19. 停止按压，逐渐减少正压通气次数直至停止通气，保留气管导管（若血氧饱和度不佳，可予以气管导管内给氧）	
	20. 新生儿摆好体位，注意保暖	
	21. 监测生命体征	
	22. 监测血糖、血气、电解质，注意对各器官功能进行监护	

四、并发症处理

1. 气胸　少量气胸观察即可，大量气胸需进行胸腔穿刺或行胸腔闭式引流术，若患儿需行机械通气，气胸可能会继续进展，甚至成为张力性气胸，应注意观察，必要时使用高频振荡通气、胸腔闭式引流。

2. 吸入性肺炎　及时清理呼吸道，必要时抗感染治疗，严重者需行机械通气。

3. 局部皮肤压伤　操作过程中注意局部皮肤保护，胸外按压时注意动作轻柔，可在按压部位垫一衬垫。

4. 牙龈或口腔黏膜损伤　插管时动作轻柔、规范，一旦出现，对症处理即可。

五、相关知识点总结

1. 新生儿窒息复苏简易流程及相关要点见图29-1。

（1）复苏的基本步骤和程序：采用国际公认的ABCDE复苏方案。A（airway）：清理呼吸道；B（breathing）：建立呼吸；C（circulation）：建立循环；D（drugs）：药物治疗；E（evaluation）：评估。其中A是根本，B是关键，E贯穿于整个复苏过程中。呼吸、心率和血氧饱和度是窒息复苏评估的三大指标，遵循：评估→决策→措施，循环往复。严格按照A→B→C→D步骤进行复苏，顺序不能颠倒。

（2）快速评估：①足月吗？②羊水清吗？③有呼吸或哭声吗？④肌张力好吗？以上任何一项为“否”，则进行初步复苏。

（3）初步复苏

1）保暖：新生儿娩出后立即放于预热的辐射保暖台上，或用预热的毛巾裹住新生儿以减少热量散失。对于极低出生体重儿（very low birth weight infant，VLBWI），仅用擦干和放于辐射台上不能防止蒸发热丢失，应在出生后未擦干前即刻将新生儿头部以下躯干及四肢放在清洁的塑料袋内，或覆盖保鲜膜以减少热量散失，但应避免高温，以避免引发呼吸抑制。

2）体位：置新生儿头于轻度仰伸位，在肩下放一个肩垫，维持鼻吸气位（图29-2）。

3）清理呼吸道：肩娩出前助产者用手挤出新生儿口咽、鼻中的分泌物，必要时用吸球或

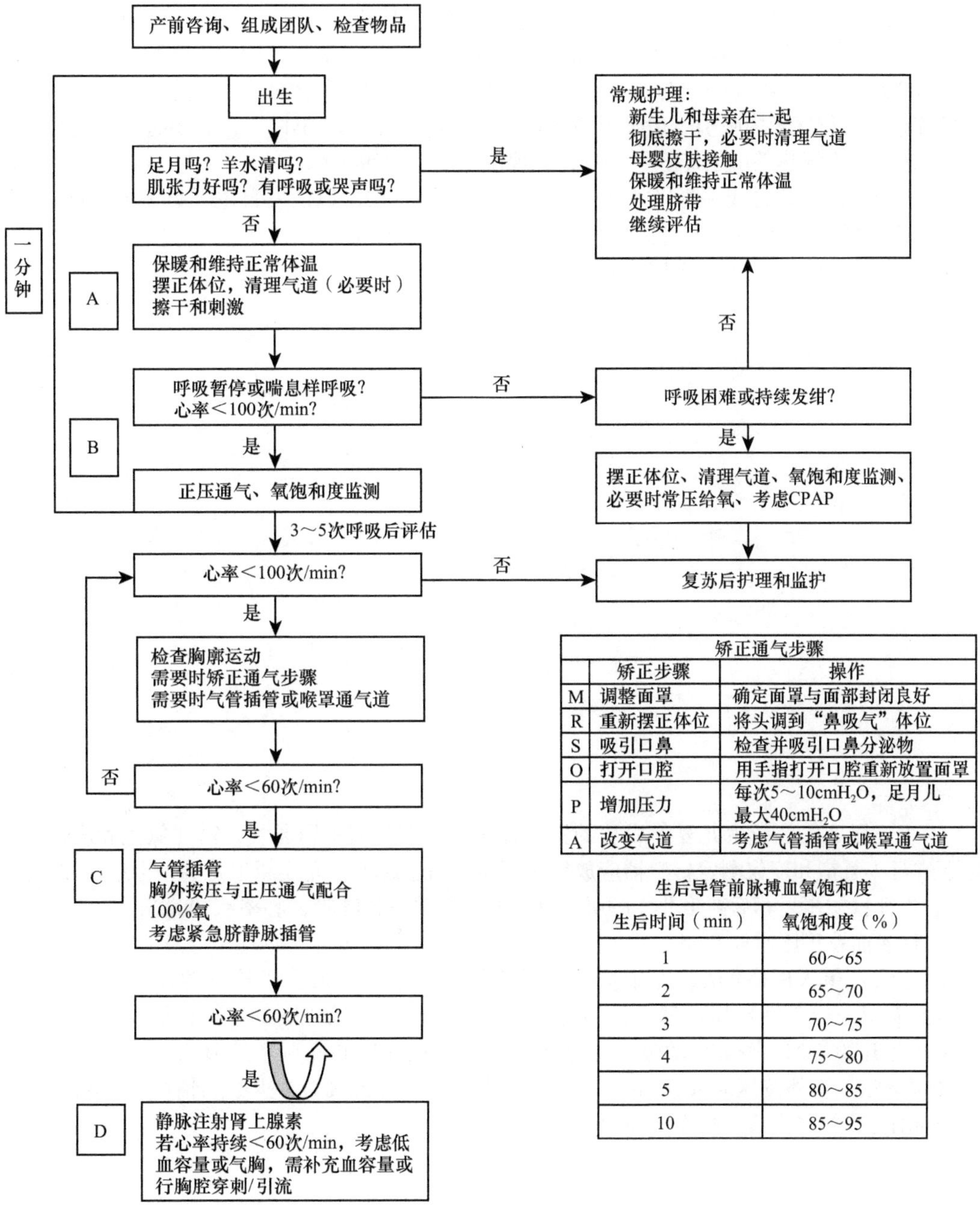

产前咨询、组成团队、检查物品

↓

出生

↓

足月吗？羊水清吗？
肌张力好吗？有呼吸或哭声吗？

是 → 常规护理：
新生儿和母亲在一起
彻底擦干，必要时清理气道
母婴皮肤接触
保暖和维持正常体温
处理脐带
继续评估

否 ↓

一分钟

A
保暖和维持正常体温
摆正体位，清理气道（必要时）
擦干和刺激

↓

呼吸暂停或喘息样呼吸？
心率＜100次/min？

否 → 呼吸困难或持续发绀？

否 → 常规护理

是 ↓ 摆正体位、清理气道、氧饱和度监测、必要时常压给氧、考虑CPAP

↓ 复苏后护理和监护

B
是 ↓

正压通气、氧饱和度监测

3～5次呼吸后评估 ↓

心率＜100次/min？

否 → 复苏后护理和监护

是 ↓

检查胸廓运动
需要时矫正通气步骤
需要时气管插管或喉罩通气道

↓

心率＜60次/min？

否 → 心率＜100次/min？

是 ↓

C
气管插管
胸外按压与正压通气配合
100%氧
考虑紧急脐静脉插管

↓

心率＜60次/min？

是 ↓

D
静脉注射肾上腺素
若心率持续＜60次/min，考虑低血容量或气胸，需补充血容量或行胸腔穿刺/引流

矫正通气步骤		
	矫正步骤	操作
M	调整面罩	确定面罩与面部封闭良好
R	重新摆正体位	将头调到“鼻吸气”体位
S	吸引口鼻	检查并吸引口鼻分泌物
O	打开口腔	用手指打开口腔重新放置面罩
P	增加压力	每次5～10cmH_2O，足月儿最大40cmH_2O
A	改变气道	考虑气管插管或喉罩通气道

生后导管前脉搏血氧饱和度	
生后时间（min）	氧饱和度（%）
1	60～65
2	65～70
3	70～75
4	75～80
5	80～85
10	85～95

图29-1　新生儿窒息复苏简易流程及要求

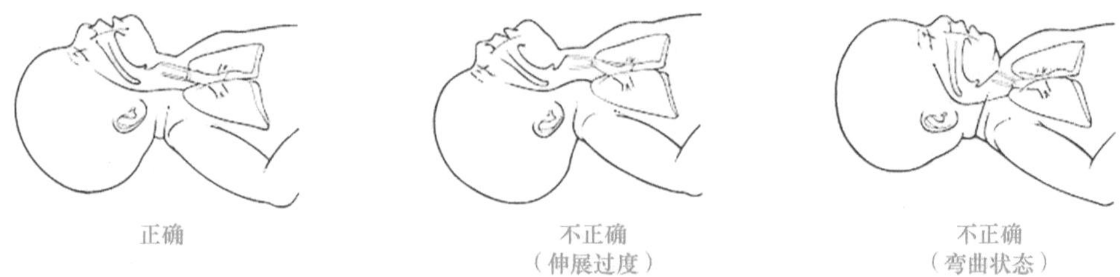

图29-2　新生儿复苏时正确的和不正确的头部位置

吸管清理气道，先口咽后鼻腔，吸管插入的深度适当，吸引时间不超过10s，吸引器负压不超过100mmHg。如羊水混有胎粪，无论胎粪稀或稠，若新生儿被评估为无活力（呼吸好、肌张力好、心率＞100次/min，三项任一项为否），应立即（20s内）将气管导管插入气管，将胎粪吸引管与吸引器连接，进行气管内吸引，边吸引边慢慢撤出气管导管（3～5s内），必要时可重复吸引。

4）擦干：用温热毛巾迅速擦干全身，拿掉湿毛巾（图29-3）。

5）刺激：用手拍打或手指轻弹新生儿足底或摩擦背部2次以诱发自主呼吸（图29-4），如果新生儿仍没有呼吸，再多的刺激都无效，应即刻给予正压通气。

6）重新摆正体位。以上初步复苏的步骤在30s内完成。

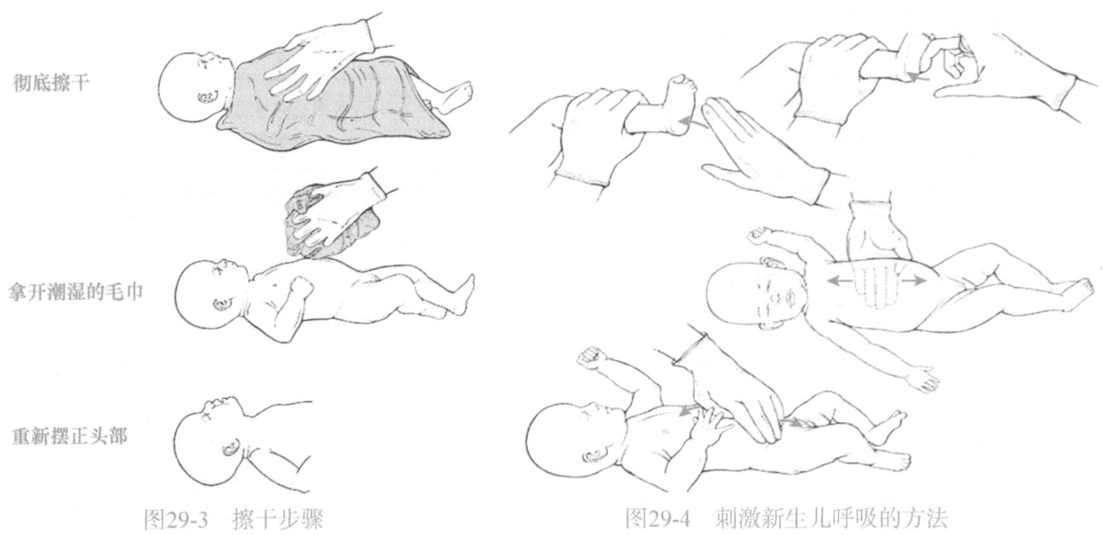

图29-3 擦干步骤　　图29-4 刺激新生儿呼吸的方法

（4）正压通气：新生儿复苏成功的关键在于建立充分的正压通气，需在氧饱和度仪的监测指导下进行（氧饱和度仪测定传感器应放置于新生儿右手腕上，先连新生儿端，再连仪器端）。

1）指征：初步复苏后新生儿无呼吸、呼吸暂停或喘息样呼吸，心率＜100次/min。

2）球囊面罩正压通气

A. 方法：单人E-C手法，左手拇指和示指固定面罩，其余三指抬下颌保证气道通畅，选用合适的面罩，应正好封住口鼻，但不能盖住眼睛或超过下颌（图29-5）；足月儿可用空气复苏，早产儿开始给21%～40%的氧，用空氧混合仪根据氧饱和度调整给氧浓度；正压通气频率40～60次/min（胸外按压时30次/min），压力需要20～25cmH$_2$O，少数病情严重的新生儿可用30～40cmH$_2$O，2～3次后维持在20cmH$_2$O（图29-6）。

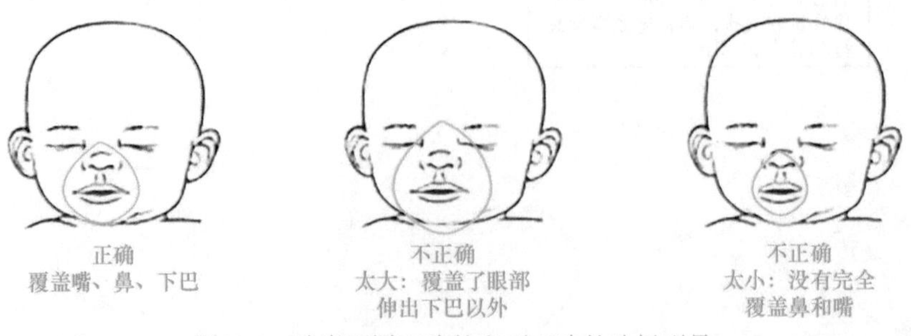

图29-5 球囊面罩正确的和不正确的选择型号

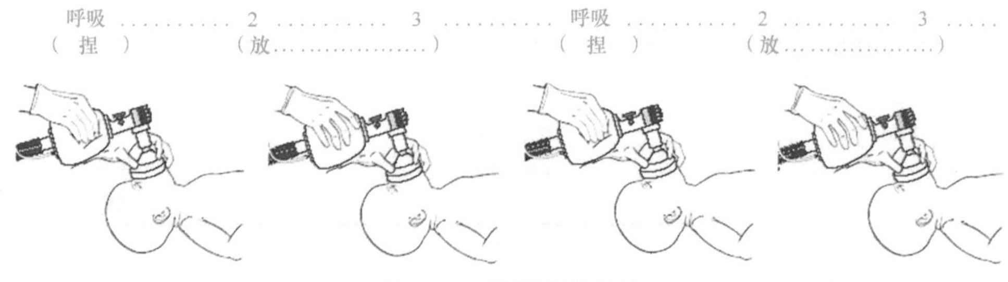

图29-6　正压通气的手法

B：评估通气有效性：开始正压通气3～5次后，首先观察胸廓是否有起伏，如胸廓无起伏，做矫正通气步骤；如胸廓有起伏，继续做正压通气30s后评估心率。

C：矫正通气（MRSOPA步骤）：M（mask）：检查面罩和面部之间的密闭性；R（reposition airway）：重新摆正体位；S（suction）：检查并吸引口鼻分泌物；O（open mouth）：用手指打开口腔重新放置面罩；P（increase pressure）：增加压力，每次增加5～10cmH_2O；A（airway）：替代气道，可考虑气管插管或使用喉罩。

D：30s有效正压通气（胸廓有起伏）后评估新生儿心率：①如果心率≥ 100次/min，逐渐减少正压通气的压力和频率，同时观察是否具有有效自主呼吸，如心率持续＞100次/min，且有有效自主呼吸，则停止正压通气，如氧饱和度未达到目标值，可常压给氧（鼻导管或面罩）。②如果心率60～99次/min，再次评估通气技术，必要时再做MRSOPA，可考虑气管插管正压通气。如心率＜60次/min，考虑气管插管，同时进行胸外心脏按压。

胸外心脏按压：有效的正压通气30s后心率持续＜60次/min，在正压通气同时需进行胸外按压，按压前将氧浓度上调至100%，为保证充分的通气，需进行气管插管。按压方法：拇指按压法（首选）和双指按压法（图29-7），按压胸骨体下1/3处，按压深度为胸廓前后径的1/3，按压时间稍短于放松时间，放松时拇指和其余手指不应离开胸壁。按压-通气比为3∶1，即90次/min按压和30次/min呼吸，每分钟约120个动作，因此，每个动作约0.5s，即2s内3次胸外按压加1次正压通气。注意：持续正压通气＞2min可产生胃充盈，应常规插入8F胃管，用注射器抽气和通过在空气中敞开端口缓解。

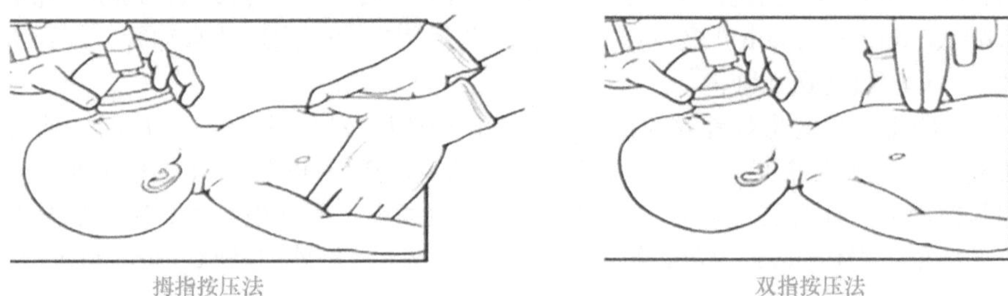

拇指按压法　　双指按压法

图29-7　胸外按压手法

（5）气管插管

1）指征：在复苏过程中，以下几种情况需要进行气管插管。①羊水胎粪污染，新生儿无活力时，第一步骤就是气管插管吸引胎粪；②球囊面罩正压通气不能充分改善临床症状、无良好的胸廓起伏，或需长时间正压通气时，可决定气管插管；③如需胸外按压，气管插管可有利于胸外按压与正压通气更好的配合，并使每次正压通气取得最大效率；④经气管内给药；⑤特殊情况：如先天性膈疝或超低出生体重儿。

2）准备：不同型号的气管导管、喉镜，吸引装置，气管导管型号选择和插入深度见表29-1～表29-3。

表29-1 气管导管内径选择

导管内径（mm）	新生儿体重（g）	胎龄（周）
2.5	＜1000	＜28
3.0	1000～2000	28～34
3.5	2000～3000	34～38
3.5～4.0	＞3000	＞38

表29-2 气管插管插入深度

胎龄（周）	新生儿体重（g）	插入深度［管端至上唇（cm）］
23～24	500～600	5.5
25～26	700～800	6.0
27～29	900～1000	6.5
30～32	1100～1400	7.0
33～34	1500～1800	7.5
35～37	1900～2400	8.0
38～40	2500～3100	8.5
41～43	3200～4200	9.0

表29-3 气管插入深度简易表格

体重（kg）	插入深度（cm，管端至上唇距离）
≤1	6～7
1～2	7～8
2～3	8～9
＞3	9～10

注：1.新生儿体重＜750g，仅需插入6cm；2. 将导管剪短至13～15cm

（6）药物

1）肾上腺素：胸外按压和气管插管气囊正压通气45～60s后评估，若心率持续＜60次/min，应立即给予1∶10000肾上腺素，首选脐静脉给药，0.1～0.3ml/kg；当静脉通道正在建立时可选择气管内给药，0.5～1ml/kg。给药后继续做正压通气（100%氧）和胸外按压，1min后评估心率，如果心率仍＜60次/min，3～5min可重复1次。静脉给药后用1～2ml生理盐水冲管，气管给药后需做几次正压通气，迅速将药送入肺内。

2）扩容：指征，新生儿对有效的正压通气、胸外按压及肾上腺素无反应时，伴有急性失血病史及低血容量表现可考虑扩容。低血容量的新生儿可表现为皮肤苍白、毛细血管再充盈延迟（＞3s）和脉搏微弱。如没有低血容量表现或急性失血病史，不常规给予扩容。扩容推荐使用生理盐水，首次剂量每次10ml/kg，缓慢静脉推注（＞10min），经外周静脉或脐静脉缓慢推入。

2. 造成新生需要复苏的常见因素如下：

（1）孕母因素：①孕母有慢性或严重疾病，如心、肺功能不全，严重贫血、糖尿病、高血压等；②妊娠期并发症：妊娠期高血压疾病等；③孕母吸毒/吸烟或被动吸烟、年龄≥35岁或＜16岁以及多胎妊娠等。

（2）胎盘因素：前置胎盘、胎盘早剥和胎盘老化等。

（3）脐带因素：脐带脱垂、绕颈、打结、过短或牵拉等。

（4）胎儿因素：①早产儿或巨大儿；②先天畸形：如食管闭锁、喉蹼、肺发育不良、先天性心脏病等；③宫内感染；④呼吸道梗阻：羊水或胎粪吸入等。

（5）分娩因素：头盆不称、宫缩乏力、臀位、使用产钳、胎头吸引，产程中麻醉药、镇痛药或催产药使用等。

3. 复苏过程中建议使用空氧混合仪调整氧的浓度，≥35周新生儿可用空气复苏，早产儿

（<35周）开始用21%～40%的氧。使用血氧饱和度仪监测氧饱和度，使其达到目标值。如暂无空氧混合仪，可用接上氧源的自动充气式气囊去除储氧袋（氧浓度约40%）进行正压通气。如果有效通气90s心率不增加或氧饱和度增加不满意，应当考虑将氧浓度上调至100%（自动充气式气囊连氧、加储氧袋后氧浓度可达100%）。

4. 胸外按压时间 《新生儿复苏教程》（第7版）提出胸外按压的时间为60s，研究显示，新生儿的自主循环可能要在胸外按压开始后60s左右恢复，因此，在建立了协调的胸外按压和正压通气后，可在60s后短时间（6s）停止按压同时评估心率，要尽量避免中断胸外按压，因为按压停止后，冠状动脉灌注减少，延迟心脏的恢复。胸外按压时心率的评估及处理：①如心率≥60次/min，停止胸外按压，以40～60次/min频率继续正压通气，给氧浓度可减至40%。②如心率<60次/min，检查正压通气和胸外按压操作是否正确，是否给予100%浓度的氧，如正压通气和胸外按压操作皆正确，做紧急脐静脉插管，给予肾上腺素。

5. 关于使用肺表面活性物质 《新生儿复苏教程》（第7版）推荐，胎龄<30周的早产儿出生后立即给予持续气道正压通气（CPAP），根据病情选择性使用肺表面活性物质或者进一步呼吸支持。有专家仍然推荐对于极早产儿（胎龄<26周）预防性给予肺表面活性物质，因为这一部分早产儿持续气道正压通气的失败率较高。预防性给予肺表面活性物质需在新生儿心率稳定后实施，气管插管给予肺表面活性物质需在双肺听到呼吸音或拍摄胸部X线片后由相应的专业医师完成。

六、模拟竞赛试题

案例一

【题干】 患者，女性，30岁，孕38^{+5}周，因“横位、宫内窘迫、羊水Ⅲ度污染”急诊剖宫产。新生儿出生时不哭，全身皮肤苍白，无呼吸，肌张力差，心率40次/min，体重评估约3.5kg。作为新生儿待产医生，请对新生儿进行处理。

【提示卡1】 患儿无呼吸，心率45次/min。

【提示卡2】 胸廓无起伏，双肺未闻及呼吸音。

【提示卡3】 患儿呼吸规律，心率120次/min，肤色红润。

【解题思路】 ①患儿为足月儿，生后羊水胎粪污染，新生儿无活力，需气管插管进行胎粪吸引并完成初步复苏步骤；②【提示卡1】 心率<100次/min，予以正压通气；③【提示卡2】通气无效，予以矫正通气，完成MRSOP步骤，有效通气30s后评估；④【提示卡3】 逐步减少并停止正压通气，保暖、监测生命体征、监测血糖、血气、电解质、监测重要脏器功能。

案例二

【题干】 孕38周孕妇，因“宫内窘迫”行急诊剖宫产，新生儿娩出后呼吸微弱，不哭，心率40次/min，羊水清亮。评估体重3kg。

【提示卡1】 呼吸未改善，心率45次/min。

【提示卡2】 双侧胸廓无起伏，双侧呼吸音极弱。

【提示卡3】 胸廓有起伏，心率30次/min，口唇、面色发绀。

【提示卡4】 开始喘息样呼吸，心率85次/min。

【提示卡5】 心率150次/min，自主呼吸充分，肤色红润。

【解题思路】 ①放于辐射台上行初步复苏；②【提示卡1】 正压通气；③【提示卡2】 矫正通气；④【提示卡3】 立即胸外按压，氧浓度上调至100%，同时行气管插管；⑤【提示卡4】停止胸外按压，继续正压通气，30s后评估；⑥【提示卡5】 逐渐减少并停止正压通气，进行复苏后监护。

案例三

【题干1】 新生儿，女性，足月，羊水清，1min Apgar评分10分。出生体重3.5kg。请为新生儿行脐带处理（新生儿已放于辐射台上）。

【题干2】 断脐前新生儿突然全身发绀，呼吸微弱，肌张力低下，请立即处理。

【解题思路】 ①准备断脐用物；②停止脐带处理，配合团队进行新生儿窒息复苏；③复苏成功后继续脐带处理。

案例四

【题干1】 患儿，第2胎第2产，胎龄32周，因孕母“前置胎盘大出血”于全麻下剖宫产娩出。出生体重1.9kg，羊水清亮。出生时无哭声、呼吸微弱及肌张力差，心率小于100次/min。请对新生儿进行处理。

【提示卡1】 呼吸微弱，心率55次/min。

【提示卡2】 患者面罩正压通气经矫正通气后，心率仍未改善，为50次/min。

【提示卡3】 心率70次/min。

【提示卡4】 自主呼吸规则，心率120次/min，但停氧即有发绀。

【解题思路】 ①早产儿，用预热毛巾接过新生儿后放于辐射台上，轻轻地将头以下的躯干和四肢部分放在透明的塑料袋内保持体温，同时进行初步复苏，30s后评估；②【提示卡1】 进行正压通气，并观察胸廓起伏及呼吸、心率改善情况，若无效可尝试矫正通气；③【提示卡2】 气管插管+胸外心脏按压；④【提示卡3】 停心脏按压，继续正压通气；⑤【提示卡4】 逐渐停止正压通气，保留气管导管，并予以导管内吸氧，转入NICU进一步生命支持。

案例五

【题干】 男性，38周新生儿。产前B超提示先天性膈疝。择期剖腹产时发现羊水清。产后体查：反应差，口周发绀，无呼吸，肌张力低下，体重3.5kg。作为新生儿接产医生，请对新生儿进行处理。

【提示卡1】 无呼吸，心率62次/min，发绀明显。

【提示卡2】 无呼吸，心率50次/min。

【提示卡3】 心率90次/min，氧饱和度70%。

【提示卡4】 呼吸58次/min，浅促不规则。

【提示卡5】 呼吸42次/min，心率120次/min。

【解题思路】 ①先天性膈疝新生儿需要复苏，放于辐射台后应立即气管插管正压通气，助手擦干后评估；②【提示卡1】 气管插管后，患儿发绀明显，心率小于100次/min，需进行“DOPE”评估，检查气管导管有无移位及阻塞，检查有无气胸，检查呼吸球囊大小、气密性、工作是否正常；适当提高氧浓度，持续正压通气；置入胃管减压；③【提示卡2】 将氧浓度上调至100%，开始心脏按压，按压-通气比为3∶1；④【提示卡3】 停止胸外按压，继续正压通气；⑤【提示卡4】 继续正压通气辅助呼吸；⑥【提示卡5】 复苏成功后的监护和转运；组织多学科会诊，尽早进行膈疝修补手术。

（南华大学附属第一医院　韦玉佳　任　妹　邓　晖）

第三十章　小儿心肺复苏

Pediatric Cardiopulmonary Resuscitation

一、适应证

心搏呼吸骤停的患儿。

二、目的

早期识别心搏骤停并迅速启动紧急医疗服务体系，尽快实施心肺复苏及电除颤，使心脏、肺脏恢复正常功能，以挽救生命。

三、禁忌证

没有绝对禁忌证，只要有以上适应证存在，都可以进行心肺复苏。

四、操作流程

步骤	细则	备注
（一）迅速评估和启动应急反应系统	1. 评估环境　检查环境是否安全，如有危险因素存在，应将患儿转移至安全地带	在紧急情况下，触诊不确定有无大血管搏动时可在10s内做出拟诊，而不必反复触摸脉搏或听心音，以免延误抢救时机
	2. 评估患儿　①判断意识（5～10s内）：轻拍患儿双肩，确定患儿是否有反应，对于婴儿轻拍足底观察其有无反应；②判断呼吸：查看患儿是否有呼吸动作（喘息样呼吸或呼吸暂停等同于呼吸停止）；③判断脉搏（10s内）：婴儿触摸肱动脉、儿童触摸颈动脉或股动脉，感受其搏动	
	3. 若有两人参与抢救，一人在行CPR同时，另一人迅速启动应急反应系统（电话联系“120”或附近医院的急救电话）和获取AED或手动除颤仪；若只有一人实施CPR，先实施5个循环CPR，再启动应急反应系统	
（二）胸外按压（C）	4. 体位　将患儿放置于硬板上，撤去头及身下的一切物品，进行胸外按压	
	5. 按压手法　①新生儿或婴儿采用双指按压法或双手环抱拇指按压法；②1～8岁儿童可采用单手按压法；③大于8岁儿童可采用双手按压法	注意避开剑突和肋骨
	6. 按压部位　双指按压法在乳头连线下方；双手环抱拇指按压法在胸骨下1/3；儿童在胸骨下半部	
	7. 按压频率　100～120次/min，每一次按压后让胸廓充分回弹	
	8. 按压深度　至少为胸部前后径的1/3（婴儿约4cm，儿童约5cm，青春期儿童最大不超过6cm）	
	9. 在30次胸外按压后，清理口、咽、鼻分泌物或呕吐物	
（三）开放气道（A）	10. 打开气道　①不怀疑存在头部或颈部损伤的患儿，采用“仰头抬颏”法；②怀疑存在头部或颈部损伤的患儿，采用“托下颌”法	
（四）建立呼吸（B）	11. 口对口人工呼吸　施救者吸一口气，拇指和示指捏住患儿鼻孔，用口对口封住（如果是1岁以下患儿，用口封住患儿口和鼻），保持头后倾，将气吹入，可见患儿胸廓抬起	吹气时胸廓抬起即可，避免过度通气，每次吹气时间不少于1s
	12. 停止吹气后，放开鼻孔，胸廓向下回弹，使患儿自然呼气，之后继续第2次通气	
	13. 球囊面罩正压通气　连接球囊相应部件，连接氧气导管，氧流量10～15L/min，施救者一手持球体，另一手持面罩，在保证气道开放的条件下，以“E-C”手法固定面罩，挤压球体送气，挤压时间不少于1s，强度以看到患儿胸廓抬起为宜	
（五）胸外按压（C）与人工呼吸（B）的配合	14. 单人复苏婴儿及儿童时按压、通气比为30：2；双人复苏改为15：2。高级气道建立后，按压与通气不再配合，胸外按压100～120次/min，呼吸8～10次/min（每6～8s给予1次呼吸）	高级气道包括口咽或鼻咽气道、喉面罩通气道、气管插管、食管-气管联合导气管等

续表

步骤	细则	备注
（六）除颤	15. ①医院外发生的且未被目击的心搏骤停，先给予5个周期CPR，然后使用AED；②有人目击的心搏骤停或室颤或无脉室速时，尽早除颤	
	16. ①婴儿选择手动除颤仪，能量2J/kg，随后可升至4J/kg，最大不超过10J/kg；②<8岁儿童选择带有衰减器系统的AED，也可使用普通AED	
（七）评估复苏效果	17. ①意识逐渐恢复，出现反射或挣扎；②呼吸恢复，出现自主呼吸；③心率恢复，可触及大动脉搏动；④肤色、甲床转红润；⑤散大的瞳孔缩小	
（八）复苏后处理	18. ①复苏成功后给予进一步高级生命支持，绝对卧床休息；②向家属交代病情，取得配合；③整理患儿衣物，清理现场	

五、并发症处理

心肺复苏的并发症包括：胸骨、肋骨骨折，气胸、血胸，腹腔脏器破裂等。复苏成功后给予相应治疗。

六、相关知识点总结

1. 特殊情况下应认真评估 ①突然倒地，但有意识：转移至安全地带，进行基本检查；②无意识，有正常呼吸：摆放至昏迷体位，防止误吸，呼叫救援，安排转运；③无意识、无呼吸（或无正常呼吸），但存在大动脉搏动，且脉搏＞60次/min：无需给予心脏按压，只给予呼吸支持，每3～5s给予1次人工通气（12～20次/min）。若脉搏≤60次/min，且伴有血流灌注不足征象，则进行胸外按压。

2. 胸外按压手法 ①双指按压法：两手指置于乳头连线下方按压胸骨（图30-1）；②双手环抱拇指按压法：将两手掌及四手指托住两侧背部，双手大拇指按压胸骨下1/3处（图30-2）；③单手按压法：一只手固定患儿头部，以便通气，另一只手的手掌根部置于胸骨下半段，手掌根的长轴与胸骨的长轴一致（图30-3）；④双手按压法：将一手掌根部重叠放在另一手背上，十指相扣，使下面手的手指抬起，手掌根部垂直按压胸骨下半部（图30-4）。

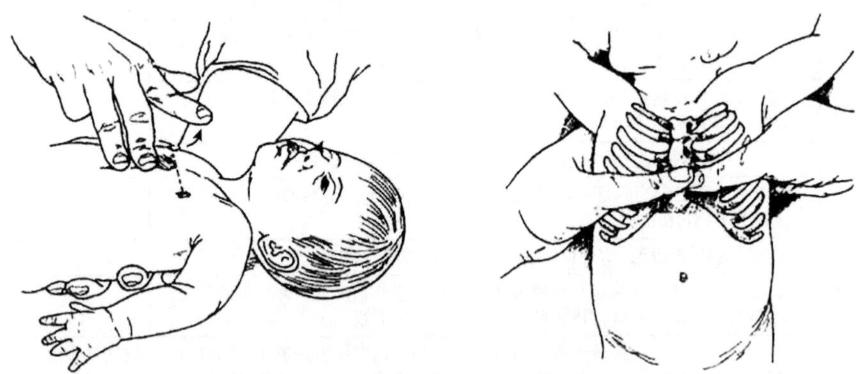

图30-1 双指按压法（用于新生儿和小婴儿） 图30-2 双手环抱拇指按压法（用于新生儿和小婴儿）

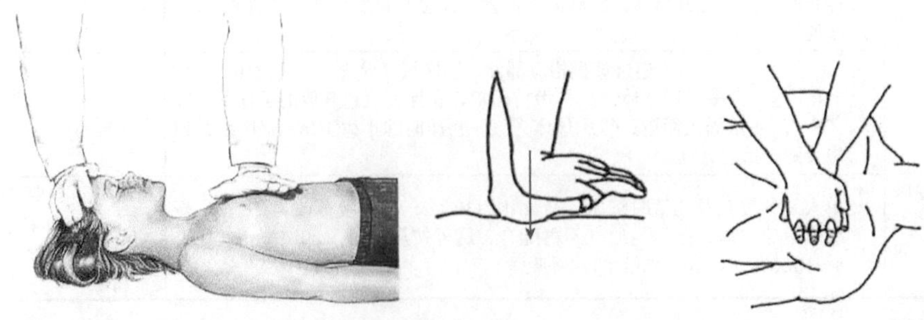

图30-3 单手按压法（适用于儿童） 图30-4 双手按压法（适用于儿童和成人）

3. 开放气道方法 ①仰额抬颏法：用一只手的手掌小鱼际部位置于患儿前额，另一只手的示指、中指置于下颏将下颌骨上提，使下颌角与耳垂的连线和地面垂直，注意手指不要压颏下软组织，以免阻塞气道（图30-5）；②托颌法：将两手放置于头部两侧，握住下颌角向上托下颌，使头部后仰程度为下颌角、耳垂的连线与地面呈60°（儿童）或30°（婴儿）（图30-6），若托颌法不能使气道通畅，应使用仰额抬颏法开放气道。

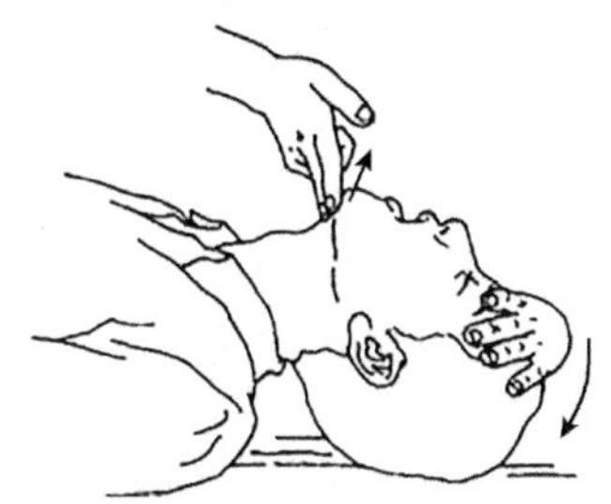
图30-5 仰额抬颏法开放气道

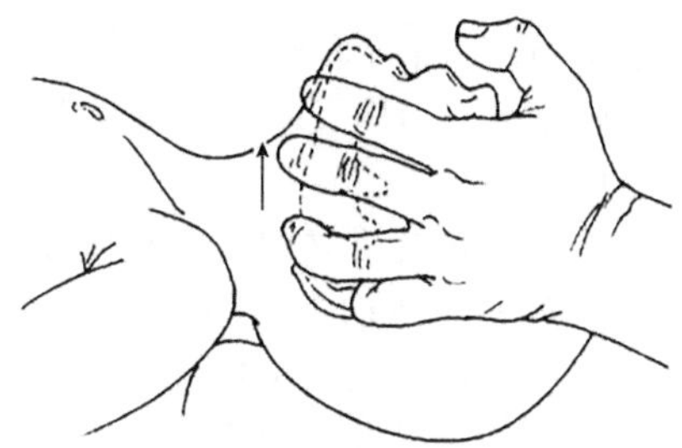
图30-6 托颌法开放气道

4. 常用的气囊通气装置为自膨胀气囊，婴儿和低龄儿童容积至少450～500ml，年长儿童容积为1000ml，可输入空气和氧气，在氧流量为10L/min时，递送的氧浓度为30%～80%，配有储氧气袋可以提供60%～95%高浓度氧气，氧气流量应维持为10～15L/min。气囊常配有压力限制活瓣装置，压力水平在35～40cmH_2O，以免压力过大引起气道压力伤。

5. 复苏过程中必须保证胸外按压的连续性，中断按压时间不超过10s。如果有2个或更多的救助者，可每两分钟交换操作，以防止实施胸外按压者疲劳，导致胸外按压质量及效率降低。

6. 在基础生命支持（basic life support，BLS）的基础上，应将患儿及时转运到有条件的医疗急救中心，进行加强生命支持（advanced life support，ALS）。条件允许时，如在医院内、有医疗团队参与、有急救设备等，BLS和ALS应同时进行，如一人实施胸外按压，一人进行通气（包括建立高级气道），其他人准备除颤仪、心电监护、建立静脉通路、准备药物等。

7. 肾上腺素 儿科最常见的心律失常是心脏停搏和心动过缓，肾上腺素有正性肌力和正性频率作用。静脉注射或骨髓腔内注射给药剂量0.01mg/kg（1：10000溶液0.1ml/kg），最大剂量1mg；经气管通路给药剂量0.1mg/kg，最大剂量2.5mg；必要时间隔3～5min重复一次，不能与碱性液体同一管道输注。

七、模拟竞赛试题

案例一

【题干】 患儿，女性，6个月，体重7kg，因咳嗽伴发热1周在村诊所输液治疗。在输注头孢曲松时，突然出现面色苍白、烦躁不安，继而出现口唇发绀、呼之不应。听诊心音消失，呼吸音消失。大动脉搏动消失，血压测不出，双侧瞳孔等大等圆，无对光反射。请立即对患儿进行抢救。

【解题思路】 考虑为药物过敏引起呼吸心搏骤停，立即停用头孢曲松，更换输液管路，行心肺复苏，发生地点在小诊所，如果有多人配合，应在CPR的同时，开放静脉通路，给予肾上腺素0.01mg/kg肌内、皮下或静脉注射。

案例二

【题干1】 患儿，女性，2岁，因“法洛四联症”入住心胸外科，拟择期手术治疗。夜班时，患儿哭闹后突然晕厥、呼吸困难，脉搏150次/min，面色发绀。请作为值班医生请对此患儿予以紧急处理。

【题干2】 患儿面色发绀，颈动脉搏动消失，喘息样呼吸，进行下一步处理。

【解题思路】【题干1】“法洛四联症”患儿，哭闹后出现晕厥和呼吸困难，有脉搏和呼吸，考虑为缺氧发作，处理：①呼叫同事进行紧急处理，置患儿于膝胸位；②连接心电监测、吸氧；③静脉注射β受体阻滞剂普萘洛尔或去氧肾上腺素缓解缺氧发作；【题干2】 患儿呼吸心搏骤停，立即进行CPR。

案例三

【题干】 患儿，男性，5岁，6个月大时患“化脓性脑膜炎、继发性癫痫”，今晨患儿出现抽搐2次，持续约1min后自行缓解。家属遂带患儿乘公交车来院检查，车上患儿突发抽搐，表现为意识丧失、口吐泡沫、口唇发绀、四肢强直抽动，持续约2min后缓解，但意识未恢复。请对患儿进行合适的处理。

【解题思路】 ①请司机立即将车开往最近的医院；②疏散周围人群，立即跪于患儿身旁，判断意识、呼吸、大动脉搏动（【提示卡1】 呼吸20次/min，脉搏70次/min）；③翻转患儿至左侧卧位，清理口腔防止误吸，密切监测患儿情况（【提示卡2】 1min后患儿呼吸微弱，脉搏65次/min）；④立即将患儿体位变为仰卧位，通畅气道后给予口对口人工呼吸，12～20次/min（【提示卡3】 脉搏消失，呼吸停止）；⑤开始CRP。

（南华大学附属第一医院 韦玉佳 任 姝 邓 晖）

第三十一章　人工喂养

Artificial Feeding

一、适应证

本章操作视频

母乳不足或不能进行母乳喂养。

二、禁忌证

1. 已证实牛奶蛋白过敏者，不能用普通配方奶粉。
2. 先天性消化道畸形等原因所致消化道梗阻；怀疑或诊断新生儿坏死性小肠结肠炎。
3. 血流动力学不稳定。

三、操作流程

步骤	细则	备注
（一）配奶前准备	1. 环境准备　①配奶间宽敞、明亮；②操作台清洁、干净	
	2. 物品准备　人工配方奶，无菌容器，无菌持物钳，无菌注射器（或量杯），搅拌棒，消毒奶瓶及奶嘴，水温计，煮沸过的温开水，清洁垫巾，喂奶车，湿纸巾等	
	3. 操作者准备　①洗手，戴帽子、口罩；②了解患儿病情、年龄、上次喂养时间（间隔2～3h）；③嘱家长给患儿换好干净的尿布；④计算患儿此次所需奶量；⑤检查奶粉质量、开瓶日期及有效期、配制方法	
（二）配奶过程	4. 无菌持物钳取出无菌容器、无菌奶瓶	
	5. 用水温计测试水温，适宜温度40～50℃，无菌注射器取温水注入无菌容器	
	6. 持物钳夹持奶粉专用量勺，加入相应量平勺奶粉于无菌容器中	
	7. 用搅拌棒进行搅拌，使奶粉完全溶解，不宜产生过多泡沫	
	8. 用无菌注射器将奶液全部转移至奶瓶	
	9. 持物钳钳夹奶嘴安装至奶瓶	
	10. 手背测试奶温，测奶速（奶液连续滴出即可）	
（三）喂养	11. 携物品至患儿床旁，核对姓名、床号	
	12. 在患儿颌下垫清洁垫巾，防止溢奶弄湿衣服	
	13. 双手将患儿抱起，使患儿头枕于左上臂靠近肘部，右手持奶瓶，将奶瓶倾斜，用奶嘴轻触其上唇，诱发觅食反射，待其张嘴时，将奶嘴放入口中让其吸吮，奶嘴内应充满奶液，防止空气吸入，每次喂养时间10～15min	
	14. 喂奶完毕后用一次性湿纸巾擦去口周奶渍	
	15. 喂奶完毕后，将婴儿竖抱片刻，轻拍背部，待其打嗝后再放回床上，侧卧位防止溢奶后误吸	
（四）整理用物	16. 将奶具用清水清洗，放置污染区，待送高压蒸汽灭菌消毒	
	17. 如有传染病需隔离的患儿，进行隔离处理，并使用1000mg/L浓度的含氯消毒液浸泡用物，再清洗，送高压蒸汽灭菌消毒	
（五）记录	18. 洗手，记录患儿吃奶情况、奶量	

四、相关知识点

1. 不宜哺乳的情况　母亲患HIV、其他严重疾病者（慢性肾炎、糖尿病、恶性肿瘤、精神病、癫痫、心功能不全）应停止哺乳；母亲患急性传染病时，可将乳汁挤出，经消毒后哺喂；乙型肝炎病毒携带者并非母乳喂养的禁忌证；母亲患结核病，经治疗无临床症状时可继续母乳喂养。

2. 人工喂养的奶量计算　6个月以内的婴儿每日奶量需求个体差异较大，可根据具体情况增减，一般新生儿每昼夜喂养8次，以后逐渐改为7次，减去夜间1次，2～3个月时每日6～7次，4～6个月时每日6次，晚间可不喂乳。6个月以内的婴儿一般按每天所需的总热量和总液量来计算奶量，一般市售婴儿配方奶100g供能约500kcal。<6个月婴儿，能量需要量为90kcal/（kg·d），故需要婴儿配方奶粉约18g/（kg·d）或135ml/（kg·d）。奶粉专用勺一般有两种，小量勺（约4.4g）配30ml水，大量勺（约8. 8g）配60ml水，不同品牌奶粉稍有差别。

3. 根据患儿病情选择合适种类的奶粉 牛奶蛋白过敏患儿选择水解蛋白配方奶，乳糖不耐受患儿选择低/无乳糖配方奶，苯丙酮尿症患儿选择低苯丙氨酸配方奶，小于32周的早产儿选择早产儿配方奶。

4. 不同年龄段奶嘴选择 奶嘴的开孔方式较多，有圆孔、十字孔、一字孔等，不同孔形的奶嘴，作用不同（表31-1），应根据婴儿实际月龄进行选择。

表31-1 不同开孔方式奶嘴及作用

开孔方式	作用		
圆孔奶嘴	小号（0M+）	中号（3M+）	大号（6M+）
	适合于尚不能控制奶量的新生儿用	适合于3个月及3个月以上6个月以下婴儿使用	适合于用6个月及6个月以上的婴儿使用
十字孔奶嘴	适合于3个月及3个月以上婴儿使用，主要用于吸饮牛奶、配方奶或米粉等粗颗粒饮品		
一字孔奶嘴	适合6个月及6个月以上的婴儿使用，主要用于吸饮除牛奶、配方奶之外的其他粗颗粒饮品，如果汁、米糊、麦片等		

注：奶嘴的型号因品牌有所差异，各个品牌的型号标识和适合对象都不一致，需根据实际情况进行选择

五、模拟竞赛试题

案例一

【题干】 生后20天足月儿，体重4kg，母亲因患急性乳腺炎需暂停母乳，改为配方奶喂养，请给出一次的配奶方案并行人工喂养（一天喂养8次）。

【解题思路】 婴儿配方奶计算及喂养，每次奶粉量：18g/(kg·d)×4kg÷8(次/d)=9g；勺数：9g÷4.4g/勺≈2勺；水：2勺×30ml/勺=60ml。

案例二

【题干】 一名5月龄婴儿，体重8kg，母乳喂养，母亲2天前出现发热、皮疹，诊断为麻疹。患儿也被感染，需暂停母乳喂养并隔离，请配制一次量的配方奶。

【解题思路】 ①婴儿配方奶计算及喂养，计算方法同前；②麻疹为呼吸道传染病，需进行隔离，奶具使用后需用1000mg/L浓度的含氯消毒液浸泡、清洗、送高压蒸汽灭菌消毒处理。

案例三

【题干】 患儿，5个月，腹泻20余天，在当地医院诊断为轮状病毒肠炎。现体重约6kg，一般情况可。大便常规检查提示还原糖阳性，pH偏低。请制订患儿1次的配方奶喂养方案。

【解题思路】 腹泻超过2周，为迁延性腹泻，轮状病毒感染为前驱感染，现一般情况好，大便pH低，还原糖阳性，考虑为继发乳糖不耐受，需选择无乳糖配方奶喂养。计算奶量方法同前。

案例四

【题干】 3个月婴儿，母乳喂养至1个月，后改为人工喂养。1个月前患儿出现腹泻，每日约8次，大便带血丝，颜面及躯干反复发生湿疹。辅助检查：血常规：WBC 8.0×10^9/L、中性粒细胞百分率60.4%、淋巴细胞百分率26.3%、嗜酸性粒细胞百分率10%；粪培养（–）。请为患儿制订一天的配方奶喂养方案，并给予一次喂奶（每日喂7次，体重6kg）。

【解题思路】 患儿改为人工喂养后出现腹泻、便血、反复湿疹，血常规示嗜酸性粒细胞百分率增高，考虑存在牛奶蛋白过敏，选择氨基酸配方奶（深度水解奶粉）喂养。计算奶量方法同前。

案例五

【题干】 8个月男婴，脑瘫患儿，现体重4kg，重度营养不良，皮肤苍白，皮下脂肪消失。现欲给予鼻饲喂养，按60kcal/(kg·d)开始给予，q3h频次喂养，请计算1次的喂奶量。

【解题思路】 重度营养不良，一般建议热量从40～60kcal/(kg·d)开始，轻-中度营养不良，从60～80kcal/(kg·d)开始。题目中有医嘱指示，按医嘱给奶即可。热量：4kg × 60kcal/(kg·d) ÷ 8(次/d)=30kcal/次；奶粉量：30kcal ÷ 5kcal/g=6g；勺数：6g ÷ 4.4g/勺≈1.4勺；水1.4勺 × 30ml=42ml（涨奶量忽略不计）。

（南华大学附属第一医院 韦玉佳 任 姝 邓 晖）

第三十二章　体格生长指标的测量

Physical Measurements

一、适应证

对生长发育中的小儿进行体格生长指标测量。

二、禁忌证

无。

三、操作流程

步骤	细则	备注
（一）操作前准备	1. 医师准备　穿工作服，戴口罩、帽子，洗手	
	2. 向家长交代测量目的，解释测量方法，取得家长的同意及配合；核对患儿信息，询问患儿个人史（出生史、喂养史、生长发育史、预防接种史、生活史）、既往史、家族史、传染病接触史；询问进食时间，嘱患儿排空大小便，换好干净尿布；室温22～24℃，环境安全	
	3. 物品准备　体重秤，量床，软尺，身高计，垫布，皮褶厚度计等	
（二）体重（3岁以下）	4. 体重秤放平，校正零点	
	5. 脱去小儿衣帽、鞋袜和纸尿裤	
	6. 一手托住小儿头部，一手托住小儿臀部，使小儿平躺在体重秤盘中（注意保护小儿）	
	7. 重复测量两次，准确读数并记录（精确到0.01kg）	
	8. 1～3岁幼儿可以采用载重50kg的体重计蹲位测量，让小儿蹲于秤台中央，准确读数至0.05kg，调整位置后重复测量一次，两次差值不超过0.1kg	
（三）体重（3岁以上）	9. 晨起空腹（或餐后2h），将尿液排空，脱去衣裤鞋袜	
	10. 体重秤调零	
	11. 让小儿站立于踏板中央，两手自然下垂	
	12. 准确读数并记录（载重50kg，精确至0.05kg；载重100kg，精确至0.1kg），调整位置后复测一次，两次差值不超过0.1kg	
（四）身长（3岁以下）	13. 选用量床，检查量床有无破损，刻度是否清晰	
	14. 一手托住小儿头部，另一手托住臀部，将小儿仰卧位放置于量床中央，测量者站于小儿右侧	
	15. 助手将小儿头扶正，使其头顶接触头板，双眼直视上方	
	16. 测量者左手固定小儿膝部，使其双腿伸直并拢，右手移动足板使其接触两侧足跟，记录头板与足板之间的距离，测量两次，取平均值	
	17. 准确读数并记录（精确至0.1cm）	
（五）身高（3岁以上）	18. 检查身高计是否放置平稳，水平板和立柱之间是否呈直角	
	19. 脱去厚衣服、鞋袜，站于身高计的底板上	
	20. 站立于底板上，呈立正姿势，背靠立柱，双眼平视前方，挺胸收腹，两臂自然下垂，足跟靠拢，足尖分开约60°，两足后跟、臀部及两肩胛角同时接触立柱	
	21. 测量者轻轻滑动水平板直至与小儿头顶接触，再次检查小儿姿势是否保持正确，测量两次，取平均值	
	22. 准确读数并记录（精确至0.1cm）	
（六）顶臀长（3岁以下）	23. 小儿取仰卧位	
	24. 助手固定小儿头部及身体，使其头顶贴于测量板顶端	
	25. 测量者站于小儿右侧，左手提起小儿小腿使其膝关节屈曲，大腿与底板垂直，骶骨紧贴底板，右手移动足板，使其紧贴小儿臀部	
	26. 准确读数并记录（精确至0.1cm），测量两次，取平均值	

续表

步骤	细则	备注
（七）坐高（3岁以上）	27. 小儿取坐位	
	28. 两大腿伸直并拢，与躯干呈直角，坐于坐高计上，臀部紧贴坐高计立柱。挺身坐直，双眼平视前方，双肩自然下垂，双足平放于地面上，足尖向前	
	29. 移动头顶板与头顶接触	
	30. 准确读数并记录（精确至0.1cm），测量两次，取平均值	
（八）头围	31. 小儿取坐位、立位或仰卧位	
	32. 测量者站于小儿前方或一侧，用拇指将软尺零点固定于一侧眉弓上缘处，软尺前过眉弓上缘、两侧经过耳上方、后过枕骨粗隆最高处绕头一周回到零点	
	33. 准确读数并记录（精确至0.1cm），调整皮尺位置后复测一次，两次差值不超过0.2cm	
（九）胸围	34. 3岁以下取卧位或立位，3岁以上取立位，取平静呼吸状态	
	35. 测量者站于小儿前方或一侧，用拇指将软尺零点固定于一侧乳头下缘，手拉软尺，前经双乳头下缘、后经肩胛下角绕胸一周回到零点	
	36. 取平静呼、吸气时的中间数并记录（精确至0.1cm），调整皮尺位置后复测一次，两次差值不超过0.2cm	
（十）腹围	37. 取卧位，空腹时测量	
	38. 婴儿：软尺固定在剑突与脐连线中点，经同水平位绕腹一周回到零点；儿童：可平脐经同水平位绕腹一周回到零点	
	39. 准确读数并记录（精确至0.1cm），调整皮尺位置后复测一次，两次差值不超过0.2cm	
（十一）上臂围	40. 小儿取立位、坐位或仰卧位，双手平放或下垂	
	41. 一般选左上臂，软尺零点固定于上臂外侧肩峰与尺骨鹰嘴连线中点，沿该点水平位绕臂一周回到零点	
	42. 准确读数并记录（精确至0.1cm），调整皮尺位置后复测一次，两次差值不超过0.2cm	
（十二）皮下脂肪	43. 小儿取卧位或立位	
	44. 取锁骨中线平脐处，皮褶方向与躯干长轴平行，捏起皮肤及皮下脂肪，捏时两指间的距离3cm，用皮褶厚度计测量	
	45. 准确读数并记录（精确至0.5mm），重复测量两次	
（十三）上、下部量	46. 小儿取仰卧位或立位	
	47. 用软尺或硬尺测量自耻骨联合上缘至足底的垂直距离为下部量（精确至0.1cm），测量两次，取平均值	
	48. 身长（高）减去下部量即为上部量	

四、相关知识点总结

1. 体重 为各器官、系统、体液的总重量，是最容易获得的反映儿童生长与营养状况的指标，尤其是近期的营养状况。体重可以受多种因素（如营养、辅食添加、疾病等）的影响，体重在生后第1年（尤其是前3个月）增长最快。在无条件测量体重时，可用以下公式估计体重（表32-1）。

表32-1 儿童体重估算公式

年龄	体重（kg）
出生	3.25
3～12月龄	［年龄（月）+9］/2
1～6岁	年龄（岁）×2+8
7～12岁	［年龄（岁）×7–5］/2

2. 身长（高） 身高为头部、脊柱及下肢长度的总和，主要反映的是长期营养状况，短期的疾病和营养波动不易影响身高，它受遗传、种族和环境的影响较为明显。和体重一样，身长（高）也是在出生后第1年增长最快。身长（高）的估计公式如表32-2所示。

表32-2 儿童身长（高）估算公式

年龄	身长（高）（cm）
出生	50
3～12月龄	75
2～6岁	年龄（岁）×7+75
7～10岁	年龄（岁）×6+80

3. 坐高和顶臀长　代表头颅和脊柱的生长。

4. 上、下部量　上部量指自头顶至耻骨联合上缘的距离，下部量指自耻骨联合上缘至足底的距离。出生时上部量大于下部量，以后随着下肢长骨生长，中点逐渐下移（表32-3）。意义：某些疾病可使骨骼处于幼年化，使上下部量比例出现异常，如甲状腺功能减退、软骨发育不良等。

表32-3 儿童上、下部量中点位置

年龄	中点
出生时	脐上
2岁时	脐下
6岁时	脐与耻骨联合上缘之间
12岁时	耻骨联合上缘（上、下部量相等）

5. 头围　代表脑和颅骨生长的指标，在生后第1年增长最快，尤其是前3个月。出生时头围33～34cm，前3个月及后9个月各增长6cm，1岁时约46cm，2岁时约48cm，5岁时约50cm，15岁时接近成人头围，约54～58cm。头围测量在2岁内最有意义，头围过小，提示可能存在小头畸形或脑发育不全；头围过大，多提示为脑积水、佝偻病等。

6. 胸围　胸围代表肺与胸廓的生长。出生时胸围略小于头围1～2cm，随着月龄的增长，胸围逐渐增加，和头围差距减小，一般在1岁时胸围和头围相等，在生长曲线上形成交叉。营养不良、佝偻病、缺乏锻炼时胸围与头围的交叉时间可推迟到1岁半以后。

7. 前囟　反应颅骨骨化程度，以前囟对边连线的中点表示，出生时1～2cm，以后随着颅骨生长而增大，6月龄左右开始变小，最迟2岁闭合。前囟检查在儿科临床很重要，如脑发育不良时前囟小、闭合早、头围小；甲状腺功能减退时前囟闭合延迟；颅内压增高时前囟饱满，脱水时前囟凹陷。

8. 脊柱　反应脊椎骨的生长，出生时无弯曲，仅呈轻微后凸，3个月时颈椎前凸，6个月时胸椎后凸，1岁时腰椎前凸，6～7岁才为韧带固定。

9. 牙齿　牙齿的生长与骨骼的生长不完全平行。出生时乳牙已骨化，恒牙的骨化从新生儿期开始，人有20个乳牙，28～32个恒牙。生后4～10个月乳牙开始萌出，大多3岁前出齐，个体差异较大。乳牙萌出顺序为下颌先于上颌，自前向后。意义：牙齿的健康生长与蛋白质、钙、氟、磷、维生素A、维生素C、维生素D等营养素和甲状腺激素有关。牙齿生长异常可见外胚层发育不良、钙或氟缺乏、甲状腺功能减退等。

10. 骨龄　反映四肢长骨的生长成熟程度，可用骨化中心来表示，骨化中心共10个，10岁时出齐，1～9岁腕部骨化中心数=年龄+1。骨生长与生长激素、甲状腺激素、性激素有关。如骨龄延后，多见于甲状腺功能减退症、生长激素缺乏症等。骨龄超前则多见于真性性早熟、先天性肾上腺皮质增生症等。

11. 上臂围　在无条件测量身高和体重时，可用左上臂围测量筛查1～5岁儿童营养状况。意义：＞13.5cm为营养良好；12.5～13.5cm为营养中等；＜12.5cm为营养不良。

12. 指距　两上肢水平伸展时两中指指尖的距离。意义：反映上肢骨的生长，指距略小于身高。指距大于身高，提示上肢长骨发育异常，如马方综合征。

13. 皮褶厚度　可以反映皮下脂肪发育及小儿的营养状况。常用的测量部位有腹部皮下脂肪、背部皮下脂肪。

五、模拟竞赛试题

案例一

【题干1】　患儿，男性，6个月，系孕30周早产儿，出生体重1.8kg。家长带其前来行健康体检。请为其行体重、身长、顶臀长、头围、上臂围的测量。

【题干2】　假设患儿体重7kg，身长65cm，请用百分位生长曲线图五等级划分法对患儿进行评估。

【解题思路】　①早产儿体格生长有一允许的“落后”年龄范围，进行生长水平评价时应矫正胎龄至40周后再进行评价。身长至40月龄、头围至18月龄、体重至24月龄后不再矫正。矫正胎龄（周）=出生胎龄（周）+生后周龄–40周。②关于生长发育评价方法见表32-4。

表32-4　儿童生长发育评价方法

评价方法	指标				
百分位法	＜P3	P3～P25	P25～P75	P75～P97	＞P97
标准差法	＜M–2SD	M–2SD～M–1SD	M±1SD	M+1SD～M+2SD	＞M+2SD
五等级	下	中下	中	中上	上
三等级	下		中		上

案例二

【题干】　母亲携一名7月龄婴儿来医院儿童保健门诊常规体检，现母乳喂养，未添加辅食，婴儿出生体重3. 2kg。请为该婴儿进行体格测量以及评估神经心理发育情况。

【解题思路】　①7月龄小儿体格测量包括身长、体重、头围、胸围、腹围、上臂围和顶臀长，必要时测皮下脂肪厚度。②评估神经心理发育可进行视力、听力、大运动、精细运动、语言和社会行为能力等的测定，7月龄小儿目光可随上下移动的物体垂直方向转动、能确定声源并听懂自己的名字、能双手向前撑住独坐、出现换手、捏、敲等探索性动作、可表现出认生及对发声玩具感兴趣等。

案例三

【题干】　患儿，反复腹泻2个月余。母亲担心小儿生长发育情况，来院体检。请对其进行身长、体重、头围及腹部皮下脂肪的测量，并对测量的数据进行评价。

【解题思路】　①询问出生日期、出生时情况、性别等获得患儿信息；②根据给出的生长曲线图进行生长发育评价。

案例四

【题干】　患儿，女，7岁，家长想了解孩子的生长发育状况，于今日来医院体检，作为接诊医师，请为她行体格生长测量（身高、体重、皮下脂肪），并根据家长提供的不同时期的身高描绘生长曲线图，评价该儿童的身高发育状况。

【解题思路】　①7岁儿童，身高需用立柱立位测量身高，坐姿测量坐高；②根据不同时期的身高数据描绘生长曲线图并评估。

（南华大学附属第一医院　韦玉佳　邓　晖）

第三十三章　小儿腰椎穿刺术

Lumbar Puncture in Children

本章操作视频

一、适应证

1. 中枢神经系统感染和非感染性炎症、代谢性疾病、脑血管疾病、肿瘤疾病等颅内病变。

2. 鞘内注射药物。

二、禁忌证

1. 颅内压明显增高，有脑疝迹象者。

2. 穿刺部位有感染或开放性损伤。

3. 有明显出血倾向者。

4. 颅内占位性病变，尤其是后颅窝占位性病变。

5. 处于休克及可能需要心肺复苏的危重患儿需推迟腰椎穿刺。

三、操作流程

步骤	细则	备注
（一）操作前准备	1. 医师准备　①穿工作服，戴口罩、帽子，洗手；②核对患儿信息，解释、交代病情，询问麻醉药物过敏史；③测量生命体征；④查看血常规、凝血功能、头颅CT及眼底检查结果；⑤抚慰患儿，必要时应用水合氯醛或地西泮镇静；⑥监护人签署知情同意书	
	2. 患者准备　年长儿排空大小便，婴幼儿穿纸尿裤	
	3. 物品准备　腰椎穿刺包，络合碘，棉签，2%盐酸利多卡因，5ml注射器，无菌手套，胶布，培养瓶等	
（二）体位及定位	4. 体位　左侧卧位，背部与床面垂直，低头屈髋屈膝，双手抱膝紧贴腹部，背部呈弓形，充分暴露操作部位的椎间隙，可由助手协助帮忙摆体位	
	5. 定位　两侧髂嵴最高点连线与后正中线的交点（第3、4腰椎间隙）为穿刺点	穿刺部位切忌过高。小婴儿脊髓相对较长，穿刺部位可选择4、5腰椎间隙
（三）消毒、铺单、麻醉	6. 消毒　以穿刺点为中心，由内向外环形消毒2～3次，直径至少15cm，不留空隙，每次范围小于前一次，末次范围大于孔巾孔直径	
	7. 取腰穿包，检查腰穿包是否灭菌合格，是否在有效期内	
	8. 打开腰穿包的外层3/4，戴无菌手套，打开腰穿包的外层1/4及内层	
	9. 检查腰穿包内物品是否齐全、穿刺针是否通畅、尖端是否锐利、测压管连接处是否完好	
	10. 铺单　无菌孔巾中心对准穿刺点，用胶布或布巾钳固定孔巾	
	11. 麻醉　双人核对麻醉药物，正确开启。抽取2%盐酸利多卡因5ml，在穿刺点皮下注射形成皮丘，沿穿刺点垂直进针，边进针边回抽及推药，逐层浸润麻醉，避免将麻药注入椎管内	
（四）穿刺	12. 左手拇指固定住第三腰椎棘突，右手持穿刺针，沿第三腰椎棘突下方（足侧）穿刺点垂直进针，针尖斜面与患儿身体长轴平行。有突破感后停止进针	如进针过程中针尖遇到骨质，应将针退至皮下，待纠正角度后再进行穿刺
	13. 拔出穿刺针，见脑脊液流出后连接测压管，测定脑脊液压力	
	14. 操作过程中观察患儿反应，如有面色苍白、头晕、出汗、心悸、头疼等不适，应立即停止操作并对症处理	

续表

步骤	细则	备注
（四）穿刺	15. 撤去测压管，用无菌瓶3个，每瓶接1～2ml脑脊液分别送检培养、常规、生化。如需鞘内用药，需先放出等量脑脊液，再向椎管内缓慢注入药物	
	16. 重新插入针芯，拔出穿刺针。覆以无菌纱布，压迫片刻后胶布固定	
（五）术后处理	17. 为患儿复原衣物，嘱患儿去枕平卧4～6h	
	18. 复测患儿生命体征，注意穿刺点有无出血及继发感染	
（六）整体评价	19. 无菌原则	
	20. 人文关怀	

四、并发症处理

1. 腰椎穿刺后头痛　为最常见的并发症，多在数小时至3～4天消失，少数可持续1周，表现为卧位时无头痛，坐位时头痛加剧。病因可能是脑脊液放出过多造成颅内压降低脑组织牵拉、移位所致。术后去枕平卧4～6h、多饮水、用细的穿刺针、穿刺针斜面与患儿身体长轴平行等措施有助于预防腰椎穿刺后头痛。

2. 脑疝形成　为最危险的并发症，须严格掌握腰椎穿刺指征。术前应行眼底检查，必要时行头颅影像学检查，若颅压高者必须腰椎穿刺才能明确诊断时，一定在穿刺前使用脱水剂。操作时如脑脊液流速过快，将部分针芯堵在针口上减慢滴速。

3. 神经根痛　严格掌握穿刺部位，避免位置过高，腰椎穿刺过程中如果突然出现下肢麻木或疼痛，应立即停止操作，一般不需特殊处理。

4. 出血　见于正在接受抗凝治疗或存在凝血功能障碍的患儿，需严格掌握适应证。

5. 感染　严格无菌操作有助于减少感染几率。

五、相关知识点总结

1. 正常婴幼儿脊髓末端较成人低，可达第2腰椎水平，在4岁左右升至第1腰椎水平，因此，儿童腰椎穿刺部位切忌过高。用于检查所放出的脑脊液总量建议不超过5～10ml。

2.压腹试验　腰椎穿刺时，可嘱助手用力压迫患儿腹部，持续20s。脑脊液在测压管中迅速上升；解除压迫后，脑脊液迅速下降至正常水平，说明腰椎穿刺针在蛛网膜下腔，如果脑脊液在测压管中液平不上升或十分缓慢上升，说明穿刺针不在蛛网膜下腔。

3. 压颈试验　用于了解蛛网膜下腔有无阻塞。测压后，由助手先压迫一侧颈静脉约10s，再压另一侧，最后同时按压双侧颈静脉。正常时，压迫颈静脉后，脑脊液压力迅速升高1倍左右，解除压迫后10～20s，迅速降至原来水平，提示蛛网膜下腔通畅。若压迫颈静脉后，不能使脑脊液压力升高，提示蛛网膜下腔阻塞。若施压后压力缓慢上升，放松后又缓慢下降，提示有不完全梗阻。颅高压者禁做此试验。

六、模拟竞赛试题

案例一

【题干1】　患儿，男性，7个月，因发热5天，咳嗽伴皮疹1天入院。最高体温达40℃，体查：全身弥漫粟粒样暗红色皮疹，部分融合成片，疹间皮肤正常，双眼睑水肿，结膜充血，可见黄色分泌物，口腔内颊黏膜粗糙，可见砂砾大小白色小点，咽充血。请写出目前的诊断。

【题干2】　入院经治疗后，体温渐正常，入院第4天，皮疹开始消退，但患儿精神食欲差，嗜睡状态，先后呕吐3次，且在入院第5天再次出现发热。体查：前囟饱满，张力增高，为协助诊断需行何种检查，请执行。

【解题思路】　①结合临床症状、病史及体查，考虑为麻疹；②考虑合并麻疹脑炎可能性大，需完善头颅影像学及眼底检查，予以甘露醇脱水降颅压后完善腰椎穿刺检查。③麻疹可通过呼吸道及密切接触等途径传播，操作者需穿隔离衣进行操作。

案例二

【题干1】 患儿，男性，5个月，拒食、呕吐，嗜睡3天，伴高热1天。2周前曾有上呼吸道感染病史；体查：面色青灰，前囟紧张，脑膜刺激征阳性。请采取相关诊疗操作以明确诊断。

【题干2】 患儿诊断为化脓性脑膜炎，经抗感染治疗后患儿一般症状曾一度好转，但之后再次出现发热、前囟隆起、频繁惊厥等症状，完善头颅MRI如图33-1所示，请给出目前诊断。

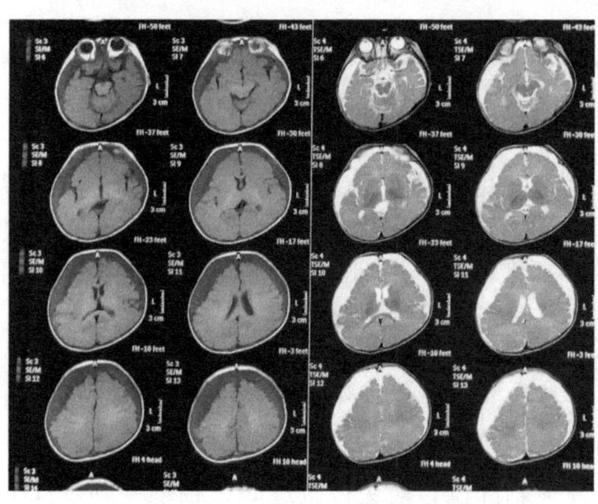

图33-1 案例二患儿头颅MRI

【解题思路】 ①5个月婴儿，2周前有上呼吸道感染病史，结合临床表现，高度考虑化脓性脑膜炎、颅内压增高，需完善腰椎穿刺检查，术前行甘露醇脱水降颅压；②考虑化脓性脑膜炎并硬膜下积液。

案例三

【题干1】 患儿，男性，10岁，因发热10天入院。最高体温40℃，发热时诉前额疼痛，热退后缓解。无咳嗽、腹痛、呕吐、腹泻等。入院后第4天凌晨，患儿发热时剧烈头痛，予以退热处理后头痛改善不明显，精神极差，烦躁不安，同时伴视物模糊、重影。测血压130/90mmHg。颈抗可疑阳性，克尼格征、布鲁辛斯基征可疑阳性。请眼科会诊查看眼底提示视盘轻度水肿。请考虑你的诊断，并完善目前最重要的检查。

【题干2】 腰椎穿刺检查结果如下：脑脊液压力320mmH_2O，无色清亮，潘氏试验（+），白细胞260×10^6/L，多个核细胞比20%，单个核细胞比80%，葡萄糖1.12mmol/L，蛋白定量1.12g/L，氯化物98mmol/L，乳酸6.8mmol/L。请给出最终诊断。

【解题思路】 ①患儿呕吐、头痛，视盘水肿，提示颅内高压，先予以甘露醇脱水降颅压，之后完善腰椎穿刺检查；②根据病史及脑脊液结果，考虑为结核性脑膜炎。

案例四

【题干1】 患儿，男性，4岁，体重9kg，2年前诊断为急性淋巴细胞白血病，予以规范化疗，现维持治疗中。2天前出现头痛、呕吐，伴抽搐3次，头颅CT未见异常。请完善相关检查协助诊断。

【题干2】 脱水治疗后第5天，患儿头痛剧烈，前额为主，尤其从卧位变为坐位或立位时更为明显。考虑什么原因所致？如何处理？

【解题思路】 ①根据患儿病史及临床表现，考虑中枢系统白血病可能，完善腰椎穿刺术明确诊断；②考虑低颅压，停用甘露醇，卧床休息，保持头低脚高位，多饮水，必要时输入生理盐水。

（南华大学附属第一医院 韦玉佳 邓 晖）

第三十四章 小儿胸腔穿刺术

Thoracentesis in Children

一、适应证

1. 各种胸腔积液的诊断、鉴别诊断。
2. 胸腔积液或积气的治疗。
3. 胸膜腔内注射药物。

二、禁忌证

1. 未纠正的凝血功能障碍或重症血小板降低。
2. 穿刺部位感染。
3. 不能配合或耐受操作者。

三、操作流程

步骤	细则	备注
（一）操作前准备	1. 医师准备　①穿工作服，戴口罩、帽子，洗手；②核对患儿信息，解释、交代病情，询问麻醉药物过敏史；③测量生命体征；④查看血常规、凝血功能、胸部X线/胸腔B超结果；⑤与家属签署知情同意书；⑥必要时可予以水合氯醛或地西泮镇静	
	2. 患者准备　协助患儿排空大小便，更换干净尿布	
	3. 物品准备　胸腔穿刺包，络合碘，棉签，2%盐酸利多卡因，5ml、20ml及50ml注射器，无菌手套，胶布，细菌培养瓶	
（二）体位及定位	4. 体位　年长儿：取坐位，面向椅背，双手前臂放于椅背上，前额伏于前臂上；婴幼儿：助手坐在椅子上，将患儿面向自己抱坐在腿上，使患儿稍前倾，背部略突出，一手将患侧手臂固定在头顶，另一手固定在患儿腰臀部，使之身体固定	危重患者取斜坡卧位
	5. 定位　胸腔积液：常规选择腋前线第5肋间，腋中线第6～7肋间，腋后线及肩胛下角线第7～8肋间，一般通过叩诊结合胸片确定穿刺部位；胸腔积气：锁骨中线外侧第2肋间	少量积液及包裹性积液可结合B超引导定位
（三）消毒、铺单、麻醉	6. 消毒　以穿刺点为中心，由内向外环形消毒2～3次，直径至少15cm	
	7. 铺单　无菌孔巾中心对准穿刺点，用胶布或布巾钳固定孔巾	
	8. 麻醉　核对麻药，正确开启，抽取2%盐酸利多卡因2ml，在穿刺点皮下注射形成皮丘，沿穿刺点垂直进针，逐层浸润麻醉至胸膜	
（四）穿刺	9. 固定穿刺部位皮肤，于穿刺点处，沿下一肋上缘垂直进针，有突破感后停止进针	
	10. 助手用镊子协助固定穿刺针，连接注射器，松开橡皮管开关	
	11. 操作过程中观察患儿反应，若出现胸膜反应、肺水肿等不良反应，立即停止操作	
	12. 配合抽液，首次放液量不超过500～600ml，以后每次抽液量不超过1000ml	
	13. 留取标本　生化、常规、细菌培养（必要时胸腔注药）	
	14. 夹闭胶管，拔出穿刺针，按压片刻，消毒穿刺点，纱布覆盖，胶布固定	
（五）术后处理	15. 为患儿复原衣物，向家属交代术后注意事项	
	16. 复测患儿生命体征	
（六）整体评价	17. 无菌原则	
	18. 人文关怀	

四、并发症处理

1. 胸膜反应　穿刺过程中应注意观察患儿变化，一旦出现刺激性咳嗽或极度烦躁、大汗、苍白、呼吸困难等现象，应立即停止操作，将患儿平卧，必要时予以1∶1000肾上腺素0.01mg/kg皮下注射。

2. 气胸 少量气胸暂予以观察，大量气胸时需要放置胸腔闭式引流管；若患者行机械通气，气胸可能会发展成为张力性气胸，需严密观察，必要时放置胸腔闭式引流管。

3. 复张性肺水肿 严格控制抽液速度及量；处理上予以吸氧，静脉使用吗啡，酌情使用糖皮质激素及利尿剂，控制入量，严密监护，必要时给予无创机械通气，甚至有创机械通气。

4. 血胸 严格掌握禁忌证。少量出血观察即可，若不慎损伤膈肌血管等较大血管，致患儿出现低血压甚至出血性休克时，应当密切监护，输血、输液、行胸腔闭式引流术甚至开胸探查。

5. 腹腔脏器损伤 避免在肩胛下角线第9肋间及腋后线第8肋间以下穿刺。

6. 胸腔内感染 需严格无菌操作。一旦发生应当全身应用抗菌药物，必要时行胸腔闭式引流术或外科处理。

五、相关知识点总结

小儿穿刺时不易配合，为防止小儿哭闹，可于操作前予以地西泮0.1～0.3mg/kg静脉注射，或予以10%水合氯醛0.5ml/kg口服或灌肠。

六、模拟竞赛试题

案例一

【题干1】 患儿，男性，12岁，咳嗽、呼吸困难10天，加重伴胸痛3天入院。体查：T 38.3℃，R 20次/min，HR 86次/min，BP110/60mmHg，体重43kg。精神欠佳，左侧胸廓稍饱满，左肺叩诊呈浊音，听诊呼吸音低，右肺呼吸音正常，双肺未闻及啰音，心腹体查无异常。入院完善胸部CT 检查（图34-1）。请完善必要检查协助诊断。

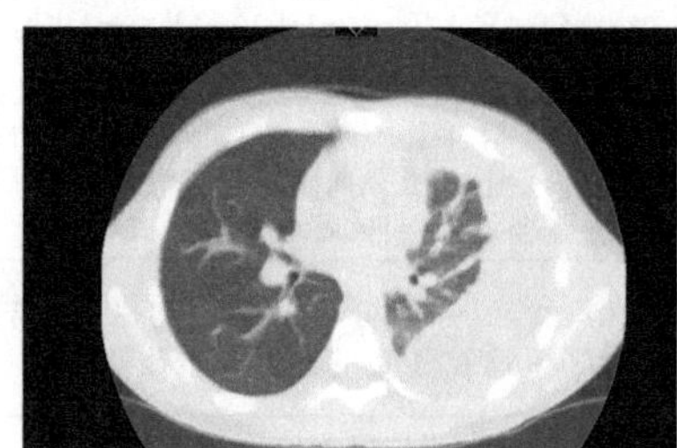
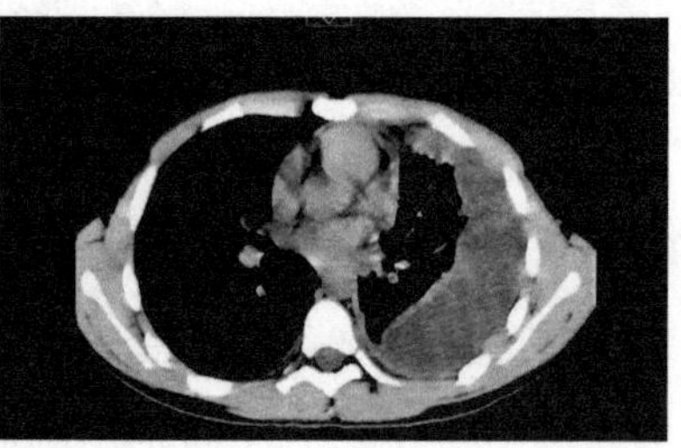

图34-1 案例一患儿胸部CT

【题干2】 胸水常规及生化结果示：外观浑浊呈淡红色，白细胞930×10^6/L，蛋白定量32g/L，腺苷脱氨酶（ADA）58.8U/L，葡萄糖4.47mmol/L，乳酸脱氢酶（LDH）540U/L，李凡他试验（+），请做出诊断。

【解题思路】 ①胸部CT检查提示存在左侧胸腔积液，需行左侧胸腔穿刺术；②根据病史及胸水常规生化结果，考虑为结核性胸水。

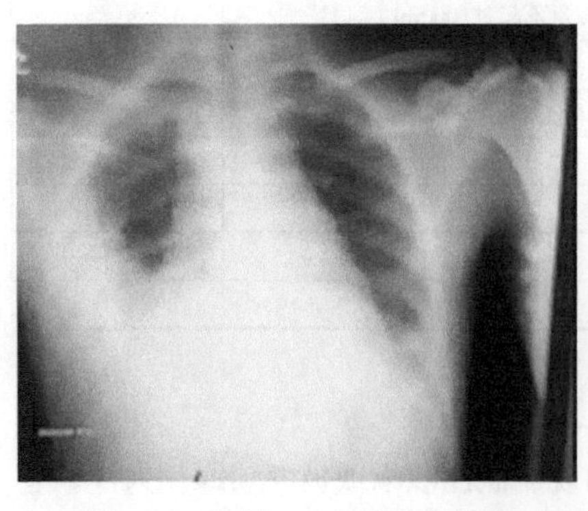

图34-2 案例二患儿胸部X线片

案例二

【题干1】 患儿，男性，8岁，因发热、咳嗽、胸闷5天入院，入院后完善胸部X线检查结果如图34-2所示。请完善相关操作协助诊断。

【题干2】 此时患儿突发呼吸急促、口唇发绀，诉右侧胸痛，目前情况该如何考虑？请根据现场条件进行最合适的诊断性操作予以明确。

【提示卡】 右肺叩诊呈鼓音，听诊呼吸音减弱。（操作者行肺部体查时出示）

【解题思路】　①胸片提示右侧胸水，完善右侧胸腔穿刺术协助诊断；②立即拔出穿刺针，纱布覆盖穿刺点，行肺部叩诊及听诊，考虑患儿出现气胸，选择右侧第二肋间锁骨中线处穿刺抽气，抽气完毕后复查胸部X线。

案例三

【题干1】　患儿，男性，6岁，因反复咳嗽5年余，加重伴胸闷、气促2天入院。体查：躁动不安，口唇发绀，呼吸30次/min，双肺可闻及大量哮鸣音。既往有支气管哮喘病史。作为接诊医师，请口述患儿诊断及目前需进行的紧急处理。

【题干2】　经解痉、平喘处理后，患儿症状较前明显好转。住院第4天，在查房过程中，患儿突然出现呼吸困难，伴胸痛。急行床旁X线片提示：右侧气胸，肺组织压缩约20%。请继续处理。

【解题思路】　①患儿咳嗽、胸闷伴气促，双肺大量哮鸣音，结合既往支气管哮喘病史，考虑哮喘急性发作，应立即常规急症处理（吸氧、心电监测、开放静脉通路），雾化吸入及静脉注射药物行解痉平喘治疗；②并发少量气胸，行穿刺抽气即可，穿刺点选择右侧锁骨中线第2肋间，穿刺后复查胸部X线。

案例四

【题干1】　患儿，男性，7岁，因发热、咳嗽9天，胸痛、气促2天入院，入院后完善胸部X线检查（见图34-3）。完善纤维支气管镜灌洗液培养结果为铜绿假单胞菌。为缓解患儿症状，需行何种处理。

【提示卡】　彩超定位：进针点为右肩胛线第8肋间，进针深度约为16mm。

【题干2】　抽出约5ml黏稠的脓血后，抽液压力大，抽吸不畅，为便于脓液引流，请继续处理。

【解题思路】　①纤维支气管镜灌洗液培养结果为铜绿假单胞菌，需进行隔离防护，穿刺前穿隔离衣；胸片可见包裹性积液，需完善B超定位；②考虑脓胸，引流不畅，需用2%碳酸氢钠溶液或生理盐水冲洗，使脓液易于引流，必要时行胸腔闭式引流。

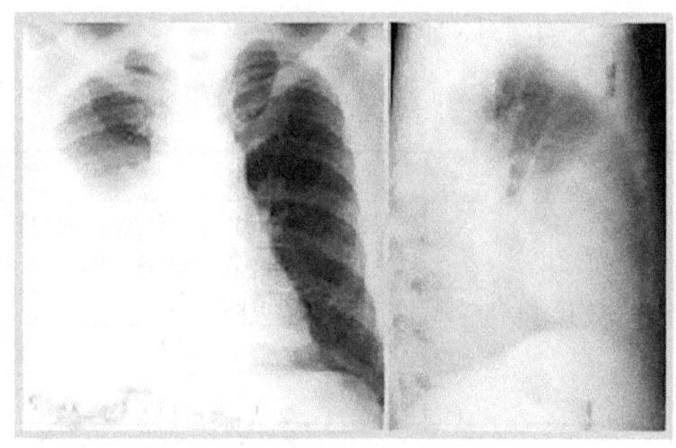

图34-3　案例四患儿胸部X线片

（南华大学附属第一医院　韦玉佳　任　姝　邓　晖）

第三十五章　小儿骨髓穿刺术（胫骨）

Bone Marrow Aspiration in Children (Tibia)

本章操作视频

一、适应证

1. 各种血液病的诊断、鉴别诊断及治疗随访。

2. 协助诊断部分恶性肿瘤的分期，如淋巴瘤、肾母细胞瘤等。

3. 协助诊断一些代谢性疾病，如戈谢病等。

4. 不明原因发热的诊断和鉴别诊断，抽取骨髓液行细菌培养；骨髓液涂片找寄生虫、疟原虫等。

5. 危重儿抢救时，如外周静脉通路建立困难，胫骨穿刺输液可作为暂时性替代措施，直至建立静脉通路。

6. 为骨髓移植提供骨髓来源。

二、禁忌证

1. 严重凝血功能障碍或血友病患儿。

2. 穿刺部位有感染或开放性损伤。

3. 生命体征不平稳。

三、操作流程

步骤	细则	备注
（一）操作前准备	1. 医师准备　①穿工作服，戴口罩、帽子，洗手；②核对患儿信息，解释、交代病情，询问麻醉药物过敏史；③测量生命体征；④查看血常规、凝血功能，询问血友病史；⑤必要时镇静；⑥与家属签署知情同意书	
	2. 患者准备　年长儿排空尿液，婴幼儿穿纸尿裤	
	3. 物品准备　骨髓穿刺包，络合碘，棉签，2%盐酸利多卡因，5ml、20ml注射器，无菌手套，胶布	
（二）体位及定位	4. 体位　患儿取仰卧位，穿刺侧小腿稍外展，腘窝处稍垫高	
	5. 定位　穿刺点选择胫骨粗隆下1cm之前内侧胫骨平坦处，做好标记（胫骨穿刺适合1岁以下小儿）	
（三）消毒、铺单、麻醉	6. 消毒　以穿刺点为中心，由内向外消毒2～3次，直径至少15cm，每次消毒范围小于前一次，最后一次消毒范围大于孔巾孔直径，消毒不留空隙	
	7. 取骨髓穿刺包，检查包装是否完好，灭菌是否合格，是否在有效期内	
	8. 打开骨髓穿刺包的外3/4，戴无菌手套，打开骨髓穿刺包的外1/4及内层	
	9. 检查骨髓穿刺包内物品是否齐全，骨穿针是否通畅、尖端是否锐利，注射器是否干燥，玻片是否干燥无污渍	
	10. 铺单　无菌孔巾中心对准穿刺点铺巾	
	11. 麻醉　双人核对麻醉药物，正确开启，抽取2%盐酸利多卡因2ml，在穿刺点皮下注射形成皮丘，沿穿刺点垂直进针，边进针边回抽边推药，深至骨膜，并在骨膜做多点浸润麻醉	
（四）穿刺	12. 调整骨穿针固定器的位置并固定好，估计患儿软组织厚度，大约距针尖1～1.5cm	
	13. 左手拇指和示指将穿刺部位的皮肤绷紧，右手持骨穿针于穿刺点垂直于骨的长轴或与垂直面呈5°～15°，针尖向足端倾斜刺入，到达骨膜后可适度用力旋转，阻力消失且骨髓针已固定，表示已达骨髓腔，停止进针。穿刺过程中注意观察患儿反应	
	14. 20ml注射器回抽1～2ml空气，拔出针芯，连接注射器抽吸骨髓液0.1～0.2ml（充满注射器针头即可）	
	15. 涂片　取下注射器，插上针芯，迅速将抽出的骨髓液滴于玻片上，涂骨髓片4～6张。若需做其他检查，拔出针芯，用注射器继续抽取骨髓液	
	16. 拔针　插入针芯，拔出穿刺针，穿刺点用无菌纱布压迫片刻止血，并用胶布固定	

续表

步骤	细则	备注
（五）术后处理	17. 为患儿复原衣物，适当制动穿刺部位，预防出血	
	18. 取2～3张外周血涂片写好标签，与骨髓片一同送检	
	19. 做好操作记录	
（六）整体评价	20. 无菌原则	
	21. 人文关怀	

四、并发症处理

1. 出血　主要容易发生于血小板减少和（或）血小板功能异常的患儿，血友病患儿禁做骨穿。大多数穿刺后出血经局部按压后能够被控制，血小板低的患儿需予以加压包扎。如果出血持续，对于血小板减少和（或）血小板功能异常的患儿可以输注血小板。

2. 感染　一般比较轻微，仅需要局部用药，免疫抑制的患儿可能发生更严重的感染，可针对性选用抗菌药物治疗。

3. 穿刺针折断　穿刺针头进入骨质后需避免大范围摆动，骨硬化症等罕见情况可能引起进针困难，应避免强行进针。一旦发生穿刺针断裂，尽量用止血钳将穿刺针远端拔出，如果取不出，请外科会诊。

4. 干抽　穿刺针抽不出骨髓成分或仅为少许稀薄血液，称为干抽。常见的原因有：穿刺部位不佳，未达到骨髓腔；针管被皮下组织或骨块阻塞；某些疾病，如骨髓纤维化、骨髓有核细胞过度增生、部分恶性肿瘤浸润骨髓时，均有可能出现干抽情况。如因组织块堵塞针腔所致，需重新插入针芯，稍加旋转或再钻入少许，或退出少许，拔出针芯再抽吸，如仍为干抽，需要更换其他部位进行穿刺，或者改行骨髓活检。

五、相关知识点总结

1. 儿科常见的骨髓穿刺部位有胫前、髂后上棘、髂前上棘和胸骨。胫骨穿刺适合1岁以下的婴儿，髂后上棘适用于任何年龄儿童。髂后上棘骨髓腔大，骨髓量多，穿刺容易成功，且较安全。胸骨穿刺仅适用于大年龄儿童，胸骨骨髓液含量丰富，但胸骨较薄，其后方紧邻大血管和心脏，因此，如果患儿不配合或术者缺乏经验，力量控制不好，胸骨穿刺容易发生意外。

2. 抽取骨髓液的注射器、穿刺针、玻片均应保持干燥，否则容易发生溶血。

3. 如涂片同时需要培养时，应先抽取0.1～0.2ml骨髓液涂片，再抽取1～2ml送培养，否则容易造成涂片的骨髓液稀释。怀疑白血病时，涂片后再抽取5ml骨髓液抗凝后送融合基因或染色体检查。

4. 合格而规范的骨髓涂片要求包括头、体、尾三部分，涂片厚薄应适宜，需要根据骨髓增生活跃程度调整。

六、模拟竞赛试题

案例一

【题干1】　患儿，男性，1岁，因发热1个月，发现皮肤出血点1周入院。1周前有车祸外伤史。体查：T 38.2℃，P 120次/min，R 29次/min，BP 90/50mmHg，体重13kg，全身皮肤可见较多针尖样大小出血点，双肺呼吸音清，肝肋下约3.5cm，质软，脾肋下约7.5cm，质地较硬。患儿双下肢皮肤完好，拒绝活动下肢。门诊血常规示：WBC 36.88×10^9/L，Hb 65g/L，PLT 62×10^9/L。请尽快明确患者诊断。

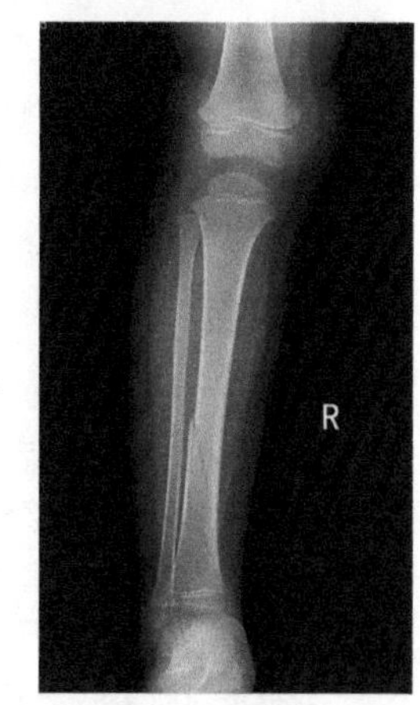

图35-1　案例一患儿右腓胫正侧位X线片

【提示卡】　右腓胫正侧位X线片如图35-1，左侧正常。

【题干2】　外周血涂片示原幼粒细胞占0.78，骨髓穿刺涂片检查示骨髓增生明显活跃，原淋巴细胞及幼淋巴细胞占85%，POX（–），

PAS（+），NSE（-），NAF（-）。请进行诊断。

【解题思路】　①根据患儿临床表现，体征及血常规结果，高度怀疑白血病，需完善骨髓穿刺术，加送相应融合基因及染色体检查；患儿1周前有车祸外伤史，下肢拒绝活动，需行下肢X线片了解是否存在骨折；X线片提示右下肢胫骨骨折，穿刺需避开此侧，选择左侧穿刺。②结合骨髓检查结果，诊断考虑急性淋巴细胞白血病。

案例二

【题干】　患儿，女性，8个月，腹泻3天，精神差伴无尿1天入院。入院后血压测不出，患儿每10～30min排1次浠水便，每次量较多，神志很快转入昏迷。因血管塌陷，外周建立静脉通道失败，请快速建立静脉通路。

【解题思路】　①重度脱水伴低血容量休克，需快速补液扩容，至少要建立2条静脉通道，如外周静脉通路失败，需快速建立骨髓通道扩容补液；②骨髓输液通道不宜保留太久，如建立中心或外周静脉通道成功，则需拔除骨髓穿刺针改为其他途径。

案例三

【题干】　患儿，男性，1岁。母乳喂养，未规律添加辅食，平时少动，口唇指甲苍白，5天前跌倒后左下肢大片皮肤擦伤，体查：肝肋下2.5cm，脾肋下2.5cm。血常规示：WBC 9×10^9/L，Hb 95g/L，PLT 150×10^9/L。请完善骨髓穿刺术，并根据结果（图35-2）进行判读，对患儿进行诊断。

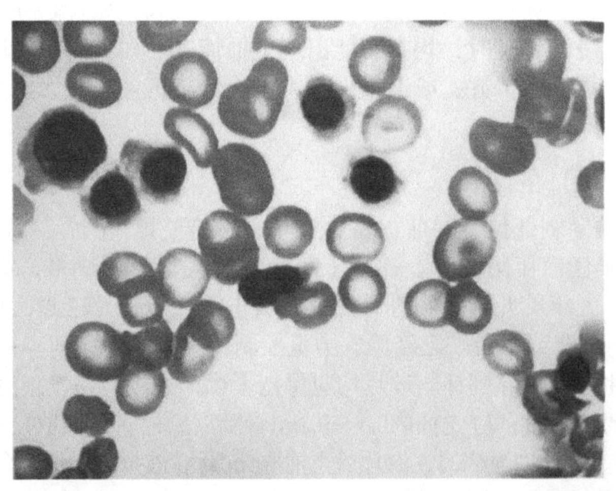

图35-2　案例三患儿骨髓涂片

【解题思路】　①选择胫前骨髓穿刺，穿刺点需避开擦伤的左下肢，选择右下肢；②骨髓涂片提示骨髓增生活跃，以中晚幼红细胞增生为主，有核红细胞细胞体小，胞质少且发育滞后于胞核，边缘不整齐，成熟红细胞中心淡染区明显扩大，诊断为缺铁性贫血。

案例四

【题干1】　患儿，女性，5个月，3周前曾患麻疹，此次因“皮肤出血点5天”入院。体查：全身可见多发散在瘀点，以四肢为甚，肝脾无肿大。血常规：WBC 8×10^9/L，中性粒细胞百比率28%，淋巴细胞百分率63%，Hb 115g/L，PLT 10×10^9/L。为明确诊断，请完善必要检查。

【题干2】　患者骨髓涂片检查示巨核细胞体积变小，胞质内颗粒减少，幼稚巨核细胞增加；有血小板形成的巨核细胞显著减少。请给出最终诊断。

【解题思路】　①皮肤自发出血，2周前曾有急性病毒感染史，肝脾不大，结合血小板极度下降，需想到免疫性血小板减少症可能，但同时需完善凝血功能检查，排除血液系统其他疾病。1

岁以内的婴儿，选择胫骨穿刺。②结合骨髓涂片结果，初步诊断为免疫性血小板减少症。

案例五

【题干1】　患儿，男性，2岁，因“面色苍黄、易怒5个月”就诊。患儿出生时一般情况可。1岁5个月断母乳后改为喝羊奶，辅食以谷类食物为主，不喜吃肉类和蔬菜。体查：反应稍迟钝，头发稀疏，面色苍黄，颜面部稍浮肿。腹稍膨隆，肝肋下4cm，脾肋下3cm。血常规检查提示Hb 65g/L，白细胞及血小板正常。请进行合适的操作协助诊断。

【题干2】　患儿骨髓涂片如图35-3所示，请做出最终诊断。

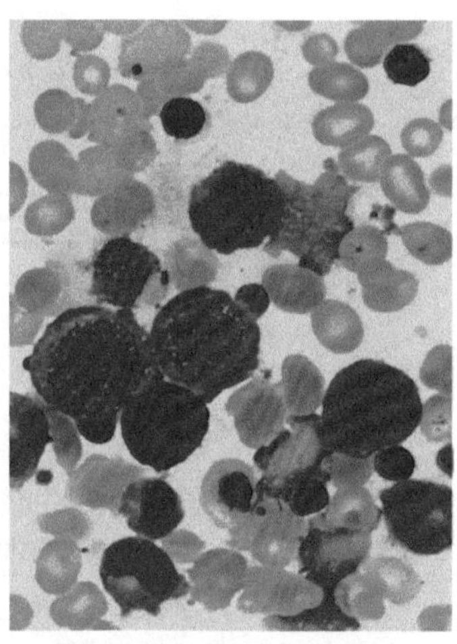

图35-3　案例五患儿骨髓涂片

【解题思路】　①患儿接近重度贫血，伴肝脾增大，行骨髓穿刺术明确诊断。②患儿羊奶喂养，辅食中缺乏肉类及蔬菜，可导致叶酸和维生素B_{12}缺乏；骨髓图片示骨髓增生活跃，以红系增生为主，各系都可有巨幼样变，红系最明显，细胞体大，细胞核发育落后，有“老浆幼核”现象，巨核细胞体积增大，分叶过多，初步诊断为巨幼细胞性贫血。

（南华大学附属第一医院　韦玉佳　任　妹　邓　晖）

第五篇 护　理

第三十六章 导　尿　术

Urethral Catheterization

一、适应证

本章操作视频

1. 尿潴留、充溢性尿失禁患者。
2. 获取未受污染的尿标本。
3. 尿流动力学检查，测定膀胱容量、压力及残余尿量。
4. 危重患者监测尿量。
5. 行膀胱检查（膀胱造影、膀胱内压测量）。
6. 膀胱内灌注药物进行治疗。
7. 腹部及盆腔器官手术前准备。
8. 膀胱、尿道手术或损伤患者。

二、禁忌证

1. 急性下尿路感染。
2. 尿道狭窄及先天性畸形无法留置导尿管者。
3. 相对禁忌证为严重的全身出血性疾病及女性月经期。

三、操作流程

步骤	细则	备注
（一）操作前准备	1. 医师准备　①穿工作服，戴口罩、帽子，洗手；②核对患者信息，解释、交代病情；③测量生命体征；④膀胱叩诊确认膀胱充盈程度；⑤与患者签署知情同意书	
	2. 环境准备　清洁、安静、光线及室温适宜，拉屏风保护隐私	
	3. 物品准备　一次性无菌导尿包（内含导尿管、液体石蜡棉球、络合碘棉球、弯盘、镊子、已装10ml生理盐水的注射器、纱布、引流袋、孔巾、无菌手套、标本瓶），快速手消毒液，一次性垫巾等	
（二）体位	4. 携用物至床旁，核对解释，取得配合	
	5. 体位　常规取屈膝仰卧位，两腿充分外展外旋，暴露局部区域。协助患者脱去对侧裤子，盖在近侧腿部，对侧腿盖被保暖	不配合患者取适当姿势
	6. 铺垫巾于患者臀下	
（三）初步消毒外阴区	7. 消毒双手	从外向内，从上向下，每个棉球用一次
	8. 初步消毒　打开无菌导尿包外包装，取出初步消毒物品，弯盘放于患者两腿间。操作者左手戴手套，右手持镊子夹取络合碘棉球，①男性：依次消毒阴阜、大腿内上1/3、阴茎、阴囊。左手提起阴茎将包皮向后推，暴露尿道口，自尿道口向外向后旋转擦拭尿道口、龟头至冠状沟。②女性：依次消毒阴阜、大腿内上1/3、大阴唇。左手分开阴唇，消毒小阴唇、尿道口至肛门。消毒完毕，将弯盘弃于医疗垃圾桶内，脱手套	
（四）铺巾	9. 再次消毒双手	
	10. 将导尿包放在患者两腿之间，按无菌操作原则打开包布。戴好无菌手套，取出孔巾，铺在患者的外阴处并暴露会阴部	
	11. 整理用物，取出导尿管并向气囊注水检查气囊是否渗漏，并检查导尿管通畅度。润滑导尿管。根据需要连接导尿管和集尿袋，将络合碘棉球置于弯盘内	

续表

步骤	细则	备注
（五）再次消毒	12. ①男性：左手用纱布包住阴茎，将包皮向后推，暴露尿道口。右手持镊子夹络合碘棉球，再次消毒尿道口、龟头及冠状沟数次，最后一个棉球在尿道口加强消毒。②女性：左手用纱布分开并固定小阴唇，暴露尿道口。右手持镊子夹络合碘棉球，再次消毒尿道口、两侧小阴唇、尿道口，最后一个棉球在尿道口加强消毒	从内向外，从上向下，每个棉球用一次
（六）导尿	13. 一次性导尿　①男性：左手继续用无菌纱布固定阴茎并向上提起，与腹壁呈90°，将弯盘置于孔巾旁，嘱患者张口呼吸。用另一把镊子夹持导尿管，对准尿道口轻轻插入20～22cm，见尿液后再插入2～3cm。如需做尿培养，弃去前端尿液，用无菌标本瓶接取中段尿液5ml，贴标签送检。导尿完毕，轻轻拔出导尿管，撤下孔巾，擦净外阴。②女性：左手继续用无菌纱布固定小阴唇，将弯盘置于孔巾旁，嘱患者张口呼吸。用另一把镊子夹持导尿管，对准尿道口轻轻插入4～6cm，见尿液后再插入2～3cm。如需做尿培养，弃去前端尿液，用无菌标本瓶接取中段尿液5ml，贴标签送检。导尿完毕，轻轻拔出导尿管，撤下孔巾，擦净外阴	男性：向上提起阴茎的目的是使耻骨前弯消失，便于插管；女性：导尿管如误入阴道，要更换导尿管后再重新插入
	14. 留置导尿　①男性：左手继续用无菌纱布固定阴茎并向上提起，与腹壁呈90°，将弯盘置于孔巾旁，嘱患者张口呼吸。用另一把镊子夹持导尿管，对准尿道口轻轻插入20～22cm，见尿液后再插入5～7cm。②女性：左手继续用无菌纱布固定小阴唇，将弯盘置于孔巾旁，嘱患者张口呼吸。用另一把镊子夹持导尿管，对准尿道口轻轻插入4～6cm，见尿液后再插入5～7cm。夹闭导尿管，连接注射器，根据导尿管上标注的气囊容积向气囊注入等量的无菌溶液，轻拉导尿管有阻力感，即证明导尿管固定于膀胱内。导尿成功后将包皮复位，撤下孔巾，擦净外阴。集尿袋固定于床旁，安置妥当后放开夹闭的导尿管，保持引流通畅	男性患者插管成功后应注意将包皮复位，以防止包皮嵌顿水肿；集尿袋应低于膀胱，防止逆行感染
（七）终末处置	15. 撤下一次性垫巾，脱去手套	
	16. 安置患者：协助患者穿好裤子，安置舒适体位并告知患者注意事项	
	17. 消毒双手后，观察并记录：询问患者感觉，观察患者反应及排尿等情况，记录导尿时间、尿量、尿液颜色及性质等情况	
（八）整体评价	18. 无菌原则	
	19. 人文关怀	

四、并发症处理

1. 尿路感染　应及时更换导尿管，留取尿液进行微生物病原学检查，必要时应用抗菌药物治疗。

2. 尿道损伤　应选择正确型号导尿管置管，避免型号过大，置管动作轻柔，固定妥当。如尿管难以置入或患者反应强烈则应暂停导尿，请泌尿外科会诊。

3. 气囊破裂致膀胱异物　单纯气囊破裂致导尿管脱出则更换导尿管，若致膀胱异物，及时请泌尿外科会诊。

4. 导尿管阻塞　先予以生理盐水冲洗导尿管，无法通开者予以拔除后更换尿管，检查阻塞物是何种性质，若为血栓，请泌尿外科会诊进行进一步处理，若为结晶物则嘱患者多饮水从而达到冲洗尿管的作用。

5. 虚脱或血尿　尿潴留患者首次放尿不超过500ml，以后每小时放尿500ml。放尿过快过多而导致出现虚脱或血尿者，应夹闭导尿管，平躺，快速补液扩容，监测生命体征，待好转后再开放尿管。

6. 插管困难　注意心理疏导，缓慢张口呼吸；情绪紧张无法耐受插管疼痛者，在尿道口注入2%盐酸利多卡因凝胶或盐酸丁卡因凝胶5min，同时导尿管亦涂抹凝胶后再操作。因严重狭窄造成插管困难者，通过上述处理无效，可以更换为小型号导尿管，并应用内置金属的导尿管或用尿道扩张器扩张后插管。必要时请泌尿外科会诊，经输尿管镜下留置斑马导丝，经导丝引导导尿管进入膀胱腔。上述方法均失败者，行耻骨上膀胱穿刺抽液或造瘘术。

7. 拔管困难　检查气囊内的液体完全抽吸干净后再拔管。若气囊内液体无法抽出，可在B超定位下穿刺刺破球囊，或经尿道输尿管镜下刺破球囊后拔管。导尿管结石或尿垢附着者，沿尿道口逆行注入丁卡因凝胶及液体石蜡，在麻醉松弛状态和充分润滑情况下旋转拔出导尿管；若上述方法无效，可行耻骨上膀胱穿刺造瘘，经瘘口内镜下取出结石，再从尿道拔管。

五、相关知识点总结

1. 导尿前应检查尿管通畅和气囊完整性。选择合适型号导尿管，成人使用16～18号，小儿使用6～8号。单腔导尿管用于一次性导尿术；双腔导尿管用于留置导尿术；三腔导尿管用于膀胱冲洗、膀胱灌药者。

2. 对尿潴留或膀胱过度充盈患者，首次放尿不超过500ml。尿潴留者以后每小时放尿亦为500ml，防止患者虚脱。小儿放尿不超过200ml，年长儿最多不超过500ml。

3. 导尿试验 导尿管插入膀胱后，如引流出300m以上的清亮尿液，基本可排除膀胱破裂。如无尿液导出或仅导出少量血尿，则膀胱破裂的可能性大。此时可经导尿管向膀胱内注入生理盐水200～300ml，片刻后再吸出。液体外漏时引出量会减少，腹腔液体回流时引出量会增多。若液体出入量差异大，提示膀胱破裂。

4. 诊断性导尿 可了解尿道的完整性和连续性。如一次导尿成功，提示尿道损伤不严重。保留导尿管引流尿液并支撑尿道，应注意固定导尿管。如果导尿管滑脱，第二次再插有失败的可能。如一次插入困难，说明可能有尿道损伤或尿道断裂，不应反复试插，以免加重损伤。

六、模拟竞赛试题

案例一

【题干】 患者，女性，36岁，因双下肢麻木乏力、大小便失禁半个月就诊，已留置导尿半个月，未曾更换导尿管，尿液浑浊。体查：患者神志清楚，精神差，消瘦，T 38.0℃，HR 108次/min，BP 120/65mmHg，R 20次/min，血氧饱和度98%，请分析患者发热的可能原因并给予处理。

【解题思路】 患者导尿管半月未更换，现有发热现象，考虑发生了导尿管相关性尿路感染，应留取尿液标本送检细菌培养+药敏试验，应用抗菌药物治疗，同时拔除导尿管，重新予以置管。

案例二

【题干1】 患者，男性，65岁，因突发昏迷30min急诊入院。体查：BP 186/96mmHg，P 112次/min，头颅CT提示脑出血，1h后查患者耻骨联合上方膨隆，叩诊浊音。既往有前列腺增生病史。请处理。

【题干2】 插管过程中，助手发现患者左侧瞳孔较前增大，直径5mm，无对光反射，右侧瞳孔较前无改变。BP 201/106mmHg，P 72次/min，R 12次/min，患者可能发生了什么情况，请口述原因并予以处理。

【解题思路】 ①膀胱叩诊浊音提示尿潴留，需要完成导尿；既往有前列腺增生病史，可能出现插管困难，需注意导尿管型号的选择；②插管过程中出现脑疝，应立即停止操作，监测生命体征，予以20%甘露醇快速输注。

案例三

【题干】 患者，女性，53岁，身高160cm，体重70kg，因突发上腹痛4h入急诊就诊。检验结果回报：淀粉酶929U/L，脂肪酶167U/L，随机血糖11.6mmol/L。诊断为重症胰腺炎。予禁食、胃肠减压，泵入生长抑素等对症处理。住院3天后，患者出现剧烈腹胀，腹部高度膨隆。体查：移动性浊音（+），肠鸣音0～1次/min，尿道口有白色分泌物，基底潮红。请采用合适方法测定患者腹内压。

【解题思路】 ①膀胱测压法是间接测定腹腔内压的金标准，可采用此方法了解腹内压力；②急性下尿路感染为导尿禁忌证，需控制感染后再行测压，情况紧急不允许等待时也可采用腹腔穿刺直接测压、胃内测压等其他方式进行。

案例四

【题干】 患者，男性，27岁，因醉酒后去卫生间途中，下腹部撞桌角就诊，自诉腹痛、尿血、排尿困难。体查：BP 100/60mmHg，神志清楚，痛苦表情。耻骨上区压痛，耻骨上区皮肤肿胀、瘀斑。直肠指诊：直肠前壁饱满感。为协助明确患者诊断，请行最佳操作。

【解题思路】 患者醉酒后，膀胱充盈状态下受到撞击，出现腹痛、排尿困难、血尿、局部肿胀症状等，考虑膀胱破裂（腹膜外型），可行导尿试验协助诊断。

案例五

【题干】 患者，女性，65岁，6年前确诊为卵巢癌，近期出现血尿，诊断为卵巢癌伴膀胱转移，今拟行表柔比星膀胱灌注化疗一次。请选手实施。

【解题思路】 ①依据题干应留置导尿后行化疗药物注入膀胱，可选择双腔或三腔导尿管。②操作后向患者交代注意事项：嘱其暂不饮水，夹闭导尿管。每15min仰卧、俯卧、左右侧卧更换体位，若有不适及时告知医师。③药物灌注膀胱保留1～2h后拔尿管。

（南华大学附属第一医院 张 岚 任 妹 王娴莉）

第三十七章　胃管置入术

Gastric Tube Insertion

本章操作视频

一、适应证

1. 多种原因造成的无法经口进食而需鼻饲者（如昏迷患者，口腔疾病、口腔和咽部手术后的患者）。
2. 清除胃内毒物，进行胃液检查。
3. 胃肠减压（如急腹症有明显腹胀者、胃肠道梗阻者等）。
4. 上消化道出血患者出血情况的观察和治疗。
5. 上消化道穿孔。
6. 腹部手术前准备。

二、禁忌证

1. 严重颌面部损伤。
2. 近期食管腐蚀性损伤。
3. 食管梗阻及憩室。
4. 精神异常。
5. 极度不合作的患者。
6. 鼻咽部有癌肿或急性炎症。
7. 食管静脉曲张。

三、操作流程

步骤	细则	备注
（一）操作前准备	1. 医师准备　①穿工作服，戴口罩、帽子，洗手；②核对患者信息，解释操作目的、操作过程、可能的风险；③询问病史，了解意识状态；④告知需配合的事项（深呼吸或吞咽动作）；⑤与患者签署知情同意书	
	2. 环境准备　清洁、安静、光线适宜，拉屏风保护患者隐私	
	3. 物品准备　鼻饲包（治疗碗、弯盘、止血钳、压舌板），20ml/50ml注射器，纱布，棉球，液体石蜡，胃管，胶布，听诊器，手电筒，无菌手套，无菌棉签，小药杯，治疗巾或毛巾，洗胃机，量杯，盛水桶，负压引流袋等	
（二）体位	4. 体位　常规取坐位或半卧位；无法坐起者取右侧卧位；昏迷患者取去枕平卧位，头向后仰；中毒患者可取左侧卧位或仰卧位	
	5. 插管部位选择　检查左、右侧鼻腔通畅状况，选择健侧鼻孔；经口插管洗胃时，有活动性义齿应取下	
	6. 估计留置胃管长度　从鼻尖至耳垂再到胸骨剑突的距离，或前额发际到胸骨剑突的距离，成人55～60cm	
（三）插管	7. 颌下铺治疗巾，棉签清洁鼻腔	
	8. 打开鼻饲包，注射器、胃管、液体石蜡等打入包内，戴手套，检查胃管通畅度，测量胃管长度，润滑胃管前端	
	9. 置弯盘于口角，左手持纱布拖住胃管，右手持止血钳夹持胃管前端，经选定鼻孔缓缓插入	
	10. ①当胃管到达咽喉部（14～16cm），嘱患者做吞咽动作，伴随吞咽活动逐渐插入胃管；②经口胃管插入法与经鼻插入法类似，自患者口腔缓缓插入；③昏迷患者，在插管前应将患者头后仰，当插入达咽喉部，以左手将患者头部托起向前屈，使下颌靠近胸骨柄，再逐渐插入胃管	
	11. 继续使胃管前进至胃内，达到预定的长度	
	12. 插入胃管过程中，若患者出现呛咳、呼吸困难、发绀等，表明胃管误入气管，应立即拔出胃管，待患者休息片刻后重插	

续表

步骤	细则	备注
（四）置管后	13. 初步固定胃管于鼻翼	
	14. 判断胃管是否位于胃内（具体方法见相关知识）	
	15. 二次固定胃管于脸颊	
	16. 胃肠减压者，胃管远端接负压引流袋	
	17. 鼻饲者，每次鼻饲前均需验证胃管位置正确，注入少量温开水后再缓慢注入营养液或药物，鼻饲后用温开水冲洗胃管。鼻饲后30min内不能翻身。长期鼻饲者，应每日进行口腔护理，定期更换胃管	
	18. 洗胃者，接洗胃机，反复灌洗，直至洗出液澄清无味。在洗胃过程中，若患者出现腹痛，流出血性灌洗液或出现休克症状，应停止灌洗，及时进行止血及抗休克处理	
（五）拔管	19. 不需留置胃管者，在操作结束后及时拔出。停止鼻饲或长期鼻饲需更换胃管时，应拔出胃管。嘱患者憋气，反折胃管末端，纱布包裹近鼻孔的胃管后缓慢拔出，边拔边将胃管盘绕在纱布中，全部拔出后，清洁患者口鼻面部	
（六）整体评价	20. 无菌原则	
	21. 人文关怀	

四、并发症处理

1. 误入气管　停止操作，拔出胃管，待患者休息片刻后重插。

2. 胃食管反流和误吸　对于胃食管反流，可抬高床头，应用抑酸和促进胃动力药物。长期卧床者积极排痰，发生吸入性肺炎可使用抗菌药物治疗。

3. 鼻腔出血　出血症状轻时可局部应用收缩血管药物，必要时可请耳鼻喉科协助处理。

4. 恶心、呕吐　剧烈呕吐者可嘱其张口呼吸，暂停插管让患者休息片刻后再行插入，可选用适当的镇静剂或阿托品肌内注射，10min后再试行插管，也可给予1%丁卡因喷雾麻醉3～5min后再行置管。

5. 食管糜烂　可给予抑酸治疗，出现溃疡出血时应及时拔除胃管。

6. 插管困难　对咽反射减弱或消失者，可在气管镜或胃镜的配合下进行插管，反复插管困难者，可在胃管内置导丝辅助插管。

五、相关知识点总结

1. 判断胃管是否位于胃内的方法　①抽吸出胃液者，表明已置入胃内；②用无菌注射器注入10～20ml空气于胃管内，将听诊器置于患者上腹部胃泡区，听到气过水声时，表明胃管已置入胃内；③将胃管末端放入盛有生理盐水的治疗碗中，观察有无气泡逸出，如无气泡逸出，表明胃管未误入气管内。

2. 导丝引导置管法　将介入导丝置于胃管内到达胃管前端时，在胃管口处用胶布固定导丝，可对胃管起到良好的支撑作用，使胃管顺利地通过咽喉部进入胃内，从而使置管变得容易。适用于昏迷、极度衰竭不能配合者，无需借助吞咽动作即可进入胃内。

六、模拟竞赛试题

案例一

【题干1】　患者，男性，46岁，因饱餐后出现上腹部剧烈疼痛伴恶心、呕吐2h急诊入院。体查：神志清楚，精神差，脱水貌，全腹膨隆、张力高，肠鸣音减弱。急查腹部CT示：胰腺弥漫性肿大，周围脂肪间隙模糊。检验结果回报：血糖5.3mmol/L，血淀粉酶820U/L。患者右鼻内有息肉。入院后已予以吸氧、心电监护、补液、抑制胰酶分泌等对症支持处理。根据患者病情需要，请留置胃管行肠内营养进行支持治疗。

【题干2】　插管过程中患者出现呛咳、面色苍白、发绀、呼吸困难，请立即处理。

【解题思路】　①此患者诊断考虑为胰腺炎，暂不宜进食，应调整为胃肠减压；右鼻内有息肉，留置胃管选择左鼻孔；②胃管误入气管的处理。

案例二

【题干】 患者，男性，61岁。因牙关紧闭、苦笑面容1天急诊入院。家属诉2天前患者脚底扎了生锈的铁钉，未处理。目前无头痛，无流涎等不适。体查：张口困难，颈部强直、头后仰，四肢肌肉阵发性痉挛，脚底伤口已结痂。请给出患者诊断，并遵医嘱进食流质200ml。

【解题思路】 ①依据外伤史和临床症状、体征，患者最有可能的诊断是破伤风；②患者目前无法经口进食，需留置胃管，行肠内营养；③患者有阵发性痉挛，留置胃管前应行镇静、解痉处理；④若存在插管困难，可采用导丝引导。

案例三

【题干1】 患者，女性，50岁，因误服药物后神志障碍2h，急诊入院，体查：HR 80次/min，R 16次/min，PB 82/55mmHg，SpO_2 95%。神志模糊，情绪不稳定，发音含糊不清，有癫痫病史。无外伤史，无高血压、糖尿病病史。请对患者进行合理处置。

【提示卡】 家属带了患者药瓶，估计服用氯氮平100粒。

【题干2】 洗胃过程中，患者出现腹痛，吸出血性灌洗液。请问患者可能发生了何种情况？请口述处理措施。

【解题思路】 ①患者药物中毒，出现低血压，首先要维持患者重要脏器功能，应输液补充血容量，并适当应用血管活性药物；②尽早查问清楚是何种药物中毒并行洗胃处理，明确毒物为氯氮平后，洗胃液选择1∶5000高锰酸钾，洗胃后宜行硫酸钠导泄；③【题干2】 考查洗胃并发症胃出血的识别和处理，应立即停止洗胃，观察胃内抽出液颜色，进一步给予止血及观察处理。

案例四

【题干】 患者，男性，50岁，因发现舌部肿块2个月入院，诊断为舌癌。行舌部肿块切除术+颈部淋巴结清扫。术后请予牛奶400ml鼻饲q1h。前一次鼻饲后胃管不慎滑脱。

【提示卡1】 插入过程中患者剧烈呕吐，胃管无法插入。

【提示卡2】 胃管插入后，患者经口呕出少量未消化牛奶。

【提示卡3】 胃管内抽出300ml黄色胃内容物。

【解题思路】 ①口腔疾病术后患者无法经口进食需要鼻饲，每次鼻饲量不超过300ml，间隔时间不少于2h，此题干医嘱有误，需指出；②患者舌部行手术，无法讲话，应注意调整沟通方式，可采取患者写字来表达需求；③插入过程中剧烈呕吐致无法插管的正确处理；④每次鼻饲前需抽吸胃液，查看是否存在胃潴留，消化功能欠佳的患者应调整鼻饲量甚至暂停鼻饲一段时间。

案例五

【题干】 患者，男性，36岁，着短袖喷洒农药后出现意识障碍后立即急诊入院。既往体健。体查：神志模糊，T 38.5℃，瞳孔缩小，流涎。请选手执行洗胃操作。

【解题思路】 喷洒农药者毒物多经皮肤吸收，需迅速脱去污染衣服，肥皂水清洗污染皮肤、毛发和指甲，无需洗胃。同时查明毒物类型，进行解毒及其他对症处理。

案例六

【题干】 35周早产患儿，出生后3天，出现新生儿肺炎，有低热伴轻度腹泻，心肺体查（–），腹部平软，体重2.8kg。已留置胃管，胃管不通畅。请根据长期医嘱单：25ml奶鼻饲q3h，予以鼻饲一次。

【提示卡】 胃内残余量为15ml。

【解题思路】 ①已留置胃管者进行鼻饲前需检查胃管位置及通畅性胃管堵塞无法疏通的情况下应及时拔除并予以更换；②新生儿执行长期鼻饲医嘱，应注意检查胃残余量，胃残余量超过前一次鼻饲量的1/4，则应减少或暂停鼻饲一次。

（南华大学附属第一医院 张 岚 任 姝 王娴莉）

第三十八章 吸 氧 术

Oxygen Inhalation

一、适应证

本章操作视频

1. 低张性缺氧如高山病、慢性阻塞性肺部疾病、先天性心脏病等。
2. 血液性缺氧如一氧化碳中毒、高血红蛋白血症、严重贫血等。
3. 循环性缺氧如心功能不全、心输出量严重下降、大量失血、栓塞、休克等。
4. 组织性缺氧如氰化物中毒、大量放射线照射等。

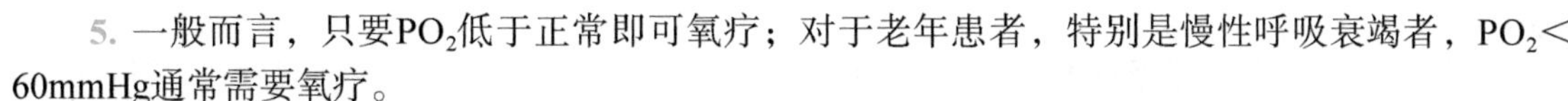

5. 一般而言，只要PO_2低于正常即可氧疗；对于老年患者，特别是慢性呼吸衰竭者，PO_2＜60mmHg通常需要氧疗。

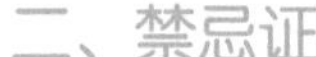

二、禁忌证

无。

三、操作流程

步骤	细则	备注
（一）操作前准备	1. 医师准备 ①穿工作服，戴口罩、帽子，洗手；②核对患者信息，解释吸氧目的、方法和必要性；③评估意识状态和缺氧程度，面色、口唇是否发绀，有无三凹征；④取得患者或家属配合	
	2. 环境准备 安全，防震、防火、防热、防油，适合用氧	
	3. 物品准备 治疗碗（通气管和纱布）、氧气流量表、湿化瓶（内装无菌蒸馏水1/3～1/2）、无菌棉签、一次性吸氧管、手电筒、用氧记录单、小药杯（内含冷开水）、弯盘、笔、扳手、供氧装置等	
（二）体位	4. 携用物至床旁，核对患者信息	
	5. 协助取舒适卧位，棉签清洁双侧鼻腔	
（三）氧气筒吸氧	6. 检查四防及氧气筒“空”“满”标识	
	7. 除尘 打开氧气筒总开关，吹气后迅速关上	
	8. 将氧气流量表装于氧气筒上，拧紧无漏气	
	9. 连接通气管，装湿化瓶	
	10. 连接氧气管	
	11. 确认流量表开关关闭	
	12. 打开氧气筒总开关，再打开氧气流量表开关	
	13. 检查氧气装置无漏气后，关闭流量开关，备用	
（四）中心吸氧	14. 关氧气流量表开关	
	15. 将流量表插入壁式氧气孔内	
	16. 连接通气管及湿化瓶，检查是否漏气	
（五）吸氧过程	17. 打开氧气流量表开关，调节氧气流量	
	18. 湿润及检查一次性吸氧管是否通畅，置入鼻腔，固定松紧适宜	
	19. 记录 给氧开始时间、给氧方式、氧流量、氧浓度及签名	
	20. 向患者解释用氧注意事项，给氧过程中注意观察	
（六）停氧	21. 达到停氧指征，考虑停氧，向患者或家属解释	
	22. 用纱布包裹拔出鼻导管，擦净鼻面部	
	23. 氧气筒：关闭总开关，放出余气，关闭流量开关 中心供氧：关流量开关，取下氧气管	
	24. 取下流量表，终末处置	
	25. 垃圾分类处理，记录停氧时间、给氧效果、签名	

续表

步骤	细则	备注
（七）整体评价	26. 无菌原则	
	27. 人文关怀	

四、并发症处理

1. 氧中毒　重在预防，避免长时间、高浓度氧疗，动态观察氧疗的治疗效果。

2. 肺不张　鼓励患者做深呼吸，多咳嗽和经常改变卧位、姿势，防止分泌物阻塞。

3. 呼吸道分泌物干燥　氧气使用之前一定要先湿化再吸入，以减轻刺激作用，并定期雾化吸入。

4. 晶状体后纤维组织增生　仅见于新生儿，以早产儿多见。新生儿应严格控制吸氧浓度和吸氧时间。

5. 呼吸抑制　Ⅱ型呼吸衰竭患者应给予低流量（1～2L/min）、低浓度持续吸氧，维持PO_2在60mmHg即可。

五、相关知识点总结

1. 氧气筒装表及卸表口诀　装表：一吹（尘）、二上（表）、三紧（拧紧）、四查（检查）；卸表：一关（总开关及流量开关）、二扶（压力表）、三松（氧气筒气门与氧气表连接处）、四卸（表）。

2. 常用湿化液为灭菌蒸馏水；急性肺水肿患者选择20%～30%乙醇，可降低肺泡内泡沫的表面张力，改善肺部气体交换，减轻缺氧症状。

3. 吸氧方式　鼻导管法、鼻塞法、普通面罩法、部分（非）重吸式面罩法、文丘里面罩法、氧气头罩法、氧气枕法。

4. 吸氧流量

（1）轻度低氧血症：PO_2＞50mmHg，SaO_2＞80%，无发绀，一般不需氧疗。如有呼吸困难，可给予低流量吸氧1～2L/min。

（2）中度低氧血症：$PO_2$30～50mmHg，SaO_2 60%～80%，有发绀、呼吸困难，需氧疗。

（3）重度低氧血症：PO_2＜30mmHg，SaO_2＜60%，显著发绀、极度呼吸困难、出现三凹征，是氧疗的绝对适应证。

（4）鼻导管吸氧：新生儿0.3～0.5L/min，婴幼儿1～2L/min，儿童4～6L/min。

（5）鼻导管吸氧时氧浓度与氧流量之间的关系：吸氧浓度（%）=21+4×氧流量（L/min）。

使用氧气时，必须先调节流量再插鼻导管；停氧气时，应先拔出氧气管，再关氧气开关。中途调节氧流量时，先取下鼻导管，调节好流量后再连接。

5. 向患者交代吸氧过程中的注意事项

（1）不可随意调节氧流量。

（2）不可自行吸氧或停氧。

（3）在吸氧过程中有任何不适随时与医务人员联系。

（4）不可在病房内吸烟或使用明火，以免引起爆炸。

6. 用氧过程中观察指标

（1）患者缺氧症状有无改善，神志由烦躁不安转为安静、心率减慢、呼吸平稳、发绀消失、三凹征减轻，说明缺氧症状改善。

（2）氧气装置：有无漏气，流量是否正确、管道是否通畅。

（3）实验室检查指标：PO_2 95～100mmHg，PCO_2 35～45mmHg、SaO_2 95%～98%。

（4）有无氧疗不良反应。

六、模拟竞赛试题

案例一

【题干1】 患者，女性，60岁。因被发现晕倒在家中急诊平车入院。询问家属诉老人独居，家中餐桌上有未吃完的腌萝卜，既往体健。请问患者最有可能发生了什么情况？请做出给氧处理。

【提示卡】 体查：全身皮肤发绀，呼吸困难，意识模糊，鼻翼及上嘴唇摔伤至破损肿胀。实验室检查：高铁血红蛋白达血红蛋白总量的50%。

【题干2】 对症处理3天后，患者神志转清，呼吸平稳，鼻部及上嘴唇受伤处已结痂，血液高铁血红蛋白占总量0.5%。诉鼻腔阻塞，咽部有分泌物，无法咳出。请问患者最有可能发生了什么情况？请做出处理。

【解题思路】 ①结合病史，患者最有可能发生的情况是急性亚硝酸盐中毒，其发病机制是亚硝酸盐具有强氧化性，使正常的血红蛋白氧化成失去携氧运输能力的高铁血红蛋白；氧疗原则是高流量氧气吸入，至少4～6L/min，必要时行高压氧疗；患者鼻部及上嘴唇肿胀，避免选择鼻导管，应给予面罩吸氧。②对症处理3天后，患者出现呼吸道分泌物干燥的并发症，同时患者中毒症状明显减轻，做出的处理是调低氧流量，检查湿化用水，给予雾化吸入等湿化措施改善症状。

案例二

【题干】 患者，男性，70岁，因咳嗽、咳痰伴发热1周入院。既往有高血压、冠心病史。入院后医嘱给予补液、抗感染治疗，今日输液过程中患者突然出现气促、双肺满布湿啰音、咳嗽频繁、咳大量泡沫痰。请问患者最有可能发生了什么情况？请给患者吸氧。（家属情绪激动，在病房内吸烟）

【解题思路】 ①患者发生了急性肺水肿，应立即停止输液，患者取端坐卧位，双腿下垂，有条件者进行四肢轮扎法减少回心血量；同时给予高流量吸氧（20%～30%乙醇湿化）、镇静、强心、利尿处理。②抢救患者的同时安慰家属，平复激动情绪，劝阻其停止吸烟，配合抢救。

案例三

【题干】 患者，男性，61岁。诊断为破伤风。体查：张口困难，已行气管切开，颈部强直、头后仰，四肢肌肉阵发性痉挛，脚底钉子刺伤伤口已结痂。持续接呼吸机辅助呼吸，SPONT模式，PS 6cmH_2O，FiO_2 40%，气道内痰液较多。拟脱机改吸氧，请执行。

【解题思路】 患者气道内痰液较多，仍张口困难，无法自行咳痰，不能拔除气切导管，可选择配套的气切面罩，面罩内间断加入湿化水，保证气道湿化。

案例四

【题干】 患者，女性，68岁，反复咳嗽、喘憋15年，近两天咳嗽加剧，痰呈黄色，不易咳出，夜间烦躁不眠，呼吸困难，白昼嗜睡。患者入院时呼吸困难，神志恍惚，口唇发绀，肺底湿啰音。动脉血气结果：pH7.4，SaO_2 90%，PCO_2 55mmHg，PO_2 58mmHg。请给出患者目前诊断，并进行吸氧操作。（备文丘里面罩、储氧面罩）

【解题思路】 ①目前诊断：慢性阻塞性肺疾病 急性加重期、Ⅱ型呼吸衰竭、肺性脑病；②依据血气分析结果，患者存在Ⅱ型呼衰，为避免二氧化碳潴留加重，应选择文丘里面罩，调节氧浓度50%～60%；③用氧期间密切观察患者生命体征、神志变化，若继续加重，及时插管上机。

案例五

【题干1】 患者，男性，75岁，反复咳嗽、气促20余年，加重2天入院。体查：双肺叩诊呈过清音，双肺可闻及湿啰音及呼气相哮鸣音。血气分析结果示：pH 7.35、PO_2 62mmHg、PCO_2

55mmHg，诊断考虑慢性阻塞性肺疾病急性加重期，请给予患者氧疗。

【题干2】 患者自行调大氧气流速，2h后出现神志昏睡，面色潮红，呼吸频率10次/min。血气分析结果示：pH 7. 25，PCO_2 80mmHg，PO_2 115mmHg。请问患者发生了什么情况？请口述必要的处理。

【解题思路】 ①慢性阻塞性肺疾病急性加重期合并高碳酸血症患者，氧疗方式不宜选择面罩吸氧，可选择鼻导管吸氧或者文丘里面罩吸氧，鼻导管吸氧氧流量控制在1～2L/min，文丘里面罩调节氧浓度为30%～40%；②患者自行调节氧气流量后出现呼吸抑制，应立即调低氧流量，密切观察生命体征及血气变化，无改善时选择插管机械通气。

（南华大学附属第一医院 张 岚 任 姝 王娴莉）

第三十九章 吸 痰 法

Aspiration of Sputum

本章操作视频

一、适应证

1. 昏迷、危重、麻醉未醒者。

2. 老年体弱者。

3. 各种原因所致的咳嗽反射迟钝或会厌功能不全，不能自行清除呼吸道分泌物或误吸呕吐物的患者。

4. 各种原因引起的窒息患者。

5. 正在行机械通气的患者出现以下情况

（1）出现明显痰鸣音或从人工气道观察到有痰液冒出。

（2）动脉血氧饱和度（SaO_2）和动脉血氧分压（PO_2）明显下降。

（3）患者机械通气时，呼吸机上（使用容量控制模式）显示气道峰压明显增加或（使用压力控制模式）潮气量明显下降。

（4）患者机械通气时，呼吸机波形图上显示，压力-时间或流速-时间曲线中的吸气相和呼气相同时出现锯齿图形。

二、禁忌证

1. 绝对禁忌证　通常无，但对颅底骨折患者禁忌经鼻腔吸痰。

2. 相对禁忌证　严重缺氧者、严重心律失常者。

三、操作流程

步骤	细则	备注
（一）操作前准备	1. 医师准备　①穿工作服，戴口罩、帽子，洗手；②核对患者信息，宣讲吸痰目的，嘱患者尽力配合；③测量生命体征	
	2. 环境准备　清洁、安静、光线适宜，拉屏风保护患者隐私	
	3. 物品准备　中心吸引装置或电动吸引器，吸痰包（弯盘、治疗碗、止血钳、压舌板、开口器），无菌缸2个（内盛无菌生理盐水），生理盐水，一次性吸痰管数根，一次性治疗巾，一次性无菌手套，手电筒，听诊器等	
（二）体位	4. 携用物至床旁，核对患者信息，连接吸引器，调节负压	吸引器的合适负压为：成人40～53.0kPa（300～400mmHg）；儿童＜40kPa（250～300mmHg）
	5. 手电筒检查患者口腔、鼻腔，听诊器听诊肺部，排痰困难者拍背	
	6. 体位　常规取坐位或半卧位，头偏向一侧，略向后仰，治疗巾铺颌下	
	7. 打开吸痰包，戴手套，弯盘置于口角	
	8. 调高氧气流量或将呼吸机氧浓度调为100%，吸纯氧2min	
	9. 左手持负压管，右手持止血钳，连接吸痰管，试吸生理盐水	
（三）经口鼻吸痰	10. 嘱患者张口，昏迷者用压舌板或口咽通气管协助张口	每次吸痰不超过15s
	11. 一手反折吸痰管末端，另一手用止血钳持吸痰管前端，插入口咽部，再放松反折处，吸尽口咽部分泌物后不带负压退出，弃去吸痰管后冲洗负压管	
	12. 更换吸痰管后，吸气管内分泌物，不带负压在患者吸气时将吸痰管送入气管，再松开反折处自深部向上提拉，左右旋转缓慢吸尽痰液，弃去吸痰管后冲洗负压管	
	13. 必要时更换吸痰管后经鼻腔吸引	
	14. 吸痰结束后观察生命体征，氧饱和度上升至正常则调低氧流量	

续表

步骤	细则	备注
（四）经气管插管/气管切开吸痰	15. 一手断开呼吸机与气管导管接口，将呼吸机接口放于无菌巾上	每次吸痰不超过15s；吸痰管最大外径＜气管导管内径的1/2
	16. 一手反折吸痰管末端，另一手用止血钳持吸痰管前端，迅速并轻轻地沿气管导管送入，感觉吸痰管遇到阻力后退出0.5～1cm，松开反折处轻轻旋转上提吸引分泌物，总时长不超过15s，弃去吸痰管后冲洗负压管	
	17. 气管内吸痰结束后立即接通呼吸机辅助通气，再次吸纯氧2min	
	18. 更换吸痰管，再吸口咽部、鼻部分泌物，每个部位一根吸痰管	
（五）操作后处理	19. 吸痰结束，关闭吸引器，擦净患者面部分泌物，脱手套	
	20. 检查患者口、鼻黏膜，听诊肺部，协助取舒适卧位	
	21. 整理用物，洗手，记录	
（六）整体评价	22. 无菌原则	
	23. 人文关怀	

四、并发症处理

1. 吸入性肺炎　对于有发生吸入性肺炎高危的患者宜采用先吸口腔分泌物，然后再气囊放气后吸痰。

2. 低氧血症　预防最重要，吸痰前后提高吸入氧浓度可有效预防低氧血症的发生。一旦氧饱和度下降严重则应立即停止吸痰，接回呼吸机吸入纯氧或调高氧浓度，休息片刻。严重低氧血症患者建议使用密闭式吸痰管，尽量减少呼吸机断开。

3. 气管组织或支气管黏膜损伤　吸痰动作轻柔，控制吸引压力，控制每个部位吸痰时间不超过15s，可减少黏膜损伤的发生。

4. 支气管收缩或支气管痉挛　按支气管哮喘急性发作处理，并立即停止吸痰。

5. 心律失常　应立即停止吸痰，给予对症处理。

五、相关知识点总结

1. 采取吸痰急救措施的注意事项

（1）严格执行无菌操作。

（2）选择合适的吸痰管：成人一般选择12～14号吸痰管，婴幼儿多选择10号，新生儿常选6～8号；气管插管患者选择的吸痰管外径应小于气管导管内径1/2。

（3）吸痰动作要轻柔，严禁带负压插管，严禁将吸痰管来回在气道内吸引，以防损伤黏膜。

（4）痰液黏稠患者，可配合叩背、蒸汽吸入、雾化吸入等方法使痰液稀释；吸痰中患者如出现发绀、心率下降等缺氧症状时，应当立即停止吸痰，待症状缓解后再吸。

（5）储液瓶内液体不得超过满刻度的2/3，以防损坏机器。

2. 预防经气管插管/气管切开入口吸痰并发症的措施

（1）保证呼吸机接头和吸痰管不被污染。

（2）吸引前和吸引后给予纯氧吸入2min。

（3）有误吸高风险患者，吸痰应先吸口、鼻腔分泌物，然后再气囊放气后吸痰（除低压高容气囊外）。

（4）控制吸痰时间：每次吸痰时间＜15s，每次吸痰间隔时间3～5min，因为吸引过程中肺容积减少可被较长时间的持续负压吸引所增加。

3. 吸痰管的插入深度　包括深吸痰和浅吸痰，前者是指吸痰管插入深度以遇到阻力后停止，后者是以预测深度（人工气道长度+人工气道相连接的连接管的长度）为准。浅吸痰可作为防止气道黏膜损伤的措施。插管遇阻力时应分析原因，切不可粗暴盲插。

六、模拟竞赛试题

案例一

【题干1】　患者，女性，52岁，因车祸致颅脑外伤2天入住重症医学科。体查：HR 85次/min，BP 133/85mmHg，SpO_2 92%。意识障碍，口角颜面部损伤，咳嗽反应差，口咽部可见反光液面，喉部可闻及痰鸣音。头颅CT示颅底骨折。口腔有活动性义齿。患者正在吸氧，氧流量为2L/min。请完成吸痰操作。

【题干2】　经气道深部吸痰中，发现患者气道深部痰液黏稠，无法吸出，请口述处理。

【解题思路】　①患者有颅底骨折，禁忌经鼻吸痰，吸痰前取下义齿，吸痰前后调高氧浓度以减少低氧血症的发生；②痰液黏稠，可配合氧气雾化吸入、超声雾化吸入等方法进行湿化，并予以叩背，提高吸痰效果。

案例二

【题干】　患者，女性，56岁。二尖瓣置换术后第1天，神志清，经右鼻气管插管接呼吸机辅助通气，呼吸机提示气道高压报警，SpO_2下降为92%。患者左侧鼻腔有息肉。请予以合适处理。

【解题思路】　①呼吸机提示气道高压报警，应立即检查呼吸机参数设置、呼吸机管路及气管导管是否折曲、听诊肺部呼吸音，确定患者气道高压报警的原因，如有痰液则需吸痰；②接呼吸机辅助呼吸患者的吸痰顺序是先吸气管导管内，再吸口、鼻部，但患者左侧鼻腔有息肉，右侧鼻腔插有气管导管，因此不经鼻吸引；③吸痰前后呼吸机给纯氧以减少低氧血症的发生。

案例三

【题干1】　患者，男性，30岁，因间断咯血3天，再发加重1h入院。肺部影像学结果如图39-1所示，患者突发咯血300ml后出现气促加重，发绀明显。体查：患者紧张，双肺广布湿啰音。请判读影像学检查并给予紧急处理。

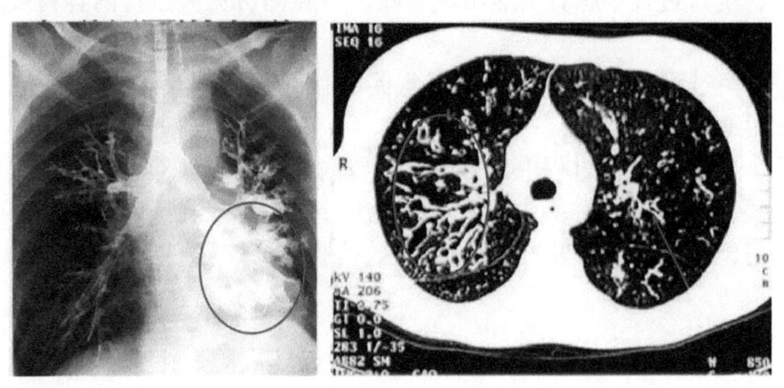

图39-1　案例三患者肺部影像结果

【题干2】　患者紧张，诉喉咙痒，喉部仍有血块阻塞，HR 110次/min，R 30次/min，BP 150/92mmHg，SpO_2 84%。请继续处理。

【解题思路】　①影像学结果提示支气管扩张。患者出现咯血导致窒息，应立即取头低足高侧卧位，嘱其轻轻咳嗽看能否将血块咳出；②血块无法完全咳出，血氧饱和度下降，予以吸引操作，并调高吸氧浓度。

案例四

【题干1】　患者，男性，50岁，诊断为AECOPD后意识模糊3天，气管插管术后2天，体查：HR 72次/min，BP 110/70mmHg，R 20次/min，SpO_2 98%。1min前呼吸机压力-时间曲线的吸气相和呼气相出现锯齿样波形，心电监护示：SpO_2 85%，患者躁动、咳嗽。一周前送检痰培养+药敏实验。患者出现何种情况，请处理。

【提示卡】 药敏结果提示铜绿假单胞菌感染。

【题干2】 吸痰过程中，患者突然出现心悸、心慌，床旁心电图如图39-2所示，请予以合适处理。

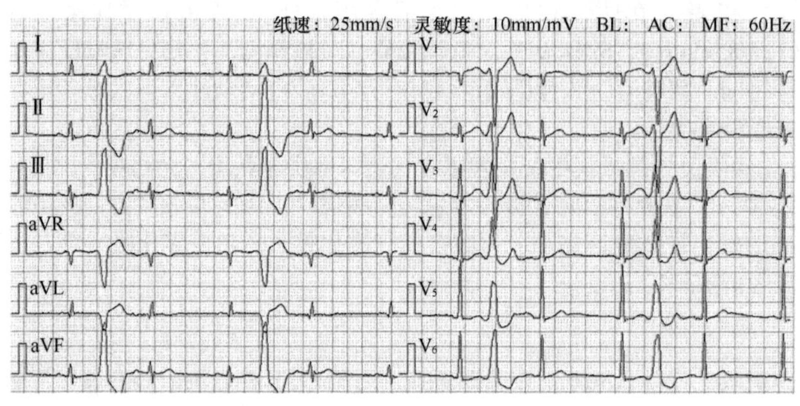

图39-2 案例四患者心电图结果

【解题思路】 ①有送检痰培养者必须追问结果，痰培养示铜绿假单胞菌感染，需穿隔离衣接触患者；呼吸机压力-时间曲线的吸气相和呼气相出现锯齿样波形提示气道内有痰，或呼吸机管路内有液体，需明确原因后针对性处理，如有痰液则需吸痰。经气管插管吸痰顺序是先吸气管导管内，再吸口、鼻部；②吸痰过程中患者出现室性早搏，应立即停止吸痰进行观察，若未恢复正常则对症处理。

案例五

【题干1】 患者，男性，18岁。因误服敌百虫后出现“神志不清、口吐白沫半小时”急送入院。医嘱给予洗胃，洗胃过程中患者突然出现呕吐，口腔内可见大量胃内容物溢出，伴面色发绀，请处理。

【题干2】 吸痰过程中，患者出现呼吸急促，肺部听诊闻及大量哮鸣音。请问患者发生了什么情况？该如何处理。

【解题思路】 ①患者洗胃过程中口腔内可见胃内容物溢出，伴面色发绀可判断出患者发生误吸，需马上进行吸痰，清理呼吸道；②提示卡示吸痰过程中出现支气管哮喘，需要立即停止吸痰，让患者休息，如无明显好转，则可吸入SABA、短效抗胆碱药气雾剂及使用氨茶碱等平喘药物。

案例六

【题干1】 患者，男性，22岁，因溺水后昏迷7天转入院。体查：体温38.5℃，已行气管插管，接呼吸机辅助呼吸。双肺呼吸音粗，可闻及大量痰鸣音。肺部影像学检查如图39-3所示。诊断：缺血缺氧性脑病，肺部感染。请为该患者正确吸痰。

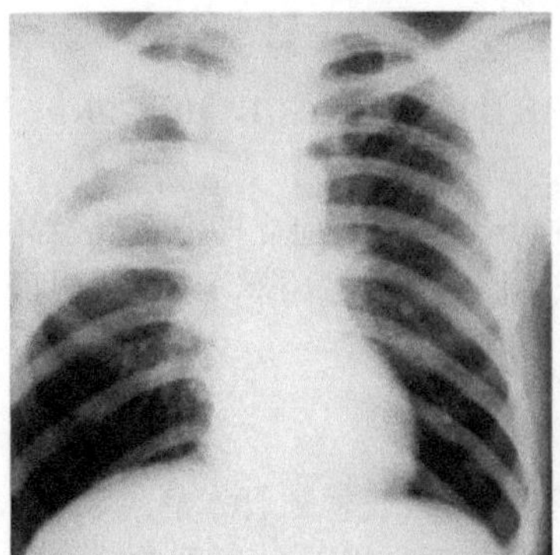

图39-3 案例六患者肺部影像结果

【题干2】 气管内吸痰过程中患者剧烈咳嗽，HR 130次/min，BP 175/105mmHg，SpO_2 85%。请继续处理。

【解题思路】 ①溺水患者，结合肺部体征及影像学结果，考虑并发吸入性肺炎，此类患者吸痰时的顺序为先吸口、鼻腔，再松气囊后吸气管内痰；②吸痰过程中出现心率增快、血压升高、氧饱和度下降，应立即停止吸痰，接回呼吸机给予纯氧后观察。

（南华大学附属第一医院 张 岚 任 姝 王娴莉）

第四十章 灌 肠 术

Enemas

一、适应证

1. 大量不保留灌肠适用于清洁肠道、减轻中毒、降低温度、解除便秘和肠胀气。

2. 小量不保留灌肠适用于腹部或盆腔手术后的患者、危重患者、年老体弱患者、小儿或孕妇，目的是解除便秘、减轻腹胀。

3. 保留灌肠用于镇静、催眠、治疗肠道感染。

二、禁忌证

1. 妊娠者。
2. 急腹症、下消化道出血患者。
3. 严重心血管疾病患者。
4. 完全肠梗阻。
5. 直肠、肛周病变。
6. 凝血功能障碍（相对禁忌）。

三、操作流程

大量不保留灌肠

步骤	细则	备注
（一）操作前准备	1. 医师准备 ①穿工作服，戴口罩、帽子，洗手；②核对患者信息，解释操作目的、操作过程、可能的风险；③询问病史；④告知需配合的事项（深呼吸）	
	2. 环境准备 清洁、安静、光线适宜，拉屏风保护患者隐私	
	3. 物品准备 一次性灌肠包（灌肠筒、引流管、肛管、垫巾、肥皂冻1包、纸巾数张），弯盘，水温计，液体石蜡，灌肠液（0.1%～0.2%肥皂液、生理盐水）等	
（二）灌肠	4. 携用物至床旁，核对患者信息、灌肠液	
	5. 协助患者取左侧卧位，双膝弯曲，褪去裤子至膝部，臀部移至床沿	
	6. 及时盖被，暴露臀部，消毒双手	
	7. 打开灌肠包，倒入液体石蜡，戴手套，取出垫巾铺于患者臀下，弯盘置于患者臀部旁边	
	8. 取出灌肠筒，关闭引流管上的开关，将灌肠液倒入灌肠筒内，测量温度，灌肠筒挂于输液架上，筒内液面高于肛门约40～60cm	
	9. 戴手套，润滑肛管前端，排尽气体，关闭开关	
	10. 一手垫卫生纸分开臀部，暴露肛门口，嘱患者深呼吸，一手将肛管轻轻插入直肠7～10cm，固定肛管	
	11. 打开开关，使液体缓缓流入	
	12. 观察 灌入液体过程中，密切观察筒内液面下降速度和患者情况	
（三）拔管	13. 待灌肠液即将流尽时夹管，用卫生纸包裹肛管轻轻拔出，弃于医用垃圾桶内。擦净肛门，脱下手套，消毒双手	
	14. 保留灌肠液 协助患者取舒适卧位，嘱其尽量保留5～10min后再排便	
（四）操作后处理	15. 整理用物，采集标本，洗手，记录	
（五）整体评价	16. 无菌原则	
	17. 人文关怀	

四、并发症处理

1. 肠穿孔、肠出血 停止操作，密切监测生命体征，吸氧，必要时拍摄腹部平片，请外科会诊。

2. 肠道黏膜损伤 选择肛管粗细合适、操作时轻柔、插入深度适宜，出现黏膜损伤时停止操作，密切监测生命体征。

3. 水中毒、脱水、电解质紊乱 禁用一种液体如清水或生理盐水反复多次灌洗；充血性心力衰竭、水钠潴留患者禁用生理盐水。

4. 虚脱 选择合适灌肠液温度和速度，一旦发生则应立即停止操作，让患者休息、保暖或者进食葡萄糖液。

五、相关知识点总结

1. 三种灌肠方式的对比见表40-1。

表40-1 三种灌肠方式对比

项目	大量不保留灌肠	小量不保留灌肠	保留灌肠
目的	解除便秘、肠胀气，清洁肠道，减轻中毒，降低温度	软化粪便，解除便秘。排除肠道内气体，减轻腹胀	镇静、催眠，治疗肠道感染
溶液	0.1%～0.2%肥皂水、生理盐水，成人500～1000ml，小儿200～500ml，伤寒患者不超过500ml	"1，2，3"溶液（50%硫酸镁30ml、甘油60ml、温开水90ml）；甘油50ml加等量温开水；各种植物油120～180ml	10%水合氯醛，2%小檗碱，0.5%～1%新霉素，不超过200ml
溶液温度	一般为39～41℃，降温时用28～32℃，中暑用4℃	38℃	38℃
体位	左侧卧位	左侧卧位	慢性细菌性痢疾取左侧卧位，阿米巴痢疾取右侧卧位，臀部垫高10cm
插管深度	成人7～10cm，小儿4～7cm	成人7～10cm，小儿4～7cm	15～20cm
液面距肛门高度	40～60cm，伤寒患者不超过30cm	如用小容量灌肠筒，不超过30cm	不超过30cm
灌肠液保留时间	5～10min，降温保留30min	保留10～20min	保留1h以上
注意事项	妊娠、急腹症、严重心血管疾病等患者禁忌灌肠；肝性脑病禁用肥皂水，充血性心力衰竭和水钠潴留禁用生理盐水灌肠；嘱患者有便意时做深呼吸；如发现脉速、面色苍白、出冷汗、剧烈腹痛、心慌气短时应立即停止灌肠		肛管20号以下。肛门、直肠、结肠手术的患者及大便失禁的患者不宜做保留灌肠

2. 小儿灌肠注意事项 ①插入深度，不保留灌肠4～7cm，保留灌肠8～12cm；②巨结肠者插入深度要超过狭窄部位；③巨结肠灌肠不超过100ml灌肠液。

六、模拟竞赛试题

案例一

【题干1】 患者，男性，20岁，军训过程中突发头晕、呕吐、肌痉挛紧急入院，体查：HR 160次/min，R 28次/min，BP 110/50mmHg，T 41℃，嗜睡状态，大量出汗，请问患者最可能的诊断是什么。应立即进行何种治疗。

【题干2】 予15℃冷水反复擦拭皮肤后，患者体温仍40.5℃，请予以灌肠。

【解题思路】 ①患者可能出现劳力性热射病，体温高，快速降温是治疗的基础。无虚脱者迅速降温的金标准是冷水浸浴；虚脱者采用蒸发散热降温，用冷水擦浴、电风扇或空气调节器。体温降至39℃，停止降温。②体外降温无效者，予以洗胃或灌肠治疗。选择大量不保留灌肠方式，灌入液体500～1000ml，中暑者灌肠液温度4℃，灌入后保留30min。③患者嗜睡，不能较好配合操作，应放慢灌肠速度，从而延长灌入液保留时间。

案例二

【题干1】 患者，男性，24岁，近两周来出现腹泻，次数逐渐增加，便时有腹痛及里急后重感，大便呈酱红色黏液样，有特殊的腥臭味。镜检可见黏液中含较多凝集成团的红细胞和较少白细胞，有时可见夏科-莱登结晶和活动的滋养体。请问患者的诊断最可能是什么，请根据患者病情给予药物灌肠治疗。

【题干2】 灌肠过程中，患者出现面色苍白、出冷汗、腹痛，心率110次/min，请处理。

【解题思路】 ①患者为阿米巴痢疾，选择小檗碱保留灌肠，药片磨碎后溶解成不超过200ml 38℃的液体进行灌肠，灌肠后保留1h；②患者可能出现肠穿孔，需立即停止操作，监测生命体征，必要时拍摄腹部平片和请外科会诊。

案例三

【题干】 患儿，男性，2岁，10kg，既往体健，体检行头颅核磁共振检查。请予以水合氯醛10ml灌肠镇静。

【解题思路】 ①水合氯醛灌肠为保留灌肠，注意保留灌肠的特点，常规左侧卧位，臀部垫高10cm，选择型号较细肛管，插入深度10cm，保留至药物起效，灌肠前需排空大小便；②水合氯醛为刺激性药物，使用前需稀释1～1.5倍；③小儿灌肠水合氯醛用量为25mg/kg，极量为每次1g。

案例四

【题干】 患者，男性，35岁，近期便秘，拟行肠镜检查。请完善肠镜检查前准备工作。

【解题思路】 ①行肠镜检查前需清理肠道；②患者便秘，导泄效果差，需行灌肠来清理肠道，选择大量不保留灌肠方式。

（南华大学附属第一医院 张 岚 王娴莉 张红英 周 利）

第四十一章　输血技术

Blood Transfusion Technology

本章操作视频

一、适应证

1. 各种原因引起的大出血，失血量500～800ml时，需立即输血，一般首选晶体溶液、胶体液或少量血浆增量剂输注。失血量＞1000ml，应及时补充全血或血液成分。

2. 贫血或低蛋白血症。

3. 严重感染。

4. 凝血功能障碍。

二、禁忌证

静脉输血的禁忌证包括：急性肺水肿、充血性心力衰竭、肺栓塞、恶性高血压、真性红细胞增多症、肾功能极度衰竭及对输血有变态反应者。

三、操作流程

步骤	细则	备注
（一）操作前准备	1. 医师准备　①穿工作服，戴口罩、帽子，洗手；②核对患者信息，解释静脉输血目的、方法、注意事项；③询问血型、输血史、过敏史；④告知需要配合的事宜，签署输血同意书；⑤评估穿刺部位皮肤情况，静脉充盈度，患者配合度	
	2. 环境准备　清洁、安静、光线适宜	
	3. 物品准备　皮肤消毒剂（0.5%碘伏、医用酒精），无菌棉签，生理盐水，血制品，一次性输血器，输液贴，小垫枕，压脉带，输血卡，输血记录单，无菌手套，输液架等	
（二）配药	4. 核对输血单	
	5. 检查生理盐水质量，贴瓶贴	
	6. 启瓶，消毒瓶口，检查输血器质量，关闭调速器，插好输血器	
	7. 检查血制品上的床号、姓名、性别、年龄、住院号、病室、血型、血液种类、血量、血袋号、血液有效期、配血结果、血的外观及输血同意书	
	8. 双人核对并签名	
（三）穿刺	9. 携用物至床旁，核对患者信息，取舒适体位	
	10. 备好输液贴	
	11. 再次核对生理盐水，输液瓶挂于输液架上，第一次排气	
	12. 选择血管，垫小枕，扎压脉带，消毒皮肤2次，范围大于5cm	
	13. 二次排气（一次排气亦可）	
	14. 注射前再次核对患者信息及药液信息，嘱患者握拳。一手拇指绷紧静脉穿刺部位下端皮肤，另一手拇指和示指持头皮针，针头斜面向上，沿静脉走行，与皮肤呈15°～30°自静脉上方或侧方刺入皮肤	
	15. 见回血后，针头再沿静脉走行向前送入少许	
	16. 松压脉带、松拳、打开调速器	
	17. 见液体点滴通畅，胶布固定，第1块固定针柄，第2块胶布固定针眼，第3块胶布将针头附近的输液管环绕固定	
	18. 撤去压脉带和小枕，输入少量生理盐水	
	19. 摇匀血液，戴手套，打开血袋封口，常规消毒，将输血器针头从生理盐水瓶上拔下，插入血袋的输血接口	
	20. 再次核对患者信息及血液信息	
	21. 控制和调节滴速：开始滴入时速度不超过20滴/min，观察15min后，如无不良反应根据病情及年龄调节滴速，成人一般40～60滴/min，儿童酌减	
	22. 记录输血时间、滴速，挂输血卡于输液架上	

续表

步骤	细则	备注
（四）穿刺后处理	23. 观察并询问输血后反应，交代注意事项	
	24. 帮助患者取舒适体位，将呼叫器置于患者易取处，整理床单位	
	25. 续血时的处理 前一袋血输尽后，用生理盐水冲洗输血器，再接下一袋血继续输注	
	26. 输血完毕的处理 用生理盐水冲洗输血器，直至血液全部输入体内再拔针；输血完毕后输血袋送输血科保存24h，输血管放入医疗垃圾桶	
	27. 洗手，记录	
（五）整体评价	28. 无菌原则	
	29. 人文关怀	

四、并发症处理

1. 发热反应

（1）反应轻者，应立即减慢输注速度。

（2）反应重者，应立即停止输血，必要可给予抗过敏药物或激素治疗。

（3）对高热患者，应给予物理降温，必要时药物治疗，并严密观察生命体征的变化。

（4）保留剩余血和输血器，必要时送检做细菌培养，以查找发热反应的原因。

（5）若患者或家属有异议时，血液当场封存，并交由医疗机构保存备查。

2. 过敏反应

（1）轻度过敏反应，减慢输血速度，给予抗过敏药物，如苯海拉明、异丙嗪或地塞米松，用药后症状可缓解。

（2）中、重度过敏反应，应立即停止输血，给予皮下注射肾上腺素0.5～1ml或静脉滴注地塞米松、氢化可的松等抗过敏药物。

（3）呼吸困难者给予氧气吸入，严重喉头水肿者行气管切开。

（4）循环衰竭者给予抗休克治疗。

（5）监测生命体征。

3. 溶血反应

（1）立即停止输血。

（2）给予氧气吸入，建立静脉通道，遵医嘱给予升压药或其他药物治疗。

（3）将剩余血、患者血标本和尿标本送化验室进行检验。

（4）双侧腰部封闭，并用热水袋热敷双侧肾区，解除肾小管痉挛。

（5）碱化尿液：静脉注射碳酸氢钠，增加血红蛋白在尿中的溶解度，避免阻塞肾小管。

（6）严密观察生命体征和尿量，若发生肾衰竭，行腹膜透析或血液透析。

（7）若出现休克，应进行抗休克治疗。

（8）心理护理：安慰患者，消除紧张、恐惧心理。

4. 与大量输血有关的反应——急性肺水肿

（1）立即停止输血。

（2）体位：协助患者取端坐位，双腿下垂，减少回心血量以减轻心脏负荷。

（3）氧气吸入：氧流量为6～8L/min，同时，湿化瓶内加入20%～30%乙醇溶液。

（4）药物治疗给予镇静、平喘、强心、利尿和扩血管药物。

（5）必要时进行四肢轮扎；用橡胶止血带或血压计袖带适当加压四肢阻断静脉血流，每5～10min轮流放松一个肢体的止血带。

（6）心理护理：安慰患者，减轻紧张恐惧心理。

5. 与大量输血有关的反应——出血倾向

（1）短时间内输入大量库存血时，应密切观察患者的意识、血压、脉搏等变化，注意皮肤、黏膜或手术伤口有无出血。

（2）严格掌握输血量，每输库存血3～5个单位，应补充1个单位新鲜血。

（3）根据凝血因子缺乏情况补充有关成分。

6. 与大量输血有关的反应——枸橼酸钠中毒反应，每输注库存血1000ml，静脉注射10%葡萄糖酸钙10ml，预防低血钙发生。

五、相关知识点总结

1. 静脉的选择

（1）四肢浅静脉：上肢常用肘部的浅静脉（贵要静脉、肘正中静脉、头静脉），手背静脉；下肢常用大隐静脉，足背静脉。

（2）颈外静脉：常用于危重患者。

（3）股静脉：在股动脉内侧0.5cm 处，一般不常用。

（4）小儿头皮静脉输液常用额静脉、颞浅静脉、耳后静脉、眶上静脉等。

（5）肢体侧偏瘫、有动静脉瘘、乳腺癌根治术后、骨折、同侧肢体持续监测血压等，皮肤有破损、炎症、瘢痕、硬结等均不适宜穿刺。

2. 血液内不可随意加入其他药物，如钙剂、酸性及碱性药品、高渗或低渗液体，防止血液凝集或溶解。

3. 严格掌握输血速度，对年老体弱、严重贫血、心衰患者应谨慎，滴速宜慢；对急症输血或大量输血患者可进行加压输血，加压输血时必须加强监护，输血完毕及时拔针，避免发生空气栓塞。

4. 输血反应和意外的监测与报告程序　①发生输血反应和意外后，需重新校对用血申请单、血袋的标签等，医师和护士共同填写“输血反应记录单”，并抽取患者血样5ml（1ml用EDTA抗凝，4ml不抗凝），连同血袋一起送回输血科。②输血科（血库）收到“输血反应记录单”后，应对患者血样和输注的血液进行鉴定和检测，查明原因。③如果患者在接受输血治疗一段时间内出现输血传染病症状，如病毒性肝炎、艾滋病、梅毒等，除向辖区疾病控制中心报告外，还应向供血机构书面报告。

六、模拟竞赛试题

案例一

【题干1】　患者，男性，70岁，重度贫血。既往冠心病史、多次输血史，已产生白细胞抗体。体查：HR 69次/min，R 20次/min，BP 100/85mmHg。血常规示：WBC 5.0×10^9/L，Hb 35g/L，PLT 101×10^9/L。左手已用18G留置针建立静脉通路，正在输注晶体液。请尽快改善患者贫血症状。

【提示卡】　血型鉴定结果：B型RH（D）阳性。直接交叉配血试验：无凝集；间接交叉配血试验：无凝集。

【题干2】　输注去白细胞悬浮红细胞4U后，患者出现呼吸急促、胸闷、烦躁、口唇发绀、皮肤湿冷、颈静脉怒张，HR 110次/min，CVP＞20cmH_2O。请继续处理。

【解题思路】　①输血前首先判断有无定血型、交叉配血结果，已产生白细胞抗体者输注红细胞应选择去白细胞悬浮红细胞；②患者出现了循环负荷过重的输血反应，应立即停止输血，采取端坐体位，吸氧，并予以镇静、平喘、强心、利尿、扩血管治疗。同时填写“输血反应记录单”，上报输血科。

案例二

【题干1】　患者，男性，36岁，因“车祸外伤半小时”急诊入院。体查：HR 130次/min，BP 85/47mmHg，R 16次/min。神志模糊，右侧颜面部、右半侧肢体及躯干可见多处大片皮肤刮擦破损。髋部皮肤青紫，骨盆挤压征阳性。入院后立即予心电监护、吸氧、留置导尿、扩容处理。血常规示Hb 65g/L。为扩充血容量，请予以输注浓缩红细胞1.5U。

【提示卡】 AB型血，Rh（D）阳性。

【题干2】 输血开始5min时，患者出现头部胀痛，恶心、呕吐，心前区压迫感，四肢麻木，腰背部剧烈疼痛。请问患者最可能发生了什么情况？请根据现场条件立即处理。

【解题思路】 ①大量失血为输血的适应证，输血前应先定血型、交叉合血，穿刺时避开皮肤刮察处；②患者发生了溶血反应，处理措施为停止输血，保持静脉通路，更换输液器快速补液、升压、抗休克，吸氧处理，严密监测生命体征，可行双侧腰部封闭，热水袋敷双侧肾区，输注碳酸氢钠碱化尿液。同时送检血液、尿液标本，填写输血不良反应记录单，上报输血科。

案例三

【题干1】 患者，男性，55岁，肝硬化失代偿期，既往有输血史，否认其他病史。凝血功能：凝血酶原时间23.8s，活化部分凝血活酶时间62.2s。纤维蛋白原1.99g/L，凝血酶原活动度44%，血浆D-二聚体阳性。为改善凝血功能，请予以输血治疗。

【题干2】 输血10min，患者出现全身瘙痒，全身可见大量隆起性丘疹、红斑，未见溃烂。请继续处理。

【题干3】 患者出现呼吸困难，呼吸频率快，血压79/45mmHg，请进行下一步处理。

【解题思路】 ①肝硬化失代偿期，凝血功能异常者，可予以输注新鲜冰冻血浆纠正凝血功能；②轻度过敏反应，需减慢输血速度，给予抗过敏药物处理；③考核过敏性休克的正确处理。

案例四

【题干】 患者，女性，35岁，因反复上腹部疼痛2年，呕血2天入院。患者2年前出现上腹部疼痛，进食后好转，反复发作。2天前呕咖啡样物，伴有血块，在当地镇医院予以酚磺乙胺注射液（止血敏）治疗，效果不佳，患者仍持续呕血。患者既往有甲型肝炎病史。体查：BP 80/60mmHg，贫血貌，HR 122次/min，律齐。请自行分工，并根据所提供的物品予以紧急处理。

【提示卡】 血常规示WBC 9.2×10^9/L，Hb 63g/L，PLT 202×10^9/L；血型：B型，RH（D）阳性，肝炎病毒、HIV、梅毒均阴性。

【解题思路】 ①抢救消化道大出血、休克的患者，要及时建立静脉通道进行补液、输血抗休克处理；②输血前需采血，获知患者输血前四项、血型、交叉配血等结果。

案例五

【题干】 患者，男性，58岁，反复咳嗽咳痰、憋喘20余年，外院诊断支气管扩张、慢性肾功能衰竭。定期做血液透析，左手有动静脉瘘。1个月前患者再次出现咳嗽、咳黄痰，痰中带血，每日几十口，入院当日咯血量约400ml。辅助检查：血常规：Hb 55g/L；血型：O型，Rh（D）阴性。请为患者输注去白细胞悬浮红细胞1.5U。

【解题思路】 ①安慰患者和家属，指导患者取侧卧位或头低足高位、头偏向一侧，以防发生窒息；②患者左手有动静脉瘘，穿刺时需避开该侧肢体。

（南华大学附属第一医院　张　岚　王娴莉　张红英　周　利）

第四十二章　静脉输液

Intravenous Infusion

本章操作视频

一、适应证

1. 各种原因引起的脱水、酸碱平衡失调患者，如腹泻剧烈呕吐、大手术后的患者。

2. 严重烧伤、大出血、休克患者。

3. 慢性消耗性疾病、急性胰腺炎、胃肠道吸收功能障碍或大手术后胃肠功能尚未恢复及不能经口进食（如昏迷、口腔疾患或口腔手术）患者。

4. 输注各种治疗性药物，如抗菌药物、胰岛素、解毒药物、脱水剂等。

5. 需要迅速发挥药效而又不宜口服、皮下或肌内注射的药物。

二、禁忌证

1. 血管透析通路或动静脉内瘘的端口处。

2. 穿刺部位皮肤有感染、渗出、瘢痕，或在静脉瓣膜处。

三、操作流程

步骤	细则	备注
（一）操作前准备	1. 医师准备　①穿工作服，戴口罩、帽子，洗手；②核对患者信息，解释静脉输液目的，嘱排尿；③询问用药史、过敏史、家族史；④告知需要配合的事宜：保持穿刺肢体不随意活动；⑤评估穿刺部位皮肤情况，静脉充盈度，患者配合度	
	2. 环境准备　清洁、安静、光线适宜	
	3. 物品准备　皮肤消毒剂（0.5%碘伏、医用酒精），无菌棉签，液体，药物，一次性输液器，输液贴，输液卡，输液记录单，小垫枕，压脉带，5ml注射器，砂轮，纱布，医嘱执行单，启瓶器，输液架等	
（二）配药	4. 核对输液卡，写瓶贴	
	5. 检查药物质量，贴瓶贴	
	6. 启瓶，消毒瓶口，遵医嘱按无菌原则配制药液	
	7. 检查输液器质量，关闭调速器，插好输液器	
	8. 双人核对并签名	
（三）穿刺	9. 携用物至床旁，核对患者信息，取舒适体位	
	10. 备好输液贴	
	11. 再次核对药物，输液瓶挂于输液架上，第一次排气	
	12. 选择血管，垫小枕，于穿刺点上方6～8cm扎压脉带，消毒皮肤2次，范围大于5cm	
	13. 二次排气（一次排气亦可）	
	14. 穿刺前再次核对患者及药液，嘱患者握拳。一手拇指绷紧静脉穿刺部位下端皮肤，另一手拇指和示指持穿刺针，针头斜面向上，沿静脉走行，与皮肤呈15°～30°自静脉上方或侧方刺入皮肤	
	15. 见回血后，针头再沿静脉走行向前送入少许	
	16. 松压脉带、松拳、打开调速器	
	17. 见液体点滴通畅，胶布固定，第1块固定针柄，第2块胶布固定针眼，第3块胶布将针头附近的输液管环绕固定	
	18. 撤去压脉带和小枕，根据患者年龄、病情及药液性质调节滴速	
	19. 再次核对，记录给药时间、滴速，挂输液卡于输液架上	

续表

步骤	细则	备注
（四）穿刺后处理	20. 观察并询问输液后反应，交代注意事项	
	21. 帮助患者取舒适体位，将呼叫器置于患者易取处，整理床单位	
	22. 拔针　①核对医嘱；②核对患者床号、姓名，询问并解释；③关闭输液器、撕开输液贴，快速拔针，按压3～5min，有凝血功能障碍者延长按压时间	
	23. 垃圾分类处理，洗手	
（五）整体评价	24. 无菌原则	
	25. 人文关怀	

四、并发症处理

1. 发热反应

（1）反应轻者，应立即减慢输注速度或停止输液。

（2）反应重者，应立即停止输液，必要可给予抗过敏药物或激素治疗。

（3）对高热患者，应给予物理降温，必要时药物治疗，并严密观察生命体征的变化。

（4）保留剩余药液和输液器，必要时送检细菌培养，以查找发热反应的原因。

（5）若患者或家属有异议时，药液当场封存，并交由医疗机构保存备查。

2. 急性肺水肿

（1）立即停止输液。

（2）协助患者取端坐位，双腿下垂，以减少回心血量，减轻心脏负荷。

（3）氧气吸入：氧流量为6～8L/min，同时，湿化瓶内加入20%～30%乙醇溶液。

（4）给予镇静、平喘、强心、利尿和扩血管等药物治疗。

（5）必要时进行四肢轮扎；用橡胶止血带或血压计袖带适当加压四肢阻断静脉血流，每5～10min轮流放松一个肢体的止血带。

（6）心理护理：安慰患者，减轻其紧张恐惧心理。

3. 静脉炎

（1）停止在此部位输液，抬高患肢、制动，局部用50%硫酸镁湿敷，每次20min，每日2次。

（2）超短波理疗，每次15～20min，每日1次。

（3）药物治疗：如用多磺酸黏多糖软膏涂抹患处或用中药如意金黄散加醋调成糊状，局部外敷。

（4）合并感染者给予抗菌药物治疗。

4. 空气栓塞

（1）体位：立即将患者置于左侧卧位，并保持头低足高位。

（2）氧气吸入：氧流量为6～8L/min。

（3）有条件时可使用中心静脉导管抽出空气。

（4）严密观察病情改变。

五、相关知识点总结

1. 在输液过程中，每毫升溶液的滴数为该输液器的点滴系数（drop coefficient）。目前常用输液器的点滴系数有10、15、20三种。静脉点滴的速度和时间可按下列公式计算：

输液时间（h）=［液体总量（ml）×点滴系数］/（每分钟滴数×60）

每分钟滴数=［液体总量（ml）×点滴系数］/输液时间（min）

2. 消毒物品选择医用酒精或碘伏，注意酒精过敏者勿选择乙醇消毒。

3. 留置针消毒范围大于8cm，钢针消毒范围大于5cm。

4. 休克患者需建立大型号、多条静脉通道，以便于补液、抗休克、输血等。输液速度根据血压值调整，宜快速输入。

5. 输液过程中需密切监测，以防出现类似液体不滴、发热反应、循环负荷过重、静脉炎、空气栓塞等故障和不良反应。持续输液24h以上者，需每天更换输液器。

6. 刺激性强的药物应确保针头在血管内，再行输入。

7. 根据不同病情调整合适的输液速度，一般成人40～60滴/min，儿童20～40滴/min，对心、肺、肾疾病患者，老年患者，婴幼儿及输入高渗或升压药的患者，适当减慢输液速度。对严重脱水、心肺功能良好者可适当加快输液速度。

8. 拔针前必须核对医嘱，确认患者当日治疗全部结束方可拔针，以免多次穿刺增加患者痛苦，避免医疗纠纷的发生。

六、模拟竞赛试题

案例一

【题干1】 患者，男性，25岁，60kg，全身Ⅱ°烧伤1h急诊入院，部位为颈部、右上肢、躯干前后、会阴部、双侧臀部。请计算第一个8h的补液量及补液滴速并实施静脉留置针输液。

【题干2】 输液30min后，患者出现寒战、高热，T 39℃，伴有头痛、恶心、呕吐，请处理。

【解题思路】 ①烧伤患者补液，首先需准确计算烧伤面积，伤后第1个24h补液量：成人每1%Ⅱ、Ⅲ度烧伤面积每千克体重补充电解质1ml和胶体0.5ml，另加基础水分2000ml，伤后前8h输注一半；建立静脉通路最好选择大型号留置针，至少双通道，以方便补液、升压等治疗的进行，穿刺时需避开烧伤部位；②考核输液过程中发热反应的处理。

案例二

【题干1】 患者，男性，55岁，60kg。因“烦渴、多饮、多尿、消瘦3年余，加重伴呕吐、意识模糊半天”入院。诊断为“糖尿病酮症酸中毒”，血清葡萄糖：GLU 30.5mmol/L，请予以胰岛素降糖处理。

【题干2】 患者血糖降至13.9mmol/L，请继续处理。

【解题思路】 ①该题考核糖尿病酮症酸中毒胰岛素治疗原则：采用小剂量（短效）胰岛素治疗方案，即每小时给予0.1U/kg胰岛素，胰岛素用生理盐水进行配制，可加用首次负荷量，静脉注射短效胰岛素10～20U，每1～2h复查血糖；②当血糖降至13.9mmol/L时开始输入5%葡萄糖溶液（或葡萄糖生理盐水），并按比例加入胰岛素，每4～6h复查血糖。

案例三

【题干1】 患者，男性，36岁，因“车祸外伤”急诊入院。体查：HR 130次/min，BP 65/47mmHg，R 16次/min，神志模糊，右侧锁骨处皮肤有一大小约6cm × 8cm皮肤擦伤，右手臂手背、右髋部、右小腿可见皮肤刮擦破损。骨盆挤压征阳性。请为患者建立留置针静脉通路。

【题干2】 更换液体后，患者感呼吸困难，胸骨后疼痛，伴有濒死感，听诊心前区可闻及响亮、持续的“水泡音”。请问患者最有可能发生了什么情况，该如何处理。

【解题思路】 ①外伤患者，出血性休克，建立静脉通路最好选择大型号留置针，至少两通道，以方便补液、升压、输血等治疗的进行；患者右侧肢体均有皮损，静脉通路建立最好选择左侧。②考核输液过程中，空气栓塞的正确处理。

案例四

【题干】 患儿，男性，1岁，10kg，因“呕吐3天，稀水便2天，发热1天”就诊，家属述今日患儿无尿。体查：精神差，神智淡漠，前囟下陷，眼窝凹陷，心率140次/min，肢端冰凉，毛细血管再充盈时间延长。患儿无法进食，请对患儿进行补液（第一个1h）。

【解题思路】 考核重度脱水患儿补液原则：补液量＝累积损失量（100～120ml/kg）+生理需要量[100ml/(kg·d)]+继续丢失量,累计损失量需要在8～10h内输入。对于伴有循环不良和休克的重度脱水患者，需要先快速扩容，输入等张含钠液，按20ml/kg于30min～60min输入，其余累计损失量在规定时间内完成，继续丢失量和生理需要量在12～16h内补完（如患儿能进食，可酌情静脉补液或经口补液）。

案例五

【题干】　患者，男性，58岁，1h前在家中搬抬重物时突发前胸撕裂样剧烈疼痛，呈压榨样，很快疼痛延展至双侧牙床、双肩部及后背，持续1h不缓解伴大汗而来院。既往有高血压、动脉硬化病史。请依次完成以下诊疗步骤：①进行最主要的体查；②拟定初步诊断及主要辅助检查（免操作，答案写在答题卡上）；③给予紧急治疗。

【提示卡1】　左上肢血压146/85mmHg、右上肢血压192/125mmHg、左下肢190/120mmHg、右下肢185/115mmHg。

【提示卡2】　心电图及主动脉CTA结果见图42-1和图42-2。

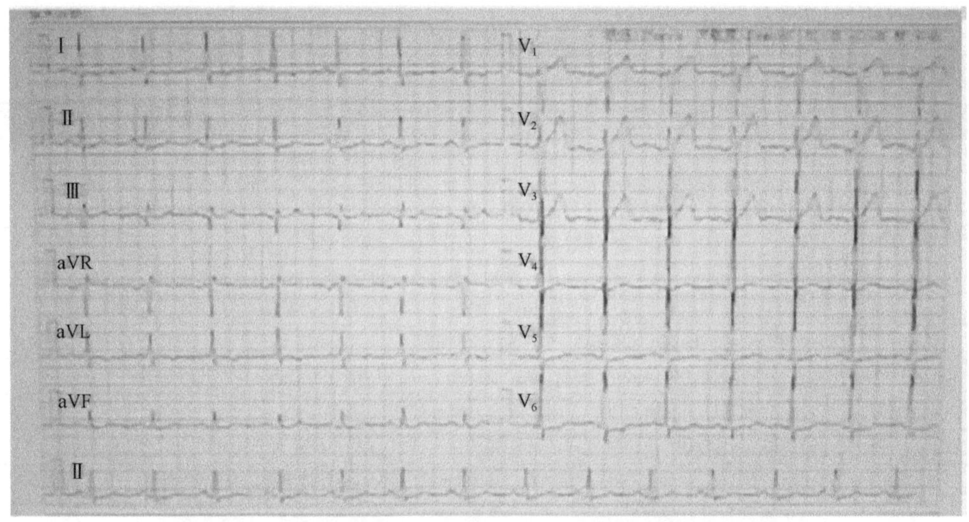

图42-1　案例五患者心电图结果

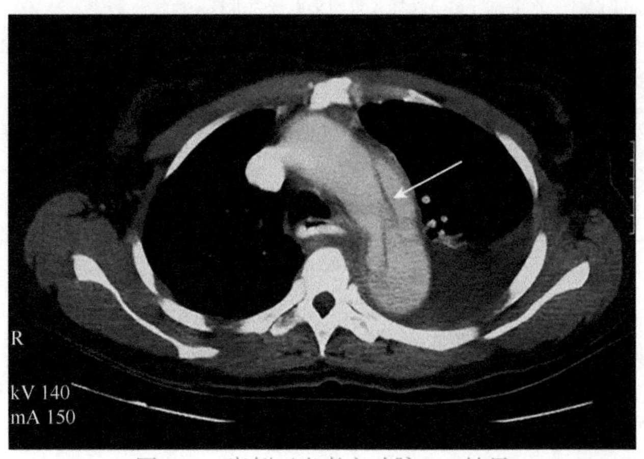

图42-2　案例五患者主动脉CTA结果

【解题思路】　①该题考虑主动脉夹层可能性大，需完整测量四肢血压，协助判断；②需完善心肌酶、肌钙蛋白、D-二聚体、胸片、心电图、主动脉/肺动脉CTA等检查，排除心肌梗死、肺栓塞、气胸等其他诊断；③治疗重点是镇痛、减慢心率、降压，这里主要考核硝普钠输注，需注意滴速的控制以及避光输注。

（南华大学附属第一医院　张　岚　王娴莉　张红英　周　利）

第四十三章　静脉穿刺

Venipuncture

本章操作视频

一、适应证

1. 需要留取静脉血标本的各种血液实验室检查。
2. 需要开放静脉通道注射药液或进行相关检查的各种情况。

二、禁忌证

1.穿刺部位有感染为绝对禁忌证。
2. 有明显出血倾向者为相对禁忌证。

三、操作流程

步骤	细则	备注
（一）操作前准备	1. 医师准备　①穿工作服，戴口罩、帽子，洗手；②核对患者信息，解释静脉穿刺的目的、注意事项、操作过程及可能的风险；③告知需要配合的事宜：保持穿刺肢体不随意活动；④评估穿刺部位皮肤情况、静脉充盈度、患者配合度	
	2. 环境准备　清洁、安静、光线适宜	
	3. 物品准备　皮肤消毒剂（0.5%碘伏、医用酒精）、无菌棉签、采血针（或注射器+头皮针）、真空采血试管、输液贴、治疗巾、小垫枕、压脉带、试管架、医嘱执行单、化验单、治疗盘等	
（二）体位及定位	4. 携用物至床旁，核对患者信息，严格执行查对制度	
	5. 体位　常规取直立坐位或平卧位，暴露前臂和上臂，上臂稍外展	
	6. 定位　穿刺点位于肘横纹处，在肘横纹上方6cm 处扎压脉带	
（三）消毒	7. 消毒　以穿刺点为中心，螺旋式消毒穿刺部位皮肤2～3遍，直径大于5cm	
（四）穿刺	8. 再次核对信息，一手拇指绷紧静脉穿刺部位下端皮肤，一手拇指和示指持采血针，针头斜面向上，沿静脉走行，与皮肤呈20°～30°快速刺入皮肤	
	9. 见回血后，针头再沿静脉走行向前送入少许	
	10. 固定采血针，将采血针另一端插入真空采血管内进行采血	
	11. 血液回吸至需要量时，松开压脉带，嘱患者松拳，拔针、按压3～5min，采血针弃于锐器盒内	
	12. 再次核对信息	
（五）穿刺后处理	13. 协助患者取舒适卧位，分类处理垃圾	
	14. 妥善处理并及时送检标本，以免影响检验结果	
（六）整体评价	15. 无菌原则	
	16. 人文关怀	

四、并发症处理

1.穿刺部位皮下淤血或血肿　拔针后充分按压是预防出血的重要手段，凝血功能差者延长按压时间。发生皮下淤血或血肿后早期冷敷，24h后可进行热敷、理疗等处理。

2. 晕血　立即停止采血，迅速将患者抬到空气流通处或吸氧，患者若为坐位立即改为平卧位，指压或针灸人中穴、合谷穴；口服葡萄糖，适当保暖。

五、相关知识点总结

1. 静脉的选择

（1）四肢浅静脉：上肢常用肘部的浅静脉（贵要静脉、肘正中静脉、头静脉）、手背静脉；下肢常用大隐静脉、足背静脉。

（2）颈外静脉：常用于婴幼儿采血。

（3）股静脉：在股动脉内侧0.5cm处，一般不常用。

2. 正确采血

（1）采血前需根据检查内容告知患者应进行的准备，如血生化检查前一天应尽量避免摄入过于油腻的食物，并空腹8h。

（2）应根据检查项目的不同，选择不同类型的试管，如为抗凝试管，应旋转搓动使血液和抗凝剂混匀以防凝固；如为干燥管，则不应摇动。

（3）进行血培养时，在患者高热时采血，尽量在使用抗菌药物前采集，若已使用抗菌药物或其他药物，应在血药浓度最低时采集，采血量为5ml；亚急性心内膜炎时血培养采血量为10～15ml；做需氧细菌和厌氧细菌培养时，使血液与培养液混匀，并在血液注入培养瓶前后消毒瓶口。

（4）部分检验项目需定时采血，如葡萄糖耐量试验、药物血浓度监测、激素测定等，如OGTT试验——应在无摄入任何热量8h后，清晨空腹进行，指导患者将75g无水葡萄糖溶于250～300ml水中，5～10min饮完。测定空腹及开始饮葡萄糖水后0.5h、1h、2h（必要时可加测3h）静脉血浆葡萄糖。

（5）推荐使用真空采血装置采集静脉血标本，若使用注射器留取血标本时，应拔掉针头，沿试管壁将血液缓慢注入，禁忌过度震荡，以防溶血或出现泡沫。

（6）真空采血装置采血时，推荐采血顺序：血培养管-凝血项目管-血沉管-血清管-肝素血浆管-EDTA管-血糖管。

3. 穿刺前评估肢体活动度，对于有肢体偏瘫、有乳腺癌根治手术史、有动静脉瘘的患者不宜选择同侧肢体穿刺采血或给药。血透导管、中心静脉导管不作为常规采血通道，血透导管亦不作为常规输液通道。

六、模拟竞赛试题

案例一

【题干】 患者，女性，25岁。因“头晕、心悸半年”就诊。诊断考虑：继发性高血压。医嘱予采血进行肾素-血管紧张素-醛固酮水平测定。

【解题思路】 ①肾素-血管紧张素血标本需进行立卧位采血，首先采集卧位血标本，之后嘱患者直立状态或步行4h，再采集立位血标本；②化验单及标本瓶上均需注明立卧位。

案例二

【题干1】 患者，男性，45岁，因多饮、多尿、多食、体重减轻3个月入院。随机血糖10.3mmol/L。左手臂及手背皮肤瘙痒，挠抓破皮。为明确患者诊断，请行最佳操作。

【题干2】 你的同伴为上述患者采血过程中，不慎被针头刺伤，请为其行恰当处理。

【解题思路】 ①当血糖高于正常范围而未达到糖尿病诊断标准时可行OGTT试验协助诊断，即指导患者口服75g葡萄糖，分别测定空腹、0.5h、1h、2h时的血糖值；皮肤破损处不宜作为穿刺点；②考核针刺伤的处理：立即从伤口近心端向远心端轻轻挤出血液，用流动水或肥皂水冲洗伤口，冲洗后用消毒液常规消毒，包扎伤口。并抽血查验患者及伤者乙肝、丙肝、HIV及梅毒检查结果并给予相应处理。

案例三

【题干】 患者，女性，23岁。4年前出现间断低热，干活易累，走路快时出现心慌气短，诊断为风湿性心瓣膜病。10天前出现发热。体查：T 39.1℃，P 140次/min，BP 110/70mmHg。急性病容、全身皮肤有多处出血斑及出血点。两侧扁桃体肿大，两肺湿啰音，心尖区可闻及双期杂音，肝下缘位于右锁骨中线肋下2.5cm处，两下肢水肿。患者诊断考虑什么？请利用现场条件完善必要的操作协助明确诊断。

【解题思路】 ①考虑在风湿性心瓣膜病基础上，扁桃体炎发生时链球菌感染损伤心内膜，导致亚急性感染性心内膜炎；②血培养阳性、心内膜受累证据是诊断感染性心内膜炎的主要标准，根据题意及备物，该题考查血培养标本的正确留置，每次取静脉血10～20ml作需氧和厌氧培养，至少应培养3周，并周期性作革兰染色涂片和次代培养。无需在体温升高时采血。

案例四

【题干】 患者，男性，70岁，因胆总管结石于2月5日入院，既往有糖尿病史，禁食禁饮，2月6日夜间诉饥饿，未引起家属及护士重视，随后出现心悸、出汗、烦躁，凌晨7点昏睡，晨间交班时发现患者昏迷。请问患者最有可能发生了什么情况，请立即处理。

【提示卡】 测得末梢血糖为1.5mmol/L。

【解题思路】 ①根据题意可判断患者可能发生了低血糖，怀疑低血糖时应立即测末梢血糖以明确诊断，熟悉低血糖症（Whipple三联征）：低血糖临床症状、症状存在时通过精确方法测得血糖浓度低于2.8mmol/L、血糖水平上升后上述症状缓解；②发生低血糖时意识清醒者可进食15g单糖类食品，15min后复测血糖，必要时静脉推注50%葡萄糖注射液。意识障碍者给予50%葡萄糖液60～100ml静脉推注，继以5%～10%葡萄糖静脉滴注，必要时加用氢化可的松100mg或胰高血糖素0.5～1mg肌内注射或静脉注射。

（南华大学附属第一医院 张 岚 王娴莉 张红英 周 利）

第四十四章　皮下注射

Subcutaneous Injection

本章操作视频

一、适应证

1. 不宜口服和静脉注射、需在一定时间内发生药效的药物。
2. 预防接种。
3. 局部麻醉用药。

二、禁忌证

1. 对该药过敏。
2. 注射局部有各种皮损、炎症、硬结、瘢痕或位于皮肤病变处，注射时需避开。

三、操作流程

步骤	细则	备注
（一）操作前准备	1. 医师准备　①穿工作服，戴口罩、帽子，洗手；②核对患者信息，评估用药史及药物过敏史，意识状态；③向患者解释注射目的、操作方法、配合要点；④取舒适体位，暴露注射部位皮肤；⑤评估患者注射部位皮肤和皮下组织情况	注射部位有皮损、炎症、硬结、瘢痕或皮肤病变需避开
	2. 环境准备　清洁、安静、光线适宜	
	3. 物品准备　消毒剂（0.5%碘伏、医用酒精）、无菌棉签、砂轮、1～2ml注射器、无菌盘、纱布、药物、启瓶器、医嘱执行单	
（二）药物配制	4. 用启瓶器打开药瓶盖（玻璃药瓶瓶颈消毒后用砂轮划一锯痕并折断）	
	5. 取出注射器，检查活塞，核对和抽取药液放无菌盘备用	
（三）体位及定位	6. 携用物至床旁，核对患者信息，严格执行查对制度	
	7. 体位　常规取直立坐位或平卧位	
	8. 定位　上臂三角肌下缘、两侧腹壁、后背、大腿前侧和外侧	
（四）消毒	9. 消毒　以穿刺点为中心，螺旋式消毒注射部位皮肤2～3遍，直径大于5cm	
（五）注射	10. 二次核对，排气	
	11. 一手夹无菌干棉签并绷紧皮肤，另一手持注射器进针，以示指固定针栓，针尖斜面朝上与皮肤呈30°～40°，迅速将针梗的1/2～2/3刺入皮下	进针角度不宜超过45°，以免入肌层
	12. 左手回抽针栓，如无回血即可推药	
	13. 注射完毕，用无菌干棉签按压穿刺处，迅速拔针，按压直至不出血	
	14. 第三次核对	操作后核对
（六）术后处理	15. 为患者复原衣物，协助取舒适卧位	
	16. 清理用物，洗手，记录	
（七）整体评价	17. 无菌原则	
	18. 人文关怀	

四、并发症处理

1. 断针　操作者保持镇静，嘱患者勿移动，一手固定局部，下压皮肤，暴露针梗，另一手持止血钳夹住断端，迅速拔出；若针头断端已埋入皮下，应让患者保持原体位，采用外科手术切开取针。

2. 局部硬结　交替更换注射部位，选用细长针头进行深部注射；发生硬结后采用局部热敷、理疗等方法。

五、相关知识点总结

1. 长期注射者，应教育患者建立轮流交替注射部位的计划，以避免局部出现硬结、影响药物吸收。

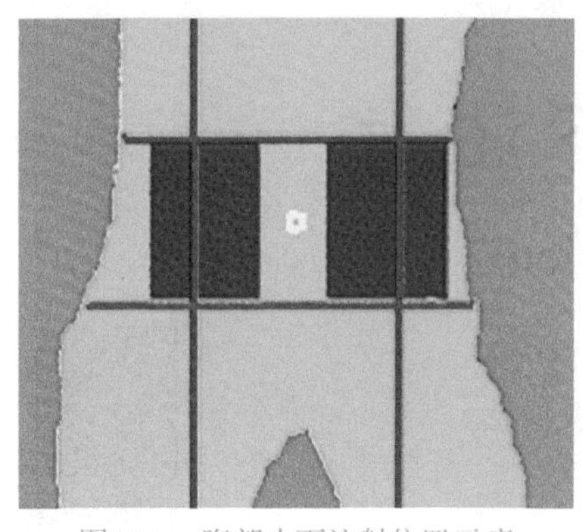

图44-1 腹部皮下注射位置示意

2. 常用于皮下注射的药物为胰岛素、低分子肝素、促红细胞生成素、重组人粒细胞集落刺激因子等。

3. 低分子肝素推荐腹部皮下注射，注射部位上、下边界为腹部脐上5cm至脐下5cm，2次注射点间距2cm，避开皮肤瘢痕及破损处（如图44-1所示）。

4. 过于消瘦者，操作者可捏起局部组织，适当减小进针角度。

六、模拟竞赛试题

案例一

【题干】 患者，男性，50岁，178cm，45kg。因腰痛、血尿2天入院。诊断为肾结石。既往有糖尿病史、丙肝病史，血糖控制可。右侧上臂三角肌下缘有硬结。请予早餐前胰岛素8U注射并进行恰当的健康宣教。

【提示卡】 餐前血糖6. 5mmol/L。

【解题思路】 ①胰岛素采用皮下注射，常规选用1ml注射器；②注射部位常选择上臂三角肌下缘、腹部、大腿前外侧，避开皮肤硬结处；③餐前胰岛素注射前应监测血糖值，并准备好饮食；④指导患者自我监测血糖及胰岛素的使用，指导患者识别低血糖症状及应急处理，指导患者胰岛素注射后20～30min需要进食，以防出现低血糖。

案例二

【题干】 患者，男性，68岁，60kg。因腹膜后巨大肿块行手术治疗，术后第8天出现左下肢肿胀。双下肢静脉彩超示：左侧髂总静脉、髂外静脉、股静脉血栓形成。患者腹部肚脐右侧有3cm×3cm大小青紫。请予以依诺肝素钠抗凝治疗。

【解题思路】 依诺肝素钠是低分子肝素的一种，用法用量为1mg/kg皮下注射，每12h 1次，单日总量不超过180mg，推荐腹部脐周皮肤注射，避开皮肤青紫处。

案例三

【题干】 患儿，男性，18个月，近几日流清涕。体温38.5℃。已到麻腮风疫苗接种时间，请接种疫苗。

【解题思路】 ①患儿有上呼吸道感染表现，预防接种需待症状好转后再行接种；②麻腮风疫苗接种方式为皮下注射，注射部位选择上臂三角肌下缘。

案例四

【题干】 患者，男性，33岁，因肺部感染入急诊输液室治疗，在行青霉素皮试过程中，患者突然出现气急、胸闷、发绀、全身大汗，立即测量生命体征：HR 130次/min，R 28次/min，BP 85/43mmHg。请问患者出现何种并发症，请根据用物立即予以必要的抢救。

【解题思路】 患者使用抗菌药物过程中出现不良反应，依据症状高度怀疑为过敏性休克，应立即停药、取平卧位，连接心电监护、吸氧、就地抢救；快速开放静脉通路，进行补液，同时予以肾上腺素皮下注射，密切观察患者病情改变。

案例五

【题干】 患者，男性，59岁，慢性肾功能不全。眼睑苍白，重度贫血貌。请执行以下医嘱：rHuEPO 6000U ih qd。

【解题思路】 ①rHuEPO中文为重组人促红细胞生成素；②注射方式为皮下注射；③操作过程中需严格执行查对制度和遵循无菌原则。

（南华大学附属第一医院 张 岚 王娴莉）

第四十五章　皮内注射

Intradermal Injection

本章操作视频

一、适应证

1. 用于某些药物的过敏试验。
2. 疫苗的预防接种。
3. 局部麻醉的前驱步骤。

二、禁忌证

1. 对该药物过敏。
2. 注射局部有各种皮损、炎症、硬结、瘢痕或位于皮肤病变处，注射时需避开。

三、操作流程（以青霉素皮试为例）

步骤	细则	备注
（一）操作前准备	1. 医师准备　①穿工作服，戴口罩、帽子，洗手；②核对患者信息，评估用药史及药物过敏史、家族史，皮试前是否进餐；③向患者解释注射目的、操作方法、配合要点；④取舒适体位，暴露注射部位皮肤；⑤评估患者注射部位皮肤和皮下组织情况	注射部位有皮损、炎症、硬结、瘢痕或皮肤病变需避开
	2. 环境准备　清洁、安静、光线适宜	
	3. 物品准备　消毒剂（医用酒精）、无菌棉签、砂轮、1ml及5ml注射器、无菌盘、纱布、青霉素、生理盐水、启瓶器、药物过敏抢救盒、医嘱执行单等	
（二）皮试液配制	4. 用启瓶器打开药瓶盖（玻璃药瓶瓶颈消毒后用砂轮划一锯痕并折断）	
	5. 取出5ml注射器，检查活塞，核对和抽取4ml生理盐水注入药瓶	
	6. 药物溶解后，取1ml注射器抽吸0.1ml药液	
	7. 抽吸生理盐水稀释至1ml，摇匀，再弃去0.9ml液体	
	8. 抽吸上述液体0.1ml加入生理盐水稀释至1ml，摇匀，再弃去0.9ml液体	
	9. 抽吸上述液体0.1ml加入生理盐水稀释至1ml，摇匀，放于无菌盘内备用	
（三）体位及定位	10. 携用物至床旁，核对患者信息，严格执行查对制度	
	11. 体位　常规取直立坐位或平卧位	身体虚弱者选择平卧位
	12. 定位　前臂掌侧内下1/3	
（四）消毒	13. 消毒　以穿刺点为中心，医用酒精螺旋式消毒注射部位皮肤2～3遍，直径大于5cm	若乙醇过敏，可选用生理盐水进行清洁
（五）注射	14. 二次核对，调整针尖斜面朝上，排气	
	15. 左手绷紧皮肤，右手持注射器进针，以示指固定针栓，针尖斜面朝上与皮肤呈5°刺入皮内	
	16. 至针尖斜面完全进入，缓慢推注0.1ml药液，使局部变成一隆起皮丘，迅速拔针，勿按压	
	17. 记录时间，再次核对并签名	操作后核对
（六）术后处理	18. 为患者复原衣物，协助取舒适卧位，交代注意事项	
	19. 20min后两人共同观察结果，并记录结果和时间	
	20. 清理用物，洗手，记录	
（七）整体评价	21. 无菌原则	
	22. 人文关怀	

四、并发症处理

1. 虚脱 停止操作，平卧，保暖；患者清醒后，一般给予口服葡萄糖水后可恢复正常，少数患者通过给氧或者呼吸新鲜空气，必要时静脉推注5%葡萄糖溶液等措施，症状可逐渐缓解。

2. 过敏性休克 充分做好抢救准备，皮试一定要备抢救盒于床旁。一旦发生过敏性休克，应立即停药，隔绝过敏原，积极组织就地抢救。

3. 晕厥或晕针 注射时告诉患者放松，一边推注药液一边与患者交流，分散其注意力；成人注射做到“两快一慢”，即进针快、推药慢、拔针快，以达到无痛注射；若因空腹注射发生晕厥，可让患者平卧，吸氧并口服葡萄糖水。

4. 疼痛 疼痛剧烈者，予以止痛药等对症处理。

五、相关知识点总结

1. 皮试前详细询问有无药物过敏史，如已对注射药物有过敏者不能再进行皮内试验，必须改用其他药物，以免发生过敏反应；更换同类药物或不同批号或停药超过72h者，必须重新做药物过敏试验；对有其他药物过敏史、变态反应性疾病史及有家族史的患者宜谨慎使用。

2. 皮肤消毒选用医用酒精，忌用碘伏消毒，以免影响对局部反应的观察。若患者对乙醇过敏，可选择生理盐水进行皮肤清洁。

3. 过敏试验不宜空腹进行，空腹皮内注射易发生眩晕、恶心、呕吐等反应，易与过敏反应混淆，导致皮试结果判断错误。

4. 交代注意事项 嘱患者勿揉擦、抓挠及覆盖注射部位，以免影响结果的观察；嘱患者在观察时间内就地休息，勿离开病房，以防意外。

5. 试验药物的剂量要准确，并要求现配现用，采用4½或5½皮试针头。

6. 注射部位选择 疫苗的预防接种在上臂三角肌下缘，过敏试验在前臂掌侧内下1/3处，该处皮肤较薄，易于注射，且易辨认局部反应；局部麻醉则选择麻醉处。

7. 阳性者不可用药（破伤风抗毒素除外，阳性可采用脱敏注射），将结果告知患者及家属，并在注射卡、医嘱单、三测单、床头卡、手腕带、住院病历首页或门诊病历上注明药物过敏，标识要醒目。

8. 破伤风抗毒素（TAT）皮试阳性者，采用脱敏注射法（表45-1），每20min肌内注射一次TAT，直至完成总剂量（1500U）。抢救盒备床旁。

9. 若皮试结果不能确认或怀疑假阳性时，应采取对照试验。方法：更换注射器及针头，在另一侧前臂相应部位注入等量生理盐水，20min后对照观察反应。不同药物皮试方法及结果判断见表45-2。

表45-1 破伤风抗毒素脱敏注射法

次数	TAT（ml）	生理盐水（ml）	注射途径
1	0.1	0.9	肌内注射
2	0.2	0.8	肌内注射
3	0.3	0.7	肌内注射
4	余量	稀释至1ml	肌内注射

表45-2 不同药物皮试方法及结果判断

药物	溶解	稀释次数	结果判断	备注
破伤风抗毒素TAT	原液	抽取0.1ml加生理盐水稀释至1ml	阴性：局部无红肿、全身无异常反应 阳性：皮丘肿大，硬结直径大于1.5cm，红晕范围直径超过4cm，有时出现伪足或有痒感，甚至过敏性休克	1. 皮试阳性者，采用脱敏注射法，或者注射破伤风免疫球蛋白 2. 皮试及脱敏注射中需备抢救盒于床旁

续表

药物	溶解	稀释次数	结果判断	备注
青霉素PNC	160万单位+4ml生理盐水	抽取0.1ml加生理盐水稀释至1ml重复3次（每次取上液）	阴性：局部皮丘大小无改变，周围无红肿，无红晕，全身无异常反应 阳性：皮丘隆起增大，出现红晕，直径大于1cm，周围有伪足伴局部痒感，可有头晕、心慌、恶心，甚至过敏性休克。可疑阳性者，在另一手臂用0.9%NaCl做对照试验	15～20min看结果，阳性者不再使用该药物
链霉素SM	1支（100万单位）+3.5ml生理盐水	抽取0.1ml加生理盐水稀释至1ml重复2次（每次取上液）	同青霉素	
普鲁卡因	配置成0.25%液体	不再稀释	同青霉素	
结核菌素PPD	原液	不稀释	阴性（–）：硬结直径小于5mm 弱阳性（+）：硬结直径5～9mm 阳性（++）：硬结直径10～19mm 强阳性（+++）：硬结直径20mm以上，或不足20mm但有水疱、坏死、淋巴管炎	48～72h看皮试结果
碘剂	30%泛影葡胺	不稀释。1ml静脉推注或0.1ml皮下注射	结果判断：如患者有恶心、呕吐、手足麻木感和（或）出现荨麻疹者即为阳性反应	10～30min判断结果

六、模拟竞赛试题

案例一

【题干】　患儿，男性，足月产，年龄3个月。出生后因故未行卡介苗接种，患儿右侧上臂三角肌处皮肤有一3cm×2cm大小黑色胎记。请选手完成卡介苗接种操作。

【提示卡】　PPD受测试部位硬结直径3mm。

【解题思路】　①患儿月龄超过2个月，进行卡介苗接种需先行结核菌素试验（PPD）皮试，皮试阴性者方可接种。②卡介苗注射采用皮内注射法，注射部位选取上臂三角肌下缘，禁忌皮下或肌内注射。同时避开右侧上臂胎记部位。③详细交代注意事项：切忌按揉注射部位和皮丘；如有异常及时就诊；接种后2周左右局部可出现红肿浸润，为正常接种反应；接种后2个月避免与结核患者接触；2～3个月后再行结核菌素试验，阳性的表示接种成功，阴性的应再补种。④卡介苗为活疫苗，需终末处置使用过的容器和注射器。

案例二

【题干】　患者，男性，33岁，行胆囊切除+胆总管探查取石+T管引流术后1个月余，常规夹管2天，无异常，来院要求拔除T管。医嘱给予30%泛影葡胺行T管造影，请执行。

【提示卡】　患者行皮试后10min，出现心悸、胸闷、气促、面色苍白，全身可见风团。体查：P 110次/min，R 24次/min，BP 78/46mmHg，SpO_2 90%，神志淡漠。

【解题思路】　①T管拔除前需行T管造影确认有无结石残留；②熟知泛影葡胺皮试方法；③过敏性休克的判断及处理。

案例三

【题干】　患者，男性，51岁，5年前因肺结核住院治疗，出院后未规律服药，现再次出现咳嗽、咯血，盗汗，午后潮热。20min前行PPD皮试，结果：（+++）。收治入传染科，拟进行强化期治疗，医嘱予以SM 0.75g im。

【解题思路】　①SM为链霉素；②链霉素使用前需进行皮试，皮试结果阴性者方可使用；③肺结核为呼吸道传播疾病，接触该患者必须做好防护，戴好防护口罩、帽子，必要时着隔离衣；④患者PPD皮试强阳性，链霉素皮试部位应避开PPD皮试部位。

案例四

【题干】 患者，男性，26岁，修篱笆时被带锈铁钉刺伤右手掌，右手腕皮肤被荆棘刮伤。患者有酒精过敏史。已为患者行清创术。还需做什么处理？请完成。

【解题思路】 ①患者还应进行破伤风抗毒素的注射；②破伤风抗毒素使用前必须行皮试，皮试阴性者可直接全量肌内注射，阳性者则进行破伤风抗毒素的分次脱敏注射或者注射抗破伤风免疫球蛋白；③患者酒精过敏，做皮试时采用生理盐水擦拭皮肤。

案例五

【题干】 患者，男性，33岁，因上呼吸道感染合并肺部感染到急诊进行治疗。使用青霉素1天后，患者自觉症状好转，自行中断治疗，4天后患者症状加重，送至急诊留观室。请继续予以青霉素320万单位静脉滴注q12h。

【提示卡】 皮试后，患者出现头晕、恶心、心悸、出汗、心率加快，请问发生了什么，该如何处理？

【解题思路】 ①青霉素使用中断3天以上，重新再使用者需先行皮试，不可直接用药；②根据所给症状分析患者发生了虚脱，按虚脱并发症对症处理；③皮内注射不宜空腹进行，应当嘱患者进食后方可行青霉素皮试避免上述情况的发生。

（南华大学附属第一医院 张 岚 王娴莉）

第四十六章　肌内注射

Intramuscular Injection

本章操作视频

一、适应证

1. 药物不能或不宜口服、皮下注射，需在一定时间内产生药效者。
2. 刺激性较强或药量较大不宜皮下注射的药物，如油剂、混悬液。
3. 要求比皮下注射更迅速发生药效，不宜或不能作静脉注射的药物。

二、禁忌证

1. 注射部位有炎症、瘢痕、硬结或皮肤受损。
2. 有严重出、凝血功能异常的患者。
3. 破伤风发作期、狂犬病痉挛期。
4. 癫痫抽搐、不能合作的患者。
5. 2岁以下的婴幼儿不宜选择臀大肌注射。

三、操作流程

步骤	细则	备注
（一）操作前准备	1. 医师准备　①穿工作服，戴口罩、帽子，洗手；②核对患者信息，解释操作目的、方法、注意事项、药物作用；③协助患者取适宜体位，充分暴露注射部位	
	2. 环境准备　清洁、安静、光线适宜，必要时准备屏风	
	3. 物品准备　药物、0.5%碘伏和医用酒精、无菌棉签、砂轮、纱布、启瓶器、2～5ml注射器、无菌盘、医嘱执行单等	
（二）药物配制	4. 按无菌原则，遵医嘱准备注射药物，经两人核对（床号、姓名、药名、剂量、时间、用法、浓度），药物抽吸后放入无菌盘内	严格执行查对和无菌原则
（三）体位及定位	5. 携用物至床旁，核对患者身份、药名、剂量、浓度，严格执行查对制度	
	6. 体位　常规取直立坐位、侧卧位、俯卧位或平卧位，上臂三角肌注射时采取“手臂叉腰”姿势	
	7. 成人常选择臀大肌，定位方法　①十字法：从臀裂顶点向左或向右画一水平线，再从髂嵴最高点作一垂直线，将一侧臀部划分为4个象限，其外上象限（避开内角）为注射区；②连线法：从髂前上棘至尾骨作一直线，其外上1/3处为注射部位，2岁以下婴幼儿选择臀中肌、臀小肌（详见相关知识）	
（四）消毒	8. 消毒　以进针点为中心，螺旋式消毒2～3遍，直径大于5cm，待干	
（五）注射	9. 二次核对，排气，注射器针头朝上，慢慢推动针栓，将注射器内空气排尽	操作中查对
	10. 注射　一手拇指、示指绷紧局部皮肤，另一手持注射器，以中指固定针栓，用手臂带动手腕力量，将针头迅速垂直插入，深度约为针头长度的2/3，回抽，如无回血，缓慢推注药液；若有回血，说明针头刺入血管，应立即拔出针头，压迫止血	切勿将针头全部刺入，以防折断难以取出
	11. 操作过程中观察患者反应	
	12. 注射完毕，用棉签或棉球轻压针眼处，迅速拔针，按压片刻	
	13. 第三次核对	操作后核对
（六）术后处理	14. 为患者复原衣物，交代术后注意事项	
	15. 指导患者　勿揉搓注射部位，出现异常及时通知医护人员	
（七）整体评价	16. 无菌原则	
	17. 人文关怀	

四、并发症处理

1. 坐骨神经损伤　损伤后及时处理，可给予红外线、电磁波照射或按摩理疗，使用营养神经的药物。

2. 晕厥或晕针 注射时告诉患者放松，一边推注药液一边与患者交流，分散其注意力；成人注射做到“两快一慢”，即进针快、推药慢、拔针快，以达到无痛注射；若因空腹注射发生晕厥，可让患者平卧，吸氧并口服葡萄糖水。

3. 断针 若发生断针，操作者保持镇静，嘱患者勿移动，一手固定局部，下压皮肤，暴露针梗，另一手持止血钳夹住断端，迅速拔出；若针头断端已埋入皮下，应让患者保持原体位，采用外科手术切开取针。

4. 感染 重在预防，严格无菌操作，若发生感染，可进行局部抗感染治疗，必要时结合全身抗菌药物治疗。

5. 局部硬结 交替更换注射部位，选用细长针头进行深部注射；发生硬结后采用局部热敷、理疗等方法。

五、相关知识点总结

1. 肌内注射常用的几种体位

（1）卧位

1）侧卧位：患者侧卧，上腿伸直，放松，下腿稍弯曲。

2）俯卧位：患者俯卧，足尖相对，足跟分开，头偏向一侧。

3）仰卧位：患者自然平躺于床上。常用于病情危重及不能翻身的患者，采用臀中肌、臀小肌注射。

（2）坐位：患者端坐于床旁或就诊椅（供臀部注射）；采取“手臂叉腰”姿势（供上臂三角肌注射）

2. 肌内注射不同部位的定位方法见表46-1。

表46-1 肌内注射部位的定位方法

注射部位	定位方法
臀大肌	十字法：从臀裂顶点向左或向右画一水平线，再从髂嵴最高点作一垂直线，将一侧臀部划分为4个象限，其外上象限（避开内角）为注射区
	连线法：从髂前上棘至尾骨作一直线，其外上1/3处为注射部位
臀中肌、臀小肌	以示指和中指分别置于髂前上棘和髂嵴下缘处，髂嵴、示指、中指便构成一个三角形，注射部位在示指和中指构成的角内
	髂前上棘外侧3横指处（以患者自己手指宽度为标准）
股外侧肌	大腿中段外侧，宽大约7.5cm，位于膝关节上10cm，髋关节下10cm左右
上臂三角肌	上臂外侧，肩峰下2～3横指（小剂量注射）

3. 肌内特殊注射法 “Z”形注射法。注射前以左手示指、中指、无名指使待注射部位皮肤及皮下组织朝同一方向侧移（侧移1～2cm），绷紧、固定局部皮肤，维持到拔针后，迅速松开左手，此时侧移的皮肤和皮下组织复原，原先垂直的针刺通道随即变成“Z”形。

六、模拟竞赛试题

案例一

【题干】 患儿，男性，18个月，12kg，因咳嗽、咳痰2天，伴发热、喘鸣1天就诊。喉部有痰鸣音，咳出少量黄痰。诊断：急性肺炎。请为患儿实行青霉素160万单位肌内注射q12h。

【提示卡1】 局部皮丘大小无改变，周围无红肿、红晕，无自觉症状。

【提示卡2】 注射药物时患儿哭闹，家长未抱紧，针头折断。

【解题思路】 ①青霉素使用前必须做皮试，皮试阴性者方可使用；②小儿青霉素肌注剂量为2.5万单位/kg，每12h给药一次，此题干中为患儿肌注的量过大，需进行调整；③小儿进行肌内注射时宜选择臀中肌、臀小肌；④必须指导家属对小儿进行合理的固定，以防出现断针，如若出现断针，则进行对症处理。

案例二

【题干1】　患者，男性，70岁，因咳嗽、咳痰伴发热1周入院。既往有高血压、冠心病史。入院后医嘱给予补液、抗感染治疗，今日输液过程中患者突然出现气促、双肺满布湿啰音、咳嗽频繁、咳大量泡沫痰。请口述患者最有可能发生了什么情况，该如何处理？

【题干2】　请选手开具吗啡5mg肌内注射使用处方，并执行。

【解题思路】　①迅速判断出患者发生急性肺水肿，需立即暂停输液，摆放好端坐体位，双腿下垂，同时予以吸氧、镇静、强心、利尿、扩血管处理；②考查“精一类”毒麻药品处方的开具，吗啡使用中必须遵守毒麻药品管理制度，吗啡药瓶不能弃去，需送回药房，剩余药液要双人核对弃去，记录并且双签名，使用前后关注患者呼吸情况的改变，以免发生呼吸抑制。

案例三

【题干】　患者，女性，26岁，已婚。因停经35天，腹痛伴少量阴道流血1天入院，体查：宫颈口未开，无妊娠物排出，子宫大小与停经时间相符。盆腔B超示：宫内妊娠。入院诊断：先兆流产。医嘱给予静脉注射黄体酮注射液10mg。

【提示卡】　在注射过程中患者突然出现头晕、眼花、恶心、心悸、呼吸急促、大汗淋漓。

【解题思路】　①黄体酮注射液只能作为肌内注射使用，题干中医嘱有误需察觉；②黄体酮注射液为油剂，需深部肌肉注射，注射部位宜选择臀大肌；③注射过程中患者出现晕针反应，需对症处理，若因空腹发生晕厥，可让患者平卧，吸氧并口服葡萄糖水。

案例四

【题干】　患者，男性，69岁，体重100kg，慢性阻塞性肺疾病急性加重期进入ICU予以有创机械通气，持续镇静镇痛治疗，5天后出现高热，最高温度39.5℃，痰多，已留取痰培养+药敏试验。医嘱予以柴胡注射液4ml退热处理，请执行。

【提示卡】　细菌培养+药敏试验结果见图46-1。

鉴定结果：铜绿假单胞菌

药物名称	MIC	结果	药物名称	MIC	结果
氨苄西林	>=32	耐药	● 头孢他啶（CAZ）	4	敏感
● 妥布霉素（TOB）	<=1	敏感	● 环丙沙星（CIP）	<=0.25	敏感
头孢唑啉	>=64	耐药	头孢曲松	16	耐药
● 头孢吡肟（FEB）	<=1	敏感	● 庆大霉素（GEN）	<=1	敏感
复方新诺明（TSU）	80	耐药	● 亚胺培南（IMI）	2	敏感
● 哌拉西林/他唑巴坦（TZP）	<=4	敏感	氨苄西林/舒巴坦（FAM）	>=32	耐药
● 美罗培南（MERO）		敏感	呋喃妥因（FUR）	>=512	耐药
● 阿米卡星（AKN）	<=2	敏感	● 左氧氟沙星（LVX）	0.5	敏感
头孢替坦	>=64	耐药			

评语：在长期用各种抗生素治疗过程中，铜绿假单胞菌可能发生耐药，因此，初代敏感的菌株在治疗3-4天后可能发生耐药，测试重复分离株是必要的

检验日期：2019-10-11 08:52　报告时间：2019-10-11 08:56　检验者：[illegible]　审核者：[illegible]

注：此检验报告仅对本次标本负责！如有疑义请在五日内联系！

图46-1　案例四患者痰培养+药敏试验结果

【解题思路】　①有创机械通气、痰多患者，出现高热，要高度怀疑呼吸机相关性肺炎，应追问痰培养结果；②接触铜绿假单胞菌感染患者，需穿隔离衣进行操作；③柴胡注射液的注射方式是肌内注射，总量是4ml，部位不宜选择上臂三角肌；④肥胖患者不易摆侧卧位或俯卧位，可取平卧位行臀中肌、臀小肌或股外侧肌注射。

（南华大学附属第一医院　张　岚　王娴莉）

第四十七章　隔离技术

Isolation Skill

一、适应证

本章操作视频

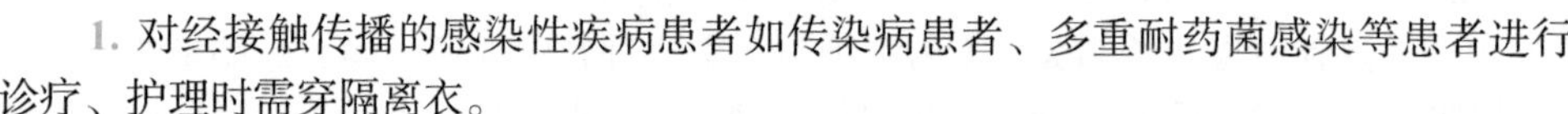

1. 对经接触传播的感染性疾病患者如传染病患者、多重耐药菌感染等患者进行诊疗、护理时需穿隔离衣。

2. 对患者实施保护性隔离时，如大面积烧伤、骨髓移植等患者的诊疗、护理时需穿隔离衣。

3. 可能受到患者血液、体液、分泌物、排泄物喷溅时需穿隔离衣。

4. 接触甲类或按甲类传染病管理的传染病时需穿防护服。

5. 接触经空气传播或飞沫传播的传染病患者，可能受到患者血液、体液、分泌物、排泄物喷溅时需穿防护服。

二、禁忌证

无。

三、操作流程

（一）穿脱隔离衣

步骤	细则	备注
（一）操作前准备	1. 医师准备　穿工作服，戴口罩、帽子，修剪指甲，卷袖过肘，洗手	
	2. 评估环境区域、隔离种类	
	3. 物品准备　隔离衣、无菌手套、快速手消液、挂衣架、衣夹、刷子、方巾	
（二）穿隔离衣	4. 选择大小合适隔离衣，能遮住工作服，手持衣领取下隔离衣	
	5. 两手将衣领的两端向外折，使内面向着操作者，露出袖子内口	
	6. 将左手入袖，举起手臂，使衣袖上抖	
	7. 左手持衣领，同法穿右臂衣袖	
	8. 两手持衣领中央，沿着领边由前向后扣好领扣	
	9. 扣好两侧袖扣，解开腰带活结	
	10. 从腰部向下约5cm处自一侧衣缝将隔离衣后身向前拉，见到衣边捏住，同法将另一边捏住，不能触及隔离衣内面及边缘	
	11. 两手在背后将两侧边缘对齐，向一侧折叠，以一手按住	
	12. 另一手将腰带拉至背后压住折叠处，将腰带在背后交叉，再回前方打活结	
	13. 戴无菌手套	
（三）脱隔离衣	14. 脱无菌手套，洗手	
	15. 松开腰带，打一活结	
	16. 解开两侧袖扣，在肘部将部分袖子塞入工作服内，暴露前臂	
	17. 消毒双手，从前臂至指尖顺序刷洗25min，清水冲洗，擦干	
	18. 解开衣领，一手伸入另一侧袖口内，拉下衣袖过手，用遮盖着的手在外面拉下另一衣袖	
	19. 解开腰带，两手在袖内使袖子对齐，双臂逐渐退出，双手持领，将隔离衣两边对齐，双臂逐渐退出	
	20. 隔离衣送洗　隔离衣每天更换，潮湿、污染后立即更换，将脱下的隔离衣，污染面向内，卷成包裹状，丢至医疗废物容器内送洗	
（四）整体评价	21. 无菌原则　穿脱隔离衣时未污染面及颈部	

（二）穿脱防护服

步骤	细则	备注
（一）操作前准备	1. 医师准备 穿工作服，盘头发、修剪指甲，洗手	
	2. 评估环境区域、隔离种类	
	3. 物品准备 防护服、无菌手套2～3副、护目镜、医用防护口罩、外科口罩、胶鞋、鞋套、快速手消毒液，必要时备防护面屏、一次性隔离衣、一次性帽子	
（二）穿防护服	4. 戴医用防护口罩 检查口罩系带是否牢固；正确佩戴；塑形鼻夹；双手完全盖住口罩，快速呼气两次，检查气密性	
	5. 戴一次性帽子，戴内层手套	
	6. 穿防护服 检查防护服有效期、气密性、选择合适型号，拉开防护服拉链至底部，先穿下衣、再穿上衣，戴防护服帽子，拉好拉链，系好衣领处扣子，密封拉链口	
	7. 正确戴护目镜 检查系带松紧度，一手持护目镜中部，罩住眼睛，另一手勾住系带绕头固定于枕后	
	8. 戴外层无菌手套	
	9. 必要时选穿鞋套，进入诊疗区域开展工作	
（三）脱防护服	10. 进入一脱区	
	11. 脱去外层手套，免洗手消毒液进行手部消毒	
	12. 摘护目镜（仅接触系带，放入专用医疗容器浸泡消毒）	
	13. 脱防护服 拉开拉链，向上提拉取下防护服帽子，脱双侧衣袖，衣袖在背后卷成团，将防护服由内向外卷，自上而下脱下防护服，顺势脱下手套、鞋套	
	14. 免洗手消毒液进行手部消毒	
	15. 进入二脱区	
	16. 免洗手消毒液进行手部消毒	
	17. 脱一次性帽子	
	18. 脱医用防护口罩：一手勾住下方系带绕头至前方拉紧，另一手勾住上方系带绕头取下口罩	
	19. 免洗手消毒液进行手部消毒	
	20. 戴外科医用口罩，进入清洁区，免洗手消毒液进行手部消毒	
	21. 沐浴更衣，生理盐水清洁口腔、鼻腔、外耳道	
（四）整体评价	22. 穿脱顺序正确，流程清晰	
	23. 严格遵循无菌原则	

四、并发症处理

无。

五、相关知识点总结

1. 在接触经接触传播疾病如肠道感染、皮肤感染、多重耐药菌等的患者时，需在标准预防基础上采用接触传播的隔离与预防，需穿隔离衣。

2. 穿隔离衣之前要检查衣服大小是否合适，能否遮盖工作服和外露皮肤；如有破损、潮湿则需要立即更换。

3. 医务人员进入隔离室需穿隔离衣，若接触患者的血液、体液、分泌物、排泄物等，应戴手套；离开病室前，脱下隔离衣，按要求悬挂，每天更换清洗和消毒，或使用一次性隔离衣。

4. 穿好隔离衣后，双臂保持在腰部以上，视线范围内；不得进入清洁区，避免接触清洁物品。

5. 肺炭疽、严重急性呼吸综合征（SARS）、新型冠状病毒感染的肺炎等为乙类传染病，按甲类传染病进行管理，对此类患者进行诊疗时应进行二级防护，但为患者进行有可能产生喷溅型体液的操作时，需进行三级防护。

6. 二级防护包括：一次性工作帽、医用防护口罩（N95）、防护服、护目镜/防护面屏、胶鞋、鞋套、一次性乳胶手套。三级防护即在二级防护的基础上加戴全面型防护面罩（面屏）/全面型呼吸防护器，加穿一次性隔离衣。

7. 接触疑似患者时，防护服应在接诊每个患者后进行更换。接触同类确诊患者，防护服不需要更换。

六、模拟竞赛试题

案例一

【题干】 患者，男性，45岁。1天前行同种异体肾移植术，现输液完毕，请进入层流病房为患者拔针后离开病房。

【解题思路】 患者为肾移植术后1日，抵抗力低下，接触该患者需进行保护性隔离，需穿隔离衣进行相应操作。

案例二

【题干】 患者，女性，33岁，神志清楚，持续高热和腹泻8天，大便每天6次。偶尔有黏液，右下腹隐痛，伴食欲差、恶心、呕吐。体查：躯干背侧隐约可见3颗比米粒小、压之褪色的淡红色皮疹，肝右肋下2cm，脾左肋下1cm可及。肥达反应（+）。请为患者完成抽血操作，查血培养及药敏试验。

【解题思路】 ①结合临床表现、体征及辅助检查，患者诊断考虑为伤寒；②接触伤寒患者需穿隔离衣，穿隔离衣前需对隔离衣进行评估，包括长短是否合适，有无破损，有无潮湿或污染；③血培养采集最好在高热时，采集血量5～10ml，采集前后瓶口需进行消毒。

案例三

【题干】 患者，男性，76岁，因干咳、发热到发热门诊就诊，自诉曾有新冠肺炎疫情高风险区旅居史。体查：T 38.9℃，R 33次/min，呼吸稍费力。急诊咽拭子检查2019-nCoV-ORF1ab（+）。肺部CT：肺部感染。作为接诊医生，请完成自身防护后为患者诊治。

【解题思路】 ①患者有新冠肺炎疫情高风险区旅居史，结合呼吸道症状，咽拭子结果，考虑为新型冠状病毒感染的肺炎；②新型冠状病毒感染的肺炎为乙类传染病，按甲类传染病管理，需进行二级防护，穿防护服，戴防护口罩、护目镜、乳胶手套。若进行可能产生喷溅的操作，需进行三级防护。

案例四

【题干】 患者，男性，70岁，疑似肺炭疽，请你前去给该患者改面罩吸氧为鼻导管吸氧。

【解题思路】 肺炭疽属于乙类传染病，按照甲类传染病进行管理，需进行二级防护。

案例五

【题干】 患者，男性，50岁，疑似严重急性呼吸综合征，请前去给患者采集动脉血。

【提示卡】 完成采血后，请离开隔离病房。

【解题思路】 ①严重急性呼吸综合征属于乙类传染病，按甲类传染病管理，接触疑似患者需穿防护服，进行二级防护；②考查脱防护服流程：进入一脱区，脱外层手套后行手卫生→摘除护目镜/防护面屏→脱除防护服、手套、鞋套→手卫生→进入二脱区，手卫生→摘脱帽子及医用防护口罩→手卫生→戴医用外科口罩→进入清洁区沐浴更衣。

（南华大学附属第一医院　张　岚　王娴莉）

第六篇 急 救

第四十八章 心肺复苏

Cardiopulmonary Resuscitation

本章操作视频

一、适应证

心跳呼吸骤停患者。

二、禁忌证

无绝对禁忌证，在下列情况下可不实施心肺复苏。

1. 周围环境可能对施救者产生严重或致命的损害，且被抢救者无法移动。

2. 被抢救者已经出现不可逆死亡的明显临床体征（如尸僵、尸斑、断头、横断损伤或尸体腐烂等）。

3. 被抢救者具有有效的“不进行心肺复苏”的生前预嘱。

三、操作流程

（一）单人徒手心肺复苏

步骤	细则	备注
（一）判断、启动EMS	1. 评估环境安全	确诊或疑诊脊髓损伤患者需轴线翻身
	2. 双手拍击患者双肩	
	3. 分别对双耳大声呼喊“喂，你怎么了”，判断患者意识情况	
	4. 如意识丧失，启动紧急医疗服务体系	
	5. 患者仰卧于地面上，使头、颈、躯干、四肢平直无弯曲，双手放于躯干两侧	
	6. 松解衣服、裤带	
	7. 触诊颈动脉搏动，同时观察呼吸，判断时间5～10s	
（二）胸外心脏按压	8. 按压部位：两乳头连线中点，胸骨下端（或剑突上两横指）	
	9. 一只手张开，另一只手十指交叉握住前手，将掌根部置于按压部位	
	10. 双臂绷直，双肩处在患者胸骨上方正中	
	11. 利用上半身体的重力和臂力，垂直向下按压	
	12. 按压深度5～6cm	
	13. 下压与放松的时间比为1∶1	
	14. 放松时要使胸廓充分回弹，但按压手不能离开胸壁	
	15. 按压30次，频率100～120次/min	
	16. 按压同时观察患者面色	
（三）人工通气	17. 按压30次，即1个周期后开放气道	
	18. 压额抬颏法开放气道，使下颏与耳垂连线与地面垂直	
	19. 清理呼吸道，取出活动性义齿，查看是否有异物	
	20. 急救者将按压前额手的拇指与示指捏紧患者鼻翼两侧	
	21. 另一手托起下颌	
	22. 将患者口唇张开	
	23. 盖上纱布或手帕	

续表

步骤	细则	备注
（三）人工通气	24. 平静吸气后双唇包绕密封患者口周	
	25. 均匀缓慢吹气，每次吹气时间大于1s	
	26. 吹气时观察胸廓	
	27. 见胸廓抬起后放松捏鼻翼的手指，观察呼气	
	28. 连续吹气2次	
（四）评估及复苏后处理	29. 连续心脏按压和人工通气5个周期后评估:①颈动脉搏动是否恢复；②自主呼吸是否恢复；③口唇和甲床颜色是否转为红润；④瞳孔是否有回缩；⑤血压：收缩压是否大于60mmHg	如继续心肺复苏，为保证按压质量，按压者应定时轮替
	30. 若心肺复苏成功，进行进一步生命支持，未恢复时继续操作，如除颤仪到达可予电除颤	
	31. 检查有无复苏并发症，整理衣物，摆复苏后体位，送入医院行高级生命支持治疗	

（二）双人徒手心肺复苏

步骤	细则	备注
（一）判断及启动EMS	1. A发现患者倒地，评估现场环境	
	2. A轻拍双肩，呼唤患者，判断患者意识，若意识丧失，立即启动紧急医疗服务系统，并呼叫同伴B携带AED及相关抢救用物，前来协助	
	3. A判断患者颈动脉搏动及呼吸，时间5～10s	
（二）单人心肺复苏	4. B未到达前，A先行单人徒手心肺复苏 体位：平卧于硬地板上，头、颈、躯干、四肢平直无弯曲，双手放于躯干两侧 胸外按压：部位：双乳头连线中点，胸骨下端；深度：5～6cm；频率：100～120次/min 人工呼吸：清理呼吸道，压额抬颏法开放气道，连续吹气两次	
（三）电除颤	5. B携AED及球囊面罩到达	
	6. B迅速开启并连接AED，根据语音提示进行操作（A继续按压及通气）	仅在分析心律及除颤时需中断按压，其余时间不中断
	7. 若AED提示可除颤心律，B示意所有人员离开患者，并按下除颤键，予以电击除颤	
（四）双人心肺复苏	8. B立即接替A进行胸外按压	
	9. A转至患者头侧，检查并连接球囊面罩，在30次按压结束后，予以球囊面罩通气两次	
	10. 5个周期CPR结束后，B评估患者脉搏及呼吸是否恢复	
（五）复苏后处理	11. 若患者恢复脉搏及呼吸，则摆放复苏体位，送入医院进行下一步高级生命支持；若未恢复，则继续CPR，同时依据情况进行除颤	按压者与通气者每两分钟或每5个周期进行轮替

四、并发症处理

1. 胸骨、肋骨骨折，气胸、血胸 按相应骨折、气胸、血胸处理。
2. 腹腔脏器破裂 抗休克、必要时手术治疗。
3. 胃胀气、反流 复苏时间较长时应留置胃管，持续胃肠减压排气。

五、相关知识点总结

1. 如有触电、火灾等危险时，应先切断电源、脱离可能的危险环境后再施救。
2. 怀疑或有明确颈椎外伤患者，不可剧烈晃动患者身体，摆放体位时，需要轴线翻身，采用推举下颌法开放气道。若推举下颌法不能开放气道，则改用仰额抬颏法。

3. 在判断呼吸时，应当注意，濒死叹气样呼吸不是正常呼吸，濒死叹气样呼吸听起来像哼声、鼾声或呻吟声，是心脏骤停标志。

4. 检查动脉搏动时，成人触摸颈动脉，婴儿触摸肱动脉、儿童触摸颈动脉或股动脉。

5. 对于意识丧失患者，如果患者呼吸正常且脉搏存在，严密监护患者；如果患者没有正常呼吸但脉搏存在，提供急救呼吸，并约每2min检查一次脉搏，如果感觉不到脉搏，则执行高质量心肺复苏；如果患者无正常呼吸或仅是濒死叹气样呼吸且无脉搏，开始高质量心肺复苏。

6. 胸外心脏按压必须尽量减少中断，如需进行电除颤、气管插管或交换按压等必须中断按压，每次中断时间最好不要超过10s。

7. 如明确有异物吸入病史，有呼吸、心跳的情况下，首先取出异物，可采用海姆立克手法，成人及1岁以上儿童采用腹部冲击方式进行，1岁以下婴幼儿采用背部叩击-胸部挤压方式进行；若出现呼吸、心跳停止，立即行CPR。

8. 除颤仪一旦到达现场，即刻连接除颤仪并进行心律分析，如为可除颤心律，应立即除颤，除颤后立即从胸外按压开始新一轮的心肺复苏，复苏过程中可进行反复多次除颤。

9. 在没有建立高级气道之前，成人心肺复苏无论单人、双人复苏，胸外按压与人工呼吸均为30：2。婴儿和儿童单人复苏时，胸外按压与人工呼吸比为30：2，双人复苏时改为15：2。若高级气道建立后，胸外按压与人工呼吸不再进行协调，胸外按压以100～120次/min的频率不间断地进行，人工通气则以10～12次/min频率进行，注意避免过度通气。

六、模拟竞赛试题

案例一

【题干】 患者，男性，56岁，高处坠落致颈椎骨折，在放射科行磁共振检查，因搬运后出现神志障碍，呼之不应，呼吸叹气样，大动脉搏动未扪及。请作为医务人员予以抢救。

【解题思路】 ①高位颈髓外伤后所致呼吸抑制，叹气样呼吸等同于无自主呼吸，需立即进行心肺复苏；②采用托举下颌法开放气道，上颈托保护颈椎。

案例二

【题干】 患者，女性，56岁，1h前突感胸痛，疼痛剧烈，放射至肩背部，伴大汗，四肢乏力，自行含服硝酸甘油后拨打120。医务人员到达现场时，患者突然意识丧失，全身短暂性抽搐，大动脉没有搏动，呼吸断续。请作为急救医务人员立即采取抢救措施。

【解题思路】 急性心肌梗死患者极易出现室颤等致死性心律失常，在心肺复苏的同时，立即连接除颤仪，若发现可除颤心律，第一时间进行电除颤。

案例三

【题干】 患者，男性，25岁，在水库游泳时不慎溺水，急救医务人员10min到达现场时患者已被救起，但意识丧失、无呼吸、无脉搏，请作为急救医务人员立即采取抢救措施。

【解题思路】 本题考查溺水患者心肺复苏流程，首先开放气道，给予连续5次的补救呼吸后，开始高质量心肺复苏（按压、通气比为30：2）；在使用AED前擦干患者胸部；临床中难于对溺水患者做出终止复苏的决定，因此，应持续复苏，直到有明确证据证实复苏尝试无效或者无法将患者快速转交给医疗机构。

案例四

【题干1】 患者，男性，53岁。术前诊断左肾结石并感染，术前心电图正常，肺部CT未见异常。今在连续硬膜外麻醉下行左肾实质切开取石术。术中肾内可见较多脓液及渗血，遂予以双氧水250ml冲洗，此时患者突然出现心率减慢，四肢、口唇发绀，神志不清，心电监护示：P

60次/min、R 8次/min、BP 100/55mmHg、SpO_2 70%。心脏听诊：胸骨旁可闻及车轮碾过样杂音，请快速做出判断并予以紧急处理。

【题干2】 患者心跳停止，请继续处理。

【解题思路】 ①术中大量应用双氧水冲洗相对密闭创面后，患者出现未知原因的心率下降、低血压、缺氧时应考虑有气体栓塞的可能；②发生急性肺栓塞合并呼吸衰竭的情况下，停止手术，改变体位，经口气管插管保持呼吸功能稳定；③出现心跳停止，立即行心肺复苏术。

案例五

【题干1】 患者，女性，55岁，因高速车祸4h入院，伤后当时浅昏迷，GCS评分5分，呼吸急促38次/min，伴口唇严重发绀，脉搏摸不到，手足发冷，血压50/30mmHg。气管右偏，左侧胸廓饱满，左肺叩诊呈鼓音，左肺未闻及呼吸音，作为现场救护人员，请立即实施抢救措施。

【题干2】 数分钟后患者出现心跳呼吸停止，请继续急救。

【解题思路】 ①多发伤患者出现呼吸、循环衰竭，必须尽快寻找和解除危及生命的损伤，按照“ABCDEF”顺序进行初次评估，发现左侧张力性气胸，立即胸腔穿刺排气，同时开放静脉通道，扩容输液；②抢救过程中出现心跳、呼吸停止时，立即实施心肺复苏术。

案例六

【题干1】 患者，男性，75岁，有阿尔茨海默病，在病房误服洁厕精200ml后出现面色苍白、全身大汗，诉口腔、咽部、胸骨后烧灼样疼痛，持续剧烈呕吐、呕吐物里带着血丝，请作为医务人员予以现场急救处理。

【题干2】 30min后患者出现喘憋、呼吸困难、随之意识不清，心跳停搏，请继续处理。

【题干3】 口腔、咽喉局部肿胀、出血、糜烂，插管失败，口述如何处理。

【解题思路】 ①洁厕精是无色透明强酸，有强烈刺激性，误服后会引起局部组织坏死，甚至引起食管破裂、胃穿孔等严重后果，首先按强酸中毒的处理方法急诊处理，口服氢氧化铝凝胶或蛋清、牛奶、植物油以保护食管及胃黏膜，禁忌洗胃、催吐；②患者心跳、呼吸骤停，迅速启动心肺复苏，气管插管建立高级气道；③插管困难时，考虑气管切开。

案例七

【题干1】 在公交车上，一30岁男性吃葡萄时突然出现呛咳，呼吸困难，面色发绀，请作为上班途中医务人员予以现场急救处理。

【题干2】 患者意识丧失，呼吸、心跳停止，请继续处理。

【解题思路】 ①考虑异物窒息，采用海姆立克手法解除窒息；②呼吸、心跳停止，立即进行心肺复苏，同时启动应急反应系统，要求司机开车前往最近医院；心肺复苏每次通气前，需检查口腔是否有异物排出。

（南华大学附属第一医院 李小涛 王桥生 彭正良 任 姝 唐惠芳）

第四十九章　电复律和电除颤

Cardioversion and Defibrillation

一、适应证

本章操作视频

（一）电复律

1. 符合相应情况的房颤

（1）房颤病史<1年者，且房颤前窦房结功能正常，心功能Ⅰ～Ⅱ级，心脏无明显扩大，心胸比率≤55%，左心房内径≤45mm。

（2）心房颤动后心力衰竭或心绞痛恶化和不易控制者。

（3）心房颤动伴心室率较快（>120次/min），且药物控制不佳者。

（4）原发病（如甲状腺功能亢进）已得到控制，心房颤动仍持续存在者。

（5）二尖瓣病变已纠正6周以上者。

（6）预激综合征合并快速房颤者，如药物无效且存在血流动力学障碍时，应尽快电转复。

2. 心房扑动　药物治疗无效或伴有心室率快（如房扑1：1传导）、血流动力学恶化时。

3. 预激综合征伴室上速　药物治疗无效。

4. 阵发性室上速　常规物理或药物治疗无效且有血流动力学障碍。

5. 室速　室速不伴有血流动力学障碍时如经药物治疗无效或血流动力学受到严重影响时；发生室速后临床情况严重，如伴意识障碍、严重低血压、急性肺水肿、急性心肌梗死。

（二）电除颤

1. 室颤

2. 室扑

3. 无脉性室速

二、禁忌证（电复律）

（一）绝对禁忌证

1. 洋地黄中毒所致快速性心律失常。
2. 室上性心律失常伴高度或完全性房室传导阻滞。
3. 持续房颤在未使用影响房室传导药物的情况下心室率已缓慢者。
4. 伴有病窦综合征者。
5. 近期内有动脉血栓或左心房内存在附壁血栓而未行抗凝治疗者。

（二）相对禁忌证

1. 拟近期行心脏手术者。
2. 电解质紊乱特别是低钾血症，可于纠正后进行。
3. 严重心功能不全未纠正者或心脏明显扩大者。
4. 未控制的甲状腺功能亢进。
5. 伴风湿活动或未控制的感染性心内膜炎患者。

6. 不能耐受预防复发药物的患者。
7. 阵发性、发作次数少、持续时间短、短期可自动转复者。

三、操作流程

（一）非同步电除颤操作流程

步骤	细则	备注
（一）操作前准备	1. 医师准备　①穿工作服，戴口罩、帽子，洗手；②核对患者信息，解释、交代病情	
	2. 物品准备　除颤仪、导电膏、气管插管包、听诊器、心电监护、抢救车等	
（二）体位	3. 体位　去枕平卧位，睡硬板床，解开上衣，松裤腰带，暴露胸部，没有与金属物品接触，去除义齿	
（三）心肺复苏	4. 在准备电除颤时，给予持续的心肺复苏	
	5. 抢救物品及协助抢救人员到位后，分工合作进行气管插管、心电监护、建立静脉通道	
（四）除颤	6. 打开除颤器电源，连接除颤仪导联线	
	7. 选择“心电监护”档，选择Ⅱ导联，监测患者心律，证实为可除颤波，并打印心电图	
	8. 将除颤仪重新选择为“除颤”档，选择“非同步”模式	
	9. 选择电能　单相波360J/双相波200J	
	10. 电极板上均匀涂抹导电糊	
	11. 正确放置电极板　一个电极板置于心尖部；另一个电极板置于心底部，两电极板距离不小于10cm	电极板位置可选择前侧位或前后位
	12. 再次观察心电图，证实为可除颤波形	
	13. 按下充电按钮	
	14. 停止心肺复苏，清理操作区域，患者四周不应与人或金属物体接触	
	15. 按下放电按钮	
	16. 立即继续新一轮5个周期的CPR	
	17. 观察心电监护，如复苏成功，继续高级生命支持治疗	
	18. 如仍为可除颤波，立即重新充电，重复步骤直至复苏成功	重复除颤次数无限制，除颤电能不变
（五）术后处理	19. 复查心电图并打印	
	20. 清洁皮肤及电极板，整理衣物，安抚患者及家属	
	21. 监测生命体征	
	22. 转入重症监护室，进一步高级生命支持治疗	
（六）整体评价	23. 急救意识强，抢救争分夺秒	
	24. 团队分工合作	
	25. 人文关怀到位	

（二）同步电复律操作流程

步骤	细则	备注
（一）操作前准备	1. 医师及患者准备　①穿工作服，戴口罩、帽子，洗手；②核对患者信息，解释、交代病情；③签署知情同意书；④禁食6h，排空大小便；⑤评估生命体征；⑥评估血常规、电解质、凝血功能、心脏彩超结果；⑦评估是否需要抗凝；⑧电复律前停用洋地黄类药物24～48h	房颤择期复律者，术前口服华法林抗凝3周，术后继续抗凝4周；直接复律者，经静脉给予肝素一次
	2. 物品准备　除颤仪、导电膏、气管插管包、心电监护、听诊器、抢救车等	
（二）体位	3. 体位　去枕平卧位，睡硬板床，解开上衣，松裤腰带，暴露胸部，没有金属物品接触，去除义齿	

续表

步骤	细则	备注
（三）操作	4. 操作前吸氧、心电监护、建立静脉通道，抢救车及抢救药品到位	
	5. 打开除颤仪电源，检查性能，连接导联线	
	6. 麻醉　静脉推注镇静药物（地西泮10～40mg或硫喷妥钠1.5～3mg/kg）直至睫毛反射消失	青光眼患者不能选用地西泮
	7. 选择"心电监护"档，选择Ⅱ导联，监测患者心律，证实为可复律波，并打印心电图	
	8. 将除颤仪重新选择为"除颤"档，模式选择"同步"模式	
	9. 选择合适电能（单相波除颤仪器：心房颤动100～200J、心房扑动50～100J、阵发性室上性心动过速100～200J、室性心动过速100～200J）	
	10. 电极板上均匀涂抹导电糊，按充电按钮进行充电	
	11. 正确放置电极板，一个电极板置于心尖部，另一个电极板置于心底部，两电极板距离不小于10cm	电极板位置可选择前侧位或前后位
	12. 清理操作区域，确认患者四周未与人或金属物体接触	
	13. 放电前确认心电图	
	14. 按放电按钮进行电转复，立即听诊心脏并打印心电图存档	
（四）术后处理	15. 监测生命体征	
	16. 清洁皮肤及电极板，复原衣物，垃圾分类处理	
	17. 洗手，书写操作记录	
（五）整体评价	18. 人文关怀到位	

四、并发症处理

1. 各种心律失常　①期前收缩：发生率最高，与疾病本身和电刺激有关，可密切观察。②室性心动过速或室颤：可因同步装置不良、放电能量不足、心肌本身病变、洋地黄类药物过量、低钾、酸中毒等因素引起，应予以静脉注射盐酸利多卡因、胺碘酮或普鲁卡因胺，纠正酸中毒，立即再行电复律/除颤。③缓慢型心律失常：最常见是窦性心动过缓、窦性停搏和房室传导阻滞，多在短时间内消失，持续时间长或症状严重者可静脉注射阿托品0.5～1mg或静脉滴注异丙肾上腺素1～2μg/min，必要时植入临时心脏起搏器。

2. 栓塞　心房内附壁血栓脱落，可引起动脉栓塞，发生率约为1%～3%。房颤复律前后应进行抗凝治疗，以避免栓塞的发生，一旦出现，应积极采取抗凝或溶栓治疗。

3. 低血压　多见于高能量电击后，若血压轻度下降，多在数小时内可自动恢复，如果血压持续偏低，严重影响重要脏器血流灌注时，可静脉滴注升压药物维持。

4. 急性肺水肿　常发生在电击后1～3h内，发生肺水肿后应立即予以对症处理，措施包括吸氧、利尿、扩血管等对症处理。

5. 心肌损伤　表现为心电图ST-T改变，肌钙蛋白及心肌酶（CK-MB、LDH）轻度升高，历时数小时或数天，轻者密切观察，严重者予以对症处理。

6. 皮肤灼伤　表现为局部红斑或轻度肿胀，预防为主，充分涂抹导电膏，无需特殊处理，可自行修复好转。

五、相关知识点总结

1. 服用洋地黄类药物者，电复律前应停药24～48h，洋地黄中毒是复律的绝对禁忌。

2. 复律患者抗凝

（1）房颤病程＞48h或病程不清者，口服华法林抗凝，术前3周+术后4周。

（2）房颤病程＜48h，复律前经静脉给予肝素一次。

（3）房颤紧急复律前经静脉给予肝素一次。

3. 电除颤/电复律能量选择

（1）婴幼儿首选手动型除颤仪。

（2）小于8岁的儿童首选带有儿童衰减器系统的自动体外除颤器（AED）。除颤初始能量一般为2J/kg，难治性室颤可为4J/kg；随后除颤能量可升至4J/kg或以上，但不超过10J/kg。

（3）成人除颤单相波除颤仪，能量选择360J；双相波除颤仪，能量选择150～200J。

4. 电除颤次数　不限；电复律次数：一般3次或能量达到300J以上仍未转复为窦性心律者，应停止电转复治疗。

5. 电除颤患者及需要电复律的昏迷患者不需要预先给药镇静或麻醉。

6. 电击前室颤波很细小，可以静脉注射肾上腺素，使细颤变成粗颤便于电击后复跳。

7. 电极板位置

（1）前后位：一个电极板放在背部左肩胛下区，另一个放在胸骨左缘第3、4肋间。

（2）前侧位：一个电极板放在胸骨右缘锁骨下区，另一个放在心尖部。

8. 若患者大汗或胸壁有水时，应尽量擦干。若患者已装有起搏器，电极板应距离其10cm以上，若有心电监护金属贴片，距离其5cm以上。

六、模拟竞赛试题

案例一

【题干】　患者，男性，62岁，急性心肌梗死，在住院期间突发呼之不应，全身短暂性抽搐，心电监护如图49-1所示（免吸氧、建立静脉通道、心电监护）。

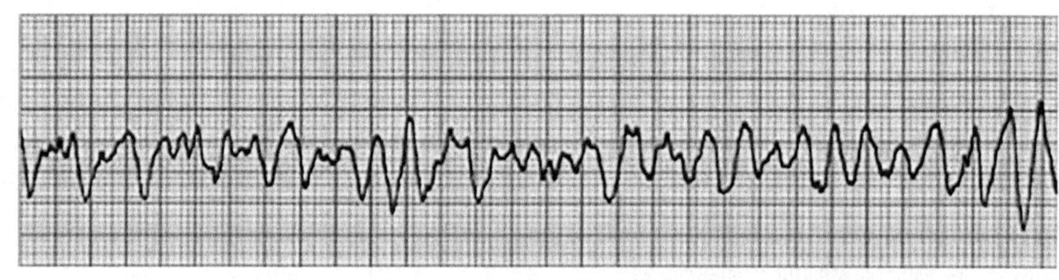

图49-1　案例一患者心电监护

【解题思路】　①室性纤颤，需要紧急心肺复苏，同时立即行电除颤；②电击前若为细室颤波，需要静脉注射肾上腺素，使细颤变成粗颤后再进行电击。

案例二

【题干】　患者，男性，65岁，因胸痛1h入急诊科。既往曾行起搏器植入术（起搏器位于右锁骨下）。在实施心电图检查时突发意识丧失，颈动脉搏动未扪及，血压测不出。心电监护示：室性心动过速。请给予紧急抢救处理。

【解题思路】　①心电图示：室性心动过速，但无脉搏，考虑无脉性室速，需要紧急心肺复苏并立即行非同步电除颤；②患者安装了起搏器，除颤时需要避开起搏器，可采用前后位电极板放置。

案例三

【题干】　某男，50岁，因阵发性心悸10余年，加重伴意识障碍半小时入院。体查：P 120次/min、R 25次/min、BP 80/50mmHg，心电图如图49-2所示。请予以紧急处理。

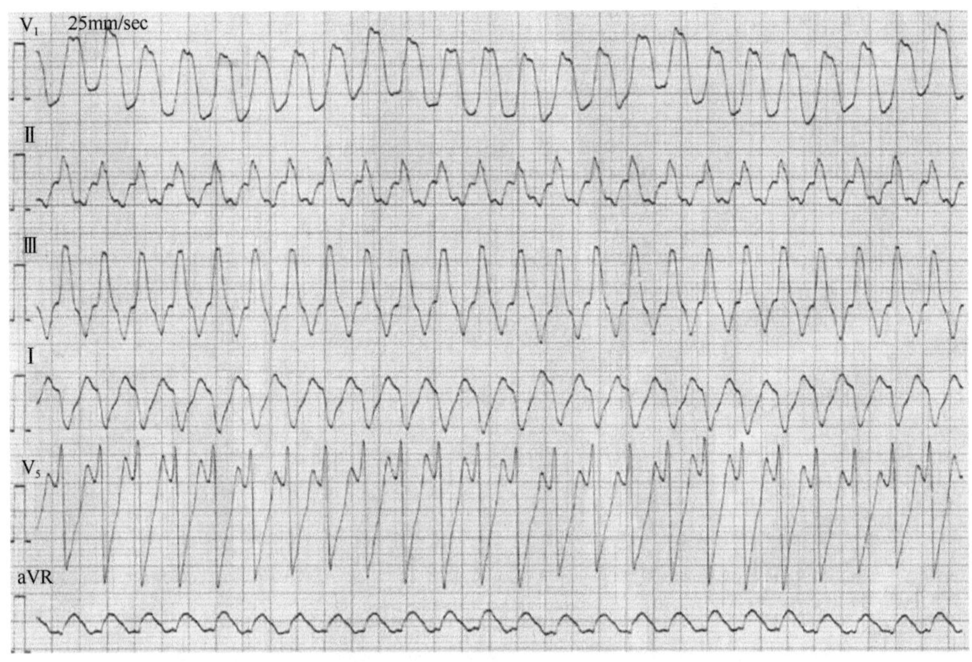

图49-2　案例三患者心电图

【题干2】　复律成功后，患者心电监护如图49-3所示，请继续处理。

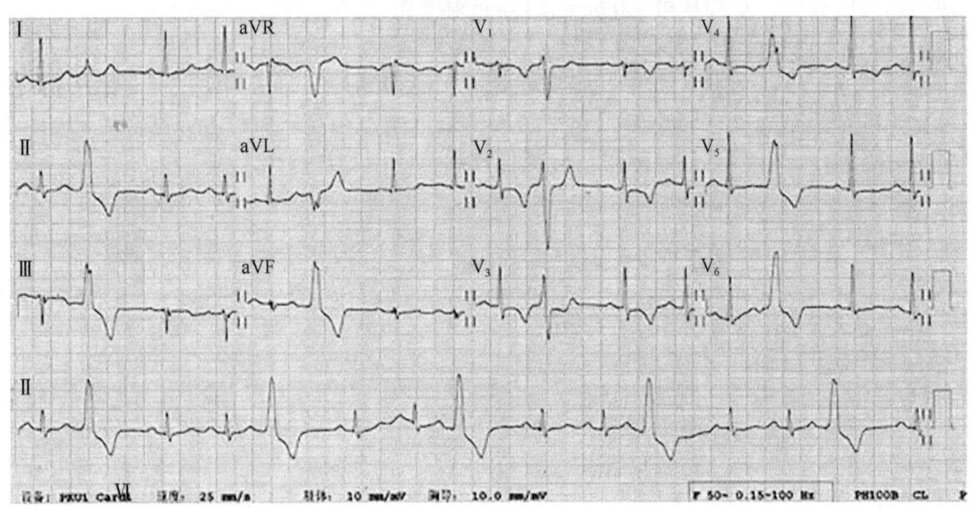

图49-3　案例三患者复律后心电图

【解题思路】　①根据病史、临床表现结合急诊心电图，诊断考虑为：室性心动过速，同时伴有血流动力学障碍，应首选电复律；②复律后监护显示频发室性早搏，考查选手对复律相关并发症和室性早搏的处理，若无严重血流动力学改变可以暂时密切观察。

案例四

【题干】　患者，女性，50岁，半年前诊断为甲状腺功能亢进、房颤，已行抗甲状腺药物治疗半年，复查甲状腺功能三项恢复正常。现患者反复心悸、头晕就诊于心内科，药物治疗效果不佳，心电图见图49-4。请予以处理。

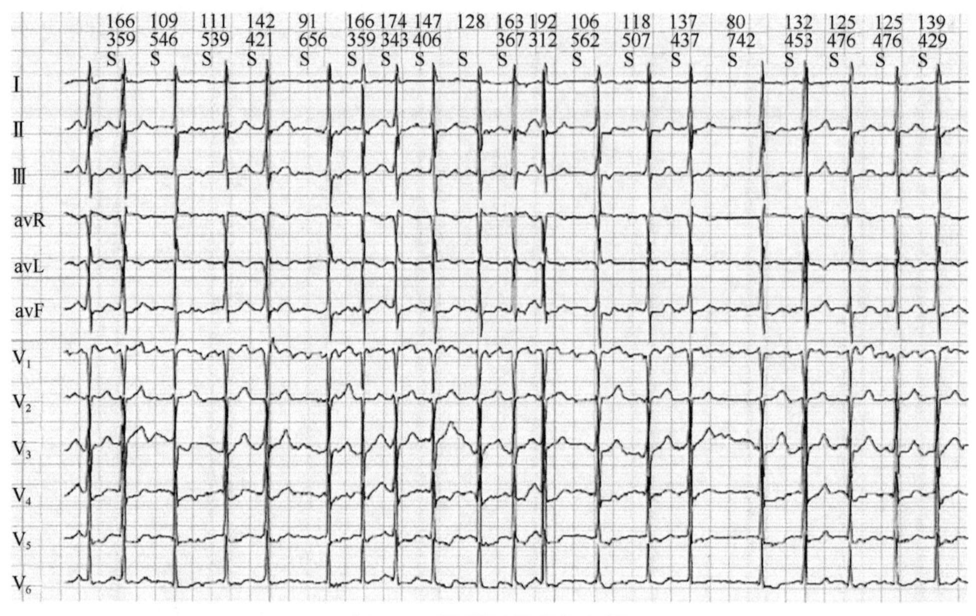

图49-4 案例四患者心电图

【提示卡1】 血常规、凝血功能、电解质正常。

【提示卡2】 经食管超声心动图检查（TEE）示心律不齐，左心房、左心室轻度增大，室壁增厚，肺动脉轻度高压，左心耳可见0.6cm × 1.0cm附壁血栓。

【提示卡3】 已口服华法林抗凝三周。

【解题思路】 ①原发病（如甲状腺功能亢进）已得到控制，房颤伴快速心室率仍持续存在者属于电复律的适应证；②房颤患者，心脏彩超结果证实左心房有血栓者，在实施非紧急电复律前需要规律抗凝治疗，若需紧急电复律，需要临时静脉使用肝素一次。

案例五

【题干1】 患者，男性，73岁，因“头晕1周”入院，既往有高血压和高脂血症病史，否认心律失常史，无心脏手术史。完善心电图（图49-5）。请口述：①患者诊断；②能否使用电复律及原因；③正确的处理措施。

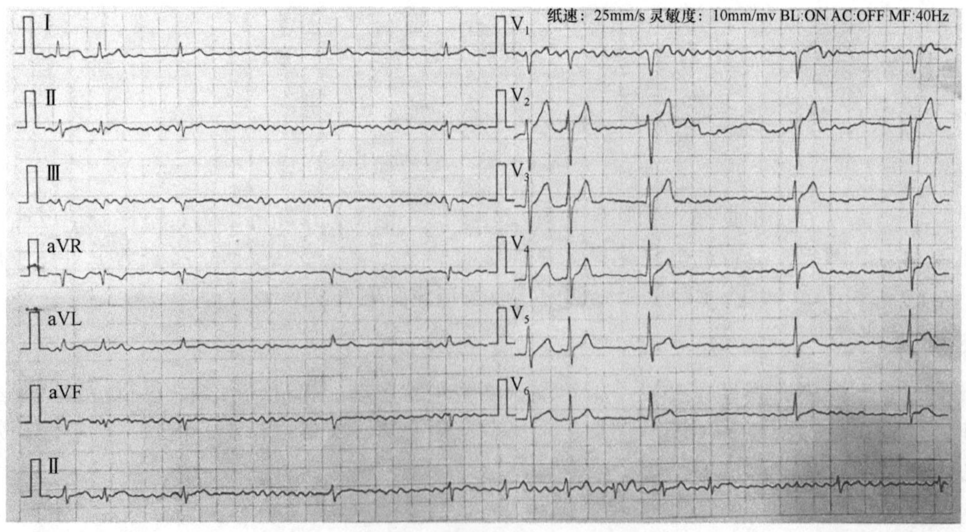

图49-5 案例五患者心电图

【解题思路】 结合病史及心电图表现，该患者诊断为：房颤伴高度房室传导阻滞，持续房颤在未用影响房室传导药物的情况下心室率已缓慢者是电复律的禁忌证，该患者正确治疗方案是：药物治疗，射频消融，置入心脏永久性单腔起搏器。

（南华大学附属第一医院 李小涛 王桥生 彭正良 张晶晶 唐惠芳）

第五十章　简易呼吸器的应用

Application of Simple Respirator

一、适应证

1. 人工呼吸　①各种原因所致的呼吸抑制、呼吸肌麻痹、呼吸停止或呼吸衰竭的抢救；②各种大型手术麻醉期间的呼吸管理。

2. 运送病员　适用于机械通气患者做特殊检查，进出手术室等情况。

3. 临时替代　遇到呼吸机故障、停电等特殊情况时，可临时应用简易呼吸器替代。

二、禁忌证

1. 中等量以上活动性咯血。
2. 严重误吸引起的窒息性呼吸衰竭。
3. 未经减压及引流的张力性气胸，纵隔气肿。
4. 大量胸腔积液。
5. 重度肺囊肿，肺大疱。
6. 活动性肺结核。

无绝对禁忌证，以上情况相对禁忌，根据病情具体评估。

三、操作流程

步骤	细则	备注
（一）操作前准备	1. 医师准备　①穿工作服，戴口罩、帽子，洗手；②核对患者信息；③评估患者的生命体征、判断意识情况；④情况允许时解释、交代病情	
	2. 患者准备　排空大小便	
	3. 物品准备　简易呼吸器、氧气、氧气连接管、吸痰管、开口器、口咽通气道、纱布、无菌手套、治疗药物等	
（二）检查简易呼吸器各配件	4. 面罩大小合适，充气适度，无漏气	
	5. 单向阀安装正确，工作正常；进气阀、呼气阀无异常	
	6. 压力安全阀已开启	
	7. 气囊及储气袋完好无损，无漏气	
	8. 氧气连接管是否配套	
（三）体位	9. 体位　患者平卧、去枕、头后仰；松解衣领，掀开被子，暴露胸廓，松解裤腰带。操作者站患者头侧	
	10. 清除口腔与咽喉部分泌物、异物及活动性义齿。必要时置入口咽通气道	
（四）开放气道	11. 头位　①成人：下颌角和耳垂连线与患者身体的长轴垂直；②儿童（1～8岁）：下颌角和耳垂连线与身体长轴呈60°；③婴儿（1岁以内）：下颌角和耳垂连线与身体长轴呈30°	
	12. 连接氧气，调节氧气流量8～10L/min，使储气袋充盈	
	13. 面罩扣住口鼻，左手拇指和示指紧紧按住，其他的手指则紧按住下颌（EC手法）	
	14. 右手挤压球体，将气体送入肺中，规律性地挤压球体（成人10～12次/min，婴儿及儿童12～20次/min，新生儿40～60次/min）	患者有自主呼吸，应按患者的呼吸动作加以辅助，与患者同步
	15. 挤压呼吸囊时，压力适中，不可时快时慢。选择潮气量8～12ml/kg（成人），10ml/kg（儿童），吸呼比1∶1.5～2	通气量适中，避免过度通气，有条件时测定$PaCO_2$以调节通气量

续表

步骤	细则	备注
（四）开放气道	16. 注意观察确认患者是否处于正常的通换气：①胸廓是否随压缩球体而起伏；②生命体征、SpO_2是否改善，嘴唇与面部颜色是否有变化；③单向阀是否正常运行；④面罩内是否呈雾气状	
（五）术后处理	17. 整理用物	
	18. 复原患者及衣物	
	19. 清洁、消毒呼吸球囊及面罩	
（六）整体评价	20. 遵循无菌原则	
	21. 人文关怀到位	

四、并发症处理

1. 胸廓扩张不良　考虑为面罩密闭不良，气道阻塞或开放不到位，压力不足。应分析原因后对症处理。

2. 胃扩张积气　放置胃管后持续减压，排除胃内积气。

3. 气压伤　避免方法为正确挤压呼吸球囊。

五、相关知识点总结

1. 面罩型号及特点

（1）国内通用面罩型号：0号（婴儿）；1号（较大婴儿）；2号（幼儿）；3号（儿童）；4号（成人）；5号（巨人或肢端肥大症患者）。

（2）面罩内充气量为2/3～3/4，以确保与面部皮肤紧密贴合无漏气；成人面罩充气量约为110～120ml，小儿面罩约为50～60ml。

2. 通气频率

（1）快速挤压球囊时，应注意频率和患者呼吸的协调性。在患者呼气与球囊膨胀复位之间应有足够的时间，以防在患者呼气时挤压球囊。

（2）吸呼时间比，成人一般为1∶1.5～2，慢阻肺患者为1∶2～3，呼吸窘迫综合征患者为1∶1。

（3）成人呼吸频率为10～12次/min，平均5～6s送气一次；儿童12～20次/min，平均3～5s送气一次。若吸呼比为1∶1.5，假设5s送气一次，则吸气时间（捏球囊）为2s，呼气时间（松球囊）为3s。

3. 容积问题

（1）成人呼吸球囊容积一般为1500ml，双手捏到底压缩气体量可达1350ml，使用时只需单手捏到底即可，约挤压呼吸球囊的1/3为宜（气体量约为400～500ml），否则容易使气道压过高引起气压伤。

（2）一般儿童、婴儿的球囊容积/最大压缩气体量分别为：550/350（ml），280/100（ml）。

4. 挤压呼吸球囊的方法

（1）单手挤压法：用左手拇指、示指固定面罩，并紧压使患者口鼻与面罩紧合，其余三指放在颌下以维持患者头呈后仰位。用右手均匀挤压、放松呼吸球囊，重复挤压动作。

（2）双手挤压法：两手捏住呼吸球囊中间部分，两拇指相对朝内，四指并拢或略分开，两手用力均匀挤压呼吸球囊，待呼吸囊重新膨起后开始下一次挤压，应尽量在患者吸气时挤压呼吸囊。

5. 注意事项

（1）清醒患者挤压球囊时，需要对患者做好心理护理，解释应用简易呼吸器的目的和意义，缓解紧张情绪，使其主动配合，并边挤压呼吸囊边指导患者“吸”或“呼”。

（2）为保证呼吸过程中的氧浓度相对恒定，先连接氧气并使储气袋充分充盈，再连接患者。

六、模拟竞赛试题

案例一

【题干】 患者，女性，52岁，体重55kg，诊断：破伤风，已行气管切开术，持续呼吸机辅助呼吸，现因肺部感染情况不明，需要外出CT室完善肺部增强CT扫描，请根据现场条件给予合适呼吸支持。

【解题思路】 机械通气患者外出完善肺部增强CT扫描时，现场条件无便携式呼吸机情况下，选择简易呼吸器进行呼吸支持。

案例二

【题干】 患者，男性，63岁，体重65kg，诊断：丘脑大量脑出血伴脑疝形成，已行去骨瓣减压+血肿清除术。术后神志、自主呼吸尚未恢复，持续呼吸机辅助呼吸，科室电源跳闸突然停电。请立即予以处理。

【解题思路】 术后无自主呼吸患者，遇到突发停电或呼吸机故障时，可应用简易呼吸器替代呼吸支持。

案例三

【题干】 患者，女性，68岁，体重60kg，因疑诊急性肺栓塞在CT室行肺动脉CTA检查时突发呼吸困难加重，面色发绀，神志模糊。请立即予以急救处理。

【提示卡】 颈动脉搏动可扪及，呼吸停止。

【解题思路】 意识丧失，有心跳无呼吸患者，可根据现场条件（如使用简易呼吸器）提供急救呼吸，同时监测脉搏、呼吸情况，一旦出现心脏骤停，立即进行心肺复苏。

（南华大学附属第一医院 李小涛 王桥生 彭正良 唐惠芳）

第五十一章　环甲膜穿刺术

Thyrocricoid Puncture

一、适应证

1. 急性上呼吸道梗阻。
2. 喉源性呼吸困难。
3. 头面部严重外伤导致无法经口或经鼻气管插管。
4. 无气管切开条件而病情紧急需快速开放气道时。
5. 需临时气管内注射治疗药物时。

二、禁忌证

无绝对禁忌证，相对禁忌证为

1. 已明确呼吸道阻塞发生在环甲膜水平以下及严重出血倾向时，不宜行环甲膜穿刺术。
2. 无法明确触及环甲膜解剖位置。
3. 环甲膜下方占位性病变。
4. 急性喉头感染或创伤。

三、操作流程

步骤	细则	备注
（一）操作前准备	1. 医师准备　①穿工作服，戴口罩、帽子，洗手；②核对患者信息；③情况允许时解释、交代病情，说明穿刺目的、意义等，情况允许时术前签署知情同意书，病情危急时可术后补签字；④情况允许时询问麻醉药物过敏史	
	2. 物品准备　12～16号带套管的静脉穿刺针，气管导管接头，简易呼吸器，氧气，0.5%碘伏，棉签，2%盐酸利多卡因，生理盐水，10ml或20ml注射器，无菌手套，胶布，固定带，治疗药物等	
（二）体位及定位	3. 体位　患者平卧、头后仰、肩下垫小枕，使气管向前突出，头颈保持中线位。操作者站患者头侧右侧	
	4. 定位　甲状软骨下缘和环状软骨之间一椭圆形小凹陷，选择正中最薄部位为穿刺点	
（三）消毒、麻醉	5. 消毒　以0.5%碘伏以穿刺点为中心，由内向外环形消毒2～3次，直径至少15cm	紧急情况或无消毒用品时可不消毒
	6. 麻醉　核对麻药，正确开启，抽取2%盐酸利多卡因5ml，自甲状软骨下缘至胸骨上窝，沿颈前正中线皮下和筋膜下浸润麻醉	昏迷、窒息或其他危重患者，或为争取时间解除呼吸道梗阻，可以不麻醉
（四）穿刺	7. 戴无菌手套，注射器内抽取2～5ml生理盐水备用	
	8. 检查穿刺针是否完好、通畅	
	9. 左手示指、中指固定环甲膜两侧，右手执注射器	
	10. 于穿刺点进针，针尖朝向患者足部，针柄与颈长轴的垂直线呈45°刺入，有突破感，阻力消失时停止进针	
	11. 正确判断穿刺成功　①回抽注射器可见大量气泡进入注射器；②注入少许生理盐水后患者出现咳嗽反射	
	12. 将外套管向气管内推入，同时去除穿刺针针芯及注射器	
	13. 胶布或固定带固定套管，并专人固定套管，防止移位	
	14. 连接气管导管接头，接球囊辅助通气或连接高频喷射呼吸机	
	15. 如需气管内注射药物，可进行相应操作	

续表

步骤	细则	备注
（五）术后处理	16. 如需气管切开，尽早实施	
	17. 操作完成后，拔除套管针	
	18. 穿刺点用消毒棉球压迫片刻，用无菌纱布包裹并胶布固定	
	19. 复测患者生命体征	
（六）整体评价	20. 遵循无菌原则	
	21. 人文关怀到位	

四、并发症处理

1. 出血　对凝血功能障碍者应慎重穿刺。若有血性分泌物流入气道，经口吸引，避免误吸、窒息发生。

2. 假道形成　准确定位环甲膜，谨慎穿刺，避免假道形成。

3. 食管穿孔　穿刺时不可用力过猛，以免穿透气管，形成气管-食管瘘。一般穿刺所致食管穿孔，所形成的孔洞较小，若能及时发现，禁食后一周可自行修复愈合。

4. 皮下气肿或纵隔积气　穿刺成功后不可过长时间通气，一般不超过24h，应尽早正规气管切开术。

五、相关知识点总结

1. 喉水肿是喉源性呼吸困难的最常见病因，导致喉水肿的常见因素如下。

（1）非感染性因素：变态反应，如注射青霉素、口服阿司匹林等；过敏体质患者食用致敏的食物如蟹、虾等易引起变应性喉水肿；其他如喉外伤，喉部受化学气体刺激也可引起喉黏膜水肿。

（2）感染性因素：喉部或邻近组织炎症，如急性喉炎，咽或喉部脓肿，颈部感染，某些急性传染病（如麻疹、猩红热）、特殊性感染（如喉梅毒、结核），均可引起喉水肿。

2. 喉阻塞分度

（1）Ⅰ度：活动时出现吸气性呼吸困难，安静时无呼吸困难表现。

（2）Ⅱ度：安静时即有吸气性呼吸困难，但不影响睡眠和进食，亦无烦躁不安等严重缺氧症状，脉搏尚正常。

（3）Ⅲ度：吸气时呼吸困难明显，喉喘鸣声甚响，三凹征显著。因缺氧而出现烦躁不安，不易入睡，不愿进食，脉搏加快、血压升高等症状。

（4）Ⅳ度：呼吸极度困难，患者坐卧不安，面色苍白或发绀，心律不齐，脉搏细弱，血压下降，大小便失禁等。

3. 喉阻塞治疗

（1）Ⅰ度：由喉部炎症引起者，应及时使用激素加抗菌药物，配合蒸汽吸入或雾化吸入等。

（2）Ⅱ度：严密观察病情变化，作好气管切开术的准备工作。如为异物，应立即取出；如为肿瘤，可考虑气管切开。

（3）Ⅲ度：如为异物应及时取出，如为急性炎症，可先试用药物治疗，若观察未见好转或阻塞时间较长，应及早施行气管切开。因肿瘤或其他原因引起的喉阻塞，宜先行气管切开，待呼吸困难缓解后，再根据病因，给予其他治疗。

（4）Ⅳ度：紧急气管切开术，情况十分危急时可先行环甲膜穿刺。

4. 出现喉梗阻、上呼吸道梗阻时，均需要尽快气管切开，若病情紧急或医疗条件不足时，环甲膜穿刺术是替代治疗方法。

（1）病情紧急情况常表现为：发绀缺氧程度极重，血压剧烈下降，呼吸心跳随时可能停止。

（2）医疗条件不足场所常为：野外救援、院前急救、个体诊所、社区小医院、单位医务所等。

5. 临床证实经气管给药进行心肺复苏的效果是可靠的：①气管内给药场所：实际运用时多限于医院内患者气管插管时偶尔进行；对于医院以外公共场合出现的心跳、呼吸骤停患者，需要气管内注射药物时，可行临时环甲膜穿刺。②可经气管内注射治疗的常用药物有肾上腺素、利多卡因、阿托品、胺碘酮、去甲肾上腺素、异丙基肾上腺素、多巴胺、氨茶碱、糖皮质激素。③气管内给药的剂量一般是静脉给药的2.0～2.5倍。

六、模拟竞赛试题

案例一

【题干】 患者，男性，50岁，锅炉工人。因蒸汽锅炉爆炸导致全身大面积烧伤2h急诊入村卫生所。体查：昏睡，头面部高度肿胀，大面积脱皮，水疱，极度呼吸困难，吸气性喉鸣，面色发绀，血氧饱和度65%。请给予急诊处理。（免建立静脉通道及心电监护）。

【解题思路】 患者因蒸汽锅炉爆炸导致呼吸道烧伤出现喉水肿，根据临床表现及体征判断为Ⅳ度喉梗阻，需要立即气管切开。情况危急且现场无操作条件时，紧急环甲膜穿刺术。

案例二

【题干】 患者，男性，52岁，因破伤风入感染科就诊。现患者出现颈强直、角弓反张、张口困难，口唇发绀，血氧饱和度85%。请给予急诊处理。（免穿隔离服、开放静脉通路及心电监护）

【提示卡1】 张口度<1指。

【提示卡2】 插管3次失败，患者陷入昏迷，叹气样呼吸，血氧饱和度50%，请继续处理。

【解题思路】 ①破伤风患者出现肌强直发作时，若有重度张口困难，属于困难插管，若3次插管失败或插管时间超过10min，需行紧急气管切开术；②患者破伤风梭菌感染，属于接触隔离，操作前需穿隔离衣；③患者陷入昏迷，血氧饱和度持续下降，病情紧急，需要快速开放气道，气管切开耗时较长，可选择环甲膜穿刺紧急替代，为气管切开赢得时间。

案例三

【题干】 患者，女性，60岁，声嘶、咽痛3h入院，既往曾有喉癌放疗病史。入院后安排患者行CT检查，CT 检查后出现明显躁动不安，喘憋，极度呼吸困难，三凹征（+），可闻及吸气性喉鸣。请利用现场条件进行处理。

【提示卡1】 CT结果示声门区、声门上区软组织占位。

【提示卡2】 患者发绀明显，血氧饱和度50%，神志昏睡。

【解题思路】 ①喉癌患者出现声门区、声门上区软组织占位导致喉源性梗阻。②根据患者临床表现，判断为Ⅲ度喉梗阻。Ⅲ度喉梗阻，肿瘤因素导致Ⅲ度喉梗阻应立即气管切开，但现场无气管切开条件，选择紧急环甲膜穿刺术。

案例四

【题干】 患者，男性，26岁，10min前被倒塌的砖墙砸伤。现患者呼吸困难明显，口唇发绀。体查：R 30次/min、BP 100/70mmHg、SpO_2 80%。颜面部严重畸形，吸气性三凹征（+），胸廓无畸形，未见反常呼吸。请作为“120”医务人员现场进行急救处理。

【解题思路】 ①“120”医务人员接诊创伤患者，首先需要初步评估，按A（airway）、B（breathing）、C（circulation）、D（disability）、E（exposure/environment）、F（fracture）顺序；②初步评估后，判断目前危及生命的是上呼吸道原因导致的呼吸困难，头面部严重外伤、畸形，在无法实施其他呼吸支持手段的情况下，优先选择环甲膜穿刺术。

（南华大学附属第一医院　李小涛　王桥生　彭正良　任　妹　唐惠芳）

第五十二章 无创正压通气

Non-Invasive Positive Ventilation

本章操作视频

一、适应证

1. 轻度呼吸功能不全，伴有呼吸肌疲劳但未达呼吸衰竭者，Ⅱ型呼吸衰竭，心源性肺水肿，呼吸睡眠暂停，肺间质纤维化。

2. 患者必须具备使用无创通气的基本条件：较好的意识状态、咳痰能力、自主呼吸能力、血流动力学状况和良好的配合无创通气的能力。

3. 免疫功能低下的患者发生ALI/ARDS，早期可首先试用无创正压通气。

二、禁忌证

1. 心跳呼吸停止。
2. 自主呼吸微弱、昏迷。
3. 误吸危险性高、不能清除口咽部及上呼吸道分泌物、呼吸道保护能力差。
4. 合并其他器官功能衰竭（血流动力学指标不稳定、不稳定的心律失常、消化道穿孔/大出血、严重脑部疾病等）。
5. 未引流的气胸。
6. 颈部和面部创伤、烧伤及畸形。
7. 近期面部、颈部、口腔、咽部、食管及胃部手术。
8. 上呼吸道梗阻。
9. 明显不合作或极度紧张。
10. 严重低氧血症（PaO_2＜45mmHg）、严重酸中毒（pH≤7.20）。
11. 严重感染。
12. 气道分泌物或排痰障碍。

三、操作流程

步骤	细则	备注
（一）操作前准备	1. 医师准备　①穿工作服，戴口罩、帽子，洗手；②核对信息，评估患者意识状态，监测生命体征，行相关体查；③交代病情，与患者签署知情同意书	
	2. 物品准备　无创呼吸机、面罩、头套、管道、蒸馏水、氧气、氧气连接管、听诊器、棉签，备气管插管包、喉镜盒、有创呼吸机、简易呼吸器、心电监护、吸痰器、抢救车	
	3. 佩戴前宣教　①佩戴目的：改善呼吸困难及纠正缺氧；②感受：可能有憋气感；③呼吸方式：鼻吸气，口呼气；④紧急情况处理：如憋气明显可示意医护人员，紧急情况下可自行拿下面罩	
	4. 检查物品　蒸馏水是否适量，管道、面罩是否完好，呼吸机运行是否正常	
（二）体位	5. 体位　常用30°～45°半卧位	
（三）操作步骤	6. 正确安装呼吸机，湿化器内加灭菌蒸馏水，正确连接呼吸机管路，正确连接面罩	
	7. 连接氧源，调节合适氧流量	
	8. 开机，选择合适模式，设置初始化参数	
	9. 试戴，适应后固定好面罩及头套	
	10. 检查面罩、呼吸机管路是否漏气	
	11. 评估生命体征、血氧饱和度变化、人机配合情况，复查血气分析	
	12. 根据评估结果调整呼吸机参数	

续表

步骤	细则	备注
（四）术后处理	13. 监测　神志、呼吸、血氧饱和度、腹胀、咳嗽、咳痰情况	
	14. 每次使用后彻底整理、清洁、消毒附件	
	15. 必要时及时改为气管插管行有创通气	
（五）整体评价	16. 垃圾分类处理，用物整理	
	17. 人文关怀	
	18. 无菌原则	

四、并发症处理

1. 患者不耐受　主要原因有：①面罩不合适，同步性差；②患者紧张、恐惧；③参数设置不合理等。根据不耐受原因进行预防及处理，如更换面罩、减少漏气；调整呼吸机模式，选择CPAP模式；指导患者调整呼吸频率，正确配合呼吸机进行呼吸，安慰并鼓励患者，必要时给予化痰及解痉剂。

2. 口咽干燥　避免经口呼吸，多喝水，使用加温湿化器。

3. 罩压伤　通气前可在鼻梁/前额贴保护膜；选择合适形状和大小的面罩/鼻罩；调整合适的固定张力；间歇性取下面罩让患者休息等，均有利于减少压迫及皮肤损伤。

4. 气道分泌物增加排痰障碍　持续给予气道加温湿化，鼓励患者主动咳嗽排痰，必要时吸痰处理。

5. 胃胀气　防治方法是在保证治疗效果的前提下控制IPAP压力值，避免吸气压力过高，少说话；如有明显胃胀气者，可留置胃管持续减压引流。

6. 误吸　避免饱餐后立即使用无创通气，可采用头高位或半坐卧位或应用胃动力的药物。

7. 睡眠性上气道阻塞　为睡眠时上气道肌肉松弛所致。可采用侧卧位睡眠，应用下颌托，适当提高EPAP设定值。

五、相关知识点总结

1. 不同连接方式的选择

（1）鼻罩：优点为无效腔小（≈105ml），发音、进食、咳嗽不受影响，呕吐时不易误吸，患者可自行控制是否触发呼吸机，轻症患者首选。缺点为张口呼吸时易漏气，降低疗效，增加不适。

（2）面罩：优点为漏气较少，血气改善较快，重症患者首选。缺点为无效腔大（≈250ml），发音、进食、咳痰需脱开呼吸机，呕吐时易误吸，面罩内压力＞25cm H_2O时，易发生胃胀气。

2. 不同通气模式的选择

（1）单纯低氧：如睡眠呼吸暂停/低通气综合征，哮喘，限制性胸肺疾病，心力衰竭。选择：持续气道正压CPAP模式。

（2）低氧合并CO_2潴留：如慢性阻塞性肺疾病、神经肌肉疾病，选择：双水平气道正压BiPAP S/T模式。

3. 呼吸机常见参数设置

（1）呼吸频率：设定数值取决于模式和自主呼吸的强弱。

1）成人机械通气频率可设置为8～20次/min。

2）对于急慢性限制性通气功能障碍患者，应设定较高的机械通气频率（16～25次/min），如间质性肺部、ARDS。

3）对于阻塞性通气功能障碍患者，应设定较慢的通气频率（8～14次/min），如慢性阻塞性肺疾病。

（2）吸氧浓度：氧浓度范围是21%～100%，一般吸氧浓度应低于60%，过高吸氧浓度易引起氧中毒，初始治疗为了迅速改善缺氧症状，可以高氧浓度治疗，但一般需控制时间在2h之内。

（3）吸呼比：一般吸气时间为0.8～1.2s，吸呼比为1∶1.5～1∶2.0，阻塞性通气功能障碍吸呼吸比可调整至1∶3或更长呼气时间，限制性通气功能障碍吸呼比设定为1∶1.0或反比通气。

（4）IPAP和EPAP

1）IPAP的作用是帮助克服气道阻力，增加通气量，减少呼吸做功。一般起始设置为8～12cmH_2O，IPAP最大值一般不超过25cmH_2O。

2）EPAP的作用是抵消内源性呼气末正压（PEEP），增加功能残气量，改善氧合，减轻肺水肿，减少CO_2重复呼吸。一般起始设置在4～6cmH_2O，应避免IPAP与EPAP的差值小于4cmH_2O。

六、模拟竞赛试题

案例一

【题干】 患者，女性，73岁，因反复胸闷、气短5个月，加重伴夜间阵发性呼吸困难12h入院，已诊断为冠心病。今晨如厕后出现呼吸困难，大汗淋漓，口唇发绀，两肺满布干、湿啰音。经面罩吸氧后测生命体征：HR 128次/min，BP 170/110mmHg，R 32次/min，SpO_2 85%。请口述诊断及治疗原则，并根据现场提供条件选择合适方式缓解缺氧症状。（免心电监护及开放静脉通道）

【解题思路】 ①冠心病患者在活动后出现呼吸困难，大汗淋漓，口唇发绀，两肺满布干、湿啰音，考虑诊断急性左心衰；②急性左心衰竭的治疗原则：患者取半卧位或端坐位，双下肢下垂，给予高流量吸氧或无创呼吸机正压通气，同时予以镇静、强心、利尿、扩血管、解痉等对症处理；③各类型肺水肿（如心衰，淹溺，有机磷农药中毒者），Ⅰ型呼吸衰竭，呼吸频率＞30次/min，是选择无创正压通气的适应证，首选CPAP模式进行治疗。

案例二

【题干】 患者，男性，35岁，因车祸外伤导致左侧5～7肋骨骨折伴肺挫裂伤，感呼吸费力。体查：胸腹矛盾呼吸，左肺呼吸音偏低，可闻及少许湿啰音。血气分析：pH7.40、PO_2 62mmHg、PCO_2 42mmHg、HCO_3^- 24mmol/L、FiO_2 40%（面罩吸氧）、SaO_2 91%。请根据现场条件给予合适氧疗处理。

【解题思路】 患者呼吸时动用辅助呼吸肌或存在胸腹矛盾呼吸，血气提示轻中度低氧血症，是选择无创正压通气的适应证，但肺挫伤患者使用无创呼吸机前需要排除纵隔气肿及气胸。

案例三

【题干1】 患者，男性，50岁，60kg，入院诊断为“肝内、外胆管多发结石+急性重症胆管炎”；经内科保守治疗后行肝内、外胆管多发结石清除+胆管引流术，麻醉苏醒后返回病房，给予面罩吸氧，流量3L/min。5h后值班护士告知医生，患者突发呼吸困难，咳嗽无力，喉部可闻及痰鸣音，意识清晰，经吸痰后，症状无改善，PaO_2 58mmHg，SpO_2 85%，HR 120次/min，R 34次/min，BP 164/92mmHg。既往有慢性支气管炎病史。请立即赶往床旁进行处理。（免心电监护，已建立静脉通道）

【题干2】 经相关处理后，患者心电监护示：SpO_2 70%，HR 110次/min，R 32次/min，复查血气分析：pH 7.45，PCO_2 30mmHg，PO_2 50mmHg，HCO_3^- 22mmol/L。请根据患者目前情况调整氧疗方式。

【解题思路】 ①慢性支气管炎患者胆道术后出现痰液增多，呼吸衰竭，经吸痰后症状无改善，患者神志清晰，血氧饱和度提示中度低氧血症，可选择无创呼吸支持，并采用“实验治疗–观察反应”策略，治疗观察1～2h；②经无创正压通气后，患者呼吸衰竭仍存在，血氧饱和度持续下降，不适宜继续应用NIPPV，应改为气管插管后行有创机械通气。

案例四

【题干1】　患者，男性，60岁，因咳嗽咳痰10余年，呼吸困难3年，加重1周就诊。体查：球结膜水肿充血，双肺可闻及散在哮鸣音，右下肺可闻及湿啰音，心脏听诊P_2亢进，双下肢凹陷性水肿。血气分析：pH 7.28，PO_2 58mmHg，PCO_2 73mmHg、HCO_3^- 43mmol/L，FiO_2 33%，SpO_2 88%。请口述患者目前诊断，并根据现场条件做出合适处置。（免建立静脉通道、心电监护）

【题干2】　患者行无创呼吸机辅助通气后呼吸困难及缺氧已纠正。因外周静脉穿刺困难，请麻醉科实施中心静脉穿刺置管。置管后10min，患者再次出现呼吸困难，无创呼吸机显示高气道压报警。心电监护显示：R 30次/min、HR 124次/min、BP 160/95mmHg、SpO_2 85%。请继续处理。

【提示卡】　体查：肩颈部可触及握雪感，左上肺呼吸音消失，叩诊鼓音，双肺呼吸音低，肺底可闻及少许湿啰音。

【解题思路】　①结合患者病史、临床表现及体查，诊断考虑：慢性阻塞性肺疾病急性加重期、肺源性心脏病、肺部感染Ⅱ型呼吸衰竭，是无创正压通气的适应证；②在实施中心静脉穿刺后出现气道高压报警，再次呼吸困难，结合提示卡信息，考虑中心静脉穿刺时损伤肺尖导致气胸及皮下气肿，需要暂停无创呼吸机，改鼻导管吸氧，根据现场备物条件选择胸腔穿刺术或闭式引流术。

案例五

【题干1】　男性，70岁，因机械性肠梗阻入院，已行部分小肠切除+肠吻合术，术后入ICU监护治疗。既往有高血压、冠心病和慢性阻塞性肺疾病史。转入ICU后第2日患者生命体征基本稳定，经评估拟撤离呼吸机及拔除气管导管，目前已停用镇静药物，患者神志清楚、肌力恢复正常。10min后患者趁护士不注意，自行拔除气管插管。请行后续处理。

【提示卡】　检查口腔、咽部无损伤出血，患者咳出少许黄色黏痰夹杂淡红色血丝。

【题干2】　低流量吸氧后，患者自觉呼吸略有费力，复测生命体征：HR 110次/min，R 30次/min，BP 125/70mmHg（去甲肾上腺素15μg/min维持下），SpO_2 90%，血气分析示：pH 7.30，PCO_2 60mmHg，PO_2 55mmHg，HCO_3^- 30mmol/L，FiO_2 33%，请继续处理。

【解题思路】　①本题考查导管意外拔除（如胃管、导尿管、引流管、气管导管）后处理流程：首先检查患者生命体征、是否有不适→若有危及生命表现，优先处理→若无，检查相关脏器是否有损伤→再检查导管是否完整→最后决定是否需要重新插管或其他替代办法；本病例在生命体征基本平稳的情况下先检查口咽部情况，再给予低流量鼻导管吸氧。②老年男性，有慢性阻塞性肺疾病史，机械通气撤机后仍呼吸急促（呼吸频率＞24次/min），呼吸费力，血气分析提示Ⅱ型呼吸衰竭，需要进一步无创呼吸机序贯治疗。

（南华大学附属第一医院　李小涛　王桥生　彭正良　唐惠芳）

第五十三章　经口气管插管术

Orotracheal Intubation

一、适应证

本章操作视频

1. 呼吸、心搏骤停或窒息。
2. 呼吸衰竭需进行机械通气者。
3. 全身麻醉或静脉复合麻醉者。
4. 气道梗阻或呼吸道分泌物过多。
5. 呼吸保护反射（咳嗽、吞咽反射）迟钝或消失。

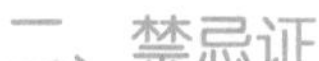

二、禁忌证

1. 喉水肿。
2. 急性喉炎。
3. 喉头出血血肿。
4. 插管创伤引起的严重出血。
5. 严重颌面部外伤无法完成喉镜下声门暴露。
6. 相对禁忌证：呼吸道不全梗阻，出血倾向，主动脉瘤压迫或侵蚀气管壁，颈椎骨折/脱位（颈部固定后除外），咽喉部烧灼伤、肿瘤或异物。

当抢救患者生命必须采取气管内插管操作时，不存在禁忌证。

三、操作流程

步骤	细则	备注
（一）操作前准备	1. 医师准备　①穿工作服，戴口罩、帽子，洗手；②核对患者信息，解释、交代病情，连接心电监护；③评估患者病情及气道情况；④与患者家属签署知情同意书	
	2. 物品准备　气管插管包，喉镜盒，简易呼吸器，开口器，口咽通气管，听诊器，液体石蜡，无菌手套，胶布，备呼吸机/麻醉机，吸痰器，抢救车等，根据患者病情、气道情况的评估选用麻醉药物、氧源	
	3. 选择合适型号喉镜片，检查喉镜光源是否充足，关闭光源备用	
	4. 选择合适型号的气管导管，检查气管导管及气囊是否完好	
	5. 正确置入导丝，导丝距离导管尖端约0.5cm，导管塑性满意，呈“C”形或“J”形	
	6. 充分润滑气管导管前2/3，重点润滑导管尖端及套囊	
	7. 准备好牙垫、胶布、合适的吸痰管	
	8. 连接简易呼吸器，检查无漏气	
	9. 准备合适的面罩，检查无漏气	
	10. 必要时可适当应用镇静剂或神经肌肉阻滞剂	
（二）体位	11. 体位　常规取仰卧位，枕部垫薄枕	
（三）开放气道	12. 压额抬颏法开放气道，气道开放满意	颈髓外伤时采用推举下颌法开放气道
	13. 清除活动性义齿、口腔异物或分泌物	
	14. 体位保持好，无回位	
	15. 接氧源，给予100%纯氧	
	16. 面罩加压给氧：一手以E-C手法将简易呼吸器面罩扣紧患者口鼻，另一手有规律地挤压呼吸球囊	

续表

步骤	细则	备注
（三）开放气道	17. 气量适中，成人选择8～12ml/kg	
	18. 频率10～12次/min	
	19. 观察患者胸廓起伏和面色有无发绀	
	20. 给纯氧2～3min	
（四）插管	21. 右手拇指、示指“剪刀式”交叉，推开上下牙齿，张开口腔	
	22. 左手握持喉镜柄，将镜片从患者右口角置入，向左推开舌体，然后沿中线缓慢推进，先后显露悬雍垂、会厌、将镜片前端置入会咽谷，向前上方提起会厌，显露声门，整个过程喉镜不能撬门齿	
	23. 右手以握笔状持气管导管从口腔右侧进入，将导管尖端对准声门轻柔地送入气管	
	24. 导管套囊进入声门后立即拔除管芯	
	25. 继续将导管向前送入，进入深度距离门齿22cm±2cm	
	26. 放置牙垫（固定翼不可压迫口唇）后撤出喉镜，关闭光源	
	27. 气囊充气，压力适中，充气囊韧性如鼻尖	
	28. 接简易呼吸器人工通气	
	29. 听诊双上、下肺，胃泡区，确认导管位置正确，或连接呼气末CO_2装置，见典型呼气末CO_2曲线	
	30. 轻柔复位头颅，无“咚咚”响声	
	31. “八”字法正确固定导管，胶布长短合适，粘贴牢固，不可粘住嘴唇	
（五）术后处理	32. 操作完毕，撤去薄枕，为患者复原衣物，连接呼吸机/麻醉机	
	33. 喉镜柄、喉镜片用医用酒精纱布擦拭后，喉镜片置于消毒液中浸泡消毒	
	34. 复测患者生命体征及血氧饱和度	
（六）整体评价	35. 遵循无菌原则	
	36. 人文关怀到位	

四、并发症处理

1. 喉痉挛　主要为喉梗阻表现。处理方法：停止操作，球囊加压辅助给氧，加深麻醉或加强表面麻醉（2%盐酸利多卡因/1%丁卡因）后再插管。若声门完全梗阻者，立即行环甲膜穿刺术。

2. 支气管痉挛　发生较常见。临床表现为呼吸急促、呛咳明显、面色潮红、肺部哮鸣音、呼吸机气道高压报警、人机不合拍。处理方法：①暂停呼吸机，改手控给氧；②沙丁胺醇等解痉气雾剂吸入；③加深麻醉；④缓解后再连接呼吸机。

3. 牙齿脱落　重在预防。处理方法：①有牙齿脱落者，必须找到脱落的牙齿，如整颗牙齿脱落，需保护好牙根，并浸泡在生理盐水保存，请口腔科医生会诊；②如不能找到牙齿，行颈胸部X线片寻找牙齿；胃内牙齿无需处理，牙齿位于声门以下气道，需要纤微支气管镜下取异物。加强口腔护理，避免牙槽、牙龈出血及血性分泌物误吸。

4. 呕吐误吸　①取头低位并将头偏向一侧，吸引口咽部呕吐物；②若有误吸则进行气管内吸引；③若有食物残渣梗阻，则纤支镜下取出固体食物残渣；④若有大量胃酸吸入，生理盐水反复灌洗、引流；⑤必要时解痉处理，避免支气管痉挛；⑥预防性使用抗菌药物。

5. 导管误入食管　抽空套囊内空气，拔出气管导管；重新面罩加压给氧，血氧饱和度满意后再次插管。

五、相关知识点总结

1. 呼吸机高压报警原因分析　见图53-1。

2. 呼吸机高压报警处理　见图53-2。

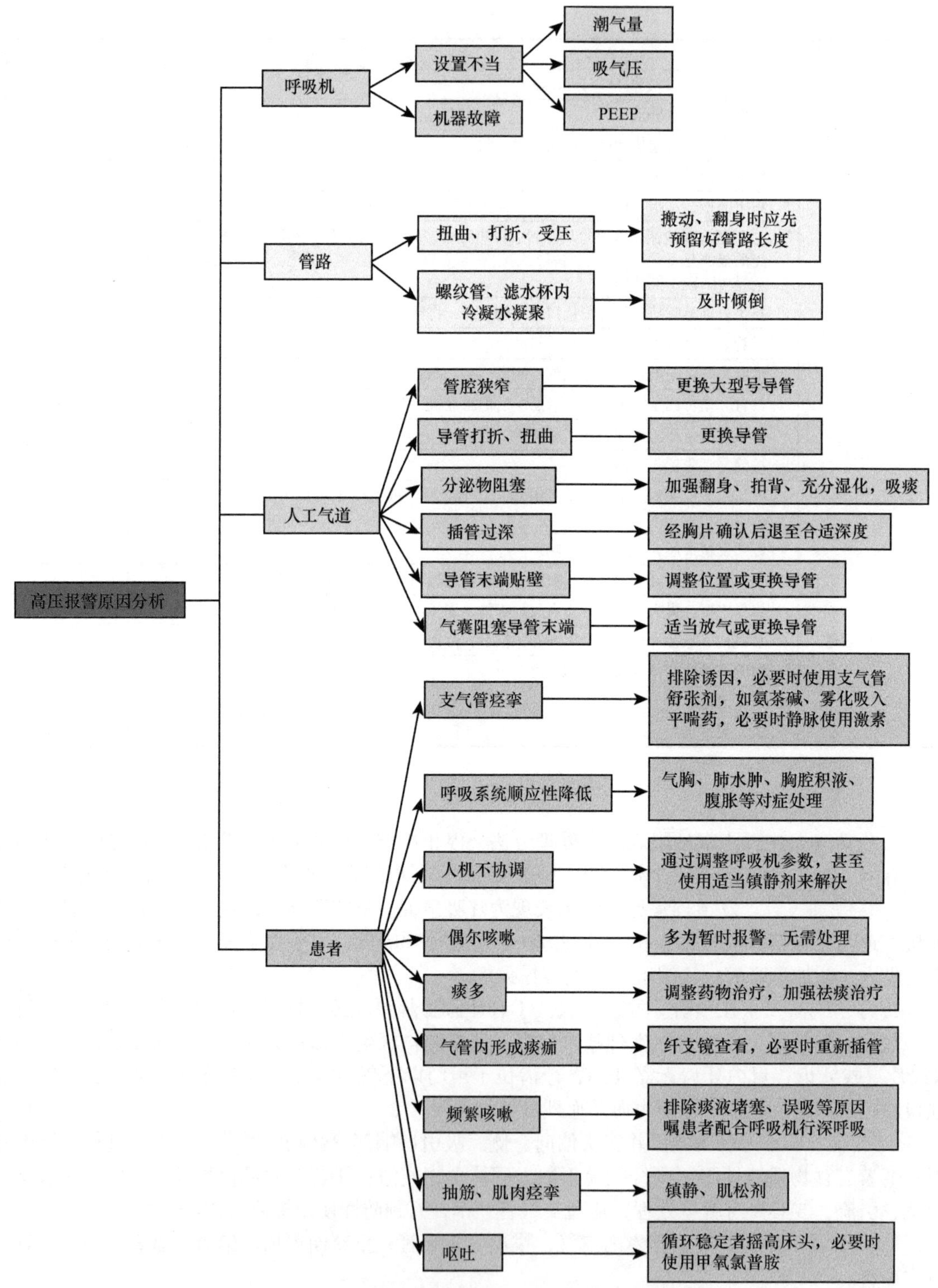

图53-1 呼吸机高压报警原因

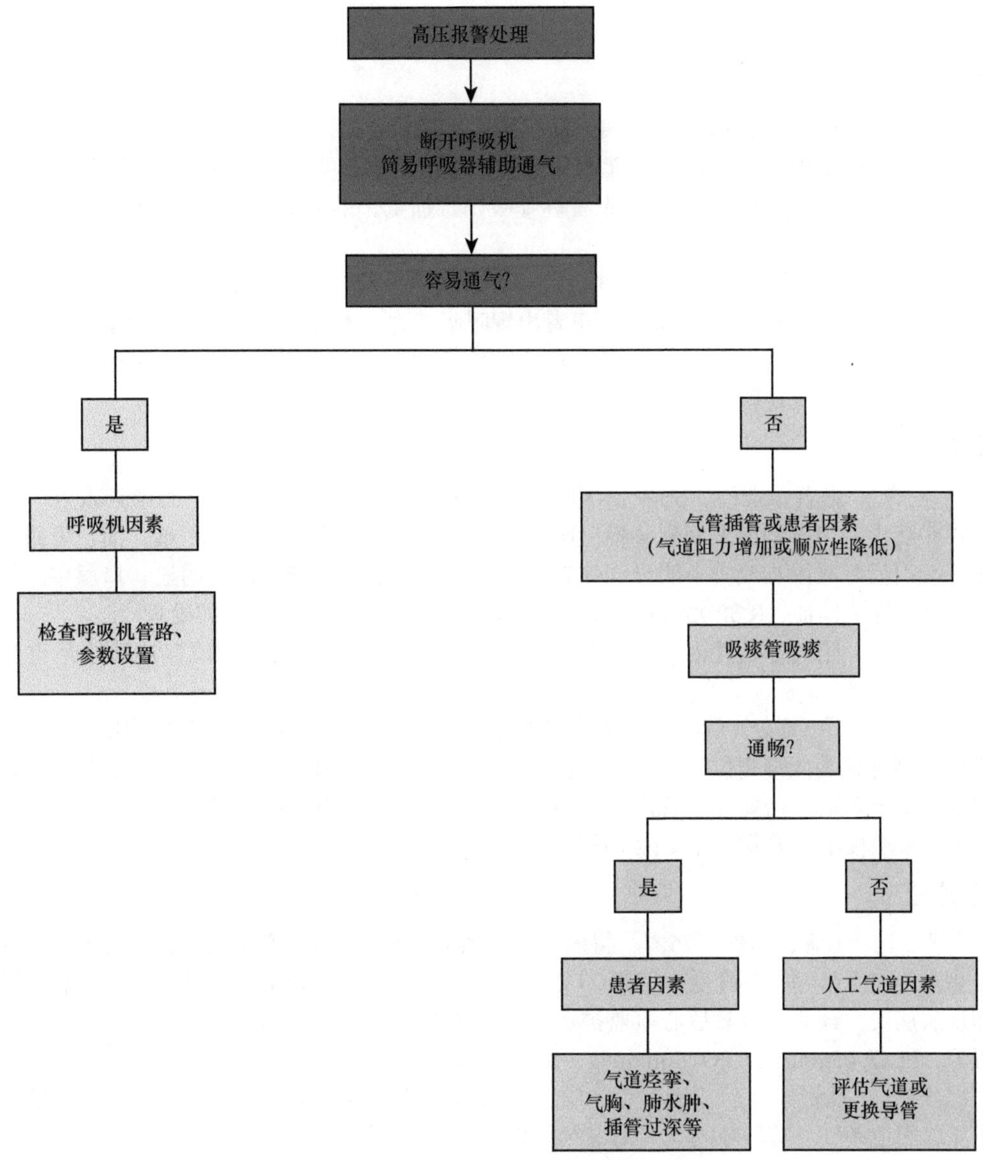

图53-2　呼吸机高压报警处理流程

3. 气道评估

（1）一般状态：过于肥胖、短颈、小下颌、龅牙、犬齿、面部瘢痕畸形，常提示为困难气道。

（2）张口度：即最大张口时上下门齿间距离，张口度小于3cm或小于操作者两横指时，无法置入喉镜，导致困难喉镜显露。

（3）甲颏距离：颈部完全伸展时甲状软骨切迹至髁突的距离，正常值在6.5cm以上，如果小于6cm，可能发生窥喉困难。

（4）头颈活动度：正常头颈伸屈范围90°～165°，后伸小于80°可出现插管困难。

（5）气道分级（Mallampati气道分级）：患者端坐位，最大程度张口伸舌发“啊”音，同时观察口咽部。Ⅰ级：可以看到软腭、咽腭弓、悬雍垂、硬腭；Ⅱ级：可以看到软腭、咽腭弓、部分悬雍垂；Ⅲ级：仅见软腭和悬雍垂基底部；Ⅳ级：只能看到硬腭。Ⅲ～Ⅳ级插管较困难。

4. 气管导管型号（ID）选择　一般成年男性患者多选用7.5～8.5号气管导管，女性患者多选用7.0～8.0号气管导管；1岁以上儿童可按导管型号 = 年龄（岁数）÷4+4计算。

六、模拟竞赛试题

案例一

【题干1】 患者，男性，48岁，8天前感冒后出现双手麻木，进行性四肢无力。在当地医院按“低钾性周期性麻痹”治疗后病情无明显好转，逐渐出现抬头无力，憋气，吞咽困难。诊断为“吉兰-巴雷综合征”。今晨查房时，患者诉呼吸困难加重，继而面色发绀。PO_2 55mmHg、SaO_2 75%。请予以急救处理。

【题干2】 插管成功后，喉部可闻及痰鸣音，气插导管内可见黄黏痰，请继续处理。

【解题思路】 ①格林-巴利综合征患者出现呼吸费力，考虑呼吸肌麻痹，血氧分压、血氧饱和度明显下降，需行气管插管；②插管后可闻及喉部痰鸣音，与呼吸肌无力导致咳痰困难有关，需要进一步气管内吸痰处理。

案例二

【题干1】 患者，女性，35岁，因咳嗽、咳痰、气促3天，加重伴咳血半天入院。既往有支气管扩张病史。患者刚突发剧烈咳嗽后咳出大量鲜红色血液，继之呼吸困难，面色发绀，立即给予床旁吸引后呼吸困难改善不明显。体查：精神紧张、躁动不安，气促明显，口唇甲床轻度发绀，可见吸气性三凹征、R 30次/min、双肺满布湿啰音，SaO_2 85%。请立即处理。

【题干2】 经气管导管内吸痰操作后，患者呼吸困难仍未改善，请口述后续最重要处理措施。

【解题思路】 ①支气管扩张患者在咳血后出现呼吸困难，考虑呼吸道梗阻窒息，立即协助患者摆放侧卧，头低脚高位并予以吸引操作；在吸痰后呼吸困难若无改善，需要紧急气管插管术；建立人工气道后，需要经气管内再次吸引。②若经气管内吸引后呼吸困难仍无法改善，考虑下呼吸道血凝块梗阻，需要经纤支镜下吸引。

案例三

【题干1】 患者，男性，76岁，胃癌根治术后3天出现发热、呼吸急促，咳痰无力，双肺可闻及湿啰音伴左下肺呼吸音降低。肺部CT提示：双肺感染、左下肺不张。既往有冠心病及慢性阻塞性肺疾病病史。经面罩吸氧后心电监护示：HR 133次/min，BP 130/80mmHg，R 35次/min。血气分析示：PCO_2 65mmHg、PO_2 50mmHg、SaO_2 80%。请进一步处理。

【题干2】 插管成功后，经气管内吸引出大量黄色脓痰，连接呼吸机辅助通气，发现患者呛咳明显、面色潮红、肺部哮鸣音，请继续处理。

【解题思路】 ①高龄男性患者，上腹部大型手术后出现咳嗽、咳痰伴肺部湿啰音，CT提示肺部感染及肺不张，诊断考虑：慢性阻塞性肺疾病合并重症肺炎，Ⅱ型呼吸衰竭，属于老年患者术后常见并发症；②患者咳痰困难，痰液浓稠，经面罩吸氧后，缺氧纠正无效，无创正压通气治疗为禁忌，应选择气管插管+机械通气治疗；③插管吸痰后患者出现呛咳明显、面色潮红、肺部哮鸣音，考虑吸痰刺激后诱发支气管痉挛，若呼吸机气道高压报警、人机不合拍，需要改手控给氧，气管内给药缓解支气管痉挛及加强镇静、镇痛。

案例四

【题干】 患者，男性，60岁，诊断为：胸椎结核。拟行手术：胸椎后路植骨内固定融合手术。请予以全麻诱导下气管插管。

【解题思路】 全麻诱导下气管插管顺序：面罩吸纯氧2～3min→静脉注药（镇静、镇痛、麻醉药）→意识消失→呼吸抑制→球囊行面罩人工呼吸→静脉推注肌松药→肌肉松弛、呼吸停止→气管内插管→机械通气。

案例五

【题干】　患者，男性，60岁，诊断为：小脑挫裂伤伴血肿形成。拟行手术：去骨瓣减压+血肿清除术。已完善术前准备，发现患者剧烈呕吐，吐出咖啡色秽物，颈项强直，双侧瞳孔等大等圆为4mm，对光反射迟钝，点头样呼吸。请口述患者目前诊断并予以最重要的急救处理。

【解题思路】　患者外伤后导致小脑出血及挫裂伤，已达到手术指征，术前出现神志、呼吸改变，考虑小脑扁桃体疝，出现中枢性呼吸抑制，需要紧急呼吸替代治疗，选择紧急气管插管术。

案例六

【题干1】　患者，男性，70岁，慢性阻塞性肺疾病急性加重期，无创通气3h后出现神志模糊，大汗淋漓，端坐呼吸，发绀较前明显加重。复查血气分析：pH 7.15，PCO_2 113mmHg，PO_2 60mmHg，HCO_3^- 30mmol/L，BE –5mmol/L。请对患者进行处理。（免心电监护及建立静脉通道）

【题干2】　呼吸机参数显示气道高压报警，呼气末二氧化碳曲线呈锯齿波型。请继续处理。

【解题思路】　①AECOPD患者行无创正压通气后，出现PCO_2进行性升高伴严重的酸中毒合并神志障碍，提示治疗失败，需停止无创通气，改为气管插管+机械通气；②呼吸机参数显示气道高压报警，呼气末二氧化碳曲线呈锯齿波型，判断为气道分泌物增多所致，需要经气管内吸痰。

（南华大学附属第一医院　李小涛　任　姝　王桥生　彭正良　唐惠芳）

第七篇 全科医学

第五十四章 全科医学的特征

Characteristics of General Practice

一、定义

全科医学是一个面向个人、家庭与社区，整合临床医学、预防医学、康复医学以及人文社会学科相关内容为一体的一门综合性医学学科；其范围涉及各种年龄、性别、各个器官系统的各类疾病而不是各个学科知识的简单相加。

二、全科医疗与专科医疗的关系

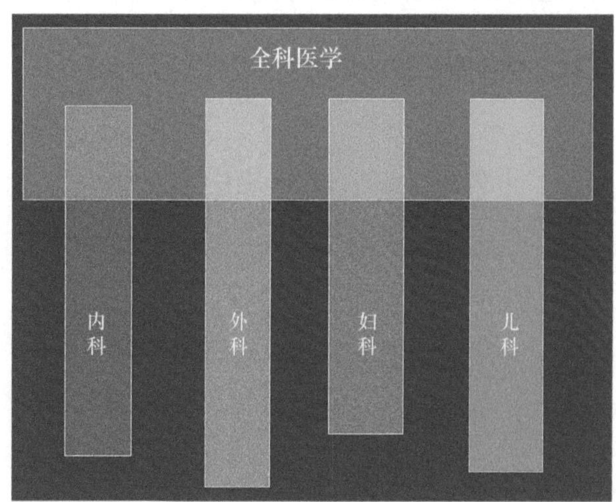

图54-1 全科医学与其他医学专科的关系

1. 各司其职 大医院专科处理危重疑难问题并进行科学研究，全科医疗处理一般问题和慢性病（图54-1）。

2. 互补互利 双向转诊服务，医疗保健更合理、更人性化。

3. “接力棒”服务 家庭、社区和医院的一条龙服务体系。

三、全科医学的特点

1. 基础性照顾
2. 人性化照顾
3. 可及性照顾
4. 持续性照顾
5. 综合性照顾
6. 协调性照顾

四、全科医师的工作任务

1. 社区各种常见病、多发病的诊疗及适宜的会诊和转诊。
2. 院前急救、转诊。
3. 健康人群与高危人群的健康管理（疾病预防、周期性健康检查与咨询）。
4. 社区慢性患者的系统管理。
5. 根据需要提供居家照顾及其他家庭服务。
6. 社区重点人群保健（老人、妇女、儿童、残疾人等）。

五、全科医师的要求

1. 主动服务于社区全体居民。
2. 凡是影响居民健康的全部问题都过问。
3. 整合各临床专科提供覆盖各科常见病、常见问题的“全科”临床服务。
4. 兼顾生物、心理、社会、环境因素，按现代医学模式提供全方位的服务。
5. 以患者为中心，兼顾家庭和社区，提供全范围的服务。

6. 依靠团队，融预防、医疗、保健、康复、健康教育、计划生育技术指导等为一体，提供全维度（多领域）的服务。

六、常见健康问题的全科医学处理：

（一）心脑血管疾病的全科医学处理

1. 全科医生在心脑血管疾病处理中的基本职责　在心脑血管疾病诊治过程中，做好专科前、后工作，保证心、脑血管疾病防治工作的连续性，对患者定期进行健康教育，指导人们改善不良生活方式，在社区积极开展三级预防是全科医生的主要职责。

2. 心脑血管疾病常见危险因素及一级预防

（1）心脑血管疾病常见危险因素

1）高血压：美国、欧洲、世界卫生组织的高血压防治指南都将最佳血压水平定为＜120/80mmHg；＜130/85mmHg为正常，而≥140/90mmHg即诊断为高血压。

2）吸烟：吸烟与不吸烟者比较，冠心病的发病率和病死率增高2～6倍，吸烟者发生脑卒中的危险性为非吸烟者的3倍。

3）血脂异常：血脂异常，如总胆固醇、三酰甘油、低密度脂蛋白或极低密度脂蛋白增高，高密度脂蛋白减低，不仅增加冠心病发病危险，也增加缺血性脑卒中发病危险。

4）糖尿病：糖尿病患者中冠心病发病率升高，发生脑卒中的危险性比血糖正常者高出近2倍。

5）肥胖：肥胖在心脑血管病发生中具有独立的作用，体重指数（body mass index，BMI）是评估肥胖的最常用指标。BMI=体重（kg）/身高^2（m^2），28＞BMI≥24为超重，BMI≥28为肥胖。

6）代谢综合征：具备以下3项或更多者定义为代谢综合征。①腹部肥胖：腰围，男性＞90cm，女性＞85cm；②血TG≥1.7mmol/L（150mg/dl）；③血HDL-C＜1.04mmol/L（40mg/dl）；④血压≥130/85mmHg；⑤空腹血糖≥6.1mmol/L（110mg/dl）或糖负荷后2h血糖≥7.8mmol/L（140mg/dl）或有糖尿病史。

7）其他：遗传因素、体力活动不足、长期精神紧张、易激动、致动脉粥样硬化性饮食等都是影响因素。

（2）心脑血管疾病一级预防

1）合理膳食：①控制体重：食用低脂、低胆固醇膳食，限制含糖食物摄入；②减少膳食脂肪，增加蛋白质摄入量；③限钠补钾。

2）适量运动。

3）戒烟限酒：鼓励和支持戒烟，推荐不饮酒或适度饮酒。

4）积极治疗与本病相关的疾病：如高血压、高脂血症、糖尿病等。

5）心理社会因素：加强宣教，生活作息规律，保持乐观、愉快的情绪，学会调整情绪，注意自我保健。

6）全科医生如何开展一级预防：评估患者家族史；注意检出就诊居民或体检者的心、脑血管疾病危险因素，评价高危个体并及时指导以有效改变危险因素；定期随访和了解服务对象是否吸烟、缺少体力劳动、高盐饮食、血脂水平偏高或高血压等情况，如有尽量找出相关原因，以尽早解除致病危险。

3. 心脑血管疾病防治中全科医生的职责

（1）专科治疗前的工作：①对于既往无心脑血管疾病病史的患者，首次发作如出现胸痛、头痛、呼吸困难、心悸、眩晕、晕厥、昏迷等症状时，应当全面分析病情，仔细询问病史并进行体查，采用常规检查手段，尽早做出正确诊断。②对于无法确诊的上述患者，应向患者及家人讲明诊断情况及需要进一步诊断的必要性和需要做的检查，如冠状动脉造影、头部核磁共振等，并请专科医生会诊，介绍病情及诊疗经过，以确定诊断和治疗方案。③对于已确诊的患者，坚持随访，建议、督促患者坚持服药，控制血压、血糖、血脂等，定期复诊。④对于在治疗过程中症状反复发作或病情急变时，应请专家会诊或转诊至有关医院。需要转诊的情形如：合理应用3种或以上降压药治疗，血压控制不佳；高血压伴有急性进行性靶器官病变或血压突然升高，舒张压常大于120～130mmHg，可伴有高血压脑病，甚至脑出血；出现急性左心衰竭、不稳定心绞痛或急性心肌梗死，在院前急救同时做好转诊准备；对于不稳定心绞痛患者，充分药物治疗后，仍不能满意控制症状者。⑤对于病情较重，又有并发症存在的患者，最好能在发病现场抢救，如对心脏骤停者应及时行心肺复苏，待病情基本稳定后再转院。

（2）专科治疗后的工作：①了解并记录患者在专科医生处治疗的情况及结果，包括诊断意见和处理建议；②严重心脑血管疾病患者，恢复期内仍应严密观察病情变化，并注意预防心肌梗死的再发及新发脑栓塞出现；③治疗中注意药物的副反应及疾病的合并症。

（二）恶性肿瘤的全科医学处理

1. 全科医生在恶性肿瘤处理中的基本职责 在一级预防中的主要任务是行为干预，改变与恶性肿瘤发病相关的不健康行为或生活习惯。通过全科医疗干预、健康教育、健康促进、免疫接种和化学预防等消除恶性肿瘤的危险因素，降低发病率；在二级预防中通过症状鉴别、患者随访、病例发现、肿瘤筛查、健康检查等及早发现患者，实现对恶性肿瘤的早诊断与早治疗；在三级预防中承担晚期恶性肿瘤的治疗与康复，尤其是恶性肿瘤的姑息治疗。

2. 全科医生在恶性肿瘤一级预防中的任务

（1）全科医疗干预：针对患者或居民所处生命周期、行为特点及身体状况，实施行为干预及其他医疗处置（如对吸烟者规劝戒烟；对慢性乙肝患者规劝戒酒，必要时抗病毒治疗等）。

（2）社区健康教育：普及恶性肿瘤一级预防知识，如①严格控制体重；②不吃霉变食物；③少吃熏制、腌制、烤制、油炸和过热食物；④洗净果蔬；⑤不酗酒、不吸烟；⑥不长期服用可致癌药物；⑦不使用有毒塑料袋；⑧日晒不宜过度；⑨不要熬夜。

（3）社区健康促进。

（4）免疫接种：介绍免疫接种预防恶性肿瘤的知识，使高危人群更多接种疫苗，如接种乙型肝炎疫苗，间接降低肝癌发病率；接种人乳头状瘤病毒疫苗，减少宫颈癌的发病。

（5）化学预防：利用天然或合成化合物来阻止、减缓或逆转恶性肿瘤的发生、发展。

（6）发现新的致癌因素。

3. 恶性肿瘤二级预防中的肿瘤筛查

（1）适合筛查的恶性肿瘤特点：①发病率较高，预后较差；②具有可被检测出的临床前期；③有简便、经济、准确（特异性及敏感性皆高）及民众可接受的早期发现方法；④若早期发现并及时诊断与治疗，有治愈的可能性，或者有显著的效果。

（2）筛查对象：应是某种肿瘤的高危人群，如：①40岁以上的乙肝或丙肝病毒感染者；②胃息肉、萎缩性胃炎、经久不愈的胃溃疡患者及胃大部分切除术后者；③慢性囊性乳腺病患者及其直系亲属有乳腺癌病史者。

（3）有价值的筛查方法：①宫颈脱落细胞涂片法筛查子宫颈癌；②乳腺触诊辅以钼靶X线摄影筛查乳腺癌；③甲胎蛋白检测联合肝脏超声波检查筛查肝癌；④直肠指检筛查直肠癌；⑤粪便隐血试验阳性者的纤维结肠镜检查筛查大肠癌；⑥大便隐血试验与纤维胃镜检查筛查胃癌。

4. 癌症疼痛的管理

（1）癌痛的评估方法

1）口诉言词评分法（verbal rating scales，VRS）

0级：无痛。

Ⅰ级（轻度）：有疼痛但可以忍受，能正常生活，睡眠不受干扰。

Ⅱ级（中度）：疼痛明显，不能忍受，要求服用止痛药，睡眠受干扰。

Ⅲ级（重度）：疼痛剧烈，不能忍受，睡眠受到严重干扰，需要止痛药，可伴有植物神经紊乱或被动体位。

2）数字疼痛程度分级法：用0～10代表不同程度的疼痛，0为无痛，依次逐步加重，10为剧痛（图54-2）。评估时，检查者让患者确定自己的疼痛所对应的数字，从而确定疼痛严重程度。

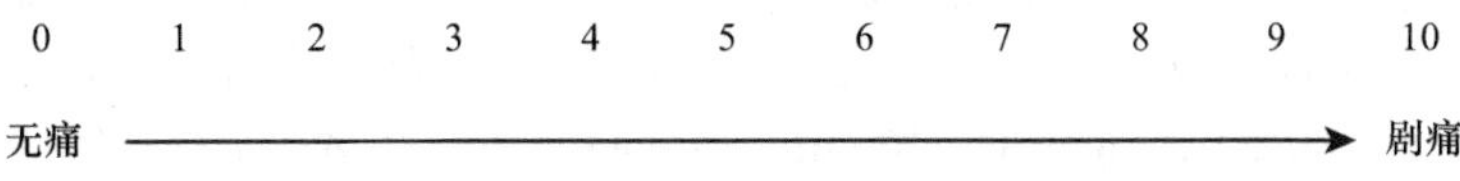

图54-2　数字疼痛程度分级法

两种分级评分方法的结果有一定的对应关系（表54-1），可协同使用，使疼痛评估更加明确。

表54-1　两种疼痛分级评分法对应关系

口诉言词评分法	数字疼痛程度分级法
0级	0
Ⅰ级	1～3
Ⅱ级	4～6
Ⅲ级	7～10

（2）癌痛的治疗方法：遵循WHO癌症三阶梯止痛（three-step analgesic ladder）治疗。

1）基本原则：①逐级给药；②尽量口服给药；③按时给药；④个体化给药；⑤密切观察疗效及不良反应。

2）治疗方法：根据患者疼痛的轻、中、重程度，分别选用第一、第二、第三阶梯止痛药物进行止痛治疗。①第一阶梯：适用于轻度疼痛患者，选用非甾体抗炎药，如阿司匹林、美洛昔康等；②第二阶梯：适用于轻至中度疼痛患者，选用弱阿片类药物，如可待因，亦可与第一阶梯非甾体抗炎药并用；③第三阶梯：适用于中至重度疼痛患者，选用强阿片类药物如吗啡，亦可与非甾体抗炎药并用。

（三）呼吸系统疾病的全科医学处理

1. 全科医生在呼吸系统疾病处理中的基本职责　对各呼吸系统疾病进行正确诊断及治疗；对慢性呼吸系统疾病进行随访、复查并提供康复指导；掌握呼吸系统疾病常见危险因素，通过健康教育、早期筛查等有效手段实施人群保护，预防疾病发生。

2. 常见呼吸系统疾病的危险因素

（1）吸烟：男性及女性肺癌分别有80%～90%和19.3%～40%与吸烟有关，吸烟者肺癌的死亡率比非吸烟者高10～13倍。慢性支气管炎和慢性阻塞性肺疾病也与吸烟有密切关系。

（2）大气污染：汽车废气、工业废气、二氧化碳、二氧化硫、氯气、臭氧等都对支气管和肺产生刺激，引起支气管炎甚至肺癌。

（3）病原微生物。

（4）过敏因素：部分呼吸系统疾病与过敏有关，如过敏性鼻炎、支气管哮喘、慢性支气管炎、过敏性肺炎等。

（5）遗传：某些呼吸系统疾病可能与遗传有关，如支气管哮喘；肺癌有家族聚集史；囊性纤维化也与遗传有关。

（6）药物：某些药物可引起肺部损害称之为药源性肺病，如阿司匹林、秋水仙碱等。

（7）伴随疾病：肺部感染性疾病的发生与是否有基础疾病相关，如免疫抑制性疾病、肿瘤化疗、糖尿病、器官移植、脾切除状态等。

（8）其他：饮食与营养、电离辐射、职业接触、运动等也与呼吸系统疾病发生相关。

3. 呼吸系统疾病转诊及住院指征

（1）呼吸系统症状需要会诊和转诊的指征包括：①对治疗无效的所有咳嗽患者，或需要对原来的治疗措施进行评价；与心脏疾病、肿瘤、异物吸入或其他严重疾病有关的咳嗽患者。②原因未明或有潜在危险（多为心血管原因所致）的胸痛。③不明原因的呼吸困难。④除非咯血是由炎症引起且对抗菌药物反应良好，否则咯血患者都应转至呼吸科医生处进行诊断评估。

（2）呼吸系统症状需要住院的指征包括：①严重的喘息或低氧血症者；②胸痛剧烈或频繁发作，不能排除心源性胸痛时；③气胸；④肺血栓栓塞症；⑤肺炎患者，主要是老年患者或重症肺炎；⑥咯血患者，24h内出血超过50～100ml或出现明显呼吸衰竭；⑦慢性呼吸系统疾病的急性加重或出现并发症；⑧循环或呼吸功能不全；⑨需行支气管镜检查或其他介入治疗者。

4. 患者教育及康复指导

（1）患者教育：医生需向患者解释各系统疾病发生的原因及某些疾病的严重后果，提醒患者重视并及时纠正，避免患者自行使用药物，教育患者遵医嘱用药；同时对于症状严重的患者如咯血、呼吸困难等，需进行一定的心理疏导，缓解焦虑情绪。

（2）家庭雾化吸入：对于严重气流阻塞的患者，可选用家庭雾化吸入治疗。

（3）氧疗：家庭氧疗指征包括①呼吸室内空气时PO_2≤55mmHg或SaO_2≤88%；②肺心病或红细胞增多症，且PO_2 56～59mmHg或SaO_2≤89%。

（4）运动训练：包括躯体运动和呼吸肌训练，运动形式可采取有氧运动或上肢运动；缩唇呼吸和膈肌呼吸能减少或终止呼吸困难的发作；哮喘患者应避免竞争性强的运动，避免在寒冷干燥的地方运动，切忌运动量过大。

（5）行为疗法：如沉思冥想、静坐等缓解焦虑情绪。

（6）自我管理：全科医师与患者协商共同制定自我管理计划，预防和及时处理疾病的发作。

（四）糖尿病的全科医学处理

1. 全科医生在糖尿病处理中的基本职责　对高危人群进行筛查、对高危群体进行教育、对糖尿病患者进行检查、治疗和全面的医学照顾；同时在糖尿病患者生活和康复治疗中给予指导，提供持续性、综合性、个体化的医疗服务。

2. 糖尿病的危险因素及2型糖尿病的高危人群

（1）糖尿病的危险因素

1）1型糖尿病：在遗传易感性的基础上，外界环境因素（如食物、毒素、病毒等），引发机体自身免疫功能紊乱，胰岛β细胞损伤和破坏，胰岛β细胞功能衰竭，胰岛素分泌绝对缺乏。

2）2型糖尿病：2型糖尿病是遗传因素和环境相互作用的结果，遗传背景下，环境中的危险因素包括：①老龄化；②超重及肥胖；③代谢综合征；④摄入高热量、高脂肪、高糖、高蛋白及缺乏维生素的饮食；⑤体力活动减少；⑥多次妊娠及巨大胎儿分娩史；⑦有高血压、冠心病、胰岛素抵抗以及心理应激等也与糖尿病发生有关。

（2）2型糖尿病的高危人群：包括①有糖调节受损史；②年龄≥45岁；③超重、肥胖（BMI≥24kg/m^2），男性腰围≥90cm，女性腰围≥85cm；④2型糖尿病患者的一级亲属；⑤高危种族；⑥有巨大儿分娩史（出生体重≥4kg），妊娠糖尿病史；⑦高血压（血压≥140/90mmHg），或正在接受降压治疗；⑧血脂异常：HDL-C≤0.91mmol/L（35mg/dl），TG≥2.22mmol/L（200mg/dl），或正在接受调脂治疗；⑨心脑血管疾病患者；⑩有一过性糖皮质激素诱发糖尿病病史者；⑪BMI≥28kg/m^2的多囊卵巢综合征患者；⑫严重精神病和（或）长期接受抗抑郁药物治疗的患者；⑬静坐生活方式。

3. 全科医生在糖尿病诊治中的职责

（1）专科治疗前工作：无论是诊断明确或诊断有怀疑或可能有并发症的患者，均应导入专科诊疗程序之中，由专科诊疗确定患者是否为糖尿病、糖尿病的类型、有无并发症，并为患者制定相应的治疗方案，全科医生应该为患者选择有条件的医院、专科医生，并主动为之联系安排，提供专科转诊便利，此外，全科医生还应该敦促患者尽快到综合性医院和（或）专科医生处行进一步检查，以免失去早期诊断和治疗的机会。

（2）转诊指征：①糖尿病高危人群，并具有下列情况：有巨大儿分娩史（出生体重≥4kg），妊娠糖尿病史；BMI≥28kg/m^2的多囊卵巢综合征的患者；严重精神病和（或）长期接受抗抑郁症药物治疗的患者。②空腹及餐后等血糖水平正常，但伴有高胰岛素血症者。不能排除胰岛素抵抗、代谢综合征或不排除是早期糖尿病患者或其他β细胞功能障碍疾病者。③初次发现血糖异常，糖尿病分型不明确，并疑似成人1型糖尿病或其他类型糖尿病。④特殊群体糖尿病患者：儿童、年轻人（<25岁）、妊娠期妇女。⑤一个月内2次随访血糖控制不达标，并经调整方案仍不能达标的患者。⑥发生一次低血糖经调整方案后再次反复或发生过一次严重低血糖者。⑦血糖波动较大，基层处理困难或需要制订胰岛素控制方案者。⑧有糖尿病并发症症状，不能明确并发症诊断；或慢性并发症进展，需进一步诊断治疗者。⑨合并各种感染，脑血管意外，较重的机体重要器官疾病、外伤等患者。⑩可疑合并急性并发症：糖尿病酮症或伴酸中毒者；非酮症高渗状态；糖尿病乳酸性酸中毒；低血糖昏迷者。⑪出现降糖药物不良反应处理困难者。

（3）糖尿病的随访和复查：随访和复查的内容包括体查，血糖及HbA1c的测定，肝肾功能电解质、血脂、尿常规、尿微量白蛋白、胸片、心电图等。糖尿病患者的体查要点如下。

1）生命体征：血压，直立位血压或心脏节律是否规整（心律是否不规则、有无心动过速等）。

2）眼底：检查眼底有无出血、血管改变和视网膜病变。

3）口腔：牙龈病、真菌感染或损伤。

4）甲状腺：有无肿大或结节。

5）颈部：颈动脉有无杂音，颈静脉有无怒张。

6）心脏：听诊心率、节律、杂音、喀喇音或附加心音。

7）腹部：有无肝肿大，有无杂音或主动脉搏动音。

8）血管：脉搏是否可触及，搏动情况，检查手和脚的振动觉、感觉、两点区别和本体感觉、震颤和单尼龙丝触觉。

9）皮肤：有无感染、红斑、溃疡、营养不良、肢端肥大、黑棘皮病和胰岛素注射点。

10）神经/足部：有无膝腱反射和跟腱反射。

4. 糖尿病患者的健康教育

（1）糖尿病患者健康教育的主要内容包括：①疾病的自然进程；②糖尿病的临床表现；③糖尿病的危害以及如何防治急、慢性并发症；④个体化治疗目标；⑤个体化的生活方式干预措施和饮食计划；⑥规律运动和运动处方；⑦胰岛素治疗及规范的胰岛素注射技术；⑧自我血糖监测、血糖测定结果的意义和应采取的相应干预措施；⑨自我血糖监测和胰岛素注射等具体操作技巧；⑩口腔、足部、皮肤护理的具体技巧；⑪当发生特殊情况如合并其他疾病、低血糖、应激和手术时的应对措施；⑫糖尿病患者受孕必须做到有计划，并全程监护。

（2）糖尿病患者的生活指导

1）医学营养治疗：①摄取合理总热量，合理控制蛋白质摄入量，蛋白质成人每日每公斤理想体重0.8～1.2g，儿童、孕妇和乳母宜增至1.5～2.0g，伴糖尿病肾病而肾功能正常者应限制0.8g以内，血尿素氮升高者限制在0.6g以内。②调整饮食结构：在限定的总热量中，碳水化合物占比50%～60%，蛋白质<15%，脂肪<30%，脂肪以不饱和脂肪酸为宜；膳食纤维含量不少于40g；食盐限制在10g以内，合并高血压者<6g。③合理进行饮食安排：三餐按照1/5、2/5、2/5或1/3、1/3、1/3的食物分配比例。

2）运动治疗：运动应在医生指导下进行；血糖控制不佳或有各种急性代谢并发症及严重慢性并发症者暂不适宜运动；每周至少运动150min，固定时间和频次；进行中等强度的体育运动；

每周最好进行2次轻到中度阻力性肌肉运动以获取更大代谢改善；运动项目要与患者年龄、病情、身体承受能力相适应；运动时注意避免发生低血糖。

3）烟酒嗜好：鼓励患者戒烟；戒酒或限酒，男性糖尿病患者乙醇摄入量不超过30g，女性不超过20g。

4）出差和旅行：外出时注意安排好旅程表、作息时间；坚持服药，预防低血糖发生；注意避免受凉感冒。

5）婚姻和生育：血糖控制满意且无严重并发症的女性可以怀孕，但孕期需严密监测，规律产检；男女双方均为糖尿病患者时，子女患糖尿病概率增高。

6）性生活：出现性功能障碍者可向专科咨询；心理问题可向心理卫生专家咨询；使用胰岛素降糖者，警惕性交后低血糖反应。

（五）社区急症全科医学处理

1. 社区常见急诊类型 常见的社区急症分为：创伤，意外伤害（溺水、烧伤、电击伤、急性中毒、异物吸入、自杀、跌伤），急性未分化疾病（心脏骤停、高热、急性腹痛、上消化道出血、晕厥、中暑），其他（药物过敏反应、低血糖症、毒性咬伤和蜇伤）等。

2. 社区急诊的处理原则

（1）如当地发生地震、火灾等自然灾害，全科医生应协同专业救护人员进行现场急救。

（2）轻度外伤者，全科医生判断伤情自行处理后，让患者返回家中随访。

（3）意外伤害者，除现场处理后转诊外，还需通报当地公安部门。

（4）有自杀倾向的抑郁症患者，除请心理医生治疗外，还要叮嘱家属严密看护；对已发生自杀行为者，除对患者就地施救外，应及时报告急救中心和公安部门。

（5）一般的急病类或慢性病急性发作者，全科医生应在条件许可范围内先做一些简单的检查和对症处理，如症状不缓解或病情反复者，应及时转诊。

（6）对于超出社区医院处置能力的危重症患者，应尽量做好初步处理，为下一步救治或转诊创造条件。

3. 创伤现场急救原则

（1）脱离现场：除去威胁受伤者生命安全的因素，再采用其他抢救措施。

（2）时间就是生命：尽早识别致命问题，采取紧急措施挽救和维持生命。

（3）正确判断伤情：首先判断有无危及生命的危急情况（呼吸道是否通畅、循环是否稳定、有无大出血及休克）；其次不要因局部伤情而忽视对身体其他部位的检查。可用“CRASH PLAN”作为指导：C=cardiac（心脏），R=respiratory（呼吸），A=abdomen（腹部），S=spinal（脊髓），H=head（头颅），P=pelvis（骨盆），L=limb（四肢），A=arteries（动脉），N=nerves（神经），对全身各系统进行必要检查，避免遗漏伤情。

创作现场通常用不同颜色的伤情识别卡进行标记分类，见表54-2。

表54-2 伤情分类及处理

伤情识别卡颜色	伤情分类	处理
绿色	轻度损伤，生命体征平稳，能步行	就地处理后，留在社区医疗单元或家中继续观察及随访
黄色	中度损伤	进行初步现场急救，如心肺复苏、止血、骨折固定等，再尽快送往附近的专科或综合性医院治疗
红色	重度损伤，收缩压＜8kPa（60mmHg），心率＞120次/min，有呼吸困难及意识不清	
黑色	遇难死亡伤员或濒死伤员	

（4）紧急处理

1）简要、重点询问病史：受伤时间、受力方式、撞击部位、有无昏迷史。

2）迅速判断有无威胁生命的征象，现场优先处理3种凶险情况：呼吸道阻塞、出血、休克。

3）防止窒息，保持气道通畅：及时清理异物；吸净呼吸道内血液及分泌物；昏迷者可使用口咽通气管，必要时气管插管。

4）外出血：快速包扎、止血，若出现低血容量休克，应迅速建立双管静脉通路，快速输注晶体液。

5）骨折处理：四肢长骨骨折可用夹板、树枝、木棍或自身肢体等进行固定，固定范围应超过骨折的上、下关节。

4. 常见几种急症的现场急救原则

（1）急性冠脉综合征：启动急救系统，在救护车到达前，全科医生应当：①稳定患者情绪，吸氧；②行18导联心电图；③应用抗血小板聚集药物（阿司匹林150～300mg、氯吡格雷300～600mg或替格瑞洛180mg），服用硝酸甘油3次，每次间隔3～5min（若初使收缩压＜90mmHg或比基础血压下降≥30mmHg以及右心室梗死者，禁用硝酸酯类制剂）；④严密监测患者生命体征及心律，随时做好CPR及除颤的准备。

（2）休克：患者取平卧位，伴左心衰竭无法平卧者取半卧位；保持呼吸道通畅，吸氧；保持患者安静，避免过多搬动，保暖；补充血容量，常用液体有：生理盐水或复方氯化钠、右旋糖酐、全血、血浆及白蛋白；纠正酸碱紊乱，必要时考虑使用血管活性药物。

（3）外伤出血：采用加压包扎法、指压法或止血带止血法进行止血。

（4）异物的处理：①结膜异物：用生理盐水冲洗上、下眼睑，或用蘸生理盐水的湿棉签拭去异物，冲洗完毕后，滴抗菌眼药水。②鼻腔异物：堵住健侧鼻孔用力呼气，可将较小异物喷出；用钳子夹取如纸卷、纱条等质地柔软的异物；如没有把握取出的较硬的异物，应立即转院。

（5）重症过敏反应：患者取平卧位，吸氧；0.1%肾上腺素0.3ml，皮下注射；重症者给予0.5ml（加入10ml生理盐水中），缓慢静脉注射；地塞米松5～10mg静脉推注；必要时使用血管活性药物；心跳、呼吸骤停患者立即予以心肺复苏。

七、健康咨询

1. 概念　健康咨询（health counselling）是指通过收集求医者的健康危险因素，与求医者共同制订改变不健康行为的计划，督促求医者执行干预计划等，促使他们自觉采纳有益于健康的行为和生活方式，减轻或消除影响健康的危险因素，预防疾病、促进健康、提高生活质量。健康咨询是在临床场所，尤其是初级卫生保健场所帮助个体和家庭改变不良行为最常用的一种健康教育方式，是临床预防服务中最主要的内容。

2. 基本原则与要求

（1）建立良好关系：取得咨询对象的信任，建立良好的合作关系，是完成咨询并取得良好效果的前提。

（2）保护隐私：咨询者可能被告知许多个人的隐私问题，如不能做到保守秘密，不仅可能使咨询对象遭遇麻烦，而且会导致信任危机。因此，咨询者一定要替咨询对象严格保守秘密。

（3）调动积极性：对咨询对象的感受表示理解，充分调动其自身积极性，鼓励其找出最适合自己的解决问题的办法。

（4）尽量提供信息服务：努力让咨询对象明白行为因素与健康之间的关系，只有确定了它们之间的关系，才有可能采取相应的措施。

（5）找出障碍：与咨询对象一起，分析所面临的主要障碍，并制订相应对策。

（6）取得承诺：取得咨询对象对改变行为的承诺是非常重要的，受咨询对象一旦有了承诺，往往会尽力去履行其诺言。

（7）选择性干预：造成一种不良行为的因素可能是多方面的，不能期望通过咨询控制所有的影响因素。咨询的关键是首先要搞清这些影响因素，然后选择主要的、有效的危险因素进行干预。

（8）帮助制订改变行为的计划，列出较为周密的计划表，不但可为咨询对象提供活动指南，而且可及时地进行监督和评价。

（9）综合干预：干预措施要因人而异，总体上应采取综合性干预措施，调动家庭、单位和社会等共同参与。

（10）加强随访和监督，及时发现问题并采取相应措施。

3. 方法　健康咨询的方法可表述为5A模式。5A模式是医务人员在临床场所为患者提供健康咨询的5个基本步骤。

（1）评估（assess）：评估病情、技能、知识、自信心等。

（2）劝告（advise）：提供有关危害健康的相关信息、行为改变的益处等。

（3）共识（agree）：对个人健康目标的设定表示赞同，共同设定某个改善健康行为的目标。

（4）协助（assist）：为患者找出行动可能遇到的障碍，帮助其确定正确的策略、技巧或方法等。

（5）安排随访（arrange）：明确随访的时间、方式和行动计划。

5A模式适用于几乎所有行为改变的健康咨询，但在进行不同行为改变的咨询时，其每个步骤的干预内容有所不同。

八、SOAP病历

1. 概念　SOAP病历是一种国际通行的日常病历记录格式，是全科医疗健康档案中广泛采用以问题为导向的记录方法中核心部分的描述方式。目的是发现患者问题并尝试解决问题，这种方式易于掌握与理解，并能促进医务人员不断地评估患者，然后修订诊疗计划，被称为“问题导向的医疗记录”。SOAP病历不仅仅是一个病历记录的格式，更是一种全科思考问题的方法。

SOAP的含义：“S”（subjective）指主观性资料，包括患者主诉、病史、药物过敏史、药物不良反应史、既往用药等；“O”（objective）指客观性资料，这部分记录患者的生命体征、体查结果、实验室影像资料、会诊结果等，应避免记录“生命体征平稳”等判断语句。“A”（assessment）指医生基于上述数据做出的判断与评估，这一部分最为重要。当疾病原因未明时，应包括鉴别诊断。“P”（plan）指医生基于判断做出的治疗计划。

2. SOAP病历与普通专科病历的区别　见表54-3。

表54-3　SOAP病历与普通专科病历区别

内容		专科病历	SOAP病历
主观资料（S）	主诉	单一问题	可多个问题
	现病史	只关注疾病本身	关注人的管理
	个人史	简单	涵盖面广
客观资料（O）	真实资料	体格检查、辅助检查	除专科病历内容外，还有心理行为评估
问题评估（A）	诊断与鉴别诊断	关注生理问题，对疾病进行单一评价	生理、心理、社会问题的综合评价
处置计划（P）	诊疗计划	生物诊疗	个体化方案，患者教育、随访管理计划等

（南华大学附属第一医院　任　妹　陈选民　陆　煜　唐惠芳）

第五十五章　全科医学科的模拟案例

Simulation Cases of General Practice

一、持续性照顾示例

李女士，在湘台商，因上消化道出血入住我院，胃镜检查示：消化性溃疡。李女士的爱人在台北，给其家庭医师打电话，其家庭医师遂与我院取得联系，并告知李女士曾有一次上消化道出血史。我院全科医师详细询问了上次患者的治疗方案，并与其家庭医师讨论了现在的治疗方案。不久，李女士病情好转回台湾由其家庭医师继续治疗。

二、综合性照顾示例

王女士，28岁，因外阴瘙痒就诊，诊断为霉菌性阴道炎。王女士告知我院全科医师，最近有怀孕打算，但霉菌性阴道炎总是反复发作，担心对怀孕有影响，不知道怎么办。全科医师除了治疗患者的霉菌性阴道炎，还给王女士进行了产前指导和计划生育宣教，并询问了王女士爱人情况，王女士表示自己爱人生殖器也有类似症状。全科医师建议王女士带爱人来诊所，并准备了一些资料向双方宣教如何注意个人卫生，预防交叉感染等，同时也对男方进行检查和治疗。

三、协调性照顾示例

李先生最近胃部不适及黑便，去看全科门诊。李先生既往曾有骨关节病史，曾服用某种NSAIDs药物。医生详细询问病史并行相关检查之后，认为李先生胃部不适与NSAIDs药物不良反应相关，建议其停用NSAIDs药物并开具质子泵抑制药及胃黏膜保护药。但李先生说了自己最近走路不便，医生建议其至骨科就诊，并电话联系骨科主诊医师，告知李先生存在胃部不适情况及病因。骨科医生详细为李先生检查后，停用了NSAIDs药物，并制订了局部药物治疗+关节腔注射药物的治疗方案。

四、健康咨询案例

案例一

【题干】　患者，男性，58岁，体检发现血压155/95mmHg，前来进行健康咨询。既往有长期吸烟、饮酒史，无糖尿病、心脑血管病史。身高170cm，体重78kg。心率76次/min。请予以接待。

患者：医生，我以前没有高血压，本次体检测血压较高，请问我这是高血压吗？

医生：您好，您单纯一次血压高尚不能确定为高血压病，需要非同日测量三次血压值，收缩压均≥140mmHg和（或者）舒张压≥90mmHg方可判断您有高血压病。

患者：如按照要求测量了三次，血压均高，那还要做什么检查吗？

医生：需要抽血做进一步检查，留尿做尿液分析，行心电图检查，看看心脏、肝脏、肾脏等其他器官有没有问题。必要时做其他检查排除别的病导致的高血压。

患者：高血压怎么治疗呢？

医生：首先要调整您的生活方式，①减轻体重：根据您的情况，尽可能控制体重在70kg 以下，同时加强运动；②平时饮食清淡，少油，少盐，多吃新鲜蔬菜和水果；③戒烟限酒；④减轻精神压力，保持心态平衡。如果通过上述生活方式调整血压仍不能控制到小于140/90mmHg，则需要至心内科门诊就诊，开具降压药物治疗。

患者：高血压能治好吗？

医生：高血压病目前尚无根治方法，一旦确诊高血压病，需要坚持长期的良好生活习惯以及药物治疗。但是您不要过于紧张，如果血压长期平稳控制，可以像正常人一样生活工作。

案例二

【题干】 患者，男性，65岁，因反复咳嗽、咳痰3年余，气促1个月，诊断为慢性阻塞性肺疾病（COPD），既往有长期吸烟史。前来健康咨询，请予以接待。

患者：慢阻肺（即慢性阻塞性肺疾病）这个病严重吗?

医生：COPD是一种慢性病，家属和患者应该正确对待，坚持康复治疗。关键是要积极防治，可以延缓病情发展。

患者：那得了这个病平时要怎么进行防治呢?

医生：首先建议您把烟戒了，这点很重要；平时要注意保暖，避免受凉感冒；注意多喝水，咳嗽的时候可以让家属协助拍背，类似这样（医生示范），手呈空杯状，从背部由下往上拍；同时您可以进行呼吸肌的锻炼，有两种方式，一种是腹式呼吸，两手分别放于前胸部和上腹部，吸气的时候，腹部上抬，呼吸的时候腹部下陷。另一种是缩唇呼吸，呼气时腹部内陷，胸部前倾，将口缩小（呈吹口哨样），尽量将气呼出。尽量深吸慢呼，每分钟7～8次，每次锻炼10～20min，每天锻炼两次；另外呢，建议您家里可以买一个氧疗机，进行低流量吸氧，也就是氧流量调节为2L/min，每天吸氧10～15h；适当进行锻炼，定期到呼吸内科门诊复查，按照医嘱按时用药，如果症状加重，痰量及性质改变时应及时就诊。

患者：这个病饮食有什么特别注意的吗?

医生：可以选择高热量、高蛋白、高维生素、清淡易消化的食物；少食多餐，避免油腻、辛辣和易产气食物，以免腹部饱胀，影响呼吸。便秘的话，要多吃蔬菜和水果，保持大便通畅。

五、社区急症全科医学处理示例

【题干】 患者，男性，68岁，因“间断胸痛2年，再发1周，加重30min”于青山社区卫生服务中心全科门诊就诊。体查：体温36.8℃，脉搏75次/min，呼吸20次/min，血压150/90mmHg。身高172cm，体重90kg，体重指数30.42kg/m^2。神清，精神欠佳。双肺叩诊清音，未闻及干湿啰音。心率75次/min，律齐，心音有力，$P_2>A_2$，各瓣膜听诊区未及杂音。腹软，无压痛。双下肢不肿。请选手在社区卫生服务中心完成全科医学处置。

【病史资料】 患者2年前无明显诱因出现胸痛，表现为胸骨后压迫感，常在快走或上楼时出现，不伴恶心、呕吐，无大汗及濒死感；每个月发作1～3次，每次持续5min左右可自行缓解，日常活动耐力无明显下降，未予诊治。1周前无明显诱因出现胸痛较前发作频繁，快走500m或上3层楼即可出现，性质同前，每日发作2～3次，每次持续5min左右可逐渐缓解，日常活动略受限；安静状态无发作，夜间无发作，未用药。30min前患者休息状态下胸痛再发，为胸骨后压榨样疼痛，向左上肢放射，持续不缓解，稍感呼吸困难，无晕厥及大汗淋漓。为求诊治来诊。既往史：高血压病史10年，最高达160/100mmHg，未规律用药。个人史：吸烟30余年，每日10支；不爱运动；家族史：父亲患冠心病。

【提示卡】 心电图示V_1～V_6 ST段弓背向上抬高。

【解题思路分析】 中老年男性患者，就诊前2年曾有反复胸痛发作史，此次发作胸痛程度、持续时间均较前加重，既往曾有高血压病史，冠心病家族史，需高度警惕心肌梗死，选手应根据现场条件尽快完善18导联心电图协助明确诊断，在做好院前急救的同时，做好转诊准备。

【评分要点】

步骤	细则	备注
病情评价	1. 测生命体征	
	2. 重点病史询问（诱因、胸痛部位、性质、持续时间、有无放射痛、主要伴随症状、既往史、个人史）	

续表

步骤	细则	备注
完善检查	3. 完成18导联心电图，完善肌钙蛋白、心肌酶、血常规、血气分析、血生化抽血检查	
急诊处理	4. 心电监测，备除颤仪，随时做好心肺复苏准备	
	5. 面罩吸氧或鼻导管吸氧（氧浓度一般为2～4L/min）（有明确低氧血症或左心功能衰竭的患者可高浓度吸氧）	
	6. 开放静脉通路	
	7. 嚼服阿司匹林300mg、硫酸氢氯吡格雷片300mg	
沟通交流	8. 安抚患者，向家属交代病情及可能采取的治疗方案	
转诊	9. 联系就近胸痛中心，尽快转诊	
整体评价	10. 队长组织有序，队员分工合理，人文关怀到位	

六、SOAP案例

【题干】　患者，男性，66岁，因“反复口干多饮多尿5年，再发加重3天”于社区卫生服务中心全科门诊就诊。请根据提供的S和O，完成SOAP病例中A和P的书写。

1. 主观资料（S）

（1）主诉：反复口干多饮多尿2年，再发加重3天。

（2）主要症状描述、病情演变：现病史：患者于2年前无明显诱因出现反复口干多饮，每天饮水量较以往增多，每天饮水量约4000m1，伴尿多，每天10余次，每次尿量300～500ml间，夜尿次数2～3次，伴多食及体重下降约10kg，无明显心悸、手抖、出汗、意识障碍，无视物模糊，无肢体麻木、间歇性跛行、疼痛、针刺、灼热，无腹胀，无腹泻便秘交替，无尿失禁、尿潴留。患者曾在县人民医院住院治疗，诊断为“2型糖尿病”，住院期间使用胰岛素降糖，血糖稳定后出院继续口服降糖药物（具体不详）。出院后口干多饮症状缓解，患者自行停药，未监测血糖情况。症状反复时继续服药，未定期复诊。于3天前受凉后感多饮多尿明显，伴发热，未测体温，伴有咳嗽，干咳为主，少痰，伴乏力、纳差及干呕，为求诊治，遂来社区就诊。患者本次起病以来精神较差，睡眠差，易惊醒，尿多，大便正常，近期体重下降10余斤。

（3）相关病史：高血压病病史1年，最高血压达180/100mmHg，规律口服“替米沙坦片40mg qd”治疗，平素未监测血压，血压控制不详。吸烟史40余年，20支/天。无嗜酒史。

（4）家族史：父亲已过世，曾患2型糖尿病及脑梗死。母亲健在。其弟弟患糖尿病10余年。

（5）生活方式、心理及社会因素：平常生活尚规律，饮食偏咸，喜食油腻。服药不规律，因两子外地打工，需要抚养3个孙子女，操心其学习成绩，经济情况可。

2. 客观资料（O）

（1）体查：T 36.2℃，P 102次/min，R 23次/min，BP 130/62mmHg，Wt 65kg，Ht 165cm，神志清楚，精神一般，呼吸有烂苹果气味，咽充血，扁桃体不大。双肺呼吸音粗，未闻及明显干湿性啰音。心界不大，HR 102次/min，律齐，未闻及心脏杂音及额外心音。腹部平软，无压痛及反跳痛，肝脾肋下未扪及。双下肢不肿。双膝反射正常，双侧足背动脉搏动正常。足部皮肤完整。

（2）实验室检查结果：血糖36.2mmol/L，血钠158mmol/L，血钾5.3mmol/L，尿糖（++++），尿酮体（++），血酮体17.8mmol/L。血气分析结果：pH 7.15，血HCO_3^- 10mmol/L。

解题思路分析：老年男性，外院2型糖尿病诊断明确，不规律服用降糖药物后出现多饮多尿。症状加重，伴干呕、乏力、发热，血糖明显升高伴酮尿和酮血症，血pH＜7.2，诊断考虑糖尿病酮症酸中毒（中度），予以急诊处理，补液降糖治疗后，尽快转诊至上级医院制订降糖方案，排查并发症。转回社区医院后，纳入糖尿病规范管理。

答案：

1. 问题评估（A）

（1）目前诊断：2型糖尿病，糖尿病酮症酸中毒；上呼吸道感染；高血压病3级，很高危组。

（2）目前存在的问题：①危险因素：男性，年龄≥45岁，BMI≥24.0kg/m^2，糖尿病家族史。②健康问题：有吸烟史；饮食偏咸，喜食油腻；心情忧虑；中度体力劳动。③并发症或其他临床情况：糖尿病酮症酸中毒，高血压病。④患者的依从性评估：较差。⑤家庭可利用的资源分析：经济条件尚可。

2. 处置计划（P）

（1）急诊处置：吸氧、心电监护、记出入量、测血糖q1h。

（2）补液：0.9%氯化钠注射液1000～2000ml，静脉滴注（1～2h）。

（3）降血糖：首次负荷量短效胰岛素10～20U静脉注射，后予短效胰岛素0.1U/（kg·h），加入生理盐水静脉输入。

（4）转上级医院进一步诊治：治疗酮症酸中毒；制定降糖方案；排查并发症及合并症。

（5）后续治疗计划：药物治疗及相关问题；非药物治疗包括行为干预计划，饮食、运动等健康教育指导、注意事项等。

（6）随诊要求：纳入糖尿病规范管理，监测身高、体重、BMI、腰围、血压、足背动脉搏动、血糖、糖化血红蛋白、尿微量白蛋白、血脂等。

（南华大学附属第一医院 陈选民 任 妹 陆 煜 唐惠芳）

第八篇　综合案例处理

第五十六章　肺血栓栓塞症

Pulmonary Thromboembolism，PTE

一、定义

肺栓塞是以各种栓子阻塞肺动脉或其分支为其发病原因的一组疾病或临床综合征的总称，包括肺血栓栓塞症（pulmonary thromboembolism，PTE）、脂肪栓塞综合征、羊水栓塞、空气栓塞等。

肺血栓栓塞症为肺栓塞最常见的类型，是来自静脉系统或右心的血栓阻塞肺动脉或其分支所导致的以肺循环和呼吸功能障碍为主要临床和病理生理特征的疾病。

二、临床表现

1. 症状　PTE的症状多样，缺乏特异性。常见症状有：①不明原因的呼吸困难及气促，尤以活动后明显，为PTE最多见的症状；②胸痛，包括胸膜炎性胸痛或心绞痛样疼痛；③晕厥，可为PTE的唯一或首发症状；④烦躁不安、惊恐甚至濒死感；⑤咯血，常为小量咯血，大咯血少见；⑥咳嗽、心悸等。临床上有时同时出现呼吸困难、胸痛及咯血三联征，但仅见于约20%的患者。

2. 体征

（1）呼吸系统体征：呼吸急促最常见，另有发绀，肺部哮鸣音和（或）细湿啰音，或胸腔积液的相应体征。

（2）循环系统体征：包括心动过速，血压变化，严重时可出现血压下降甚至休克，颈静脉充盈或搏动，肺动脉瓣区第二音亢进（$P_2>A_2$）或分裂，三尖瓣区收缩期杂音。

（3）其他：可伴发热，多为低热，少数患者可有中度（38℃）以上的发热。

三、诊断

诊断PTE的关键是提高意识，诊断一般按疑诊、确诊、求因三个步骤进行。

1. 疑诊　根据临床情况疑诊PTE时，应进行如下检查：①血浆D-二聚体；②动脉血气分析；③心电图；④X线胸片；⑤超声心动图；⑥下肢深静脉检查。

2. 确诊　对疑诊病例进一步明确诊断，应进行PTE的确诊检查，包括以下4项（其中1项阳性即可明确诊断）：①CT肺动脉造影（CTPA）；②放射性核素肺通气/血流灌注（V/Q）显像；③磁共振成像/磁共振肺动脉造影（MRI/MRPA）；④肺动脉造影：是PTE诊断的“金标准”，敏感性约为98%，特异性为95%～98%。

3. 求因　①进行下肢深静脉加压超声等检查，明确有无深静脉血栓形成（DVT）；②寻找发生DVT和PTE的诱发因素，如制动、创伤、肿瘤、长期口服避孕药等。

四、处理原则及要点

急性肺栓塞的处理原则是早期诊断、早期干预，根据患者的危险度分层选择合适的治疗方案和疗程。

1. 一般处理与呼吸循环支持治疗　对高度疑诊或确诊PTE的患者，应进行严密监护，监测呼吸、心率、血压、心电图及血气的变化。卧床休息，保持大便通畅，避免用力，以免深静脉血栓脱落；可适当使用镇静、止痛、镇咳等相应的对症治疗。采用经鼻导管或面罩吸氧，以纠正低氧血症。对于出现右心功能不全并血压下降者，可应用多巴酚丁胺、多巴胺及去甲肾上腺素等。

2. 抗凝治疗　为PTE和DTV的基本治疗方法。临床疑诊PTE时，如无禁忌证，即应开始抗凝治疗。抗凝药物主要有普通肝素（UFH）、低分子量肝素（LMWH）、磺达肝癸钠、华法林、新型的直接口服抗凝药物（包括直接凝血酶抑制剂达比加群酯，直接Xa因子抑制剂利伐沙班、阿哌沙班等）以及其他抗凝药物（阿加曲班、比伐卢定等）。

3. 溶栓治疗　常用的溶栓药物有尿激酶（UK）、链激酶（SK）和重组组织型纤溶酶原激活物（rt-PA）。

4. 肺动脉导管碎解和抽吸血栓　对于肺动脉主干或主要分支的高危PTE，并存在以下情况者：溶栓治疗禁忌，经溶栓或积极的内科治疗无效，或在溶栓起效前（在数小时内）很可能会发生致死性休克，如果具备相当的专业人员和技术，可采用导管辅助去除血栓（导管碎解和抽吸肺动脉内巨大血栓），一般局部小剂量溶栓和机械碎栓联合应用。

5. 肺动脉血栓摘除术　风险大，病死率高，需要较高的技术条件，仅适用于经积极的内科治疗或导管介入治疗无效的紧急情况，如致命性肺动脉主干或主要分支堵塞的高危PTE，有溶栓禁忌证，或在溶栓起效前（在数小时内）很可能会发生致死性休克。

6. 放置腔静脉滤器　对于急性PTE合并抗凝禁忌的患者，为防止下肢深静脉大块血栓再次脱落阻塞肺动脉，经审慎评估后可考虑放置下腔静脉滤器。对于上肢DVT病例，还可应用上腔静脉滤器。置入滤器后如无禁忌证（出血风险去除），建议常规抗凝治疗，定期复查有无滤器上血栓形成。

7. CTEPH的治疗　长期口服华法林抗凝治疗，根据INR调整剂量，维持INR在2～3。若阻塞部位处于手术可及的肺动脉近端，首选肺动脉血栓内膜剥脱术治疗；无法手术治疗的远端病变患者，可考虑介入方法行球囊肺动脉成形术，或应用肺动脉高压治疗药物缓解症状；反复下肢深静脉血栓脱落者，可放置下腔静脉滤器。

五、竞赛模拟案例

第一站

【题干】　患者，男性，50岁，60kg；因外伤后腹痛及左下肢疼痛2h入院。经诊断明确为：脾破裂，左侧闭合性胫骨骨折。已行脾切除术，左胫骨石膏托固定术。术后15天，患者突发出现气促，胸痛，咯血，系痰中带血。请选手做出诊断并进行相应处理，角色自行分工。

【提示卡1】　体查：BP 120/80mmHg，HR 90次/min，P2亢进，三尖瓣区可及2/6SM杂音，SpO_2 90%（未吸氧）。

【提示卡2】　心电图检查如图56-1。

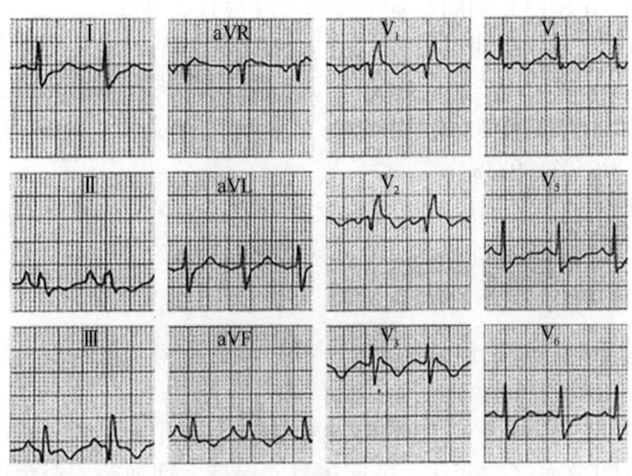

图56-1　患者心电图

【提示卡3】 CTPA检查结果如图56-2。

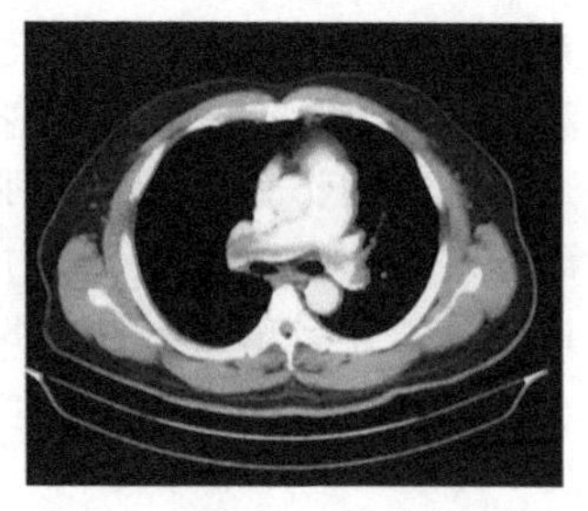

图56-2　患者CT肺动脉造影

【提示卡4】 D-二聚体2800μg/L。

【提示卡5】 血气分析：pH 7.41，PO_2 58mmHg，PCO_2 30mmHg，HCO_3^- 22mmol/L。

【提示卡6】 NT-proBNP 3500pg/ml。

【解题思路】 ①患者有外伤脾破裂、左侧胫骨骨折病史，已行脾切除术，患肢石膏托固定制动，根据病史+典型症状，结合危险因素，患者高度疑诊“急性肺栓塞”，属于急危重症，需快速采集重点病史，快速评估气道、呼吸和循环，完善重点体查，同时吸氧、心电监护、开放静脉通路。完善血常规、血生化、肌钙蛋白及心肌酶、凝血功能、D-二聚体、床旁X线、心电图、心脏彩超、下肢静脉彩超、肺动脉造影等相关检查协助明确诊断，同时排除其他致死性胸痛因素。②急性肺栓塞的治疗原则是根据危险度分层选择治疗方案。在获取相关资料后判断出患者目前属于PTE中危组，治疗方法选择：在一般处理与呼吸循环支持治疗的基础上，立即开始抗凝治疗，如无禁忌证，可考虑溶栓。

【评分要点】

步骤	细则	备注
重点病史采集	1. 诱因，胸痛部位、性质、程度、持续时间，重要的伴随症状，有无心血管疾病史，有无吸烟史等	
体格检查	2. 生命体征、重点检查心肺、下肢静脉	
病重告知	3. 病重告知，签署知情同意书	
一般处理	4. 心电监护	
	5. 氧疗　面罩高流量吸氧或无创正压通气	
	6. 开放静脉通路	
	7. 绝对卧床休息	
完善检查	8. 血常规、血生化、肌钙蛋白及心肌酶、凝血功能、D-二聚体	
	9. CTPA、心电图、下肢静脉彩超、心脏彩超	
诊断	10. 急性肺栓塞　中危组，Ⅰ型呼吸衰竭	
特殊处理	11. 抗凝　低分子肝素皮下注射（具体剂量见相关知识点总结）	
整体评价	12. 无菌原则	
	13. 人文关怀	
	14. 团队配合	

相关知识点总结：

1. PTE的临床分型

（1）高危PTE：临床上以休克和低血压为主要表现，即体循环动脉收缩压＜90mmHg，或较基础值下降幅度≥40mmHg，持续15min以上。须除外新发生的心律失常、低血容量或感染中毒症所致的血压下降。此型患者病情变化快，预后差，临床病死率＞15%，需要积极予以治疗。

（2）中危PTE：血流动力学稳定，但存在右心功能不全和（或）心肌损伤。右心功能不全的诊断标准：临床上出现右心功能不全的表现，超声心动图提示存在右心室功能障碍，脑钠肽（BNP）升高（＞90pg/ml）或N末端脑钠肽前体（NT-proBNP）升高（＞500pg/ml）。心肌损伤：心电图ST段升高或压低，或T波倒置；cTNI升高（＞0.4ng/ml）或cTNT升高（＞0.1ng/ml）。此型患者可能出现病情恶化，临床病死率为3%～15%，故需密切监测病情变化。

（3）低危PTE：血流动力学稳定，无右心功能不全和心肌损伤。临床病死率＜1%。

2. 常用抗凝药物的用法及用量

（1）普通肝素：予2000～5000U或80U/kg静脉注射，继之以18U/（kg·h）持续静脉滴注；肝素亦可皮下注射给药，一般先予负荷量2000～5000U静脉注射，然后按250U/kg的剂量每12h皮下注射一次。根据APTT值调整剂量。

（2）低分子量肝素：那曲肝素钙：86U/kg皮下注射，12h 1次，单日总量不超过17 100U；依诺肝素钠：1mg/kg皮下注射，12h 1次，单日总量不超过180mg；达肝素钠：100U/kg皮下注射，12h 1次，单日总量不超过18000U。

（3）磺达肝癸钠：5mg（体重＜50kg）、7.5mg（体重50～100kg）、10mg（体重＞100kg），皮下注射，每日1次。

（4）华法林：在肝素/磺达肝癸钠开始应用后第1天即可加用口服抗凝剂华法林，初始剂量为3.0～5.0mg，华法林需与肝素类药物至少重叠应用5天，当INR达到2.5，持续至少24h，方可停用肝素，单用华法林抗凝治疗，根据INR调节其剂量，维持INR目标值一般为2.0～3.0。

第二站

【题干】 2h后，患者不听护士劝阻下床排尿后突然气促加重，SpO_2 68%，BP 80/60mmHg，心率120次/min。请予以继续处理。

【解题思路】 ①患者下地活动后出现病情恶化，出现低血压、休克，考虑栓塞面积进一步扩大，目前进展为高危PTE，具备溶栓适应证，且无溶栓的绝对禁忌证，但存在溶栓的相对禁忌证，可事先做好交叉合血定血型；②患者气促加重，血氧饱和度进一步下降，重度低氧血症，应对患者进行气管插管和机械通气。

【评分要点】

步骤	细则	备注
病情告知及知情同意	1. 与家属谈话，告病危，签署病危、气管插管、静脉溶栓知情同意书	
呼吸支持	2. 插管前镇静：咪达唑仑/丙泊酚静脉推注	
	3. 紧急气管插管	
	4. 机械通气，正确设置参数	
循环支持	5. 开放双管静脉通路，扩容补液	
	6. 使用血管活性药物稳定血压（多巴酚丁胺/多巴胺/去甲肾上腺素）	
特殊处理	7. 静脉溶栓 重组组织型纤溶酶原激活剂（rt-PA）：50mg持续静脉滴注2h（选择尿激酶、链激酶均可）	
	8. 交叉合血+配血，做好输血准备	
病情监测	9. 监测呼吸、心率、血压、心电图、血气变化、凝血功能、评估出血倾向	
整体评价	10. 无菌原则	
	11. 人文关怀	
	12. 团队配合	

相关知识点总结：

1. 溶栓适应证

（1）主要适用于高危PTE病例（有明显呼吸困难、胸痛、低氧血症等）。

（2）对于部分中危PTE，若无禁忌证可考虑溶栓，PTE的溶栓适应证仍有待确定。

（3）对于血压和右心室运动功能均正常的低危病例，不宜溶栓。

（4）溶栓的时间窗一般定为14天以内，但若近期有新发PTE征象可适当延长。溶栓尽可能在PTE确诊的前提下慎重进行，对有明确溶栓指征的病例宜尽早开始溶栓。

2. 溶栓方案与剂量

（1）尿激酶（UK）：①2h溶栓方案：按2万U/kg剂量，持续静脉滴注2h；②12h溶栓方案：负荷量4400U/kg，静脉注射10min，随后以2200U/（kg·h）持续静脉滴注12h。

（2）链激酶（SK）：负荷量25万U，静脉注射30min，随后以10万U/h持续静脉滴注

12～24h。链激酶具有抗原性，故用药前需肌内注射苯海拉明或地塞米松，以防止过敏反应。链激酶6个月内不宜再次使用。

（3）重组组织型纤溶酶原激活剂（rt-PA）：50mg持续静脉滴注2h。

溶栓治疗后，应2～4h测定一次APTT，当其水平降至正常值的2倍（≤60s）时，即应启动规范的肝素治疗。

3. 溶栓的禁忌证

（1）相对禁忌证：①2周内的大手术、分娩、有创检查如器官活检或不能压迫止血部位的血管穿刺；②10天内的胃肠道出血；③15天内的严重创伤；④1个月内的神经外科或眼科手术；⑤难以控制的重度高血压（收缩压＞180mmHg，舒张压＞110mmHg）；⑥3个月内的缺血性脑卒中；⑦创伤性心肺复苏；⑧血小板计数＜100×10^9/L；⑨抗凝过程中（如正在应用华法林）；⑩心包炎或心包积液；⑪妊娠；⑫细菌性心内膜炎；⑬严重肝、肾功能不全；⑭糖尿病出血性视网膜病变；⑮高龄（年龄＞75岁）等。

（2）绝对禁忌证：活动性内出血和近期自发性颅内出血。对于致命性大面积PTE，上述绝对禁忌证应被视为相对禁忌证。

第三站

【题干】　30min后患者神志丧失，心电监护示心脏搏动为一条直线。请团队配合继续处理，自行分工合作。

【解题思路】　心跳呼吸骤停患者应立即实施心肺复苏术；患者已建立高级人工气道，胸外按压与人工呼吸不再进行协调，胸外按压以100～120次/min的频率不间断地进行；通气频率为10～12次/min，注意避免过度通气。

【评分要点】

步骤	细则	备注
心脏按压	1. 启动院内急救系统，报告上级医生	
	2. 立即进行胸外心脏按压，按压频率100～120次/min，无需与通气协调	
呼吸支持	3. 继续机械通气，正确设置呼吸机参数	
电除颤	4. 快速连接除颤仪，若发现可除颤心率，即刻电除颤	
急救用药	5. 建立双/三静脉通道，扩容补液，使用升压药物	
	6. 肾上腺素1mg/次静脉推注，间隔5min一次	
病情告知	7. 严密监护，心肺复苏5个周期后正确评估	
	8. 与家属就病情谈话，转入ICU进行高级生命支持	
整体评价	9. 无菌原则	
	10. 人文关怀	
	11. 团队配合	

（南华大学附属第一医院　李小涛　任　妹　汤石林　张晶晶　张满燕　唐惠芳）

第五十七章　主动脉夹层

Dissection of Aorta

一、定义

主动脉夹层（dissection of aorta）又称壁内夹层血肿，是指主动脉内膜撕裂后，腔内的血液通过内膜破口进入动脉壁中层形成夹层血肿，并沿血管长轴方向扩展，形成动脉真、假腔病理改变的严重主动脉疾病。其临床特点为急性起病，突发剧烈疼痛、高血压、心脏表现以及其他脏器或肢体缺血症状等，如不及时诊疗，48h内死亡率高达50%。

二、临床表现

1. 疼痛　超过80%的患者有突发前胸或胸背部持续性、撕裂样或刀割样剧痛，疼痛剧烈难以忍受，可放射到肩背部，亦可向胸、腹部以及下肢等处放射。

2. 血压变化　大多数患者合并高血压，且双上肢或上下肢血压相差较大。若出现心脏压塞、血胸或冠状动脉供血受阻而引起心肌梗死，则可能出现低血压。夹层破裂出血表现为严重的休克。

3. 心血管系统　①主动脉瓣关闭不全和心力衰竭：约半数Ⅰ型及Ⅱ型主动脉夹层患者出现主动脉瓣关闭不全。心前区可闻及典型叹气样舒张期杂音且可发生充血性心衰，但在心衰严重或心动过速时杂音可不明显。②心肌梗死：少数近端夹层的内膜破裂下垂物遮盖冠状窦口可致急性心肌梗死；多数影响右冠状动脉窦，因此多见下壁心肌梗死。③心脏压塞。

4. 脏器或肢体缺血　①神经系统缺血症状：累及颈动脉、无名动脉时，可有头晕、一过性晕厥、精神失常，严重者发生缺血性脑卒中；夹层压迫颈交感神经节常出现Horner综合征；压迫左侧喉返神经出现声音嘶哑；向下延伸至第2腰椎水平，可累及脊髓前动脉，出现截瘫、大小便失禁等。②四肢缺血症状：累及腹主动脉或髂动脉可表现为急性下肢缺血，体查常发现脉搏减弱或消失，肢体发凉和发绀等表现。③内脏缺血：肾动脉供血受累时，可出现腰痛、血尿、少尿/无尿以及其他肾功能损害症状；肠系膜上动脉受累可引起肠坏死；黄疸及血清氨基转移酶升高则是肝动脉闭塞缺血的表现。

5. 夹层动脉瘤破裂　主动脉夹层动脉瘤可破入左侧胸膜腔引起胸腔积液；也可破入食管、气管内或腹腔，出现休克以及呕血、咯血等症状及相应体征。

三、诊断

根据急起胸背部撕裂样剧痛、伴有虚脱表现但血压下降不明显甚至增高、脉搏速弱甚至消失或两侧肢体动脉血压明显不等、突然出现主动脉瓣关闭不全或心脏压塞体征等临床表现，即应考虑主动脉夹层的诊断，可完善以下检查协助诊断：①X线胸部平片与心电图；②超声心动图；③主动脉CTA及MRA（其敏感性及特异性可达98%左右）。

四、处理原则及要点

本病系危重急诊，如不及时处理一周内死亡率高达60%～70%，Ⅲ型较Ⅰ、Ⅱ型预后好。

1. 即刻处理　严密监测血流动力学指标，包括血压、心率、心律及出入液量平衡；凡有心衰或低血压还应监测中心静脉压、肺毛细血管楔压和心排量。绝对卧床休息，强效镇静与镇痛，必要时注射较大剂量吗啡或冬眠治疗。

2. 药物治疗　急性期患者无论是否采取介入或手术治疗，均应首先强化内科药物治疗。①降压：应迅速将收缩压降至100～120mmHg或更低，避免夹层血肿延伸。首选静脉应用硝普钠，必要时使用其他降压药物。②控制心率：将心率控制在60～80次/min，以防止夹层进一步扩展，同时降低左心室张力和心肌收缩力，首选β受体拮抗剂，对β受体拮抗剂不能耐受的患者，可选择非二氢吡啶类钙通道拮抗剂（地尔硫䓬、维拉帕米等）代替。

3. 手术及介入治疗　①Stanford A型主动脉夹层，一旦确诊，原则上应按急诊手术治疗，开胸，在体外循环支持下行病损段血管的置换。②Stanford B型主动脉夹层，应在药物控制血压、心率稳定后，限期行血管腔内修复术。如果内科治疗下高血压难以控制，疼痛无法缓解，出现主动脉破裂征象或急性下肢、肾脏缺血等情况，应急诊行血管腔内修复术。③累及弓部的Stanford B型主动脉夹层在有经验的心血管/血管外科，可考虑分支支架、开窗技术、平行支架等辅助技术下行血管腔内修复术。

五、竞赛模拟案例

第一站

【题干】　患者，男性，50岁，因“胸痛3h”就诊，伴恶心、头晕、大汗。既往史：嗜烟，有高血压、冠心病病史，未规律服药。请选手做出初步处理，角色自行分工。

【主要病史信息】　患者发病前与家属有剧烈争执，感前胸部撕裂样疼痛，疼痛向肩背部放射，程度剧烈，持续无缓解，难以忍受，舌下含服硝酸甘油无明显效果，伴恶心、头晕、大汗，平时未监测血压，第一次发现高血压时收缩压200mmHg，去年因为冠心病在县医院住过院，具体不详。

【提示卡1】　四肢血压：左上肢146/85mmHg、右上肢192/125mmHg、左下肢190/120mmHg、右下肢185/115mmHg。

【提示卡2】　血常规：WBC 8.9×10^9/L，Hb 124g/L；肌钙蛋白及心肌酶基本正常，D-二聚体正常，血气分析正常。

【提示卡3】　胸片示主动脉增宽。

【提示卡4】　心电图检查：见图57-1。

【提示卡5】　主动脉CTA：见图57-2。

【解题思路】　①急性胸痛患者，既往有高血压、冠心病病史，需采集胸痛相关病史，如胸痛性质，具体部位，持续时间，有无缓解及加重因素，有无诱因，既往血压控制情况，冠心病类型等，同时重点进行生命体征，心、肺体查。②患者前胸部撕裂样疼痛，需警惕主动脉夹层，要完整测量四肢血压，同时需与急性心肌梗死、气胸、肺栓塞等相鉴别，需完善血常规、血生化、D-二聚体、心肌酶、肌钙蛋白、血气分析抽血检查及主动脉CTA、床旁心电图、床旁X

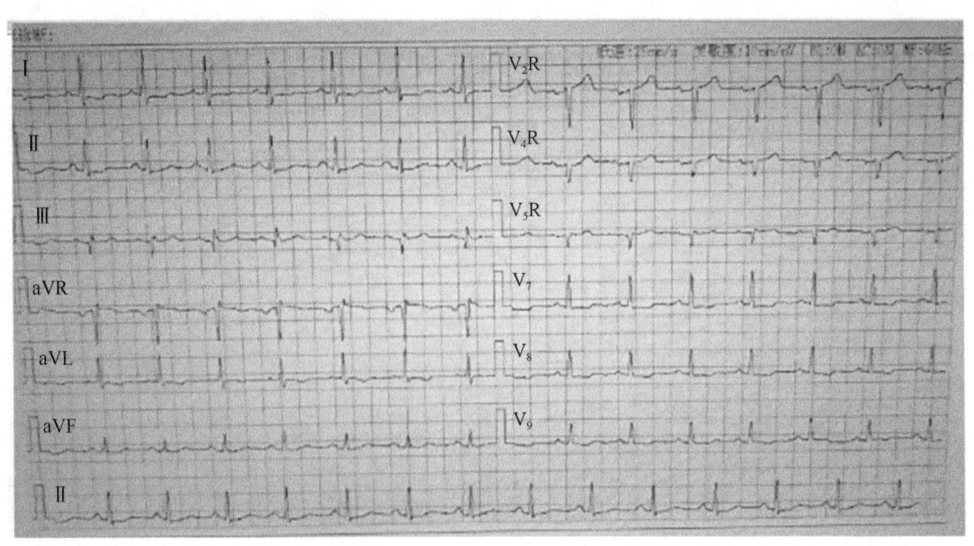

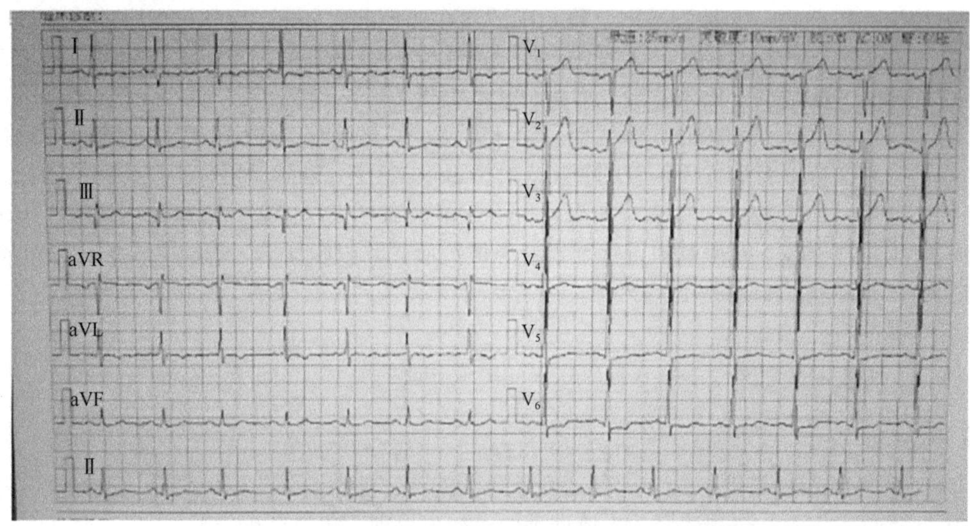

图57-1 患者心电图检查结果

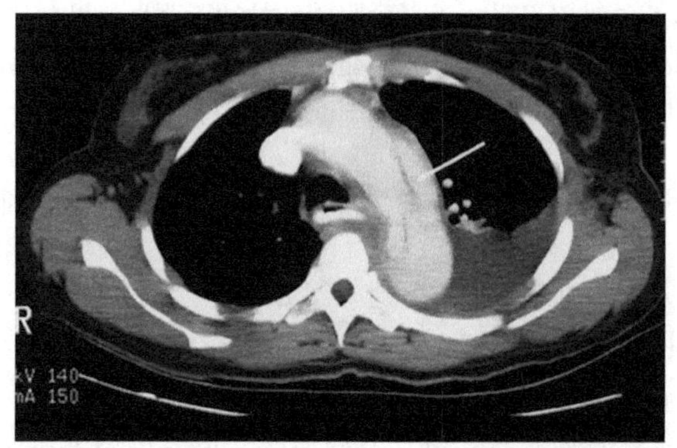

图57-2 患者主动脉CTA结果

线等检查。③患者双上肢血压相差>20mmHg，结合主动脉CTA结果，主动脉夹层诊断成立，治疗上予以持续心电监护、开放静脉通路，吗啡镇静，硝普钠控制血压，β受体阻滞剂控制心率等处理。

【评分要点】

步骤	细则	备注
重点病史采集	1. 诱因，胸痛具体部位、性质、持续时间、加重及缓解因素，血压控制情况，冠心病类型，是否做过诊疗处理，是否携带检查资料	
体格检查	2. 生命体征，完整测量四肢血压，心肺体查，四肢缺血症状如脉搏强弱、肢端温度、肌力及感觉等检查	
病重告知	3. 病重告知，签署知情同意书	
一般处理	4. 心电监护	
	5. 吸氧	
	6. 开放静脉通路	
完善检查	7. D-二聚体、心肌酶、肌钙蛋白、血气分析、血常规、血生化	
	8. 主动脉CTA、床旁心电图、床旁X线	
特殊处理	9. 降压（硝普钠）：目标值收缩压100～120mmHg；初始滴速调节为0.5μg/（kg·min），根据血压反应调节滴速	
	10. 控制心率（艾司洛尔）：目标值心率60～80次/min；首剂0.5mg/kg iv；50～300μg/（kg·min）泵入或静脉滴注维持	
	11. 镇痛：选用吗啡或哌替啶	

续表

步骤	细则	备注
整体评价	12. 无菌原则	
	13. 人文关怀	
	14. 团队配合	

1. 胸痛的分类及常见病因

分类	病因（心源性）	病因（非心源性）
致命性胸痛	急性冠脉综合征 主动脉夹层 心脏压塞 心脏挤压伤（冲击伤） 急性肺栓塞等	张力性气胸
非致命性胸痛	稳定性心绞痛 急性心包炎 心肌炎 肥厚性梗阻型心肌病 应激性心肌病 主动脉瓣疾病 二尖瓣脱垂等	胸壁疾病：肋软骨炎、肋间神经炎、带状疱疹、急性皮炎、皮下蜂窝织炎、肌炎、肋骨骨折、血液系统疾病所致骨痛（急性白血病、多发性骨髓瘤）等 呼吸系统疾病：肺动脉高压、胸膜炎、自发性气胸、肺炎、急性气管-支气管炎、胸膜肿瘤、肺癌等 消化系统疾病：胃食管反流病（包括反流性食管炎）、食管痉挛、食管裂孔疝、食管癌、急性胰腺炎、胆囊炎、消化性溃疡和穿孔等 心理、精神源性：抑郁症、焦虑症、惊恐障碍等 其他：过度通气综合征、颈椎病等

2. 高危胸痛的判断

胸痛患者如出现以下征象提示为高危胸痛，需马上紧急处理：①神志模糊或意识丧失；②面色苍白；③大汗及四肢厥冷；④血压＜90/60mmHg；⑤呼吸急促或困难；⑥低氧血症（SpO_2＜90%）。在抢救的同时，需积极明确病因。无高危临床特征、生命体征稳定的胸痛患者，需警惕潜在危险，应详细询问病史。

3. 主动脉夹层的危险评分　对疑诊主动脉夹层的急性胸痛患者，可按下表进行危险评分。总分0分为低度可疑，1分为中度可疑，2～3分为高度可疑。中、高度可疑的患者，需行影像学检查确诊。

条目及评分	
高危病史	
Marfan 综合征等结缔组织病	1分
主动脉疾病家族史	1分
主动脉瓣疾病	1分
胸主动脉瘤	1分
主动脉介入或外科手术史	1分
高危胸痛特点	
突发疼痛	1分
剧烈疼痛，难以忍受	1分
撕裂样、刀割样尖锐痛	1分
高危体征	
动脉搏动消失或无脉	1分
四肢血压差异明显	1分
局灶性神经功能缺失	1分
新发主动脉瓣杂音	1分
低血压或休克	1分

第二站

【题干】　患者在治疗过程中突发面色苍白，伴气促，四肢凉，尿少，心电监护提示：BP 78/50mmHg，HR 115次/min。体查：左侧胸廓饱满，气管右偏，左侧胸部叩诊浊音，听诊呼吸音低，心率115次/min，主动脉瓣区舒张期叹气样杂音。请团队予以紧急处理。

【提示卡】　患者拟行急诊手术治疗，切口选择胸部正中切口，请为患者消毒铺单。

【解题思路】　患者出现休克体征，血压下降及心率增快，考虑主动脉夹层破裂，处理上应快速补液，抽血急查血型、交叉核血，备血输血，同时行急诊手术治疗。

【评分要点】

步骤	细则	备注
病情告知	1. 告病危，与家属谈话，签署知情同意书	
抗休克	2. 建立双管补液通路，快速扩容补液	
	3. 抽血定血型、交叉合血、复查血常规	
	4. 输血	
急诊手术	5. 签署手术同意书	
	6. 切口选择：胸部正中切口	
	7. 消毒范围：上至下颌部及上臂上1/3处，下至脐部，左右至双侧腋后线	
整体评价	8. 无菌原则	
	9. 人文关怀	
	10. 团队配合	

相关知识点总结：

主动脉分型

De Bakey分型	特点
De Bakey Ⅰ型	夹层起源于升主动脉，扩展超过主动脉弓，到降主动脉甚至腹主动脉
De Bakey Ⅱ型	夹层起源并局限于升主动脉
De Bakey Ⅲ型	夹层起源于降主动脉左锁骨下动脉开口远端，并向远端扩展，可直至腹主动脉（Ⅲa，仅累及胸降主动脉，Ⅲb，累及胸、腹主动脉）

Stanford分型	特点
Stanford A型	无论夹层起源于哪一部位，只要累及升主动脉者，称为A型（相当于De Bakey Ⅰ型和Ⅱ型）
Stanford B型	夹层起源于胸降主动脉且未累及升主动脉者称为B型（相当于De Bakey Ⅲ型）

第三站

【题干】　患者术后第5天，心电监护提示：T 36.8℃，BP 120/80mmHg，HR 82次/min，SpO_2 96%，胸部伤口敷料干燥，24h胸腔闭式引流管引流出淡红色液体约80ml，请对患者伤口进行处理。

【提示卡】　胸片提示胸腔未见明显积气积液。

【解题思路】　患者术后第3天，24h胸腔闭式引流管引流液小于200ml，色淡红，胸片提示无明显积气积液，可予以伤口换药并拔除胸腔闭式引流管。

【评分要点】

步骤	细则	备注
换药	1. 复查胸片	
	2. 向患者告知换药拔引流管相关知识并取得同意	
	3. 清洁伤口换药，拔除胸腔闭式引流管	
	4. 拔除引流管后迅速凡士林纱布覆盖，胶布固定	
	5. 拔管后观察患者反应，复查胸片	
整体评价	6. 无菌原则	
	7. 人文关怀	
	8. 配合	

（南华大学附属第一医院　任　妹　李小涛　汤石林　姚女兆　唐惠芳　唐志晗）

第五十八章　急性ST段抬高型心肌梗死

ST Segment Elevation Myocardial Infarction, STEMI

一、定义

STEMI是指急性心肌缺血性坏死，大多是在冠状动脉病变的基础上，发生冠状动脉血供急剧减少或中断，使相应的心肌严重而持久地急性缺血所致，通常原因为在冠状动脉不稳定斑块破裂、糜烂基础上继发血栓形成，导致冠状动脉血管持续、完全闭塞。

二、临床表现

1. 先兆　多数患者在发病前数日有乏力，胸部不适，活动时心悸、气急、烦躁、心绞痛等前驱症状，其中以新发心绞痛或原有心绞痛加重最为突出。

2. 症状　①疼痛：是最先出现的症状，多发生于清晨或安静时，程度较重，持续时间较长，休息及含服硝酸甘油片多不能缓解，部分患者疼痛可放射至下颌、颈部、背部上方。②全身症状：如发热、心动过速、白细胞计数增高和红细胞沉降率增快等。③胃肠道症状：恶心、呕吐、上腹胀痛、呃逆等。④心律失常：室性心律失常最多，尤其是室性期前收缩；若室性期前收缩频发、成对出现、呈短阵室性心动过速、多源性或落在前一心搏的易损期，常为心室颤动的先兆，室颤是STEMI早期，特别是入院前主要的死因。⑤低血压和休克：患者疼痛缓解而收缩压低于80mmHg，有烦躁不安、面色苍白、皮肤湿冷、脉细而快、大汗淋漓、尿量减少（$<$20ml/h）、神志迟钝甚至晕厥。⑥心力衰竭：主要是急性左心衰，出现呼吸困难、咳嗽、发绀、烦躁等症状，严重者可发生肺水肿，甚至伴发右心衰。

3. 体征　①心脏体征：心浊音界可正常或轻至中度增大；心率多增快，少数也可减慢；心尖区第一心音减弱，可出现第四甚至第三心音；少数患者起病第2～3天出现心包摩擦音；二尖瓣乳头肌功能失调或断裂时，心尖区可出现粗糙的收缩期杂音或伴收缩中晚期喀喇音；室间隔穿孔时可在胸骨左缘3～4肋间新出现粗糙的收缩期杂音伴有震颤。②血压：除极早期血压可增高外，几乎所有患者都有血压降低。③其他：可有与心律失常、休克或心力衰竭相关的其他体征。

三、诊断

当存在急性心肌损伤伴有急性心肌缺血的临床证据，且cTn值升高和/或下降、至少有1次高于99%正常参考值上限（URL）时，并至少存在以下情况之一：①心肌缺血的症状；②新发缺血性心电图改变；③新出现的病理性Q波；④影像学证据显示与缺血性病因一致的新的存活心肌丢失或新的节段性室壁运动异常；⑤血管造影和尸解检出冠状动脉血栓。

四、治疗

1. 监护和一般治疗　休息、监测、吸氧、护理、建立静脉通道。

2. 解除疼痛　①吗啡或哌替啶；②硝酸酯类药物；③β受体拮抗剂。

3. 抗血小板治疗　需联合应用包括阿司匹林和P_2Y_{12}受体拮抗剂在内的口服抗血小板药物。

4. 抗凝治疗　除非有禁忌证，所有STEMI患者无论是否采用溶栓治疗，均应在抗血小板治疗基础上常规联合抗凝治疗。

5. 再灌注心肌治疗　起病3～6h内，最多12h内，开通闭塞的冠状动脉，使得心肌得到再灌注，是STEMI最重要的治疗措施之一。①经皮冠状动脉介入治疗：若患者在救护车上或无PCI能力的医院，但预计120min内可转运至有PCI条件的医院并完成PCI，则首选直接PCI策略，力争在90min内完成再灌注；或患者在可行PCI的医院，则应力争在60min内完成再灌注。②溶栓疗法：

如果预计直接PCI时间大于120min，则首选溶栓策略。③紧急冠状动脉旁路移植术：介入治疗失败或溶栓治疗无效有手术指征者，宜争取6～8h内施行紧急CABG术，但死亡率明显高于择期CABG术。

6. 血管紧张素转换酶抑制剂或血管紧张素受体拮抗剂　有助于改善恢复期心肌的重构，减少AMI的病死率和充血性心力衰竭的发生。

7. 调脂治疗。

8. 抗心律失常和传导障碍治疗。

9. 抗休克治疗　①补充血容量；②应用升压药；③应用血管扩张剂；④其他，包括纠正酸中毒、避免脑缺血、保护肾功能，必要时使用洋地黄制剂等。

10. 抗心力衰竭治疗。

11. 右心室心肌梗死的处理　右心室心肌梗死引起右心衰竭伴低血压，而无左心衰的表现时，宜扩张血容量。

12. 其他治疗，如钙通道阻滞剂、极化液疗法等。

13. 康复和出院后治疗。

五、竞赛模拟案例

第一站

【题干】　患者，女性，68岁，因“心前区疼痛3h”于8:30入基层医院就诊。请选手做出初步处理，角色自行分工。

【提示卡1】　T 36.8℃，P 100次/min，R 20次/min，BP：左上肢160/100mmHg，右上肢165/105mmHg，左下肢185/110mmHg，右下肢180/105mmHg。（若选手测四肢血压则出示提示卡1）

【提示卡2】　T 36.8℃，P 100次/min，R 20次/min，BP 165/105mmHg。（若选手未测四肢血压则出该提示卡2）

【提示卡3】　神清，急性痛苦病容，平卧位，巩膜无黄染，颈静脉无怒张。

【提示卡4】　心界不大，心率100次/min，未闻及杂音、额外心音、心包摩擦音。

【提示卡5】　双肺呼吸音清，无啰音；腹平软，无压痛及反跳痛，肝脾未触及，下肢不肿。

【主要病史信息】　今天早晨突发心前区隐痛，疼痛较剧烈，难以耐受，同时有后背的牵涉痛，伴呼吸困难，伴心慌、出汗。口服麝香保心丸后无明显缓解，大小便未解。平时体质较差，高血压、冠心病病史数年，血压最高达180/120mmHg，长期服用硝苯地平及阿司匹林药物治疗，平时血压控制尚可，无药物食物过敏史，无抽烟酗酒史，2年前曾行冠脉造影术。否认糖尿病、脑血管疾病、消化道溃疡、肾功能不全等病史。

【解题思路】　急性胸痛查因需优先排查几大灾难性疾病，即急性心肌梗死、主动脉夹层、张力性气胸、急性肺动脉栓塞，同时亦需对急性胰腺炎/胆囊炎、消化性溃疡穿孔、心肌炎、心包炎等疾病进行鉴别，可以通过病史询问，体查、实验室检查、影像检查予以明确诊断。

【评分要点】

步骤	细则	备注
重点病史采集	1. 诱因，胸痛具体部位、性质、持续时间、加重及缓解因素，血压控制情况、冠心病类型、是否做过诊疗处理，是否携带检查资料	
体查	2. 体查（生命体征，重点完成测量四肢血压，心、肺、腹部重点体查）	
病情告知	3. 病情告知，开通绿色通道	
初步诊断	4. 急性心肌梗死可能性大	
一般处理	5. 心电监护	
	6. 吸氧	
	7. 卧床休息	

续表

步骤	细则	备注
完善检查	8. 心肌酶、肌钙蛋白、BNP、凝血功能、电解质+血糖、肝肾功能、胰淀粉酶及脂肪酶、血脂、D-二聚体、血常规、血气分析、尿常规	
	9. 床旁18导联心电图、心脏彩超、胸片	
特殊处理	10. 心内科急会诊	
整体评价	11. 无菌原则	
	12. 人文关怀	
	13. 团队配合	

第二站

【题干】　上午11:00，患者平车护送完善心脏彩超和胸片检查后返回内科病房，仍有心悸、出汗，并伴有恶心、干呕不适，请团队继续处理。

【提示卡1】　心电监护：HR 90次/min，R 18次/min，BP 150/90mmHg，SpO_2 95%。

【提示卡2】　血常规（–），尿常规（–）。

【提示卡3】　肝肾功能+凝血功能+电解质+胰酶+血糖：正常；D-二聚体0.71mg/L；血脂：HDL-C 0.91mmol/L，LDL-C 3.8mmo/L。

【提示卡4】　心肌酶：LDH 323U/L、CK 537U/L，CK-MB 56U/L；cTnT（正常范围<0.02～0.15μg/L）1.15μg/L；BNP 700pg/ml。

【提示卡5】　心电图见图58-1。

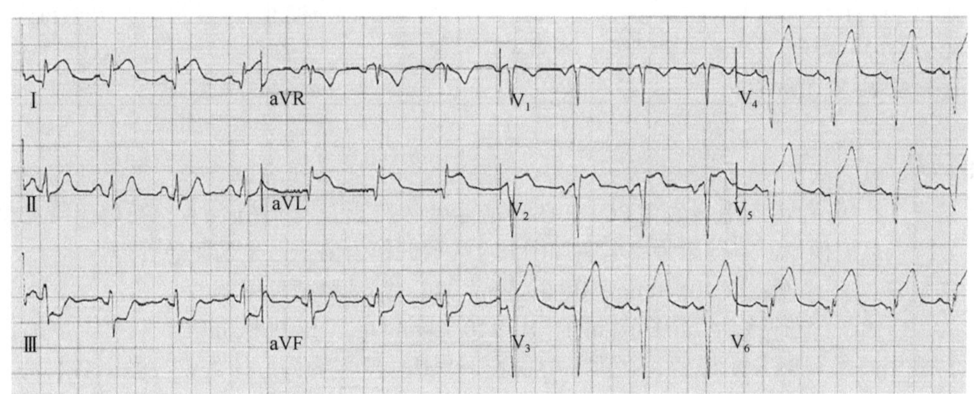

图58-1　患者心电图结果

【提示卡6】　胸片：无明显异常。

【提示卡7】　心脏彩超：左室前壁心肌运动幅度减低并运动节律欠协调。

【解题思路】　①患者具备心肌缺血的症状，心肌坏死标志物升高，心电图示V_1～V_6导联ST段弓背向上抬高，心脏彩超示：左室前壁心肌运动幅度减低并运动欠协调，诊断急性前壁+高侧壁心肌梗死成立；②在非PCI中心首诊为急性心肌梗死的患者，诊断明确后应尽早给予药物治疗，并尽快转诊至有PCI条件的医疗中心。

【评分要点】

步骤	细则	备注
追查结果	1. 重点追踪肌钙蛋白、心肌酶、18导联心电图、心脏彩超结果	
病情告知	2. 病情告知，签署病危知情同意书，开通绿色通道	
明确诊断	3. 急性前壁+高侧壁心肌梗死 Killip Ⅰ级；高血压病3级，很高危组	

续表

步骤	细则	备注
一般处理	4. 建立静脉通道	
	5. 持续吸氧	
	6. 持续心电监护	
药物治疗原则	7. 抗血小板：阿司匹林300mg嚼服、替格瑞洛片180mg（或硫酸氢氯吡格雷300mg）口服	
	8. 抗凝：普通肝素80～85U/kg 静推，15～18U/（kg·h）静滴维持	
	9. 降压：硝酸甘油泵入或静脉滴注，初始速度为5μg/min	
	10. 解除疼痛：吗啡2～4mg静脉注射或哌替啶50～100mg肌肉注射	
病情告知	11. 病情告知及转诊谈话	
	12. 尽早转至有PCI条件医院	
整体评价	13. 无菌原则	
	14. 人文关怀	
	15. 团队配合	

相关知识点总结：

心肌坏死标志物动态演变：见表58-1。

表58-1 心肌坏死标志物动态演变过程

心肌坏死标志物名称	起病后升高时间	达峰值时间	降至正常时间
肌红蛋白	2h	12h	24～48h
肌钙蛋白I（cTnI）	3～4h	11～24h	7～10d
肌钙蛋白T（cTnT）	3～4h	24～48h	10～14d
肌酸激酶同工酶（CK-MB）	4h	16～24h	3～4d

第三站

【题干】 患者转入上级医院PCI中心已完善冠脉造影及支架植入术，2h后出现心慌、胸闷，伴大汗，意识模糊，急行床旁心电图如图58-2所示，作为值班医生请紧急处理。

【提示卡1】 昏睡，R 10次/min、BP 60/40mmHg，颈动脉搏动微弱。

【提示卡2】 复律成功，R 14次/min、BP 110/70mmHg，HR 90次/min。

【解题思路】 STEMI患者，在PCI术后需要严密监护，警惕心律失常发生，各种心律失常中以室性心律失常最多，若出现室颤或室速（伴血流动力学障碍、意识障碍、急性肺水肿），立即予以电除颤或电复律治疗。

【评分要点】

步骤	细则	备注
病危告知	1. 立即测生命体征，病危告知，签署知情同意书	
	2. 启动院内急救系统，请示上级医生	
呼吸、循环支持	3. 持续吸氧	
	4. 开放静脉通路，补液，必要时使用血管活性药物（如多巴胺、去甲肾上腺素等）	
电复律	5. 心电图示室性心动过速，予以同步电复律，单相波除颤仪，能量选择100～200J	
	6. 复律成功后复测血压，监测生命体征，复查床旁心电图	
	7. 转入CCU加强监护、治疗	
整体评价	8. 无菌原则	
	9. 人文关怀	
	10. 团队配合	

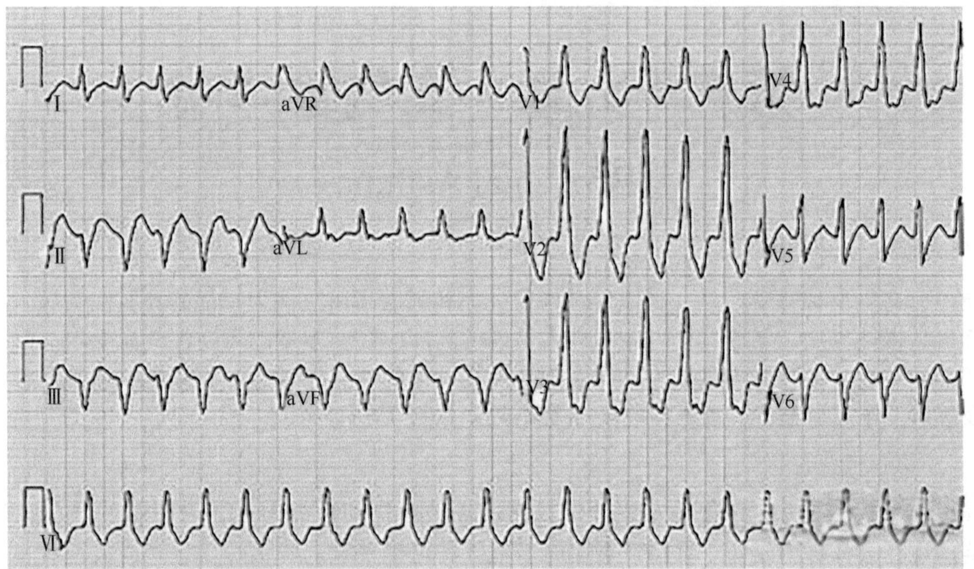

图58-2　患者床旁心电图

（南华大学附属第一医院　李小涛　任　姝　汤石林　张晶晶　唐惠芳　唐志晗）

第五十九章　支气管哮喘

Bronchial Asthma

一、定义

支气管哮喘简称哮喘，是一种以慢性气道炎症和气道高反应性为特征的异质性疾病。主要特征包括气道慢性炎症，气道对多种刺激因素呈现的高反应性，多变的可逆性气流受限，以及随病程延长而导致的一系列气道重构。临床表现为反复发作的喘息、气急、胸闷或咳嗽等症状，常在夜间及凌晨发作或加重，多数患者可自行缓解或经治疗后缓解。

二、临床表现

（1）症状：①典型症状为发作性伴有哮鸣音的呼气性呼吸困难，可伴有气促、胸闷或咳嗽。症状可在数分钟内发作，并持续数小时至数天，可经平喘药物治疗后缓解或自行缓解；②夜间及凌晨发作或加重；③某些患者，哮喘在运动时发作称之为运动型哮喘；④以咳嗽为唯一症状的不典型哮喘称之为咳嗽变异性哮喘；⑤以胸闷为唯一症状的不典型哮喘，称之为胸闷变异性哮喘。

（2）体征：①发作时典型的体征为双肺可闻及广泛的哮鸣音，呼吸音延长。②非常严重的哮喘发作，哮鸣音反而减弱，甚至完全消失，表现为“沉默肺”，是病情危重的表现。③非发作期体查可无异常发现。

三、诊断

（1）典型哮喘的临床症状和体征。

（2）可变气流受限的客观检查。①支气管舒张试验阳性；②支气管激发试验阳性；③平均每日PEF（最高呼气流量）昼夜变异率＞10%或PEF周变异率＞20%。

符合哮喘症状和体征，同时具备气流受限客观检查中的任一条，并除外其他疾病所引起的喘息、气急、胸闷和咳嗽，可以诊断为哮喘。

四、哮喘急性发作期的治疗原则

治疗目标是尽快缓解气道痉挛，纠正低氧血症，恢复肺功能，预防进一步恶化或再次发作，防治并发症。

（1）轻度：经MDI吸入SABA，在第1h内每20min吸入1～2喷。随后轻度急性发作可调整为每3～4h吸入1～2喷。效果不佳时可加用茶碱缓释片，或加用短效抗胆碱药气雾剂吸入。

（2）中度：吸入SABA（常用雾化吸入），第1h内可持续雾化吸入。联合应用雾化吸入短效抗胆碱药、激素混悬液，也可联合静脉注射茶碱类。如果治疗效果欠佳，尤其是在控制性药物治疗的基础上发生的急性发作，应尽早口服激素，同时吸氧。

（3）重度至危重度：持续雾化吸入SABA，联合雾化吸入短效抗胆碱药、激素混悬液以及静脉茶碱类药物，吸氧。尽早静脉应用激素，待病情得到控制和缓解后改为口服给药。注意维持水、电解质平衡，纠正酸碱失衡，当pH＜7.20且合并代谢性酸中毒时，应适当补碱。经上述治疗，临床症状和肺功能无改善甚至继续恶化，应及时给予机械通气治疗，其指征主要包括：呼吸肌疲劳、PCO_2≥45mmHg，意识改变（需进行有创机械通气）。此外，应预防呼吸道感染。

五、竞赛模拟案例

第一站

【题干】　患者，男性，23岁。既往有过敏性鼻炎病史。踏青赏花后出现颜面部及颈部皮肤红斑，无触痛，瘙痒感，逐渐出现胸闷、咳嗽，呼吸困难，2h后入急诊科就诊。医生接诊时发现，患者稍活动即感气促，讲话时有中断，患者情绪焦虑。请选手就现场条件予以处理，自行分工合作。

【提示卡1】　HR 110次/min、R 28次/min、BP 110/75mmHg、SpO_2 92%。

【提示卡2】　可见三凹征，双肺可闻及响亮、弥漫哮鸣音。心率110次/min，律齐。双下肢不肿。

【解题思路】　①年轻男性，春季发病，既往有过敏性鼻炎病史，赏花后出现皮疹伴气喘、呼吸困难，考虑花粉过敏所致过敏性皮炎及支气管哮喘急性发作；②根据临床表现及体征判断为急性发作期（中度）；③处置思路：予以抗过敏、解痉平喘治疗。联合雾化吸入短效抗胆碱药/β_2受体激动剂，激素混悬液，联合静脉注射茶碱类，同时吸氧。

【评分要点】

步骤	细则	备注
体查	1. 体查（生命体征、重点完成心肺部听诊、皮疹检查）	
病情告知	2. 病情告知，急诊留观	
初步诊断	3. 支气管哮喘急性发作期（中度），过敏性皮疹	
一般处理	4. 氧疗方式　鼻导管吸氧	
	5. 建立静脉通路	
	6. 抽血送检动脉血气分析、血常规、血生化	
特殊处理	7. 雾化吸入　①SABA：沙丁胺醇/特布他林；②ICS：倍氯米松/布地奈德/氟替卡松/环索奈德/莫米松；③SAMA：异丙托溴铵	
	8. 静脉注射茶碱类：氨茶碱首剂负荷剂量为4～6mg/kg，注射速度不超过0.25mg/（kg·min），维持剂量为0.6～0.8mg/（kg·h），每日最大剂量一般不超过1.0g	
	9. 密切监测患者生命体征	
整体评价	10. 无菌原则	
	11. 人文关怀	
	12. 团队配合	

相关知识点总结：

1. 哮喘急性发作期严重程度分级　①轻度：步行或上楼时气短，可有焦虑，呼吸频率轻度增加，闻及散在哮鸣音，肺通气功能和血气检查正常。②中度：稍事活动感气短，讲话常有中断，时有焦虑，呼吸频率增加，可有三凹征，闻及响亮、弥漫的哮鸣音，心率增快，可出现奇脉，使用支气管舒张剂后PEF占预计值的60%～80%，SaO_2 91%～95%。③重度：休息时感气短，端坐呼吸，只能发单字表达，常有焦虑和烦躁，大汗淋漓，呼吸频率>30次/min，常有三凹征，闻及响亮、弥漫的哮鸣音，心率增快常>120次/min，奇脉，使用支气管舒张剂后PEF占预计值<60%或绝对值<100L/min或作用时间<2h，PaO_2<60mmHg，$PaCO_2$>45mmHg，SaO_2≤90%，pH可降低。④危重：患者不能讲话，嗜睡或意识模糊，胸腹矛盾运动，哮鸣音减弱甚至消失，脉率变慢或不规则，严重低氧血症和高二氧化碳血症，pH降低。

2. 哮喘治疗药物分类

缓解性药物	控制性药物
短效β_2受体激动剂（SABA） 短效吸入型抗胆碱能药物（SAMA） 短效茶碱 全身用糖皮质激素	吸入型糖皮质激素（ICS） 白三烯调节剂 长效β_2受体激动剂（LABA，不单独使用） 缓释茶碱 色甘酸钠 抗IgE抗体 抗IL-5抗体 联合药物（如ICS/LABA）

第二站

【题干】 经急诊科留观处理2h后，患者症状未见改善，呼吸极度费力。体查：HR 135次/min、BP 142/90 mmHg、R 35次/min。吸气性三凹征阳性，胸腹矛盾呼吸，全肺可闻及弥漫性哮鸣音，心率135次/min，可扪及奇脉。请继续处理。

【提示卡】 血气分析示pH 7.34、PCO_2 48mmHg、PO_2 58mmHg、HCO_3^- 28mmol/L、SaO_2 88%。

【解题思路】 经过相关处理后，患者临床症状持续恶化，呼吸肌疲劳，低氧血症，PCO_2>45mmHg，判断为支气管哮喘急性发作（重度），应及时给予机械通气治疗，尽早静脉应用激素，注意维持水、电解质、酸碱平衡。

【评分要点】

步骤	细则	备注
病情告知及知情同意	1. 与患者或家属谈话，告病危，签署病危及气管插管知情同意书	
	2. 收住院	
血气分析	3. 立即复查动脉血气分析、血生化	
	4. 血气分析判读 呼吸性酸中毒、Ⅰ型呼吸衰竭	
呼吸支持	5. 插管前镇静 咪达唑仑/丙泊酚静脉推注	
	6. 紧急气管插管	
	7. 机械通气，正确设置参数 模式：辅助控制通气（A/C模式） 潮气量（TV）：6～8ml/kg 呼吸频率：6～8次/min 吸呼比（I∶E）∶1∶（4～5）	
特殊处理	8. 静脉使用激素：甲泼尼龙80～160mg/d	
	9. 镇静，减少呼吸功：咪达唑仑/丙泊酚泵注	
	10. 继续雾化吸入SABA、SAMA及激素混悬液，继续静脉使用茶碱类药物	
病情监测	11. 监测呼吸频率、呼吸音、血气分析、血氧饱和度情况	
整体评价	12. 无菌原则	
	13. 人文关怀	
	14. 团队配合	

第三站

【题干】 患者经治疗后病情好转出院，半月后患者就诊于门诊行肺功能（通气功能检测、肺容积检查、支气管舒张试验）检查，请指导其完成检查并判读肺功能结果，给出诊断。

【提示卡1】 肺部体查未闻及干湿性啰音。肺部X线、心脏彩超未见异常。

【提示卡2】 肺功能检查结果见表59-1。

表59-1　患者肺功能检查结果

检测指标	预计值	前次	前/预计	后次	后/预计	改善率（%）
Date-time		2020-6-7 10:15		2020-6-7 10:45		
VT（L）	0.54	0.57	105.6			
BF（1/min）	20	21.05	105.3			
MV（L/min）	10.86	11.96	110.1			
VC MAX（L）	4.32	4.25	98.4			
ERV（L）	1.36	1.29	94.9			
IC（L）	2.99	2.79	93.3			
FVC（L）	4.17	4.07	97.6	4.18	100.1	2.7
FEV 1（L）	3.28	2.47	75.3	2.78	84.8	12.6
FEV 1% FVC（%）	76.18	60.68	79.7	66.51	87.3	9.6
FEV 1% VC MAX（%）	75.93	58.12	76.5	65.41	86.1	12.5
PEF（L/s）	9.77	6.40	65.5	7.99	81.8	24.8
MMEF 25（L/s）	8.11	3.49	43.0	4.34	53.5	24.4
MMEF 50（L/s）	4.47	1.49	33.3	1.91	42.7	28.2
MMEF 75（L/s）	1.4	0.53	37.9	0.72	51.4	35.8
MMEF 75/25（L/s）	3.55	1.22	34.4	1.66	46.8	36.1
FET（s）		7.4		7.27		2.91
V backextrapol% FVC（%）		3.18		4.05		27.4
MVV（L/min）	129.9	125.07	96.3	127.8	98.4	2.18
TLC（L）	6.82	6.80	99.7			
FRC（L）	3.58	3.26	91.1			
RV（L）	2.50	2.47	98.8			
RV%TLC（%）	39.7	36.3	91.4			
DLCO SB［mmol/(min·kPa)］	8.95	8.26	92.3			
DLCO/VA［mmol/(min·kPa·L)］	1.31	1.25	95.4			
VA（L）	6.67	6.63	99.4			

【解题思路】　根据肺功能检查结果显示，得出以下特点：①FEV1，FEV1%FVC，FEV1%VC MAX均下降，提示肺通气功能下降；②PEF，MMEF50，MMEF75，MMEF75/25均下降，提示小气道阻塞；③TLC，FRC，RV，RV%TLC正常，提示肺顺应性正常；④DLCO SB，DLCO/VA，VA正常，提示肺弥散功能正常；⑤吸入万托林后FEV1改善12.6%，FEV1绝对值增量310ml，提示支气管舒张试验阳性；⑥诊断：支气管哮喘，肺通气功能下降，小气道可逆性阻塞，支气管舒张试验阳性，肺弥散及顺应性正常。

【评分要点】

步骤	细则	备注
病情告知	1. 与患者谈话，签署肺功能检查知情同意书	
	2. 核对信息　科室、姓名、性别、年龄、体重等	
	3. 核对肺功能检测项目　肺通气功能检查、肺容积检查、支气管舒张试验	
	4. 询问患者病史、吸烟史、最近用药情况，排除检查的禁忌证　①检查前停用氨茶碱＞12h；②检查前停用速效支气管舒张剂＞4h；③检查前不饮用茶和咖啡＞2h；④检查前不吸烟＞1h；⑤检查前停用激素48h	
	5. 详细解释检查步骤及注意事项，争取患者的良好配合，正确完成检查	
肺功能判读	6. 诊断　支气管哮喘，肺通气功能下降，小气道可逆性阻塞，支气管舒张试验阳性，肺弥散及顺应性正常	
	7. 告知患者检查结果及结论	

续表

步骤	细则	备注
整体评价	8. 人文关怀	
	9. 团队配合	

相关知识点总结：

1. 肺功能测定前患者准备　测定前12h不得使用氨茶碱；肺功能测定前4h不得使用沙丁胺醇、异丙托溴铵等速效支气管舒张剂；检查前至少2h不得饮用含高浓度咖啡因的饮料，如茶和咖啡；检查前至少1h不得吸烟；检查前至少48h不使用激素。

2. 支气管舒张试验　如无禁忌证，常用支气管舒张剂硫酸沙丁胺醇（储物罐气雾吸入剂）400μg吸入后20min，计算FEV1上升率及绝对增加值，FEV1较基础值上升12%，且绝对值增加200ml为支气管舒张试验阳性，提示存在可逆性的气道阻塞。

3. 支气管激发试验　常用吸入剂为乙酰甲胆碱和组胺，吸入药物后再测定肺功能，直至FEV1下降≥20%时，或出现明显不适及临床表现，或吸入最高浓度（剂量）为止。FEV1下降≥20%时，吸入药物浓度（剂量）<最高浓度（剂量）时，判断结果为阳性。激发试验阳性者应吸入速效支气管舒张剂，患者肺功能恢复正常时，试验完成。

（南华大学附属第一医院　李小涛　任　姝　汤石林　张满燕　唐惠芳）

第六十章　糖尿病酮症酸中毒

Diabetic Ketoacidosis, DKA

一、定义

以高血糖、酮症和酸中毒为主要表现，是胰岛素不足和拮抗胰岛素激素过多共同作用所致的严重代谢紊乱综合征，是最常见的糖尿病急症。酮体包括β-羟丁酸、乙酰乙酸和丙酮。

二、临床表现

（1）早期三多一少症状加重。

（2）酸中毒失代偿后，疲乏、食欲减退、恶心呕吐，多尿、口干、头痛、嗜睡，呼吸深快，呼气中有烂苹果味（丙酮）。

（3）后期严重失水，尿量减少、眼眶下陷、皮肤黏膜干燥，血压下降、心率加快，四肢厥冷。

（4）晚期不同程度的意识障碍，昏迷。

三、诊断

临床上对于原因不明的恶心呕吐、酸中毒、失水、休克、昏迷的患者，尤其是呼吸有酮味（烂苹果味）、血压低而尿量多者，不论有无糖尿病史，均应考虑到本病的可能。如血糖＞11mmol/L伴酮尿和酮血症，血pH＜7.3及（或）HCO_3^-＜15mmol/L可诊断为DKA。

四、处理原则及要点

治疗原则：尽快补液以恢复血容量、纠正失水状态，降低血糖，纠正电解质及酸碱平衡失衡失调，同时积极寻找和消除诱因，防治并发症，降低病死率。

1. 补液扩容。
2. 胰岛素治疗。
3. 纠正电解质及酸碱平衡失调。
4. 处理诱发病和防治并发症，如休克，严重感染，心力衰竭、心律失常，肾衰竭，脑水肿，急性胃扩张等，维持重要脏器功能。
5. 护理　清洁口腔、皮肤，预防压疮和继发性感染，严密监测病情变化。

五、竞赛模拟案例

第一站

【题干】　患者，男性，75岁，80kg。因“口干、多饮、多尿、消瘦2年余，加重伴呕吐、意识模糊1天”入院。请选手团队合作完成病史采集、重点体查及一般检查，给出初步诊断及处理，角色自行分工。

【提示卡1】　四测：T 38.9℃，P 90次/min，R 28次/min，BP 95/60mmHg。

【提示卡2】　意识模糊，呼吸深大，舌质干，皮肤弹性差，巩膜无明显黄染。

【提示卡3】　双肺呼吸音清晰，未闻及明显啰音；HR 90次/min，律不齐，偶有早搏，未闻及杂音，心界不大；腹软，肝、脾肋下未及；双下肢无明显水肿；病理征阴性。

【提示卡4】　今日暂未排尿排便。

【主要病史信息】　患者5年前诊断为糖尿病，间断服用消渴丸降糖治疗，1天前患者因受凉感冒后出现上腹部不适，呈持续隐痛，脐周为主，疼痛尚可耐受，伴发热、自测体温38℃，汗出后热退，伴恶心、呕吐，呕吐物为胃内容物，并有头痛、烦躁，逐步出现意识不清。无畏寒，无里急后重、无腹泻及尿频尿急尿痛等其他不适。2年前诊断为冠心病，未规律服用冠心病药物。

【解题思路】 患者5年前诊断为糖尿病，本次因受凉后出现“三多一少”症状加重，食欲减退，呕吐、腹痛、意识障碍等，需高度怀疑酮症酸中毒，同时需与糖尿病高渗性昏迷，乳酸性酸中毒，低血糖昏迷，饥饿性或酒精性酮症酸中毒等相鉴别，进行重点病史询问及体查，完善血糖、血酮体、肾功能、肝功能、电解质、血气分析、LAC、尿糖、尿酮体以及头及肺部CT、心电图等检查，追踪结果。患者皮肤轻度湿冷，血压偏低，考虑脱水，血容量不足，予以扩容补液。

【评分要点】

步骤	细则	备注
重点病史采集	1. 诱因，热型、发热持续时间、加重及缓解因素，呕吐物量、性状，意识障碍程度，是否有其他伴随症状，血糖控制情况，冠心病诊疗情况，是否携带检查资料	
体查	2. 体查（生命体征、呼吸形态，皮肤温度及湿度，心肺听诊、腹部触诊、深浅反射、神经系统定位体征）	
病情告知	3. 与家属谈话，告病重，签署病情知情同意书	
完善检查	4. 完善实验室检查：血常规、血生化、尿常规、动脉血气分析、血糖、血酮体等	
	5. 床旁心电图、头及肺部CT	
一般处理	6. 心电监护	
	7. 吸氧	
	8. 开放双管静脉通路	
	9. 插导尿管，监测尿量	
静脉补液	10. 1～2h内快速输注生理盐水1～2L	
整体评价	11. 无菌原则	
	12. 人文关怀	
	13. 团队配合	

第二站

【题干】 静脉输液2L完毕后，患者较前清醒。复测生命体征：HR 116次/min、R 20次/min、BP 98/65mmHg、SpO_2 98%（鼻导管吸氧），相关检查结果回报如下，请继续处理。

【提示卡1】 ①血常规：WBC 8×10^9/L，N 86%，L 30%，Hb 80g/L，PLT 220×10^9/L；②尿常规：GLU（++++），KET（+++）；③血电解质+肝肾功能：ALT 30U/L，AST 42U/L，K 3.0mmol/L，Na 138.6mmol/L，BUN 6.54mmol/L，Cr 55.6μmol/L，GLU 30.8mmol/L；④血酮体（+）、β-羟丁酸1.59mmol/L、LAC 2.0mmol/L；⑤血气：pH 7.14，PCO_2 39.6mmHg，PO_2 70.5mmHg，HCO_3^- 8mmol/L。

【提示卡2】 ①ECG：窦性心律，可见偶发室性早搏；②头部及肺部CT：正常。

【提示卡3】 尿量监测：50ml/h。

【解题思路】

诊断考虑：①患者血糖明显升高达30.8mmol/L，同时伴酮尿及酮血症，血pH＜7.3，血碳酸氢根＜15mmol/L，诊断糖尿病酮症酸中毒（中度）明确；②予以扩容补液、胰岛素降糖、补钾等对症支持处理。

【评分要点】

步骤	细则	备注
明确诊断	1. 追查检查结果	
	2. 糖尿病酮症酸中毒（中度）	
扩容补液	3. 建立双管静脉输液通路	
	4. 继续输注生理盐水，尽快补充血容量（前4h输注所计算失水量的1/3）	

续表

步骤	细则	备注
胰岛素	5. 负荷剂量　静脉注射短效胰岛素10～20U	
	6. 配置胰岛素泵　生理盐水50ml+胰岛素40U	
	7. 胰岛素泵速度　10ml/h［即0.1U/(kg·h)］	
补钾	8. 生理盐水500ml+10%氯化钾15ml	
病情监测	9. 监测　神志、血压、心率、电解质、渗透压、每小时尿量，每1～2h复测血糖	
整体评价	10. 无菌原则	
	11. 人文关怀	
	12. 团队配合	

相关知识点总结：

1. 酸中毒严重程度分级　①血pH＜7.3及（或）血HCO_3^-＜15mmol/L为轻度；②血pH＜7.2及（或）血HCO_3^-＜10mmol/L为中度；③血pH＜7.1及（或）血HCO_3^-＜5mmol/L为严重酸中毒。

2. 补液原则　基本原则是“先快后慢，先盐后糖”。

（1）轻度脱水不伴酸中毒者可以口服补液，中度以上的DKA患者须进行静脉补液。

（2）如治疗前已有低血压或休克，经快速输液仍不能有效升高血压，应输入胶体溶液并采用其他抗休克措施。

（3）鼓励患者喝水，减少静脉补液量；也可使用胃管灌注温生理盐水或温开水，但要分次少量缓慢灌注，避免呕吐而造成误吸，不宜用于有呕吐、胃肠胀气或上消化道出血者。

（4）补液遵循“先快后慢、先盐后糖”的原则，开始时输液速度较快，在1～2h内输入生理盐水1000～2000ml，前4h输入所计算失水量1/3的液体。24h的输液量应包括已失水量和部分继续失水量。当血糖下降至13.9mmol/L时，根据血钠情况以决定改为5%的葡萄糖或葡萄糖生理盐水，并按比例加入短效胰岛素。

（5）对于老年人及心、肾功能不全的患者，应避免补液过度，在严密监测血浆渗透压，心、肺、肾功能和血压、心率、每小时尿量、末梢循环情况、神志状态下调整补液量和速度，必要时根据中心静脉压指导治疗。

3. 胰岛素治疗原则　采用小剂量短效胰岛素治疗方案，按照0.1U/（kg·h）给药，使血清胰岛素恒定达到100～200μU/ml。可加用首次负荷剂量，静脉注射短效胰岛素10～20U，血糖下降速度以每小时降低3.9～6.1mmol/L为宜，每1～2h复测血糖；当血糖降低至13.9mmol/L时，开始输入5%的葡萄糖或葡萄糖生理盐水，并按每2～4g葡萄糖加入1U短效胰岛素，同时每4～6h皮下注射一次短效胰岛素4～6U，每4～6h复测血糖。

4. 补钾原则　①治疗前血钾低于正常，于开始胰岛素和补液治疗同时立即开始补钾；②血钾正常、尿量＞40ml/h，也立即开始补钾；③血钾正常，尿量＜30ml/h，暂缓补钾，待尿量增加后再开始补钾；④血钾高于正常，暂缓补钾。

5. 补碱原则　补碱指征为血pH＜7.1，HCO_3^-＜5mol/L，应采用等渗碳酸氢钠（1.25%～1.4%）溶液，或将5%碳酸氢钠溶液84ml加注射用水至300ml配成1.4%等渗溶液，一般仅给1～2次。

第三站

【题干】　患者在泵入胰岛素的过程中，家属自行调高胰岛素泵走速后，患者出现面色苍白、大汗，继之对外界刺激无反应，并出现呼吸暂停，请立即处理。

【提示卡1】　患者意识丧失，大动脉无搏动，呼吸停止，请继续处理。（选手给患者测完末梢血糖时出示；若选手未测血糖，则在进入本站2min后出示）

【提示卡2】　末梢血糖1.2mmol/L（未测血糖则不出示）。

【解题思路】 ①家属自行调高胰岛素泵速度后，患者出现面色苍白、大汗、意识障碍、呼吸暂停，需考虑低血糖反应，应立即测末梢血糖明确诊断；②患者发生呼吸、心搏骤停，队长迅速组织团队进行心肺复苏急救，此外根据末梢血糖测定结果应在抢救同时给予静脉注射葡萄糖处理。

【评分要点】

步骤	细则	备注
识别低血糖	1. 快速测量末梢血糖（测量完毕出提示卡1，约半分钟后出提示卡2）	
	2. 停止胰岛素泵输注	
高级生命支持	3. 队长迅速组织抢救，合理进行分工	
	4. 胸外按压：按压部位、手法、深度、频率正确	
	5. 建立高级气道：开放气道，快速进行气管插管，人工通气，通气频率10～12次/min	
	6. 除颤：快速连接除颤仪，若发现可除颤心律，立即除颤	
	7. 药物治疗 ①50%葡萄糖60～100ml静脉注射，继以10%葡萄糖静脉滴注；②肾上腺素1mg静脉推注，间隔5min重复给药	
评估	8. 每5个周期评估患者大动脉搏动及自主呼吸是否恢复	
	9. 动态复测血糖	
	10. 病情告知，补签相关文书	
整体评价	11. 无菌原则	
	12. 人文关怀	
	13. 团队配合	
备注：若选手未识别患者由低血糖诱发心跳、呼吸骤停，除颤及高级心血管生命支持药物等治疗手段均无效，直到识别并正确处理低血糖		

（南华大学附属第一医院 李小涛 任 姝 汤石林 唐惠芳）

第六十一章　急性有机磷杀虫剂中毒

Acute Organic Phosphorus Insecticides Poisoning, AOPIP

一、定义

急性有机磷杀虫剂中毒：是指有机磷杀虫剂（organic phosphorus insecticides，OPI）进入体内抑制乙酰胆碱酯酶活性，引起体内生理效应部位乙酰胆碱（ACh）大量蓄积，出现毒蕈碱样、烟碱样和中枢神经系统等中毒症状和体征，严重者常死于呼吸衰竭。

二、临床表现

1. 急性中毒

（1）毒蕈碱样症状又称M样症状。平滑肌痉挛表现为瞳孔缩小、腹痛、腹泻；括约肌松弛表现为大小便失禁；腺体分泌增多表现为大汗、流泪和流涎；气道分泌物增多表现为咳嗽、气促、呼吸困难、双肺干性或湿性啰音，严重者发生肺水肿。

（2）烟碱样症状又称N样症状。主要表现为肌纤维颤动、全身肌强直性痉挛，也可出现肌力减退或瘫痪，呼吸肌麻痹引起呼吸衰竭或停止，交感神经节节后纤维末梢释放儿茶酚胺，表现为血压增高和心律失常。

（3）中枢神经系统症状，可表现为头痛、头晕、烦躁不安、谵妄、抽搐和昏迷，有的发生呼吸、循环衰竭死亡。

（4）局部损害，如过敏性皮炎、皮肤水泡或剥脱性皮炎；污染眼部时，出现结膜充血和瞳孔缩小。

2. 迟发性多发神经病　急性重度和中度OPI（甲胺磷、敌敌畏、乐果和敌百虫等）中毒患者症状消失后2～3周出现迟发性多发神经病，表现为感觉、运动型多发性神经病变，主要累及肢体末端，发生下肢瘫痪、四肢肌肉萎缩等。目前认为可能是由于神经病靶标酯酶（NTE）老化所致，全血或红细胞胆碱酯酶（ChE）活性正常，神经-肌电图检查提示神经源性损害。

3. 中间综合征　多发生在重度OPI中毒后24～96h及ChE复能药用量不足的患者，经治疗胆碱能危象消失、意识清醒（或未恢复）和迟发性多发神经病变发生前，突然出现颈屈肌和四肢近端肌无力及第Ⅲ、Ⅶ、Ⅸ、Ⅹ对脑神经支配的肌肉无力，出现上睑下垂、眼外展障碍、面瘫和呼吸肌麻痹，引起通气障碍性呼吸困难或衰竭，可导致死亡。

三、诊断

诊断需根据以下几点进行：①OPI暴露史；②OPI相关中毒症状及体征；③全血ChE活力不同程度降低；④血、胃内容物OPI及其代谢物检测。

四、处理原则及要点

1. 迅速清除毒物　脱离中毒现场。彻底清除未被机体吸收入血的毒物，如脱去被污染衣物，肥皂水或生理盐水清洗被污染部位，洗胃及导泻等方法。

2. 紧急复苏　清除呼吸道分泌物、保持呼吸道通畅，给氧，根据病情应用机械通气；心脏停搏时，行体外心脏按压复苏。

3. 解毒药

（1）用药原则：早期、足量、联合和重复应用。

（2）ChE复活药：①氯解磷定（PAM-Cl）；②碘解磷定（PAM-I）；③双复磷。

（3）胆碱受体阻断剂：①M胆碱受体阻断剂（外周性抗胆碱能药）：如阿托品、山莨菪碱；

②N胆碱受体阻断药（中枢性抗胆碱能药）：如东莨菪碱、苯那辛、丙环定等。

（4）复方制剂：解磷注射液（每支含阿托品3mg、苯那辛3mg、氯解磷定400mg）。

4. 对症治疗　处理多种并发症：酸中毒、低钾血症、严重心律失常、脑水肿等。

5. 中间型综合征　立即给予人工机械通气。同时应用氯解磷定，积极对症治疗。

五、竞赛模拟案例

第一站

【题干】　患者，男性，45岁，60kg，农民。因误服不明液体300ml后出现腹痛，随之呕吐，伴抽搐2h入抢救室，既往体健。请选手做出初步处理，角色自行分工。

【提示卡1】　四测：T 36. 1℃，P 70次/min，R 24次/min，BP 145/87mmHg。

【提示卡2】　神志清楚，双瞳孔径约1mm，光反射迟钝。

【提示卡3】　口流涎，呼出气体有明显异味，衣服上有少量呕吐物，全身皮肤汗多，双肺可闻及少许湿啰音。心率70次/min，律齐，上腹部轻压痛，无反跳痛。四肢肌束颤动，肌张力高，病理征（±）。

【提示卡4】　毒物检测结果：乐果。

【提示卡5】　ChE活力48%。

【主要病史信息】　在家中饮用可乐瓶装的不明液体约300ml，几分钟后感上腹部剧烈胀痛，持续无缓解，伴大汗，随之恶心、呕吐，呕出胃内容物4～5口，呕吐物有刺激性气味，未见异常颜色；伴头晕、大汗，四肢可见不自主颤动，颤动幅度小，无口角歪斜，无角弓反张，持续无缓解。既往体健，本次发病后未到其他医院就诊。

【解题思路】　①中年男性，既往体健，服不明液体后急性起病，考虑急性中毒可能性大。②中毒患者优先稳定呼吸、循环，再进行解毒等其他处理；快速测量生命体征；快速问诊及快速重点体查获得诊疗线索。③患者具备M样、N样症状，需高度怀疑有机磷中毒。④有机磷中毒处理原则：稳定呼吸循环—迅速清除毒物—解毒药运用—对症处理。

【评分要点】

步骤	细则	备注
重点病史采集	1. 腹痛具体部位、性质、持续时间、加重及缓解因素，呕吐物量、性状、气味，抽搐的程度、是否有其他伴随症状，是否已终止，是否做过诊疗处理，是否有携带误服的不明液体	
体查	2. 生命体征、重点检查瞳孔、皮肤、口腔气味、腹部触诊	
病重告知	3. 病重告知，签署知情同意书	
一般处理	4. 心电监护	
	5. 吸氧	
	6. 开放静脉通路	
	7. 更换衣服、清理呕吐物、清洁皮肤	
完善检查	8. 胆碱酯酶活力、血毒物检测、血常规、血生化	
	9. 床旁心电图、头颅CT	
特殊处理	10. 洗胃（可用清水），胃液送毒物分析	
	11. 解毒药运用（氯解磷定1.0g肌注或静脉注射、阿托品5mg静脉注射）	
整体评价	12. 无菌原则	
	13. 人文关怀	
	14. 团队配合	

相关知识点总结：

1. 中毒分级

（1）轻度：仅有M样症状，ChE活力50%～70%。

（2）中度：M样症状加重，出现N样症状，ChE活力30%～50%。

（3）重度：具有M、N样症状，并伴有肺水肿、抽搐、昏迷、呼吸肌麻痹和脑水肿，ChE活力30%以下。

2. 常见解毒药物用法用量见表61-1。

表61-1　常见有机磷杀虫剂解毒药物用法用量

解毒药物	中毒分级			用法
	轻度	中度	重度	
氯解磷定（g）	0.5～0.75	0.75～1.5	1.5～2.0	肌注/静脉注射
阿托品（mg）	2～4	5～10	10～20	肌注/静脉注射
碘解磷定（g）	0.4	0.8～1.2	1.0～1.6	静脉注射

3. 中毒早期不宜输入大量葡萄糖、维生素C，影响胆碱酯酶活力恢复；氨茶碱、吗啡可使中毒症状加重，应禁用。

4. 洗胃操作时，若高度疑诊某毒物中毒，但又无法明确其性质时，选择清水洗胃；若已明确中毒物性质，可针对性选择洗胃液。

第二站

【题干】　患者经处理后目前病情好转，神志转清楚，双侧瞳孔左：右=4mm：4mm，光反射正常；口腔分泌物消失，颜面潮红，皮肤干燥。体查：肺部湿啰音消失，心率110次/min。住院第3天患者突然出现眼睑下垂、抬头无力、四肢近端肌力减退，继而出现胸闷、言语无力、呼吸困难、呼吸6次/min，浅慢及不规则。请团队予以继续处理。

【提示卡】　ChE活力25%。

【解题思路】　①患者乐果中毒第3天，在中毒症状减轻后出现眼睑下垂、抬头无力、四肢近端肌力减退，继而出现胸闷、言语无力、呼吸困难、呼吸浅慢及不规则，提示出现中间综合征；②中间综合征发生时，患者会出现呼吸肌麻痹，引起通气障碍性呼吸困难或衰竭，可导致死亡，应立即气管插管，进行机械通气；③同时给予足量氯解磷定，反复多次给药，复测ChE，至其活力达50%～60%或以上。

【评分要点】

步骤	细则	备注
病危告知	1. 复查血ChE活力	
	2. 告病危，与家属谈话，签署病危及气管插管知情同意书	
呼吸支持	3. 紧急气管插管	
	4. 机械通气，正确进行参数设置	
解毒药使用	5. 氯解磷定1.0g肌内注射，反复多次，连用2～3天	
完善相关检查	6. 查周围神经肌电图	
	7. 动态复查胆碱酯酶活力	
整体评价	8. 无菌原则	
	9. 人文关怀	
	10. 团队配合	

相关知识点总结：

1. 阿托品化指征　①皮肤干燥，甚至面色潮红；②患者轻度至中度烦躁；③瞳孔较前逐渐扩大、不再缩小，直径4～5mm但对光反应存在；④心率加快而有力，100～120次/min；⑤体温37～38℃，无高热；⑥流涎、流涕停止或明显减少，肺部啰音明显减少或消失。

2. 阿托品中毒指征　①瞳孔散大，直径＞6mm且对光反应消失；②心率过快＞140次/min，或由快变慢，血压下降；③高热>39℃；④神志模糊、狂躁不安、惊厥、抽搐、昏迷；⑤肺部湿啰音曾经减少或消失后再次出现，或者在阿托品未减量的情况下肺部啰音加重；⑥腹胀、腹痛、尿潴留等。

第三站

【题干】 患者经口气管插管机械通气治疗7天后，现病情好转，神志清楚，呼吸肌力基本恢复，四肢肌力4级，无肺部感染及缺氧表现，患者家属拒绝气管切开术，要求尽早拔除气管插管，拟撤机，请予以处理。

【解题思路】 ①患者病情好转，呼吸肌力基本恢复，四肢肌力4级，无肺部感染及缺氧表现，基本达到撤呼吸机的条件，但为避免病情反复，应撤离呼吸机后保留气管插管1～2天观察，但家属拒绝气管切开及要求尽早拔管，故采取有创-无创序贯呼吸支持治疗比较合适。②无创正压通气模式选择：患者呼吸肌恢复不完全，可出现呼吸肌疲劳，容易导致低通气量；无肺部感染及缺氧表现，不需要高浓度氧支持；神志清楚，有自身气道保护能力。故可采用低中氧浓度下连续气道正压通气（CPAP）模式行无创正压通气。

【评分要点】

步骤	细则	备注
序贯呼吸支持	1. 拔除气管插管导管	
	2. 选择无创正压通气	
	3. 模式及参数设置：CPAP模式，氧浓度40%，PS 8cmH_2O	
	4. 重点监测项目：神志，呼吸，氧饱和度，呼吸机潮气量、漏气量，咳嗽、咳痰，腹胀情况	
	5. 复查血气分析	
整体评价	6. 无菌原则	
	7. 人文关怀	
	8. 团队配合	

（南华大学附属第一医院 李小涛 任 妹 姚女兆 汤石林 唐惠芳）

第六十二章　创　　伤

Trauma

一、定义

狭义的创伤是指机械性致伤因素作用于人体所造成的组织结构完整性的破坏或功能障碍；而广义上讲，物理、化学、心理等因素对人体造成的伤害也可称为创伤。创伤分类如下。

1. 按致伤机制分类　挫伤、擦伤、刺伤、切割伤、挤压伤、撞击伤、火器伤等。

2. 按受伤部位分类　头部伤、颌面部伤、颈部伤、胸（背）部伤、腹（腰）部伤、骨盆伤、脊柱脊髓伤、四肢伤和多发伤等。

3. 按伤后皮肤或黏膜完整性分类　闭合伤、开放伤（贯通伤、盲管伤）。

4. 按伤情轻重分类　轻度、中度和重度伤。

二、诊断

1. 受伤史　①了解致伤原因，明确创伤类型、性质和程度；对于暴力作用致伤，还应了解暴力的大小、着力部位、作用方式（直接或间接）、作用持续时间、受伤的体位等。②伤后表现及演变情况。③伤前情况，如饮酒、服药史、疾病史、过敏史等。

2. 体格检查

（1）初步检查（初次评估）：快速判断是否存在威胁生命和肢体安全的状态，通常按照“ABCDEF”的顺序进行检查：A（airway）气道是否通畅；B（breathing）呼吸是否正常，是否有张力性气胸或开放性气胸；C（circulation）判断有无致命性大出血和失血性休克等；D（disability）中枢神经系统有无障碍；E（exposure/environment）是指暴露患者的身体，以利全面充分估计病情，并评估现场救治环境是否安全；F（fracture）评估有无骨折。

（2）详细检查（二次评估）：可按照“CRASH PLAN”的检诊程序，即心脏、呼吸、腹部、脊柱、头颅、骨盆、肢体、动脉和神经的顺序检查。

（3）伤口检查：注意伤口形状、大小、边缘、深度及污染情况、出血的性状、外露组织、异物留存及伤道位置。

3. 辅助检查

（1）实验室检查：常规检查，如血、尿常规，电解质、肾功能、血尿淀粉酶等。

（2）穿刺和导管检查：如诊断性胸穿、腹穿、心包穿刺、留置导尿管等。

（3）影像学检查：如X线平片检查有无骨折、血气胸、腹腔积气等；CT诊断颅脑损伤及腹部有无实质脏器损伤及腹膜后损伤等；超声判断胸、腹腔有无积血等。

三、处理原则及要点

1. 第一时间必须寻找和解除危及生命的损伤　主要包括心跳、呼吸骤停，窒息、大出血、张力性气胸和休克等。

常用的急救技术主要有：复苏、通气、止血、包扎、固定和搬运等。

2. 改变诊疗模式　由平时的诊断→治疗，变为抢救→诊断→治疗。

3. 遵循“救命第一，保存器官、肢体第二、维护功能第三”的原则。

4. 批量伤员救治需要进行检伤分类　批量伤员处理的优先顺序一般分为四类：①危重患者（第一优先）——红色标记；②重症患者（第二优先）——黄色标记；③轻症患者（第三优先）——绿色标记；④死亡或濒死者（第四优先）——黑色标记。

四、竞赛模拟案例

第一站

【题干】　患者，女性，50岁，车祸伤及头部致头痛、呕吐，左侧髋部疼痛，左下肢活动受限3h入院。请选手就现场条件予以处理，自行分工合作。

【主要病史信息】　患者3h前骑自行车在马路上与迎面驶过来的大货车相撞，当时枕部及臀部先后着地，伤后诉前额部头痛明显，枕部胀痛，伴有头晕、呕吐，呕吐物为胃内容物，呈非喷射性。无鼻腔、外耳道流血，无肢体抽搐、大小便失禁、昏迷等。左侧髋部疼痛明显，左下肢活动不能。

【提示卡1】　T 36.3℃，P 61次/min，R 21次/min，BP 140/90mmHg。

【提示卡2】　神志清晰，瞳孔对光反射灵敏。格拉斯哥昏迷评分GCS14（3+5+6）。

【提示卡3】

1. 无致命性出血，气道无喘鸣、无鼾音，呼吸对称，血压140/90mmHg。

2. 全身快速重点体查　①无眶周淤血，脑脊液耳、鼻漏；②枕后有压痛；③颈静脉无怒张，气管居中；④呼吸对称，胸廓挤压征（–），双肺呼吸音清晰；⑤心脏听诊无异常；⑥骨盆挤压征、分离试验（–）；⑦腹部无脏器脱出，腹部无膨隆，无压痛；⑧双上肢无畸形及活动障碍、感觉无异常；⑨左侧髋部压痛，左下肢缩短、外旋畸形；右下肢无畸形及活动障碍，感觉无异常。

3. 专科体查　眼球各向运动正常；瞳孔对光反射灵敏；肌张力正常，右上、下肢肌力5级，左下肢肌力检查因疼痛不能配合；脑膜刺激征（–），病理反射未引出。

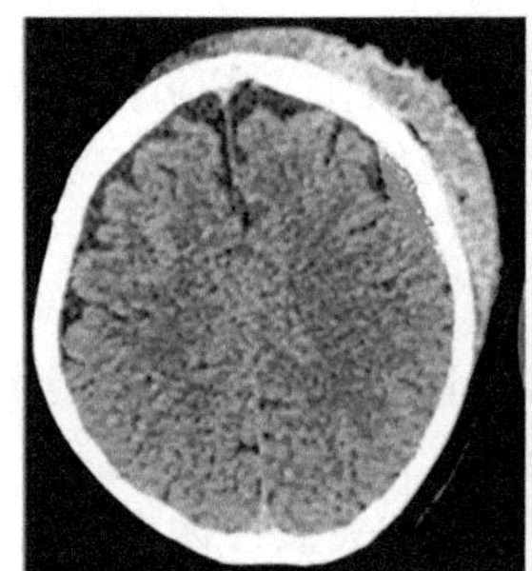
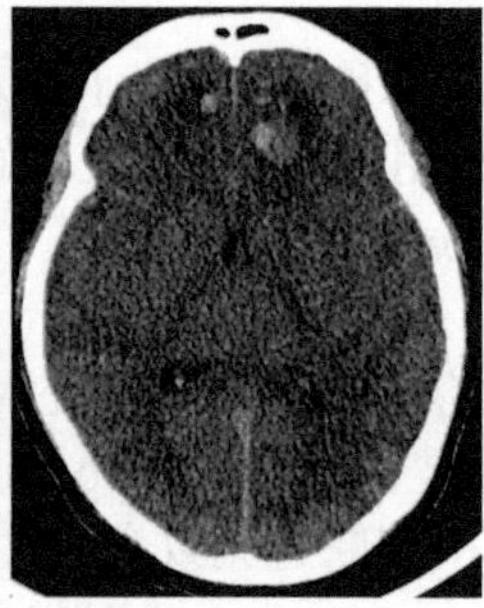

图62-1　患者头部CT结果

【提示卡4】　外院头部CT见图62-1。

【提示卡5】　外院髋部X线见图62-2。

【解题思路】　①患者系车祸外伤，目前神志尚清醒，进行重点病史询问，关键在于了解受伤机制、受伤的主要部位。②进行重点体查，首先看有无致命性出血，气道、呼吸、循环是否异常，其次快速重点检出其他部位的可能合并伤，再次进行神经系统专科体查：格拉斯哥昏迷评分、眼球运动、瞳孔、肌力肌张力、脑膜刺激征及病理征。③结合病史、体查及CT，初诊考虑：a.颅脑外伤：双侧额叶脑出血、头皮血肿；b.左侧股骨颈骨折，因患者存在颅脑损伤，应在严密监测下予以相关对症支持处理，股骨颈骨折暂时行皮/骨牵引保守处理，待颅脑损伤病情稳定后再行手术处理。

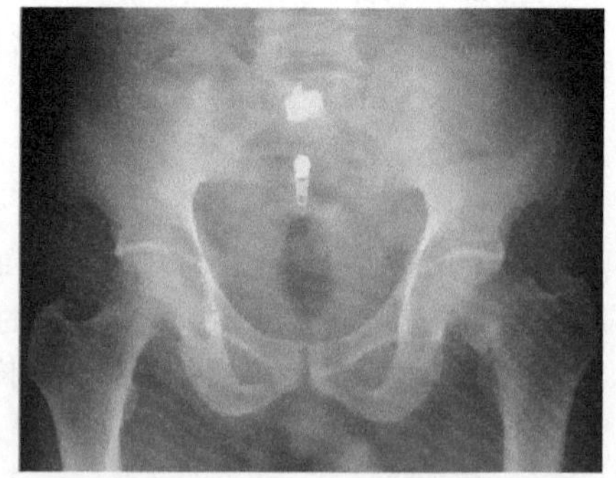

图62-2　患者髋部X线片

【评分要点】

步骤	细则	备注
病史采集	1. 了解受伤机制，受伤部位，伤后表现及演变情况	
体格检查	2. 生命体征，重点评估有无致命出血、气道、呼吸、循环是否异常，全身检查、神经系统、下肢专科检查	
病情告知	3. 病情告知，收神经外科住院	
初步诊断	4. ①颅脑外伤：双侧额叶脑出血、头皮血肿；②左侧股骨颈骨折	
一般处理	5. 氧疗方式　鼻导管吸氧	
	6. 心电监护	
	7. 建立静脉通路	

续表

步骤	细则	备注
完善检查	8. 血常规、肝肾功能、凝血功能、肝炎免疫抗体、HIV+梅毒抗体、血型鉴定	
	9. 心电图、腹部B超	
	10. 动态复查头颅CT	
特殊处理	11. 脱水降颅压 20%甘露醇250ml，静脉滴注 q8h，调节滴数（30min内滴完）	
	12. 预防应激性溃疡 PPI/H_2受体拮抗剂 静脉滴注	
	13. 剃头备皮，随时做好急诊手术准备	
	14. 头皮血肿穿刺，帽状包扎	
会诊	15. 骨科会诊	
	16. 左下肢皮牵引	
整体评价	17. 无菌原则	
	18. 人文关怀	
	19. 团队配合	

相关知识点总结：

1. 多发伤患者首先要明确危及生命的伤情，确保气道通畅，呼吸、循环稳定后，再行全身重点体查，快速检出所有可能的合并伤。

2. 体格检查 对生命体征平稳者，可做进一步仔细检查；伤情较重者，可先着手急救，在抢救中逐步检查。

3. 颅脑损伤的患者需重点关注神志、瞳孔及头部CT的动态变化过程。伤后6～8h以内的CT检查如为阴性，不能排除发生颅内血肿可能，多次复查有利于早期发现迟发性血肿。

4. 颅脑外伤患者通常都会出现创伤性脑水肿，伤后30min即出现血管源性脑水肿，见于脑挫裂伤周围，伤处6～24h水肿达到高峰。

5. 颅脑损伤急性期处理

（1）轻型：GCS评分13～15分，意识障碍不到20min。

1）密切观察24h或更长时间。

2）观察意识、瞳孔、生命体征及神经系统体征的变化。

3）颅骨X线摄片，必要时应行头颅CT检查。

4）对症处理。

5）向家属说明有迟发性颅内血肿及其他病情变化的可能。

（2）中型：GCS评分9～12分，意识障碍不超过6h。

1）一般须首先行头颅CT检查，若无原发脑损伤和颅内血肿，一般应密切观察48～72h以上。

2）观察意识、瞳孔、生命体征及神经系统体征的变化。

3）对症处理。

4）有病情变化时，复查头部CT，做好随时手术的准备。

（3）重型：GCS评分3～8分，意识障碍超过6h。

1）须在重症监护病房（ICU）进行密切的神经外科监测和抢救。

2）观察意识、瞳孔、生命体征及神经系统体征的变化。

3）保证呼吸道通畅，维持良好的周围循环和脑灌注压，以及内环境稳定。

4）有手术指征者早手术；已有脑疝时，先予以20%甘露醇溶液250ml及呋塞米40mg静脉推注，立即手术。

5）监测颅压、中心静脉压、电解质和酸碱平衡、脑电生理以及其他特殊监测，需要时复查头部CT。

6）积极处理高热、躁动、癫痫等，有颅压增高表现者，给予脱水治疗。

7）注重昏迷的治疗与护理，营养支持，防治相关并发症。

6. 格拉斯哥昏迷评分　见表62-1。

表62-1　格拉斯哥昏迷评分

睁眼反应	评分	语言反应	评分	运动反应	评分
自动睁眼	4	回答正确	5	遵嘱动作	6
呼唤睁眼	3	回答错误、不切题	4	刺痛定位	5
刺痛睁眼	2	说出单个字	3	刺痛回缩肢体	4
不睁眼	1	只能发声音	2	刺痛屈曲反应	3
		无言语	1	刺痛伸展反应	2
				无反应	1

7. 脑水肿的治疗

（1）脱水疗法：适用于病情较重的脑挫裂伤，有颅内压增高的表现。常用药物有：甘露醇、甘油果糖、呋塞米及白蛋白等。

1）20%甘露醇按每次0.5～1.0g/kg（成人每次125～250ml）静脉快速滴注，于15～30min内滴完，依病情轻重每6、8或12h重复1次。

2）20%甘露醇与呋塞米联合应用。

3）甘油果糖250ml静脉滴注，每8～12h 1次（成人）。

4）白蛋白与呋塞米联合应用。

（2）激素：不常规使用糖皮质激素治疗脑水肿，更不能大量和长期滥用激素。

（3）钙拮抗剂：脑挫伤早期使用钙拮抗剂能减轻脑水肿，改善脑血管痉挛，减少氧自由基的生产，临床常用尼莫地平。

（4）其他：包括巴比妥类药物治疗、亚低温治疗和氧自由基清除剂的使用。

8. 头皮血肿的处理

1）血肿较小者，可加压包扎头部。

2）血肿较大且凝血功能正常时，备皮，严格皮肤消毒后穿刺抽吸血肿，再加压包扎头部。

3）对已有感染的血肿，需切开头皮引流感染灶。

第二站

【题干】　入院4h后，患者神志改变，并出现剧烈头痛、呕吐，再次输注20%甘露醇250ml后，头痛无改善，请团队配合予以继续处理。

【提示卡1】　BP 180/100mmHg、R 20次/min、P 110次/min。

【提示卡2】　神志浅昏迷，双侧瞳孔左：右=4mm：4mm，对光反射消失。

【提示卡3】　复查头部CT，如图62-3。

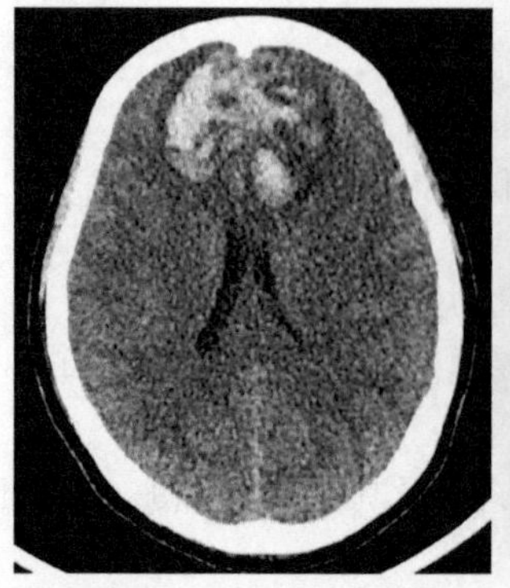
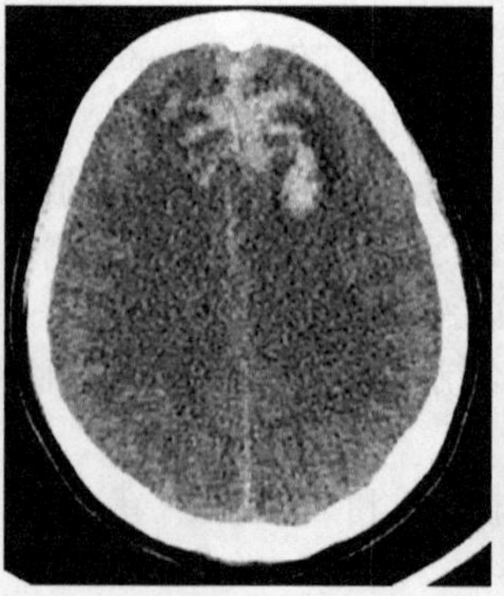
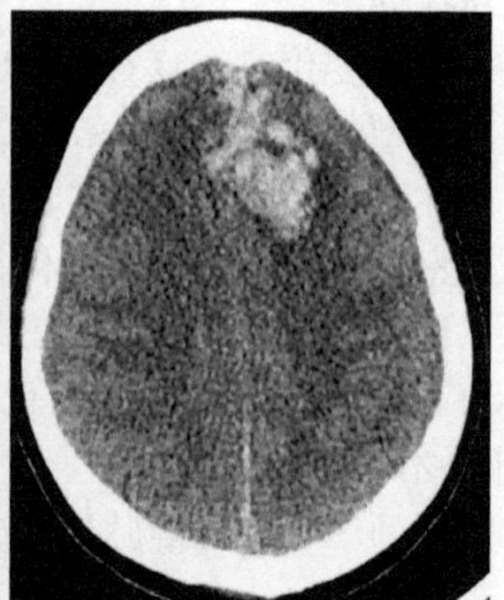

图62-3　患者头部CT复查结果

【解题思路】　患者出现头痛加剧、呕吐、神志昏迷等一系列颅高压表现，内科保守治疗无效，且头颅CT提示额叶出血量进一步增多，具备手术指征，可行开颅血肿清除+去骨瓣减压术，手术前完善相关术前准备。

【评分要点】

步骤	细则	备注
病情告知及知情同意	1. 与家属交代病情，告病重，请示上级医生，签署病重知情同意书及手术知情同意书	
术前准备	2. 禁饮禁食	
	3. 备皮已完成	
	4. 插导尿管	
	5. 皮试　头孢曲松	
	6. 预防性抗感染　头孢曲松2.0+生理盐水100ml术前30min静脉滴注	
	7. 交叉合血+配血，做好输血准备	
消毒铺单	8. 切口选择　冠状切口	
	9. 头部手术消毒铺单	
整体评价	10. 无菌原则	
	11. 人文关怀	
	12. 团队配合	

相关知识点总结：

1. 开放性脑损伤的手术原则是尽早行清创缝合术，使之尽早成为闭合性脑损伤。清创缝合术应争取在伤后6～8h内进行；在应用抗菌药物的前提下，早期清创的时限可延长到72h。

2. 闭合性脑损伤手术的主要目的是针对颅内血肿或重度脑挫裂伤合并脑水肿引起的颅压增高和脑疝。其次为颅内血肿引起的局灶性脑损害。

3. 常用的手术方式　①开颅血肿清除术；②去骨瓣减压；③脑室引流术（脑室内出血）；④钻孔引流术，针对慢性硬脑膜下血肿和慢性硬脑膜下积液。

第三站

【题干】　术后第4天，患者出现嗜睡、畏寒、发热，体温最高38.9℃，持续不退，伴严重头痛、颈项强直，躁动不安，肺部CT未见明显异常，头部CT复查如图62-4，请予以继续处理。

【提示卡1】　伤口红肿、渗出，引流管已拔除。

【提示卡2】　脑脊液黄色浑浊，测压200mmHg。

【提示卡3】　腰穿脑脊液培养为金黄色葡萄球菌。

【解题思路】　患者术后第4天出现持续发热，体温大于38.5℃；伴头痛、颈项强直，手术切口红肿、渗出，需高度疑诊"伤口感染伴颅内感染"，为进一步明确诊断，需要完善血、伤口分泌物、脑脊液细菌培养+药敏试验，切口每日清创换药，明确感染灶及致病菌后选择敏感抗菌药物治疗。

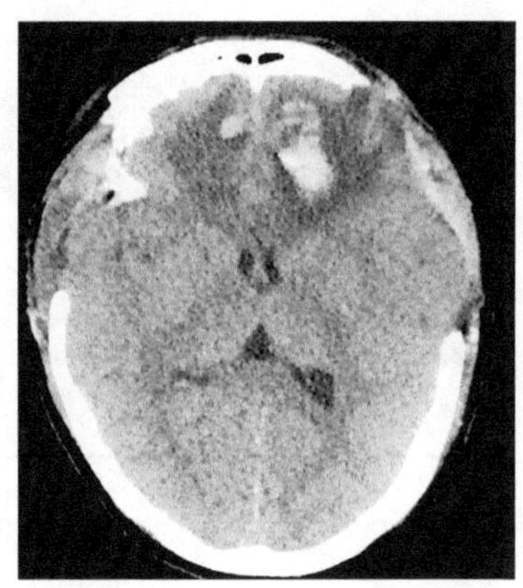

图62-4　患者术后头部CT结果

【评分要点】

步骤	细则	备注
病情告知及知情同意	1. 与患者家属病情谈话，签署腰椎穿刺术知情同意书	
完善检查	2. 静脉采血　双臂双管血细菌培养+药敏试验	
	3. 静脉采血　血常规、PCT、CRP、肝肾功能、凝血功能	
伤口换药	4. 伤口清创换药	
	5. 取分泌物完善细菌培养+药敏试验	

续表

步骤	细则	备注
腰椎穿刺	6. 穿刺前脱水降颅压：20%甘露醇125ml 快速静脉滴注	
	7. 临时镇静：安定/咪达唑仑/丙泊酚 静脉推注	
	8. 腰椎穿刺+测压术（术中发现脑脊液压力增高，需脱水降颅压后，方可放出脑脊液）	
	9. 脑脊液细菌培养+药敏试验	
药物治疗	10. 先选择广谱抗菌药物治疗，后根据脑脊液细菌培养结果，选择敏感抗菌药物治疗	
病情监测	11. 监测神志、瞳孔、呼吸、血压情况	
整体评价	12. 无菌原则	
	13. 人文关怀	
	14. 团队配合	

相关知识点总结：

1. 术后颅内感染诊断标准 ①有高热、头痛、颈项强直等颅内感染的症状和体征；②脑脊液培养阳性；③影像学或再次手术证实有脑脓肿；④有脑脊液漏等明确的感染原因。

2. 术后高度怀疑颅内感染情况 ①术后发热，高于38.5℃；②颈项强直；③术后有引流管脱落、滑出等；④术后出现脑脊液耳漏、鼻漏等。

3. 术后颅内感染常见细菌 ①革兰氏阳性球菌：金黄色葡萄球菌、表皮葡萄球菌，大多对万古霉素敏感；②革兰氏阴性杆菌：铜绿假单胞菌、肺炎克雷伯菌、大肠埃希菌，大多对碳青霉烯类敏感。

4. 脑脊液常见鉴别诊断见表62-2。

表62-2 脑脊液常见鉴别诊断

脑脊液类别	压力（mmH_2O）	外观	蛋白质定量（g/L）定性	葡萄糖（mmol/L）	氯化物（mmol/L）	细胞计数及分类（$\times 10^6$）	致病菌
正常人	70～180	透明	0.2～0.4（-）	2.5～4.5	120～130	（0～8）以淋巴细胞为主	（-）
化脓性	↑↑↑	浑浊，脓性，可有脓块	↑↑↑ +++	↓↓↓	↓	显著增高，>1000，以中性粒细胞为主	细菌培养可见细菌
结核性	↑↑	浑浊，呈毛玻璃样，静止后有薄膜形成	↑↑ +～+++	↓↓	↓↓	增加，数十到数百，以淋巴细胞为主	抗酸染色可见抗酸杆菌
病毒性	↑	清晰或微浑	↑ +～++	正常或稍高	正常	增加，数十或数百，以淋巴细胞为主	细菌培养（-）
隐球菌	↑↑	微浑或淡黄色	↑ +～++	↓↓	↓↓	增加，多在100左右，以淋巴细胞为主	墨汁染色检出隐球菌

（南华大学附属第一医院 梁路昌 刘 宇 汤石林 任 姝 姚女兆）

第六十三章　子　　痫

Eclampsia

一、定义

子痫是子痫前期基础上发生不能用其他原因解释的抽搐。通常产前子痫较多，产后48h约占25%。子痫抽搐进展迅速，是造成母儿死亡的最主要原因，应积极处理。

二、临床表现

前驱症状短暂，表现为抽搐、面部充血、口吐白沫、深昏迷；随之深部肌肉僵硬，很快发展成典型的全身高张阵挛惊厥、有节律的肌肉收缩和紧张，持续约1～1.5min，其间患者无呼吸动作；此后抽搐停止，呼吸恢复，但患者仍昏迷，最后意识恢复，但易激惹、烦躁。

三、处理原则及要点

1. 子痫急诊处理　保持气道通畅，维持呼吸、循环功能稳定，密切观察生命体征，留置导尿并记录尿量等，避免声、光等刺激。预防坠地外伤、唇舌咬伤。

2. 控制抽搐　硫酸镁是治疗子痫及预防复发的首选药物，子痫患者产后需继续应用硫酸镁24～48h。

3. 降低颅压　20%甘露醇250ml快速静脉滴注降低颅内压。

4. 控制血压　当收缩压持续≥160mmHg，舒张压≥110mmHg时要积极降压以预防脑血管并发症。

5. 纠正缺氧和酸中毒　面罩和气囊吸氧，必要时给予4%碳酸氢钠纠正酸中毒。

6. 终止妊娠　一旦抽搐控制后即可考虑终止妊娠。

四、竞赛模拟案例

第一站

【题干】　患者，36岁，G2P0，孕33周，因头痛、视物模糊1周，加重1天入院。请接诊。

【主要病史信息】　农村患者，G2P0，人工流产1次，既往无高血压、癫痫病史。孕期未产检，血压不明。近1周感头痛，不剧，视物模糊，无恶心、呕吐，无晕厥，无蛋白尿、少尿，无抽搐，无上腹部疼痛等其他不适。自认为“感冒”未重视，未就诊。昨日患者自觉头痛较前明显加重，无呕吐，无腹痛及阴道流血流液，遂至我院就诊。

【提示卡1】　T 36.3℃，P 101次/min，R 21次/min，BP 180/110mmHg，心肺听诊心率稍快，余无异常，腹隆起，如孕8个月大小。

【提示卡2】　专科体查：宫高32cm，腹围95cm，头先露，未入盆，胎心率132次/min，无宫缩，骨盆外测量IS、IC、EC、TO分别为24、26、19、9cm。身高：157cm，体重78kg。

【提示卡3】　胎心监测：NST正常。

【提示卡4】　血常规正常。

【提示卡5】　凝血功能正常。

【提示卡6】　肝肾功能：白蛋白28g/L、电解质正常。尿常规：尿蛋白+++。

【提示卡7】　心电图正常。

【提示卡8】　腹部B超：宫内妊娠，头位，单活胎，双顶径：8.1cm。

【提示卡9】　眼底检查结果见图63-1。

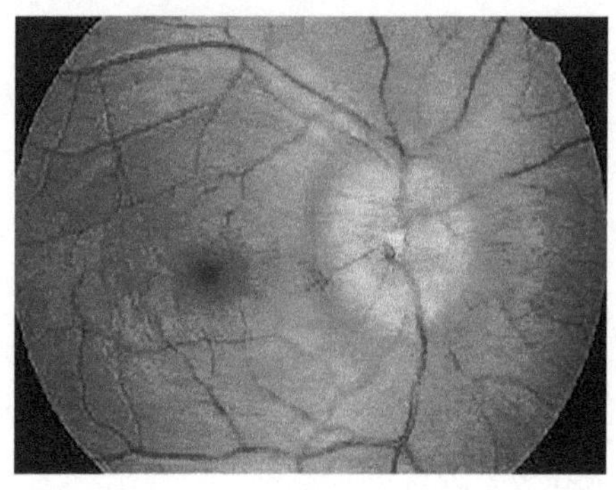
图63-1 患者眼底检查结果

【解题思路】①高龄初产妇，未规律产检，以“头痛、视物模糊”为主诉就诊，需高度怀疑高血压病。②病史采集重点询问妊娠前有无高血压、肾病、糖尿病、系统性红斑狼疮、血栓性疾病等病史，有无妊娠期高血压疾病家族史；了解此次妊娠后血压增高、蛋白尿、头痛、视力模糊，上腹部疼痛，少尿，抽搐等症状出现的时间及严重程度。③体查：除生命体征、心肺腹、双下肢等检查外，重点关注专科检查：宫高、腹围、四步触诊、骨盆外测量。④处理上予以监测、降压、促胎肺成熟（一旦病情进展，及时终止妊娠）。

【评分要点】

步骤	细则	备注
重点病史采集	1. 询问有无引起血压升高的基础疾病，了解血压增高、蛋白尿、头痛、视物模糊等症状出现的时间和严重程度	
体查	2. 先行生命体征、心肺腹、双下肢检查，待血压平稳后测宫高、腹围、四步触诊、骨盆外测量	
病重告知	3. 病重告知，签署知情同意书	
一般处理	4. 心电监护	
	5. 吸氧（间歇性吸氧）	
	6. 胎心监护	
完善检查	7. 血常规、尿常规、随机尿蛋白/肌酐、24h尿蛋白定量、肝肾功能、凝血功能	
	8. 心电图、产科B超、必要时头部核磁、眼底检查、腹部B超	
诊断	9. ①G2P0宫内妊娠33周单活胎；②重度子痫前期	
特殊处理	10. 降压 首选口服，无法有效降压时可改静脉用药。拉贝洛尔：①静脉注射，初始剂量20mg，10min后若无有效降压，剂量加倍，最大单次剂量80mg，直至血压控制，每天最大剂量220mg。②静脉滴注，50～100mg加入5%葡萄糖注射液250～500ml，根据血压调整滴速，待血压控制后改口服	
	11. 解痉 静脉用药：负荷剂量硫酸镁4～6g，溶于25%葡萄糖注射液20ml静脉推注（15～20min），或溶于5%葡萄糖注射液100ml快速静脉滴注（15～20min），继而硫酸镁溶液1～2g/h静脉滴注维持	
	12. 促胎肺成熟 地塞米松6mg im q12h × 4次（倍他米松12mg im，24h后重复1次）	
整体评价	13. 无菌原则	
	14. 人文关怀	
	15. 团队配合	

相关知识点总结：

1. 子痫前期主要与慢性肾炎相鉴别，妊娠前已存在慢性肾炎病变者，妊娠期常可发现蛋白尿，重者可出现管型、肾功能损害，伴有持续性血压升高，眼底可有肾炎性视网膜病变。还应与妊娠合并慢性高血压相鉴别，后者在妊娠前已存在高血压疾病。

2. 妊娠高血压综合征分类

（1）妊娠期高血压：妊娠20周后出现高血压，收缩压≥140mmHg和（或）舒张压≥90mmHg，于产后12周内恢复正常；尿蛋白（－）；产后方可确诊。

（2）子痫前期：妊娠20周后出现收缩压≥140mmHg和（或）舒张压≥90mmHg，伴有尿蛋白≥0.3g/24h，或随机尿蛋白（＋）。或虽无蛋白尿，但合并下列任何一项者：①血小板减少（＜100×10^9/L）；②肝功能损害（血清转氨酶水平为正常值2倍以上）；③肾功能损害（血肌酐水平大于1.1mg/dl或为正常值2倍以上）；④肺水肿；⑤新发生的中枢神经系统异常或视觉障碍。

（3）子痫：子痫前期基础上发生不能用其他原因解释的抽搐。

（4）慢性高血压并发子痫前期：慢性高血压妇女妊娠前无尿蛋白，妊娠20周后出现蛋白尿；或妊娠前有蛋白尿，妊娠后蛋白尿明显增加，或血压进一步升高，或出现血小板减少＜100×10^9/L，或出现其他肝肾功能损害、肺水肿、神经系统异常或视觉障碍等严重表现。

（5）妊娠合并慢性高血压：妊娠20周前收缩压≥140mmHg和（或）舒张压≥90mmHg（除滋养细胞疾病），妊娠期无明显加重；或妊娠20周后首次诊断高血压并持续到产后12周后。

3. 重度子痫前期的诊断标准　子痫前期伴有下面任何一种表现即可诊断。

（1）收缩压≥160mmHg，或舒张压≥110mmHg（卧床休息，两次测量间隔至少4h）。

（2）血小板减少（＜100×10^9/L）。

（3）肝功能损害（血清转氨酶水平为正常值2倍以上），严重持续性右上腹或上腹疼痛，不能用其他疾病解释，或二者均存在。

（4）肾功能损害（血肌酐水平大于1.1mg/dl或无其他肾脏疾病时肌酐浓度为正常值2倍以上）。

（5）肺水肿。

（6）新发生的中枢神经系统异常或视觉障碍。

4. 促胎肺成熟治疗　妊娠＜35周，一周内可能分娩的孕妇，应使用糖皮质激素促进胎儿肺成熟。方法：地塞米松注射液6mg肌内注射，每12h一次，共4次；或倍他米松注射液12mg肌内注射，24h后再重复一次。如果用药后超过2周，仍存在＜34周早产可能者，可重复一个疗程。

第二站

【题干】　入院第3天，患者出现剧烈头痛，伴恶心呕吐，牙关紧闭，面部肌肉抽搐，四肢肌肉强直。体查：T 36.5℃、R 22次/min、P 110次/min、BP 200/110mmHg、SpO_2 92%，请予以处理。

【解题思路】　患者重度子痫前期诊断成立，经48h后，病情进展，考虑子痫，应立即实施抢救：①保持气道通畅，吸氧、维持呼吸、循环功能的稳定，监测生命体征，留置导尿管监测尿量等。避免声、光等刺激。预防坠地外伤、上开口器防唇舌咬伤。②抽血复查相关指标：血常规、凝血功能、肝肾功能、电解质、血生化、血型、交叉合血等。③使用硫酸镁解痉。④使用20%甘露醇250ml快速静脉滴注降低颅压。⑤使用拉贝洛尔控制血压。⑥必要时4%碳酸氢钠纠正酸中毒。

【评分要点】

步骤	细则	备注
病情告知及知情同意	1. 告病危，签署病危知情同意书	
一般急诊处理	2. 保持气道通畅，面罩吸氧	
	3. 心电监护，密切监测生命体征变化	
	4. 留置导尿，监测尿量	
	5. 嘱家属24h陪人陪护，避免声、光等刺激，预防坠地外伤、上开口器防唇舌咬伤	
特殊处理	6. 控制抽搐　硫酸镁首选，若患者存在硫酸镁应用禁忌或硫酸镁治疗无效时，可考虑应用地西泮、苯妥英钠或冬眠合剂	
	7. 降低颅内压　20%甘露醇250ml快速静脉滴注	
	8. 控制血压　拉贝洛尔等	
病情监测	9. 监测动脉血气、血常规、肝肾功能	
整体评价	10. 无菌原则	
	11. 人文关怀	
	12. 团队配合	

相关知识点总结：

1. 终止妊娠时机　①妊娠期高血压、子痫前期患者可期待治疗至37周终止妊娠。②重度子痫前期患者：妊娠<24周经治疗病情不稳定者建议终止妊娠；孕24～28周根据母儿情况及当地医疗条件和医疗水平决定是否期待治疗；孕28～34周，若病情不稳定，经积极治疗24～48h病情仍加重，促胎肺成熟后应终止妊娠；若病情稳定，可考虑继续期待治疗，并建议提前转至早产儿救治能力较强的医疗机构；妊娠≥34周患者应考虑终止妊娠。③子痫患者抽搐控制后即可终止妊娠。

2. 终止妊娠的方式 如无产科剖宫产指征，原则上考虑阴道试产。但如果不能短时间内阴道分娩，病情可能加重，可放宽高剖宫产指征。

第三站

【题干】 患者抽搐已控制。体查：T 36.5℃，P 89次/min，R 20次/min，BP 150/90mmHg，心肺听诊无异常。选手做下一步处理。

【提示卡】 现孕妇麻醉完成，请选手为患者消毒铺单。

【解题思路】 子痫患者一旦抽搐控制后即可考虑终止妊娠。因患者短时间内不能阴道分娩，可考虑剖宫产终止妊娠。完善术前准备，签署手术同意书。

【评分要点】

步骤	细则	备注
病情告知及知情同意	1. 向患者及其家属交代目前病情及下一步处理方案	
	2. 签署剖宫产手术同意书	
术前准备	3. 术前医嘱 拟急诊在腰硬联合麻醉下进行子宫下段剖宫产术；术前禁食、水；术前备皮；术前30min静脉滴注头孢孟多酯钠预防感染	
	4. 通知新生儿科医生，做好新生儿窒息抢救准备	
消毒铺单	5. 手术室内核查患者信息	
	6. 肚脐倒少量络合碘	
	7. 由内向外消毒三次，消毒范围：上至剑突、下至阴阜和大腿上1/3及外阴部皮肤、两侧至腋中线（结束后反拭去肚脐处络合碘）	
	8. 铺无菌小方巾，上巾钳	
	9. 铺中单	
	10. 铺大孔单	
整体评价	11. 无菌原则	
	12. 人文关怀	
	13. 团队配合	

相关知识点总结：

1. 早产儿应延长至分娩60s后断脐，可减少新生儿输血的需要和脑室内出血的发生率。

2. 因硫酸镁与硝苯地平有协同作用，故在使用硫酸镁解痉时不应选择硝苯地平降压治疗。24h硫酸镁总量不超过25g，用药时限不超过5日。

3. 使用硫酸镁的必备条件 膝反射存在；呼吸≥16次/min；尿量≥17ml/h或≥400ml/24h；备有10%葡萄糖酸钙溶液。镁离子中毒时停用硫酸镁并静脉缓慢推注（5～10min）10%葡萄糖酸钙溶液10ml。

（南华大学附属第一医院 何 璐 任 妹 李 仪）

第六十四章　产后出血

Postpartum Hemorrhage, PPH

一、定义

产后出血指胎儿娩出后24h内，阴道分娩者出血量≥500ml，剖宫产者≥1000ml。严重产后出血指胎儿娩出后24h内出血量≥1000ml；难治性产后出血指经过宫缩剂、持续性子宫按摩或按压等保守措施无法止血，需要外科手术、介入治疗甚至切除子宫的严重产后出血。产后出血是我国孕产妇死亡的首要原因。

二、治疗措施

1. 一般处理　建立多条静脉通路，积极补充血容量；保持气道通畅，必要时给氧；监测生命体征变化；完善交叉配血、血常规、凝血功能及肝肾功能检查；多学科合作。

2. 针对产后出血原因的处理

（1）子宫收缩乏力：是产后出血最常见的原因。加强宫缩是治疗宫缩乏力最迅速、最有效的止血方法。常用方法如下。

1）按摩或按压子宫：①腹部按摩宫底；②腹部-阴道双手压迫子宫法。

2）应用宫缩剂：①缩宫素10～20U加入生理盐水500ml中静脉滴注；也可缩宫素10U肌内注射或子宫肌层注射或宫颈注射，但24h内总量应控制在60U内。②麦角新碱：尽早加用马来酸麦角新碱0.2mg肌内注射或静脉推注，每隔2～4h可重复给药，但禁用于妊娠期高血压疾病及其他心血管病变者。③当缩宫素、麦角新碱无效或禁用时，可选择卡前列腺素氨丁三醇、米索前列醇、卡前列甲酯等。

3）宫腔填塞：①宫腔纱条填塞。②宫腔球囊填塞。填塞后24～48h取出，注意预防感染。

4）子宫压缩缝合术：适用于经宫缩剂和按压子宫无效者，尤适用于宫缩乏力导致的产后出血，常用B-Lynch缝合法。

5）结扎盆腔血管：以上治疗无效时，可行子宫动脉上、下行支结扎，必要时行髂内动脉结扎。

6）经导管动脉栓塞术：适用于保守治疗无效的难治性产后出血且患者生命体征平稳者。经股动脉穿刺插入导管至髂内动脉或子宫动脉，注入明胶海绵颗粒栓塞动脉。栓塞剂可于2～3周后吸收，血管复通。

7）切除子宫：经积极抢救无效、危及产妇生命时，可行次全子宫切除术或全子宫切除术。

（2）胎盘因素：疑有胎盘滞留应立即作宫腔检查。若胎盘已剥离则应立即取出胎盘，若胎盘粘连，可徒手剥离胎盘，若剥离困难疑有胎盘植入，应停止操作，根据患者出血情况及胎盘剥离面积行保守治疗或子宫切除术。

（3）软产道损伤：应彻底止血，缝合裂伤。①宫颈裂伤＜1cm且无活动性出血不需缝合；若裂伤＞1cm且有活动性出血应缝合。缝合第一针应超过裂口顶端0.5cm，常用间断缝合。②裂伤累及子宫下段，可经腹修补。③修补阴道和会阴裂伤时，需按解剖层次缝合各层，不留死腔。④软产道血肿应切开血肿、清除积血，彻底止血、缝合，必要时可置橡皮片引流。

（4）凝血功能障碍：尽快补充凝血因子、并纠正休克。常用的血制品包括：新鲜冰冻血浆、冷沉淀、血小板，以及纤维蛋白原或凝血酶原复合物、凝血因子等。

三、竞赛模拟案例

第一站

【题干】 患者，女性，32岁，G3P1，因停经40周，腹部阵痛5h伴阴道流液2h就诊。入院后产前检查：腹膨隆，如孕足月大小，胎心128次/min，宫缩40～50s/1～2min，估计胎儿大小4.0kg，内诊：宫口开大10cm，头先露，S=+2，胎膜已破，骨产道、软产道无明显异常。急诊血常规：Hb 95g/L，请选手予以下一步处理。

【提示卡】 无需处理胎盘。

【解题思路】 经产妇足月临产，现宫口已开全，胎儿、骨产道及软产道无异常，有阴道分娩条件，应立即送产房，做好接产准备。

【评分要点】

步骤	细则	备注
操作前准备	1. 核对患者信息，向产妇交代阴道分娩风险	
	2. 洗手，戴帽子、口罩，常规外科手消毒	
	3. 物品准备 操作台、2%盐酸利多卡因、50ml注射器、络合碘（碘过敏者可用0.1%苯扎溴铵）、一次性垫单、无菌大/小棉签、无菌纱布、棉球、手套、产包、可吸收线、护脐包、新生儿辐射保暖台、新生儿复苏包、新生儿衣物	
体位	4. 嘱孕妇排空膀胱，协助孕妇取仰卧屈膝位或膀胱截石位	
操作过程	5. 打开新生儿辐射保暖台，备好新生儿抢救药品	
	6. 络合碘（碘过敏者可用0.1%苯扎溴铵）行外阴消毒3次	
	7. 必要时导尿	
	8. 刷手并穿手术衣，戴无菌手套	
	9. 产科铺单 助手打开产包—铺臀下垫单—穿两侧裤腿—铺洞巾—置会阴保护巾	
	10. 接产 指导产妇正确运用腹压—保护会阴—帮助胎头俯屈—协助胎头仰伸及娩出—清理呼吸道—协助胎头复位和外旋转—协助胎儿娩出	
	11. 断脐	
	12. 正确进行新生儿处理 擦干及保暖—清理呼吸道—新生儿阿普加评分—处理脐带—新生儿体格检查—留新生儿足底印及母亲拇指印于病历本上—正确标注新生儿腕带—帮助新生儿早吸吮	
	出提示卡：无需处理胎盘（选手准备协助胎盘娩出前出示）	
操作后处理	13. 清理产台，计出血量	
	14. 撤臀下巾，协助患者复位，复原衣物，脱手套	
	15. 垃圾分类处理，洗手	
	16. 填写分娩记录	
整体评价	17. 无菌原则	
	18. 人文关怀	
	19. 团队配合	

相关知识点总结：

1. 接产前准备 初产妇宫口开全、经产妇宫口扩张6cm以上且宫缩规律有力时，将产妇送上分娩床做分娩准备，提前打开新生儿辐射台预热。

2. 接产要领 向产妇做好分娩解释，取得产妇配合。接生者在产妇分娩时协助胎头俯屈，控制胎头娩出速度，适度保护会阴，让胎头以最小径线（枕下前囟径）缓慢通过阴道口，减少会阴严重撕裂伤风险。必要时予以会阴侧切术。

第二站

【题干】 产妇自然分娩一体重4.2kg的女活婴，胎儿娩出后常规给予缩宫素10U肌内注射，臀部放置弯盘，估计出血量100ml，5min后胎盘自然娩出，胎盘胎膜完整，弯盘测量，阴道出血量400ml，色暗红，有血块。请予以继续处理。

【提示卡1】　BP 100/60mmHg，R 22次/min，P 90次/min，SpO_2 98%。

【提示卡2】　阴道仍可见活动性流血，预计出血量800ml。体查：BP 100/60mmHg、HR 110次/min。结果回报：血常规：Hb 75g/L，凝血四项：PT、APTT正常，纤维蛋白原：2.8g/L。请继续处理。

【解题思路】　①产妇胎盘胎膜完整娩出后阴道出血增多，约400ml，有血凝块，首先考虑子宫收缩乏力所致产后出血，立即按摩子宫，使用宫缩剂，促进子宫收缩，同时检查软产道，进一步确定产后出血原因。②经按摩子宫、药物促进宫缩等处理后，产后出血仍未有效控制时，考虑宫腔填塞。

【评分要点】

步骤	细则	备注
病情告知及知情同意	1. 向产妇家属交代目前病情	
稳定呼吸及循环	2. 心电监护，监测生命体征	
	3. 持续吸氧	
	4. 开通二条静脉通路，复方氯化钠注射液500ml静脉滴注	
明确出血原因及止血处理	5. 再次检查胎盘胎膜完整性，软产道有无损伤，宫口有无活动性出血，有无血凝块	
	6. 按摩子宫　双手法按摩子宫：一手戴无菌手套伸入阴道，握拳于阴道前穹隆顶住子宫前壁，一手于腹部按压子宫后壁，双手相对紧压并规律轻柔按摩，切忌按摩时持续长时间过度用力，否则易造成子宫肌肉损伤，影响按摩效果	
	7. 药物促进宫缩　缩宫素20U加入生理盐水中静脉滴注，排除禁忌证后马来酸麦角新碱0.2mg肌肉注射，无效时考虑卡前列腺素氨丁三醇肌内注射	
完善检查	8. 完善血常规、凝血功能、动脉血气分析、肝肾功能、交叉合血+配血，做好输血准备	
监测尿量	9. 留置尿管，监测尿量	
出提示卡2		
再次病情告知	10. 向产妇家属交代病情，告病重，签署病重及宫腔填塞知情同意书	
宫腔填塞	11. 助手于患者腹壁上固定宫底并向下压，术者左手伸入宫腔作引导，右手持卵圆钳夹纱布条的一端送入宫腔，从宫底一侧填向另一侧，其他手指将纱布条填紧，逐步向外均匀填满整个宫腔，不留空隙。最后再向内平均用力压紧，再以同法继续填满宫颈及阴道	
	12. 告知宫腔填塞后注意事项：术后使用抗菌药物抗感染；注意腹痛、阴道流血情况；情况好转后于术后12～24h取出纱布	
整体评价	13. 无菌原则	
	14. 人文关怀	
	15. 团队配合	

相关知识点总结：

根据产后出血发生的时机判断出血原因　①胎儿娩出后立即发生阴道流血，色鲜红，应考虑软产道裂伤；②胎儿娩出后数分钟出现阴道流血，色暗红，应考虑胎盘因素；③胎盘娩出后阴道流血较多，应考虑子宫收缩乏力或胎盘胎膜残留；④胎儿或胎盘娩出后阴道持续流血，且血液不凝，应考虑凝血功能障碍；⑤失血导致的临床表现明显，伴阴道疼痛而阴道流血不多，应考虑隐匿性软产道损伤，如阴道血肿。

第三站

【题干】　经上述处理后，病情未好转，按压宫底仍有活动性阴道流血，血液暗红色，伴凝血块，子宫轮廓不清，收缩差，失血量估计1500ml。体查：神志清，精神差，面容苍白，BP 88/60mmHg，R 25次/min，P 120次/min，SpO_2 95%。血常规：Hb 60g/L，PLT 48×10^9/L，血型：O型、Rh（D）阳性。凝血功能：PT 22.5s、APTT 58s。请团队配合继续处理，自行分工合作。

【解题思路】 经积极处理后，患者仍有活动性出血，病情进行性加重，失血性休克，危及生命，应在积极扩容、输血的同时，完善术前准备，行手术处理。

【评分要点】

步骤	细则	备注
病情告知及知情同意	1. 向产妇家属交代目前病情，告病危，签署病危及手术知情同意书	
操作过程	2. 抽血复查血常规、凝血功能、血气分析、DIC全套	
	3. 持续吸氧	
	4. 双管补液	
	5. 输血（启动大量输血方案，红细胞：血浆：血小板以1：1：1的比例输注，如红细胞悬液10U+1000ml新鲜冰冻血浆+1U机采血小板）	
	6. 抗感染	
	7. 联系手术室，完善术前准备	
整体评价	8. 无菌原则	
	9. 人文关怀	
	10. 团队配合	

相关知识点总结：

产后出血的输血治疗原则：血红蛋白＜60g/L几乎均需要输血，血红蛋白＜70g/L可考虑输血。大量输血方案：最常见的推荐方案为红细胞：血浆：血小板以1：1：1的比例输入（如10U红细胞悬液+1000ml新鲜冰冻血浆+1U机采血小板）。

（南华大学附属第一医院 何 璐 任 姝 李 仪）

第六十五章　重症手足口病

Severe Hand-Foot-Mouth Disease

一、定义

手足口病（hand-foot-mouth disease，HFMD）是由肠道病毒引起的急性发热出疹性疾病，主要表现为口腔和四肢末端的斑丘疹、疱疹，少数病例可出现无菌性脑膜炎、脑干脑炎、脑脊髓炎、急性弛缓性麻痹、神经源性肺水肿或肺出血、心肺功能衰竭等重症表现。

主要感染病原体是肠道病毒71型（EV-A71）和柯萨奇病毒A16型（CV-A16），近年来CV-A6和CV-A10感染也呈现上升趋势，重症及死亡病例多由EV-A71所致。

密切接触是手足口病重要的传播方式，婴幼儿和儿童普遍易感，以5岁以下儿童为主。

二、手足口病的分期

根据疾病的发生发展，将手足口病分为5期：

第1期（出疹期）：表现为发热，手、足、口、臀等部位出疹，皮疹表现为斑丘疹、丘疹、疱疹。可伴有咳嗽、流涕、食欲不振等症状。

第2期（神经系统受累期）：表现为精神差、嗜睡、吸吮无力、易惊、头痛、呕吐、烦躁、肢体抖动、肌无力、颈项强直等。此型属于手足口病重症病例重型。

第3期（心肺功能衰竭前期）：表现为心率和呼吸增快、出冷汗、四肢末梢发凉、皮肤发花、血压升高。此型属于手足口病重症病例危重型，及时识别并正确治疗是降低病死率的关键。

第4期（心肺功能衰竭期）：表现为心动过速（个别患儿心动过缓）、呼吸急促、口唇发绀、咳粉红色泡沫痰或血性液体、血压降低或休克。亦有病例以严重脑功能衰竭为主要表现，表现为抽搐、严重意识障碍等。此型属于手足口病重症危重型，病死率极高。

第5期（恢复期）：体温逐渐恢复正常，对血管活性药物的依赖逐渐减少，神经系统受累症状和心肺功能逐渐恢复，少数可遗留神经系统后遗症。

三、重症手足口病的处理原则及要点

1. 一般处理

（1）积极控制高热：物理降温或应用退热药物。

（2）保持患儿安静，控制惊厥发作：无静脉通路时选择咪达唑仑肌内注射，每次0.1～0.3mg/kg，体重＜40kg者，最大剂量不超过5mg/次，体重大于40kg者，最大剂量不超过10mg/次；有静脉通路可以选择地西泮缓慢静脉注射，每次0.3～0.5mg/kg，最大剂量不超过10mg/次，注射速度1～2mg/min。

（3）严密监测生命体征，做好呼吸支持准备，保持呼吸道通畅，必要时吸氧。

（4）营养支持，维持水、电解质平衡。

2. 液体疗法　重症病例可出现脑水肿、肺水肿及心功能衰竭，应控制液体入量，给予生理需要量60～80ml/(kg·d)，匀速给予，即2.5～3.3ml/(kg·h)，注意维持血压稳定。

休克病例在应用血管活性药物同时，给予生理盐水每次5～10ml/kg进行液体复苏，15～30min内输入，避免短期内大量扩容，仍不能纠正者给予胶体液输注。

3. 降颅压　常用20%甘露醇，剂量为每次0.25～1.0g/kg，每4～8h 1次，20～30min快速静脉注射。严重颅高压或脑疝时，可每2～4h 1次。

有心功能障碍者，可使用利尿剂，呋塞米每次1～2mg/kg静脉注射。

4. 血管活性药物　第3期血流动力学改变为高动力高阻力型，以使用扩血管药物为主，可使用米力农。高血压者可用酚妥拉明或硝普钠。

第4期血压下降时，可使用正性肌力及升压药物治疗，如多巴胺、去甲肾上腺素、肾上腺素或多巴酚丁胺。

5. 静脉丙种球蛋白和糖皮质激素　有脑脊髓炎和持续高热等表现者以及危重病例可酌情使用。丙种球蛋白1.0g/(kg·d)，连用2天；甲基泼尼松龙1～2mg/(kg·d)，或氢化可的松3～5mg/(kg·d)，或地塞米松0.2～0.5mg/(kg·d)，一般疗程3～5天。

6. 机械通气　出现以下表现之一者，可予气管插管机械通气：①呼吸急促、减慢或节律改变；②气道分泌物呈淡红色或血性；③短期内肺部出现湿性啰音；④胸部X线检查提示肺部明显渗出性病变；⑤脉搏血氧血饱和度或动脉血氧分压下降；⑥面色苍白、发绀、皮温低、皮肤发花、血压下降；⑦频繁抽搐或昏迷。

机械通气常用压力控制模式，维持动脉血氧分压在60～80mmHg以上，动脉血氧饱和度92%～97%，控制肺水肿和肺出血。

四、竞赛模拟案例

第一站

【题干】　患儿，男性，1岁，因“发热伴皮疹3天，呕吐、惊跳1天，抽搐1次”于儿科急诊收入PICU。体查：T 38.9℃，HR 150次/min，R 40次/min，BP 110/80mmHg，体重8kg。急性重病容，呈嗜睡状态，手、足及臀部周围皮肤可见针尖大小红色皮疹。请选手对患儿做出初步处理，角色自行分工。

【提示卡】　颈软，双肺未闻及干湿性啰音，心率快，律齐，肝脾肋下未触及。四肢腱反射活跃，左侧巴氏征阳性，四肢末梢凉。

【解题思路】　①根据病史及皮疹典型的分布特点，诊断考虑手足口病；②患儿呼吸、心率增快，血压升高，伴有意识状态改变，循环功能障碍，处于3期，属危重型；③需进一步完善血常规、凝血功能、肝肾功能、电解质、凝血功能、血糖、咽/肛拭子肠道病毒特异性核酸检测、血气分析、心电图、胸片、头颅影像学检查等，以明确诊断；④治疗原则：在一般处理的基础上，给予脱水降颅压，呼吸支持，控制液体量和液体速度，使用扩血管药物，可考虑使用糖皮质激素和静脉输注丙种球蛋白。

【评分要点】

步骤	细则	备注
重点病史采集	1. 诱因，发热程度，热型，出疹顺序，抽搐时表现，是否有手足口患者接触史	
体查	2. 体查（生命体征、末梢循环、皮肤温度湿度、心肺听诊、神经系统）	
病重告知	3. 病重告知，签署知情同意书	
一般处理	4. 心电监护	
	5. 氧疗　鼻导管吸氧	
	6. 开放静脉通路（至少两条）	
	7. 抗惊厥及退热处理	
完善检查	8. 血常规、凝血功能、肝肾功能、电解质、血气分析、血糖、咽/肛拭子肠道病毒特异性核酸检测	
	9. 心电图、胸片、头颅影像学检查	
诊断	10. 危重型手足口病（3期）	
特殊处理	11. 降颅压　20%甘露醇0.25～1.0g/kg快速静脉注射，4～8h给药1次	
	12. 扩血管　米力农50～75μg/kg负荷量于15min内输注完毕，继之以0.25μg/(kg·min)速度维持，并根据病情逐步调整剂量	
	13. 降血压　酚妥拉明1～20μg/(kg·min)滴注并根据血压情况调整	
	14. 甲泼尼龙1～2mg/(kg·d)静脉滴注；丙种球蛋白1.0g/(kg·d)，静脉输注，连用两天	
	15. 控制总液体量　60～80ml/(kg·d)；液体速度2.5～3.3ml/(kg·h)	

续表

步骤	细则	备注
整体评价	16. 无菌原则	
	17. 人文关怀	
	18. 团队配合	

第二站

【题干】　患儿当日晚查房时转入昏迷状态，频发呼吸暂停，口唇及指、趾端发绀，心音低钝，血压测不出，随即心跳、呼吸骤停，请团队予以紧急处理。

【解题思路】　患儿心跳、呼吸骤停，需立即予以心肺复苏。

【评分要点】

步骤	细则	备注
启动EMS	1. 启动院内急救系统，请示上级医生	
胸外按压+气管插管	2. 胸外按压　采用环抱法或指压法按压、频率100～120次/min、深度为胸部前后径1/3，约4cm	
	3. 气管插管　正确气管插管行机械通气，正确设置呼吸机参数	
给药	4. 开放静脉通路	
	5. 1：10000肾上腺素每次0.1ml/kg静脉推注，必要时间隔3～5min一次	
除颤	6. 第一时间连接除颤仪，若有可除颤心律，及时除颤	
评估	7. 每5个循环CPR之后评估患儿大动脉搏动、呼吸是否恢复	
沟通	8. 告知家属患者病情，补签相关病危告知书、气管插管告知书等	
监护	9. 严密监护患者生命体征，监测血糖、血气、电解质，注意对各器官功能进行监护	
整体评价	10. 人文关怀	
	11. 无菌原则	
	12. 团队配合	

第三站

【题干】　给予机械通气及药物治疗后，患儿血压、心率逐渐平稳。早上查房时，患儿突然出现发绀，经皮血氧饱和度下降至80%，上调氧浓度至100%及调节呼吸机参数后仍无改善，呼吸机管道检查无异常，考虑什么原因？请立即给予处理。

【提示卡】　患儿右胸叩诊呈鼓音，听诊呼吸音低。

【解题思路】　①手足口病机械通气治疗通常给予压力控制模式，突然出现发绀表现，对氧气需求增加，需注意以下几点：检查呼吸机是否出现故障；呼吸机参数设置是否合适；气道是否通畅；是否出现气胸。②完成相关检查后考虑为右侧气胸，需行胸腔闭式引流术。

【评分要点】

步骤	细则	备注
病情告知	1. 完善床旁胸片	
	2. 与家属进行病情谈话，签署胸腔闭式引流同意书	
体位	3. 体位　半卧位	
胸腔闭式引流	4. 胸部叩诊再次确认操作部位，切口选择右锁骨中线第二肋间	
	5. 消毒、铺单、麻醉	
	6. 平行肋间作1～2cm切口	
	7. 两把止血钳交替钝性分离胸壁各层肌肉，最后刺破壁层胸膜	
	8. 正确置管并连接水封瓶	
	9. 妥善固定引流管	
	10. 穿刺后观察症状有无改善	

续表

步骤	细则	备注
术后处理	11. 复查胸片	
	12. 密切监测患儿生命体征	
整体评价	13. 无菌原则	
	14. 人文关怀	
	15. 团队配合	

（南华大学附属第一医院 韦玉佳 任 妹 邓 晖）

第九篇 综合知识

第六十六章 医患沟通

Doctor-Patient Communication

第一节 基本概念、原则

一、定义

医患沟通是指在医疗卫生和保健工作中，医患双方围绕诊疗、服务、健康及心理和社会等相关因素，以患者为中心，以医方为主导，将医学与人文相结合，通过医患双方各有特征的全方位信息的多途径交流，使医患双方形成共识并建立信任合作关系，指引医护人员为患者提供优质的医疗服务，达到维护健康、促进医学发展的目的。医患沟通不仅是长久以来医疗卫生领域中的重要实践活动，而且也是当代社会经济发展过程中凸显出来的医学学术范畴。

二、医患沟通的功能

1. 决定正确诊断。
2. 提高治疗效果。
3. 融洽医患关系。
4. 推进现代医学模式。

三、医患沟通的基本原则

1. 以人的健康为本。
2. 维护患方权益。
3. 注重诚信行医。
4. 尊重医学科学。
5. 有效地表达信息。
6. 密切的医患合作。

四、医患沟通的策略

1. 倾注医学人文善意：及时有效的医疗行为、亲和善意的人文言行。
2. 规范医生的职业言语：专业规范、明确说明、通俗易懂，且不能随意化。
3. 增进医患的真挚友情。
4. 重视患方的利益人。
5. 关注患方的文化背景。
6. 积极友善地沟通媒体。
7. 形成沟通的书面信息。

五、医患沟通的基本技能

1. 言语沟通技能

（1）运用得体的称呼。

（2）通俗表达医学术语：对于必须使用的医疗专业术语，医生要多用图片、模型或录像予以形象化解释说明。

（3）讲究语言交流技巧：①态度和蔼；②多倾听，如进行温和的目光交流、注视患者眼睛及面部、观察患者肢体语言、不随意打断患者的叙述等；③多用开放式提问；④创设乐观语境。

（4）杜绝伤害性语言。

（5）不评价他人诊疗工作。

2. 非言语沟通技能

（1）仪表举止：医师必须养成举止谦和、文明礼貌的行为习惯。

（2）目光与面部表情：医师和患者交谈时，要用短促的目光接触以检验信息是否被患者所接受，从对方的回避视线，瞬间的目光接触等来判断对方的心理状态。此外，医师适度微笑这一重要的肢体语言十分重要。

（3）身体姿势。

（4）语调表情：医务人员应留意患者语调表情，并读懂其传递的意义；同时要注重自身的语速和语态，要以亲切的语言和平缓的语速与患者沟通。

（5）距离与方位：正常医患之间的会谈，双方要有适当的距离，约1个手臂的长度，以避免面对面的直视。

（6）肢体接触。

第二节　模拟案例

案例一

赵女士带着14岁的女儿来医院做人流手术，接诊的王医生平时性格大大咧咧，不拘小节。待患者落座后，王医生大声询问："哪里不舒服啊？"小女生因为害羞，支支吾吾，不敢答话。赵女士连忙安慰女儿，并小声对王医生说："我女儿不小心怀孕了，今天我特地带她来做人流手术，这毕竟不是光彩的事情，能麻烦您说话小声点儿吗？谢谢了。"王医生眉头一皱，大声说道："早干嘛去了？小小年纪怀孕一点都不懂得保护自己，做个手术还扭扭捏捏。"由于王医生说话声音很大，其他候诊的患者听到后纷纷向赵女士女儿投来了惊诧的目光。小女生也因为羞愤，捂着脸哭着跑出了候诊室。赵女士看到女儿受到别人的歧视，愤怒难当，动手与王医生厮打了起来。赵女士还去医务科找说法，不给合理答复决不罢休！

案例解析：

《中华人民共和国执业医师法》第二十二条中规定，医师在执业活动中应履行关心、爱护、尊重患者，保护患者隐私的义务。该案例中，接诊的王医生，对患者的状态体谅不够，在接诊过程中大声表述未成年少女怀孕事实，使得其他候诊患者都听到，导致患者颜面尽失，侵犯了患者的名誉权、隐私权，最终导致了冲突的产生。正确的做法应当是，在得知患者怀孕拟做人流手术时，应压低声音，语气平和，充分尊重和保护患者的隐私。

相关知识点：

侵犯患者隐私的典型表现

1. 泄露患者隐私　泄露患者隐私，既包括医疗机构及其医务人员将其在诊疗活动中掌握的患者的个人隐私信息，向外公布、披露的行为，如对外散布患者患有性病、艾滋病的事实，导致患者隐私暴露于医疗活动无关人员的行为，也包括未经患者同意而将患者的身体暴露给与诊疗活动无关人员的行为。

2. 未经患者同意公开其病历资料　患者在接受诊疗服务过程中，基于对医疗人员的信赖，一般均会根据诊疗的需要和医务人员的问询而说出自己的病情、病史、症状等一系列私人信息。同时，医务人员会根据诊疗需要，筛选患者所提供的部分信息以进行记录，形成该患者的病历资料。这部分资料的披露，往往会导致患者社会评价的降低，造成患者精神痛苦。

案例二

患者王某，因背部长了一个4cm×5cm的脂肪瘤就诊于某三甲医院外科门诊，接诊医师在完善病史采集、体查及抽血、浅表彩超等一系列术前检查后，决定给患者行手术切除。手术过程中，在医师给患者行利多卡因局麻时，患者突然出现了荨麻疹，喉头水肿，气急，血压下降，考虑为利多卡因过敏所致过敏性休克，经一系列抢救措施后，患者转危为安。患者由于此次的过敏反应，花费了一些后续的医疗费，并推迟了手术日期。患者表示：此次过敏反应对自己身心伤害很大，如果术前能够告知他过敏反应的相关情况，他就不会选择做这个手术了，他要求医院承担本次住院救治的医疗费，并履行赔偿责任。经医务科调查，在患者签署知情同意书时，医师认为这只是个很小的手术，未做详细解释，只是要求患者签字而已。

案例解析：

过敏性休克是外界某些抗原性物质进入已致敏的机体后，通过免疫机制在短时间内触发的一种严重的全身性过敏性反应，多突然发生且严重程度剧烈，若不及时处理，常可危及生命。在本案例中，医生在签署知情同意书的过程中，未尽到“完全告知”的义务，从而导致患者对所需要进行的手术可能出现的不良反应没有全面的了解，影响了患者“做”与“不做”的知情权及选择权。

相关知识点：

1. 知情同意书 是患者表示自愿进行医疗治疗的文件证明。但现阶段，患者对知情同意书存在许多不满，感觉像签“生死状”。知情同意书必须符合“完全告知”的原则。采用患者能够理解的文字和语言，使患者能够“充分理解”“自主选择”。知情同意书不应包含要求或暗示患者放弃他们获得赔偿权利的文字，或必须举证医方的疏忽或技术缺陷才能索取免费医疗或赔偿的说明。

2. 患者的知情权和选择权 患者知情权是患者在选择和接受诊断与治疗过程中有权获得必要信息的权利，包括对医院相关医生的了解权，对诊断、手术方案以及治疗方案的知晓权，对病历的复印权，对各种检测结果的知晓权，对治疗费用的知晓权，以及直接与患者的病症和治疗相关的其他信息的知情与获悉权；选择权，指患者在接受手术、特殊检查及特殊治疗的过程中，以知悉自己病情和医疗风险为基础，有自主选择检查手段、治疗措施，同意或不同意手术、检查或治疗方案的权利。

案例三

林某，75岁，因反复黑矇到某三甲医院心血管内科就诊，经检查确诊为“心律失常：Ⅲ度房室传导阻滞”，需进行心内永久起搏器植入术。患者及家属了解病情后，均表示同意手术治疗，但是在起搏器的类型选择如国产起搏器还是进口起搏器，出现了犹豫，同时对起搏器种类，如单腔、双腔、频率应答等也不甚了解。主管医生给出了这样的解释：“关于起搏器的选择，我建议从几个方面分析，第一，根据患者目前的心律失常类型，最适合的是植入双腔起搏器，如果考虑到患者年龄较大，仅仅是够用即可，那么单腔起搏器也能满足基本需求，但是房室传导阻滞患者植入单腔起搏器发生起搏器综合征即患者出现乏力、气促等症状的概率比双腔起搏器要高；第二，频率应答功能实际上就是起搏器会根据患者的需要自动调节频率，比如，活动量增加时起搏器会根据需要提高起搏频率，让心脏跳得更快些，这样更加符合我们的日常生活需要，但是如果老人家平时活动很少或者基本上没有什么体力活动，那么非频率应答起搏器也能满足需要；第三，目前进口和国产的起搏器在价格上差距还是比较大的，国产起搏器常见类型价格约2万，进口起搏器根据型号、功能不同，价格浮动在4万～10万。相较于国产起搏器，进口起搏器在应用上更加广泛，使用经验更多一些，但国产起搏器目前的质量保证体系也相当完善，所以家属可以根据经济情况选择。最后一点，功能越多的起搏器使用的时限会越短，反之，功能简单的起搏器使用的时限会相对长一些，这个也是需要考虑的。”经过医生的解释，家属考虑到患者年龄较大，但又想减少术后不良反应，故而选择了国产双腔非频率应答起搏器。手术很成功，术后患者顺利拆线，程控显示起搏器工作良好，患者黑矇症状消失，患者及家属均感到满意。

案例解析：

医生在耗材选择方面有指导义务，上述案例中，患方对起搏器的选择犹豫不决，是因为他们不懂其中的利弊而无法做出抉择。主管医生在了解情况后，从起搏器的性能、不良反应、价格、使用时长、患者的年龄及日常需求等方面进行了分析和告知，尽到了指导义务。

相关知识点：

医患沟通不畅的重要原因之一就是双方掌握的医学和健康知识存在巨大差异，信息不对称，而医学又是一门难度高、综合性强的学科。因此医生要把专业的医学知识转化为通俗语言，让患者在充分理解的基础上选择治疗方案。

案例四

患者，刘某，男性，69岁，因突发胸痛2h就诊于某大型三甲医院心内科，心电图提示急性下壁心肌梗死，行急诊冠状动脉造影提示三支病变，主管医师手术过程中置入了三枚支架。之后在心脏重症监护室治疗10天，患者病情好转后，转入普通病房康复。家属非常高兴，对主管医师表达了谢意。主管医师每天查房时反复告知家属，虽然患者目前已经转入普通病房，但是仍处于心肌梗死急性期，急性心肌梗死病情重，变化快，由于心肌细胞受损面积大，手术后数周内都有可能并发恶性心律失常、心脏骤停等难以预料的风险，患者和家属不能掉以轻心，患者要多卧床休息，避免情绪激动，按时服药，医生护士也会加强监护。家属听后连连点头，表示理解并将密切配合医院治疗。住院第13天清晨7点，患者在进食早餐后突然出现意识丧失，心电监护提示室颤，主管医师立即让跟班实习生通知二线医师一同参与抢救，同时积极进行胸外按压、电除颤、气管插管机械通气、药物处理等抢救，但患者未能恢复自主心跳。发病当时，患者家属由于家中有事，病房仅留有保姆陪护，医院第一时间电话联系家属告知患者病情恶化，要求家属立即赶到医院。7点30分，患者老伴及女儿焦急地赶到医院。主管医师见状，委托二线值班医师继续指挥抢救，带领家属来到了医生办公室，准备行病情告知。此刻家属尚不知道患者心跳已经停止。患者老伴在女儿的搀扶下浑身颤抖，满脸的紧张及害怕，拉住医生不断询问："我家老汉怎么了？有生命危险吗？医生你一定要尽力救救他啊，呜呜……"主管医生见到此情此景没有立刻告诉他们，患者心跳已经停止，而是说："患者今早病情突然恶化，科室主任与我正在对他进行积极抢救。"说完便返回病房继续协助抢救。15min后，主管医师再次来到医生办公室，神色凝重，见此情景，家属的情绪开始变得激动悲痛起来。这时主管医生告知："患者心跳已经停止，我们还在抢救。"患者老伴听完后，当即瘫软在地上，一旁的女儿也已是泪流满面。主管医生立即搀扶起患者老伴，将她扶坐在椅子上，他一手扶住老人家肩膀说："我们不会轻易放弃的，一定争取到最后一线希望。"说完主管医师再次转入病房参与抢救。15min后，走出病房，向家属宣告患者经积极抢救后未能恢复自主心跳，宣告临床死亡。家属得知后悲痛欲绝。主管医师与患者女儿搀扶患者老伴至床旁与患者告别。见到浑身插满管子的老伴，老奶奶再也忍不住了嚎啕大哭。主管医师见状，将手轻轻地搭在患者老伴肩头，轻声地安慰她："老人家，刘老这次生病后，您和女儿一直忙前忙后地照顾他，积极的配合医院治疗，可以说是尽心尽力了，没留下什么遗憾。但是心脏病就是这个特点，病情变化快，来得突然，没有预兆，科室主任还有我们所有的医护人员抢救了一早上，还是没能留住刘老，我们也很难过。刘老走的时候是突发的心脏停跳，没有什么痛苦，您也要节哀，保重好自己。"患者老伴虽然很悲痛，还是含着眼泪点了点头。

案例解析：

该案例是医患沟通的良好示范，主要体现以下几个方面：

（1）心脏病突发性和变化性强，尤其是心肌梗死后的患者，容易发生猝死。主管医师在日常诊疗过程中，充分履行了告知义务，反复告知了病情的严重性及有可能出现的不良预后，家属有了一定的心理预期，让患者的猝死消息变得不那么突然。

（2）在进行患者猝死这一坏消息的告知时，采取了分次、递进的方式，而不是一下子贸然告知，让家属情绪和时间上有一个过渡。

（3）抢救的时候第一时间通知上级医生，且上级医生全程参与抢救，严格执行了危重患者抢救核心制度，同时让家属感受到了医院对患者的重视和尽心尽力。

（4）沟通技巧、情感到位，在与家属的沟通中，医师很好地利用了言语技巧，肢体语言，如搀扶、拍肩，展示了医生的共情心理，向家属显示了真诚、诚恳、富于同情心的态度；同时医生肯定了家属住院期间对患者的照顾及付出，在一定程度上也减轻了家属的遗憾。

相关知识点：

坏消息的告知是临床医师经常遇到的情形，也是必须掌握的一门技巧。需掌握以下技巧：

（1）在日常诊疗过程中，要让患者及家属对于治疗预期有充分的了解，尤其是疑难重症患者，需要让他们对疾病的进展、治疗结果和预后有充分的心理准备。

（2）采取循序渐进的方式进行告知。从心理学的角度来看，短暂多次的弱信号刺激比快速的强信号刺激更易被接受。医护人员可预先给予一点不良信号提示，阶段式地让患者及家属接受坏消息事实。

（3）恰当运用语言技巧与非语言技巧

1）语言技巧：运用得体的称呼，把握语速、语调，语调低沉、语速平缓，在告知的时候，恰当进行停顿，留给患者及家属反应及思考余地；同时学会倾听，给患者及家属情绪宣泄和释放的机会；沟通态度要诚恳，充分运用共情心理。

2）非言语技巧：医护人员在沟通的过程中要恰当运用非语言技巧，如交流中使用目光语，神情专注，目光温和关切；同时可运用身体姿势和肢体接触，如身体前倾，拍背、搀扶等，都能很好拉近医患距离，让患者感受到医生的关切之心。

（4）对可能出现的情况提前做好准备，预先做好应对崩溃、抑郁、愤怒、焦虑等情绪的准备。

（南华大学附属第一医院　任　姝　姚女兆　张晶晶　唐惠芳）

第六十七章　突发公共卫生事件处置

Disposal of Emergency Public Health Event

第一节　基本概念及原则

一、突发公共卫生事件定义及其特征

1. 定义　突发公共卫生事件是指突然发生，造成或者可能造成社会公众健康严重损害的重大传染病疫情、群体性不明原因疾病、重大食物和职业中毒以及其他严重影响公众健康的事件。

2. 特征

（1）突发性：发生比较突然，没有特定的预警方式，带有很大的偶然性，不易预测，难以及时预防。

（2）特定性：指发生在公共卫生领域的突发事件，具有公共卫生的属性，不针对特定人群，也不局限于某一个固定的领域或区域。

（3）复杂性：复杂性表现为成因复杂、种类复杂、影响复杂。

（4）危害性：所造成的后果往往较为严重，对公众健康的损害和影响达到一定的程度。

二、突发公共卫生事件按照严重程度分级

根据突发公共卫生事件性质、危害程度、涉及范围，突发公共卫生事件划分为特别重大（Ⅰ级）、重大（Ⅱ级）、较大（Ⅲ级）和一般（Ⅳ级）四级，依次用红色、橙色、黄色和蓝色预警。其中特别重大突发公共卫生事件主要包括：

（1）肺鼠疫、肺炭疽在大、中城市发生并有扩散趋势，或肺鼠疫、肺炭疽疫情波及2个以上省份，并有进一步扩散趋势。

（2）发生严重急性呼吸综合征（SARS）、人感染高致病性禽流感病例，并有扩散趋势。

（3）涉及多个省份的群体性不明原因疾病，并有扩散趋势。

（4）发生新传染病或我国尚未发现的传染病发生或传入，并有扩散趋势，或发现我国已消灭的传染病重新流行。

（5）发生烈性病菌株、毒株、致病因子等丢失事件。

（6）周边以及与我国通航的国家或地区发生特大传染病疫情，并出现输入性病例，严重危及我国公共卫生安全的事件。

（7）国务院卫生行政部门认定的其他特别重大突发公共卫生事件。

三、传染病分类

根据《中华人民共和国传染病防治法》第三条规定，传染病分为甲类、乙类和丙类。

甲类传染病是指：鼠疫、霍乱。

乙类传染病是指：传染性非典型肺炎、艾滋病、病毒性肝炎、脊髓灰质炎、人感染高致病性禽流感、麻疹、流行性出血热、狂犬病、流行性乙型脑炎、登革热、炭疽、细菌性和阿米巴性痢疾、肺结核、伤寒和副伤寒、流行性脑脊髓膜炎、百日咳、白喉、新生儿破伤风、猩红热、布鲁氏菌病、淋病、梅毒、钩端螺旋体病、血吸虫病、疟疾、人感染H_7N_9禽流感。

丙类传染病是指：流行性感冒、流行性腮腺炎、风疹、急性出血性结膜炎、麻风病、流行性和地方性斑疹伤寒、黑热病、包虫病、丝虫病，除霍乱、细菌性和阿米巴性痢疾、伤寒和副伤寒以外的感染性腹泻病，手足口病。

《中华人民共和国传染病防治法》第四条规定，对乙类传染病中传染性非典型肺炎、炭疽中

的肺炭疽，采取本法所称甲类传染病的预防、控制措施。

2020年1月20日，国家卫生健康委员会经国务院批准发布2020年第1号公告，将新型冠状病毒感染的肺炎纳入《中华人民共和国传染病防治法》规定的乙类传染病，并采取甲类传染病的预防、控制措施。

四、突发公共卫生事件报告方式、时限和程序

突发公共卫生事件相关信息已实现网络直报，报告平台为中国疾病预防控制信息系统的子系统，即突发公共卫生事件管理信息系统，报告程序分为信息报告、信息审核及现场调查三部分。

1. 信息报告　获得突发公共卫生事件相关信息的责任报告单位和责任报告人，在2h内向属地卫生行政部门指定的专业机构报告，具备网络直报条件的同时进行网络直报，不具备网络直报条件的责任报告单位和责任报告人，应采用最快的通讯方式将“突发公共卫生事件相关信息报告卡”报送属地卫生行政部门指定的专业机构。

2. 信息审核　责任报告单位和责任报告人进行网络直报后，直报信息由卫生行政部门指定的专业机构审核后进入国家数据库；接到“突发公共卫生事件相关信息报告卡”的专业机构对信息进行审核，确定真实性，2h内进行网络直报，同时尽快报告同级卫生行政部门。

3. 现场调查　接到突发公共卫生事件相关信息报告的卫生行政部门应当尽快组织专家进行现场调查，如确认实际发生突发公共卫生事件，应根据不同的级别，及时组织采取相应措施，并在2h内向本级人民政府报告，同时向上一级人民政府卫生行政部门报告；如尚未达到突发公共卫生事件标准的，由专业防治机构密切跟踪事态发展，随时报告事态变化情况。

五、个人防护与安全

1. 疾控机构人员和卫生应急队员在参加传染病突发事件调查处置时，如遇以下情形应考虑采取个人防护措施：①接触传染病病例、疑似病例以及病例相关污染物；②采集、保存和运输病例的相关标本；③接触可疑的媒介生物；④遭遇生物恐怖袭击；⑤不明原因疾病，尤其是怀疑为严重的呼吸道传染疾病。

2. 医务人员防护用品选用原则　见表67-1。

表67-1　医务人员防护用品类别及选用（以新型冠状病毒肺炎为例）

区域（人员）		个人防护用品类别							
		医用外科口罩	医用防护口罩	工作帽	手套	隔离衣	防护服	护目镜/防护面屏	鞋套/靴套
医院入口		+	–	±	–	–	–	–	–
预检分诊		+	–	±	±	±	–	–	–
引导患者去发热门诊人员		+	–	±	±	±	–	–	–
常规筛查核酸检测标本采样人员		–	+	+	+	+	–	+	–
有流行病学史或疑似患者核酸检测标本采样人员		–	+	+	+	±	±	+	±
门急诊窗口（非侵入性操作）		+	–	±	–	–	–	–	–
门急诊窗口（侵入性操作，如采血）		+	–	+	+	±	–	±	–
门诊	患者佩戴口罩	+	–	–	–	–	–	–	–
	患者需摘除口罩或有血液体液暴露	+	±	+	+	±	–	±	±
病区*	普通病区	+	–	±	±	±	–	–	±
	过渡病区(室)	+	±	+	+	±	±	±	±
	确诊病例定点收治隔离病区	–	+	+	+	–	+	+	+

续表

区域（人员）		医用外科口罩	医用防护口罩	工作帽	手套	隔离衣	防护服	护目镜/防护面屏	鞋套/靴套
		个人防护用品类别							
手术室	常规手术	+	−	+	+	−	−	±	±
	急诊、新型冠状病毒肺炎疑似患者或确诊患者手术	−	+	+	+	−	+	+	+
发热门诊	诊室	−	+	+	+	±	±	±	+
	检查	−	+	+	+	±	±	±	+
	留观病室	−	+	+	+	−	+	±	+
新型冠状病毒PCR实验室		−	+	+	+	±	±	+	±
新型冠状病毒肺炎疑似患者或确诊患者转运		−	+	+	+	±	±	+	±
行政部门		+	−	−	−	−	−	−	−
注1："+"指需采取的防护措施。									
注2："±"指根据工作需要可采取的防护措施；隔离衣和防护服同时为"±"，应二选一。									
注3：医用外科口罩和医用防护口罩不同时佩戴；防护服和隔离衣不同时穿戴；防护服如已有靴套则不需另加穿。									
注4：餐饮配送、标本运送、医废处置等人员防护按所在区域的要求选用。									
注5：为新型冠状病毒肺炎疑似患者或确诊患者实施气管切开、气管插管时可根据情况加用正压头套或全面防护型呼吸防护器。									
* 普通病房可选项取决于患者是否摘除口罩或有血液体液暴露。									

六、部分医疗机构重点场所工作流程（以新型冠状病毒肺炎为例）

（一）预检分诊台工作流程

步骤	细则	备注
准备	1. 物品准备　体温计、手消毒液、一次性医用口罩	
	2. 工作人员准备　按一级防护高风险区准备，必要时可按二级防护准备	
	3. 手卫生　医务人员在接触患者前使用快速手消毒液进行手卫生	
体温测量	4. 为患者测量体温，并查看健康码和行程码	
	5. 对体温超过37.3℃的发热患者及其陪护人员提供一次性医用口罩并指导其正确佩戴	
问诊	6. 主要症状问诊　发热、干咳、鼻塞、流涕、咽痛、呼吸困难、嗅觉及味觉障碍、结膜炎、肌痛、腹泻等	
	7. 流行病史询问　①发病前14天内有病历报告社区的旅行史或居住史；②发病前14天内与新型冠状病毒感染的患者或无症状感染者有接触史；③发病前14天内曾接触过来自有病例报告社区的发热或有呼吸道症状的患者；④聚集性发病	
记录	8. 详细记录门诊日志	
分诊	9. 根据患者情况，进行合理分诊　①发热且存在流行病学史的患者，安排专业人员陪同其至发热门诊就诊，引导过程中需保持1米以上距离，并走指定路线（指定路线的划定，应当符合室外距离最短、接触人员最少的原则）；②对虽无发热症状，但呼吸道等症状明显、罹患传染病可能性大的患者，也要进一步详细追问流行病学史，并转移到发热门诊就诊	
注意事项	10. 每结束一名患者分诊所有流程后，医务人员需完成手卫生	

（二）发热门诊工作流程

步骤	细则	备注
准备工作	1. 物品准备　①护士分诊台备体温计、手消毒液、脉搏血氧仪；②医生诊室备登记本、血压计、听诊器、手电筒、手消毒液	
	2. 工作人员准备　按二级防护准备，接触患者前行手卫生	

续表

<table>
<tr><th>步骤</th><th colspan="2">细则</th><th>备注</th></tr>
<tr><td>护士分诊台工作</td><td colspan="2">3. 护士分诊台工作 ①测量体温；②测血氧饱和度（SaO_2）；③讲解并签订告知书；④流行病学史筛查；⑤接触患者后行手卫生</td><td></td></tr>
<tr><td>患者分流</td><td colspan="2">4. 按有无流行病学史将患者分配至不同诊室内，有流行病学史至高风险诊室，无流行病学史至中风险诊室</td><td></td></tr>
<tr><td rowspan="3">医生诊疗工作</td><td>高风险诊室</td><td>中风险诊室</td><td></td></tr>
<tr><td>5-1. 医生工作 ①登记患者信息（患者地址需详细记录到小区/栋/房/手机号码）；②病史采集+体查；③病历记录；④新型冠状病毒感染筛查；⑤结束患者接诊后行手卫生</td><td>5-2. 医生工作 ①登记患者信息（患者地址需详细记录到小区/栋/房/手机号码）；②病史采集+体查；③病历记录；④新型冠状病毒感染筛查；⑤结束患者接诊后行手卫生</td><td></td></tr>
<tr><td>6-1. 高风险患者优先检验，根据症状及体征进行分诊 ①$SaO_2 \leqslant 90\%$且伴呼吸衰竭，转至呼吸ICU或综合ICU；②$SaO_2 > 90\%$，隔离病房留观</td><td>6-2. 中风险患者常规检验，根据症状及体征进行分诊 ①肺部有渗出性病变，隔离病房进行留观；②肺部无渗出性病变，急诊内科继续治疗</td><td></td></tr>
<tr><td>核酸检测</td><td>7-1. 进行核酸检测 $SaO_2 \leqslant 90\%$且伴呼吸衰竭患者：①阳性者，转定点医院继续治疗；②阴性者，隔日进行复查，阳性转定点医院，阴性继续治疗。$SaO_2 > 90\%$患者：①阳性者，转定点医院继续治疗；②阴性者，隔日进行复查，复查阳性转定点医院，阴性转呼吸内科</td><td>7-2. 进行核酸检测 ①阳性者，转定点医院继续治疗；②阴性者，隔日进行复查，复查阳性转定点医院，阴性转呼吸内科</td><td></td></tr>
</table>

七、咽拭子（口咽、鼻咽）采集操作流程（以新型冠状病毒肺炎为例）

<table>
<tr><th>步骤</th><th colspan="2">细则</th><th>备注</th></tr>
<tr><td rowspan="3">准备</td><td colspan="2">1. 物品准备 压舌板、一次性采样拭子、标本采集管、专用标本自封袋、（新型冠状病毒）专用密闭转运箱、快速手消毒液、医用酒精、手电筒/鼻灯、一次性乳胶手套</td><td></td></tr>
<tr><td colspan="2">2. 人员准备 行三级防护</td><td></td></tr>
<tr><td colspan="2">3. 行手卫生，戴手套</td><td></td></tr>
<tr><td rowspan="6">标本采集</td><td>咽拭子</td><td>鼻咽拭子</td><td></td></tr>
<tr><td>4-1. 操作者立于患者身旁</td><td>4-2. 操作者立于患者身旁</td><td></td></tr>
<tr><td>5-1. 嘱患者生理盐水漱口，头部微仰，嘴张大，发“啊”音，露出两侧扁桃体</td><td>5-2. 嘱患者头稍后仰，一手轻扶患者的头部，鼻灯检查鼻腔通畅性</td><td></td></tr>
<tr><td>6-1. 先将拭子放入无菌生理盐水中浸湿，将拭子越过被采集人员舌根，在两侧扁桃体稍微用力来回擦拭至少3次，然后在咽后壁上下擦拭至少3次</td><td>6-2. 一手执拭子，拭子贴鼻孔进入，沿下鼻道的底部向后缓缓深入，待拭子顶端到达鼻咽腔后壁时，轻轻旋转一周（如遇反射性咳嗽，应停留片刻），然后缓缓取出拭子</td><td></td></tr>
<tr><td>7-1. 拭子头置入专用标本采集管中，折断拭子，弃去尾部，旋紧管盖</td><td>7-2. 拭子头置入专用标本采集管中，折断拭子，弃去尾部，旋紧管盖</td><td></td></tr>
<tr><td colspan="2">8. 采集人员每采集完一个标本后均需更换手套，并行手卫生</td><td></td></tr>
<tr><td rowspan="2">标本放置</td><td colspan="2">9. 所有标本应当放在大小适合的带螺旋盖（内有垫圈）、耐冷冻的样本采集管里拧紧。容器外注明样本编号、种类、姓名及采样日期</td><td></td></tr>
<tr><td colspan="2">10. 将密闭的标本装入专用密封袋，每袋限一份标本。涉及外部标本运输的，应根据标本类型，按照A类或B类感染性物质进行三层包装</td><td></td></tr>
<tr><td rowspan="2">标本转运</td><td colspan="2">11. 标本转运箱由专门标本运送人员负责转运，需在采集后2～4h内运送至实验室</td><td></td></tr>
<tr><td colspan="2">12. 运送人员防护要求 戴帽子、医用外科口罩、手套、穿隔离衣</td><td></td></tr>
</table>

第二节 模拟案例

案例一

【题干1】 患者，男性，55岁，因干咳、鼻塞、咽痛3天，前来门诊就诊，作为预检分诊工作人员，请做好相应防护后完成分诊工作（事发地列为疫情高风险区）。

【题干2】 患者体温39.0℃，6天前曾与来自外地的表哥聚餐，表哥目前已确诊为新型冠状病毒肺炎，在定点医院接受治疗。请完成后续分诊工作。

【答案及解题思路】 ①接诊人员按照二级防护标准做好防护准备，行手卫生→为患者测量体温并查看健康码和行程码（提示卡：体温39.0℃）→为患者及其随行人员发放一次性医用外科口罩并指导其正确佩戴→简单问诊+流行病学史询问。②患者发热且存在流行病学史，罹患新型冠状病毒肺炎可能性大，立即安排专业人员陪同其至发热门诊就诊，陪同过程中注意间隔1米以上距离，并走医院指定路线；结束分诊及陪同后，行手卫生。

案例二

【题干1】 患者，男性，65岁，因持续高热5天，全身肌肉酸痛、咳嗽少痰伴呼吸困难3天入院。体查：呼吸急促，肺部可闻及大量湿性啰音。辅助检查：咽拭子2019-nCoV-ORF1ab（+）。经相关对症处理后，患者病情急剧进展，心电监护示：P 118次/min，R 30次/min，SpO_2下降至50%。请做出紧急处理。

【提示卡】 你已完成二级防护（当选手提出要做自身防护时出示）。

【题干2】 插管完毕后，你发现防护服被患者喷溅的痰液污染，请问该如何处理，请完成操作。

【答案及解题思路】 ①患者咽拭子新型冠状病毒基因检测呈阳性，诊断新型冠状病毒肺炎明确，目前出现重症肺炎，呼吸衰竭，具备机械通气指征，气管插管操作可能导致气溶胶产生，需进行三级防护。操作者在完成二级防护的基础上需加戴全面型呼吸防护器，加穿一次性隔离衣后，方可实施。注意新型冠状病毒肺炎患者插管与普通患者不同：a. 人工通气前两块湿纱布遮盖患者口鼻；b. 患者意识完全消失前勿加压给氧，避免挣扎；c. 快速行麻醉诱导，充分肌松，防止呛咳，意识消失后开始低潮气量高频控制呼吸；d. 患者自主呼吸完全消失后行插管。②防护服被患者血液、体液、污物污染时，应及时更换，该题主要考核选手脱防护服流程：脱外层手套（手卫生）→脱全面型呼吸防护器（手卫生）→脱一次性隔离衣（手卫生）→脱护目镜（手卫生）→脱防护服、鞋套、内层手套（手卫生）→脱一次性工作帽子（手卫生）→脱医用防护口罩（手卫生）→沐浴更衣，生理盐水清洁口腔、鼻腔、外耳道。

（南华大学附属第一医院 任 妹 姚女兆 唐惠芳）

第六十八章　应考心理学

Test-Oriented Psychology

【导语】　从2010年始，每年一度的全国高等医学院校大学生医学技术技能大赛是当今我国高校教育教学改革工作中重要的战略决策之一。技能大赛不仅是各大医学院校交流学习的平台，也是教育教学效果检验的平台，更是我国医学生教育改革成果展示的平台。通过以赛促教、以赛促学、以赛促改的模式，推动我国医学教育事业的发展，培养医学生临床思维能力及临床实践能力，提高我国高等教育综合实力与国际竞争力，为建设世界一流大学与一流学科做好人才储备工作。

一、选手竞赛前心态

对选手而言，能在全国医学生技术技能大赛中脱颖而出，不仅为今后继续求学之路做好铺垫，也为自己的职业发展奠定了良好基础。因此，每位有机会参加技能竞赛的选手自然对竞赛十分关注。为了备战大赛，选手们经过层层选拔，一路过关斩将，最终入围的几名选手还需经过几个月，甚至长达一年的培训。这期间的心理状态与成绩有着密切的关联。纵观历届竞赛，在本身技能水平相差无几的情况下，选手心态对于竞赛结果的影响是可以无限大的，即选手的心理状态对竞赛的结果起着至关重要的作用。如果选手没有正确处理好对竞赛的认识，将会影响到训练成效及选手的身心发展。

选手比赛前的心态一般有以下几种：

1. 赛前态度冷漠型　主要是指参赛的选手缺少比赛积极性、意志消沉，情绪低落，对周边环境变化的观察能力下降；缺乏信心，处理问题不果断，做决定不及时；感到软弱无力、萎靡不振，动力不足，缺乏参加竞赛的愿望。

2. 赛前兴奋激动型　当开始知道要参加比赛时，反应强烈，表现为情绪波动明显：心不在焉，很难把注意力集中在竞赛活动上；对动作的知觉和表象模糊不清，不连贯；听觉减弱，往往对教练的讲解或嘱咐听而不闻；记忆力下降，失眠，常常遗忘竞赛中的重要知识点，失去控制自己的能力，致使动作忙乱，毛手毛脚，操作无效。容易犯一些低级、细微的小错误。

3. 赛前紧张恐惧型　指选手由于过分看重比赛结果，担心自己失败而产生恐惧心理。害怕落选后被老师和同学们嘲笑，非常自卑。明显者表现为坐立不安、整夜难以入眠、出汗、心率加快、手颤抖等身体异样现象。

4. 赛前盲目自信型　表现为赛前选手对自身实力没有正确的认识，往往高估自己的能力，自以为胜券在握，信心满满，极易掉以轻心；选手对即将来临的竞赛的复杂性和困难估计不足，赛前准备也不够充分，对获胜的办法模糊不清，但盲目自信，相信自己能轻易取胜。情绪是愉悦的，实则为盲目乐观。

5. 最佳竞技状态型　即战斗准备状态。此时的选手目标明确、情绪活跃、精神饱满、意志坚定、注意力集中，可以积极思考问题，思路范围宽广，对即将来临的赛事跃跃欲试，对周围环境变化的观察力及敏锐性极高，对竞赛任务富有高度责任感。选手对面临的竞赛活动有清楚的理解，能够正确评估自己的能力并充满信心，有全力以赴和争取胜利的强烈愿望。

二、选手对竞赛压力的自我认知

我们在对技能大赛参赛选手们的问卷调查中了解到，大部分参赛选手从最初的海选到入围强化训练队伍的过程中都或多或少地经历着各种压力。很多选手内心能感受到，但道不出、说不明。甚至部分选手迫于传统观念或外界环境，内心紧张焦虑万分、外表强装淡定从容，怕说出来被嘲笑。一方面，选手觉得没有一个能让自己这份情绪正常表达出来的渠道，身边都是忙于应对竞赛的伙伴，大量的技能训练及背诵成千上万的医学知识点占据了他们绝大部分时间；教官们也无暇顾及，每天都在向选手灌输大量的考试信息。另一方面，选手认为即使表达出来，也没有人能够很好地解决自己这些心理问题，可能会被告之“大家都有这种压力，这是很正常的，自己克服一下就好了”等类似的安慰或无效的劝导。

认知疗法主要代表人物贝克把导致人们情绪和行为障碍的不良认知称为非理性信念，参赛选手往往容易出现以下几种非理性信念：

1. 追求完美，要求绝对化 具有此类认知方式的人凡事追求无限完美，对事情必须了如指掌，要求事情的发展完全在自己的掌控之中，凡事都必须做得恰到好处、恰如其分，不容许有半点瑕疵，一旦有些许失误，便认为全盘皆输，甚至认为自己是个彻底的失败者。这是不合理信念中最常见的一种。它是指人们从自己的意愿出发，对某一事物持有“必定怎样”的不合理想法，常常带有“必须”和“应该”的特点，如“我必须要获得冠军”“我绝对不能输”“大家都必须听从我的安排”“事情必须”“事情应该”等。

2. 以偏概全 指个体根据一件或很少几件事情就片面、武断地得出关于个人能力或价值的普遍性结论，并将其应用到其他情境之中。犹如盲人摸象，缺乏全面的信息搜集与情况了解。比如，一位成绩较优异的选手，某次技能选拔赛中失败后就把注意力放在了不成功的这次结果上，完全否定了以前的成绩，于是就认为自己“无能，再也不行了”，从而导致焦虑。

3. 两极性思维 这是一种极端的直线性思维。具有这种认知方式者，对人和事缺乏客观、全面地思考和分析，往往把事情看成非黑即白、非此即彼，要么全对、要么全错，要么完全成功，要么完全失败。常常以全或无的方式思考问题，其间没有任何过渡和余地，没有弹性和弯曲。例如有的同学认为“没有人能与我相比，我总是最棒的”“我的操作都最标准的、最规范的”“我总是失败，他们都是那么优秀”“没有人愿意与我搭档，所有人都总是跟我作对”。还有一些选手如没有入围，则产生“我这次落选了，非常沮丧，因为没有人再会重视我了”“即使我再努力，也不会通过这轮选拔赛”“我一定会被淘汰出局”等。这种“都”“总是”“没人”“不会”的两极性思维方式常常会导致个体对自己、他人及周围事物过高或过低评价，表现出过度自负或自卑。同时他们会否认任何与这些负性思维相矛盾的证据或者观点，会觉得“那不是真的”。这些负性暗示，助长了选手消极、悲观的情绪。就像俄国画家列宾的名言：默认自己无能，无疑是给失败制造机会。

4. 乱定身份、乱贴标签 即在错误判断和归纳的基础上给自己做出一个身份认定，这种乱贴标签会进一步强化自己的消极观点。例如，一位几次模拟竞赛成绩都不理想的选手会认为：“我是一个反应能力较差的人，没有人喜欢与我合作”“我的协调能力不行，我没办法做好这个操作”等，如此对自己贴标签、定身份，可能会导致个体对自己个性、能力、品质等方面的错误认知和评价，从而进一步引发其他不良情绪和行为。如果这个同学一直消极下去，可能会导致过度自卑，再也不敢与他人交往，甚至真的会演变为人际交往障碍。

三、技能大赛教官对选手心理状态的认知

众所周知，目前技能大赛最高级别是站在全国的舞台上参赛，当学生们能走向全国舞台，作为带教教官将无比光荣与自豪。通过技能大赛，教官不仅可向同行展示自己教学能力、教育成果，赢得他人认可，也是获得个人荣誉、奖励，及晋升晋级的优势条件。正是这种荣誉感使得教官们在整个训练过程中强调的就是比赛成绩，关注的就是比赛结果。因此很多教官在训练期间非常严厉苛刻，容不得选手半点失误，亲自陪同选手们训练到深夜，甚至表现出比选手更加焦虑的状态，至于选手们有怎样的心理活动根本无暇顾及。部分强势的教官甚至可能认为关注选手的心理将会浪费宝贵的训练时间，选手们只是无病呻吟，通过昼夜训练，技能熟练掌握后就自然不会紧张了，这种观念恰恰使得选手们长期处于一种高压、疲劳状态。

事实上，在我们的调查问卷中，选手们的压力及焦虑有很大一部分是来自教官和学校对他们

过高的期望。可见教官们对选手心理状态的认知程度及关注度是影响选手成绩的主要原因之一。

四、心理干预措施

1. 调动教官教学热情

（1）激发教官积极的教学动机：技能大赛对教官而言，既具有社会意义又具有个人意义。教官积极的教学动机将带来良好的教学效果与优质的教学质量，教学动机可分为内部动机和外部动机：①内部教学动机来源于教官对教学活动本身的价值认同，该动机指向教学活动本身，比如教官对教学内容及意义的认可、教官本身对教学内容感兴趣、教学过程中愉悦的情感体验等。②外部教学动机来源于教学活动中产生的外部结果的激励，该动机依赖外部因素刺激，比如学生以及家长的认可、同事的认同、学校领导的赞许、晋职晋升的优先特权等。

激发教官内部教学动机的关键是要强化教官对教学过程核心价值以及育人目的重要意义的认同感，提升教官教育认同感。首先是教官的自我认同，教官应树立正确的得失观、输赢观及积极的人生态度，看清自己，不断提升自我认同感。其次是对教育的认同，认同技能竞赛是为了培养一大批德才兼备的医学生，而不是仅为了培养几名能参赛的选手。教官的眼中应不仅仅是几名参赛选手，更多的应是大批医学学子正在以选手为榜样，也在孜孜不倦地勤学苦练。激发教官外部教学动机的措施主要为：制定合理的激励机制，如授予匹配的荣誉、绩效、开放优先晋升晋职渠道、给予提高自身能力的学习机会等。无论内部与外部动机，教官们都应明确：在高校教育大时代背景下，以竞赛为契机，以选手们为榜样，目的是为了唤起医学生们对临床技能的兴趣，激发医学教师们对技能教学的热情，提升整个高等医学院校的技能水平，为祖国培养具有高尚职业素质和精湛临床操作技能的优秀医疗卫生人才。当教官们摆正教学心态时，即可同时引领选手们树立自己正确的人生观、价值观及事业观。

（2）鼓励教官关注选手心态：新时代对教师们提出了更高的要求，教育，既有教也有育。“教”为传授知识或技能，“育”为向受教者提供有益的精神养料，以促进其健康成长。现实教学活动中，我们更多关注的是学科知识的“教”，对个体精神品格上的“育”不太重视。调查结果显示，如果教官越是关注选手的精神需求，关心他们的心灵成长多于他们的竞赛成绩，同时给予他们正面的积极支持，越能消除选手的压力与焦虑，越容易提高选手的竞赛成绩。在轻松友爱、和谐温暖、科学有效的教学环境中，选手的神经各系统处于最佳的应战状态，对各种突变环境的应对能力增强，则越容易成功。同时也可提高教官对教学行为的满意度和自信心，激发教官的教学动机。

教官在平常的训练中需不断提高自己的觉察力，当发现选手们情绪低落时，可以暂停训练，与有情绪的选手谈心、沟通，诱导选手说出自己的情绪，告诉选手要先处理情绪再处理事情。当情绪被看到了，也就被治愈了一半。很多选手在经过教官对自己心灵的关怀后，信心倍增。事实证明，这样的培训效果事半功倍。有条件的队伍可以配备专业的心理辅导老师，定期进行心理辅导，及时疏导选手情绪，让选手们始终处于一种积极向上的状态中。

2. 化解选手焦虑情绪　入围强化训练的选手，一路走来，过关斩将，脱颖而出成为佼佼者，但接下来是直奔全国冠军而去的“魔鬼式”的强化训练，选手们所承受的压力是巨大的。据调查，他们在后期的冲刺训练中，大部分选手都因不堪重压，曾经出现过放弃比赛的念头。此时，对于即将参加技能大赛的选手来说，掌握有效的学习技巧、克服竞赛焦虑是非常重要的。

（1）科学设置目标：目标就像指路标，是前进的方向。万不可急功近利，抱有一口吃下一头大象的不切实际的目标，如此只会增加选手的挫败感。科学设置目标，首先做好目标分析的准备工作，目标的设置要倾向于能力的提升，而非成绩和结果；其次要全面分析目标，如实现目标的目的、实现目标的期限、实现目标过程中可能遇到的障碍、达到目标所需的知识和技能，找出解决问题的最佳途径及对实现目标有帮助的人和团体。事前分析越充分，越有助于增加个体实现目标的紧迫感，获得强大的驱动力。接下来制订实现目标的计划，即将大目标分解成一个一个小目标，目标尽量细化且应具备较强可操作性，并注意处理好理论和实践之间的关系。此期间可合理分配角色，扬长避短，从而提高训练效率，降低选手竞赛焦虑情绪，增强自信心。在规定时间内完成目标后，需及时检验目标实现的情况。可采取回顾性思考的方法不断总结与反思，并根据具体情况随时微调学习计划。在此基础上不断地尝试向自己提出更高的目标，及时强化完成的每一个目标和为达到目标所做的每一件事情，激发选手的学习动力。

（2）打开选手学习开关：打开选手学习开关，激发选手学习动力，如同找到发动机的引擎按钮，一旦打开开关，将自发一路向前。最好的动力是兴趣，兴趣所在之处，即为内心所向之处。引导选手们保持对医学知识的那份好奇心与神秘感，保持探索医学知识的态度，从而打开选手们的学习开关，激发其对技能操作学习的兴趣，训练效果将事半功倍。

（3）正确运用专注力：当所有人的目光都投向自己时，很多选手就会表现得很糟糕。当有压力的时候会感到担心，是人之常情。人们往往会担心当下的形势，担心结果，担心别人的看法。而正因为我们的担心，会导致对问题过分关注，从而阻碍了我们的正常发挥。在赛场上转移或淡化对比赛结果的专注力，不去关注竞赛现场有多少人，不去理会评委们的眼神，将所有精力集中到赛事的具体环节过程中，这样可以让选手沉浸在赛事过程中，从而使内心尽快平静下来。在平常的训练中，可以通过凝视法、冥想法、呼吸法等心理学辅导方法来帮助选手做专注力的训练。

（4）进行积极的归因：归因，即是对自己或他人的行为原因作出判断和推论的过程。美国心理学家塞利格曼将归因分为乐观型和悲观型两种风格。消极悲观的人常常持有的观念是：将已发生的好事情归因于外界因素的功劳，且仅限于一件事情，是短暂的；而不好的事情却是常见的，是自己的原因造成的，而且认为这才是常态。悲观型个体的自尊、自信心会受到很大的破坏，无助感将持久存在，从而使个体失去做出反应的努力。积极乐观的人恰好相反，他们经常把好事都归功于自己，并相信好事会源源不断地发生；不好的事情只是暂时的、偶尔的，更多归因为环境因素。其自尊保护得完好无损，力量感强，无助感很快消失，个体愿意不断尝试去努力改变现状。

学会积极的归因，一方面能培养选手健全的人格及乐观的态度，另一方面培养选手团结协作的精神和集体荣誉感。尝试积极的归因，可以赋予选手克服困难的勇气与对事态发展的掌控能力与变通能力。在心理学专家或受过一定训练的教师的引导下，可通过运用团体辅导法来进行积极归因训练。组织技能训练组选手们在一起讨论、分析行为的原因，最终做出正确的归因。引导学生进行积极归因，让学生认识到成功与失败都与自己的努力有关，命运完全由自己主宰。如在竞赛中取得优异的成绩归因于大家长期共同努力的结果，而并非投机取巧、碰运气的结果。通过各种方式把这些积极的信息传达给选手，潜移默化地使选手也形成积极的归因方式，从而增强自信心。

（5）树立正确的自我认知：想要摆脱焦虑、紧张的情绪，其解决方式之一就是直面问题、直面困难，不要试图培养一个完美的自己，接纳自己的不足，允许自己暂时不够完美。首先，调整自我认识，训练时真诚、坦然地正视自己的弱项，承认自己的不足，千万不要回避。让选手明白各种比赛不过是展示和检验自己技能和知识的机会，尽力发挥自己的水平就可以了。即便是全国技能大赛，也并非就此决定一个人的命运，即使真的失败了也没什么。引导选手明白“胜败乃兵家常事”，其实世上无失败一说，所有的结局仅是对之前行为的总结与反馈而已。其次，将目标细化，适当地调整期望值。使选手对自己的应试能力和知识技能的掌握程度有一个客观评估，使得自我期望与实际水平相匹配，一步一步去实现小目标，在经过一个阶段努力后，就会看见自己前进了一大步，这将大大增加选手们的自信心，达到缓解心理压力和克服竞赛焦虑的目的，从而提高选手心理承受力。

在竞赛过程中，合理的认知方式能帮助选手们客观公正地看待自己与他人，以符合现实世界的观点、信念去推断和解释所遇到的人和事。

认知行为矫正技术对于竞赛压力有着很好的舒缓作用，当选手们碰到不良情绪的时候，可以根据下面的程序进行自我认知行为矫正。

1）通过角色扮演或想象，使选手面临一种非常真实的情境，引发出当下焦虑的、紧张的自我。

2）要求选手评价他们的焦虑程度，可以用数字大小来描述。

3）帮助选手识别非理性思维，察觉那些他们在压力情境下引发焦虑的认知。指出错误所在，并获得归因。

4）运用认知重构法改变思维和行为模式。

5）帮助选手重新评价，通过自我陈述以检查这些想法。

6）让选手注意重新评价后的焦虑水平。

（6）引导正向自我催眠：每一个人都是自己天生的催眠师。积极正面地鼓励、肯定、欣赏、赞美自己，能带来极大的自信。人是自己信念的产物，应把正向、积极的信念像心锚一样深深地植入体内，当竞赛中遇到紧张、焦虑的情境时，这些信念可以随时从自己的潜意识里提取，给予自己强有力的支持。这些具有催眠作用的潜台词可以是"我是有价值的""我是值得的""我是受欢迎的""我是可以的""这次竞赛我只要认真准备，肯定能发挥出自己的真实水平"等积极的暗示话语，从而肯定、认可自己，并更加自信、乐观地面对一切。

1）情景模拟训练法：为不断提高选手的心理素质，可有意设置一些"障碍"，以考验选手的应变能力。如经常举办一些内部的小对抗赛，或者举办不同队间的友谊对抗赛，真实地模拟赛场环境，缩小训练环境与比赛环境的差距，包括场景布局、评委的犀利眼神、哨铃的提醒、在场围观的学生等。选手们可想象自己置身于真实比赛现场，有意识地进行模拟练习，抛弃输赢观念，多体验这种氛围下的心态变化，从而磨练心智。通过情景模拟训练法，能够帮助选手们习惯于万众瞩目的感觉，摆脱在压力状态下容易产生的自我怀疑状态。

2）保持良好的精神面貌：几乎所有比赛都有印象分，当仪态端庄、精神抖擞的团队进场时，给人耳目一新的感觉，正所谓在气势上压人一筹。此时良好的精神面貌会给评委留下深刻的第一印象，往往对比赛结果有一定的影响，但这绝不是一两天就练成的。我们应时刻提醒学生要注意保持衣着整洁、仪态大方，口述时要口齿清晰、语言流畅，行动时要动作干净利落、从容不迫。当看见大家投出欣赏的目光时，选手们也会增强自我认同感。

3）其他心理学：心理学流派很多，当选手们遇到压力、焦虑时，选择最适合自己的往往最有效。比如意念放松法、逐步抽离法、情境转移法、绘画心理法等。比如在令你感到压力的事情发生之前，简单地写下你的想法与顾虑，写下最坏的结局，看看自己是否能够承受；比如去做一件很想做但还没来得及去做的事情，暂时转移自己的注意力。这些方法都能够让焦虑得到缓解。

五、融入思政元素的技能培训

2020年的技能大赛选手有着不同寻常的经历，他们经历了一场突如其来、席卷全球的新型冠状病毒肺炎，也因这场来势凶猛的疫情取消了赛事。在这个特殊时期，选手们亲眼目睹了医学界前辈们不负众望、勇挑重担的精神，见证他们用生命捍卫人民的健康，践行一心为民的初心使命。这份使命与担当，这份豪情与壮志成为选手们学习的强大动力引擎，引导他们坚定信仰、树立信心，激发选手们的社会责任感、升华选手们的爱国主义情怀。要及时把防疫阻击战中的先进事迹融入课堂，通过这些"活教材"向选手们传递科学严谨的治学态度、不屈不挠的探索精神，引导他们坚持不懈、勇攀医学高峰，将所学知识服务于国家需要和民族振兴。当怀揣中华民族伟大复兴中国梦时，选手们将对目标更加清晰，更加坚定，学习愿望更加强烈。他们会意识到学习不仅是为了个人，更是为了国家与民族的强盛、为了全人类的健康及幸福。

六、模拟案例

下面是运用不同心理学方法的案例。

案例一

一名选手在一次校外对抗赛中因失误导致所在团队未获得预期成绩，事后此选手非常内疚，在接下来的训练中无法集中精力，常常否认自己，认为自己能力不足，拖大家后腿。

首先提供一个宁静的环境，咨询师引导来访选手坐在自己对面的椅子上。

咨询师：这件事情发生在什么时候？

选手：去年12月。

咨询师：具体是哪一天？

选手：12月9日。

咨询师：是上午还是下午？

选手：上午。

咨询师：在本校还是外校？

选手：在外校。

咨询师：你当时穿着什么颜色的衣服？

选手：蓝色白点的上衣。

咨询师：去年12月的一个上午，在外校，你穿着一件蓝色白点的上衣，有什么样的情绪？

选手：内疚。

咨询师：如果0分是一点也不内疚，10分是最高的内疚。你给当时的内疚程度打多少分？

选手：8分。

咨询师：去年12月的一个上午，你和队友参加了外校的对抗赛，你认为是你的失误导致团队没有获得理想成绩，你对大家的内疚程度达到8分。

现在，我们进行放松，请闭上眼睛，深呼吸。吸气时想象新鲜空气进入你的身体，进入身体里的每一个细胞。把内疚的情绪通过鼻孔排到体外，身体慢慢放松……向前走两步，转身180°，现在你看到坐在椅子上的你是一种什么状态？脸上的表情是什么样子？

选手：是皱着眉。

咨询师：心里是什么情绪？深呼吸放松，看一看，坐在椅子上的你是什么状态？

选手：平静一点了。

咨询师：现在请你对自己的内疚程度再打一个分数。现在是多少分？

选手：6分。

咨询师：看来现在的内疚程度已经有所缓解。内疚的情绪在你身体的哪一部分？想象一下它的样子，大小、硬度、颜色如何？

选手：在我的胸口，大的、很硬、灰色的，像一块坚硬的石头。

咨询师：有多大？

选手：有篮球般大。

咨询师：你胸口有一块圆形的、篮球大小的、灰色的、很坚硬的石头。现在，朝后退一步，与这块大石头分离了吗？

选手：分离了。

咨询师：你现在看看这块石头的大小、颜色、硬度有没有变化？

选手：一样大，淡淡的灰色，软了一点。

咨询师：你现在已经和这块石头分离了。这块石头的颜色变成了淡灰色，软了一点。现在，你走上前，和石头重合。在你的前面有一个开关，你现在对这块淡灰色的、篮球大小的，软的石头做一些处理。可以搅拌，可以切割，可以碾碎，也可以做其他任何处理。你先想一想要怎么做。（等待几秒后）现在可以按一下按钮。

选手：（做了按开关的动作。）

咨询师：你是怎么处理的？

选手：切割，切成一块一块的。

咨询师：现在石头被切割成多大的碎片？

选手：三角形的。

咨询师：颜色有变化吗？

选手：变成了透明色。

咨询师：你看，椅子上坐着有情绪的你，站着的是正在想办法的你，现在请对坐着的你说：你是管理情绪的，我是想办法的。接下来我要把情绪都还给你，感谢这段时间你的陪伴，现在我要想办法。

现在用自己的方式把身上的内疚情绪射向代表情绪的你。做好了，点点头。

选手：（点了点头。）

咨询师：告诉椅子上有情绪的你，当时的你已经在有限的资源里尽了你自己最大的努力了，允许你自己暂时不够完美。

这块石头的碎片已经全部射向了有情绪的你，现在看看坐着的你是什么样的状态？

选手：感觉没有之前那么内疚了。

咨询师：想办法的你是不是轻松了一些？向前走，坐回椅子，让想办法的你和情绪的你融为一体。做做深呼吸，如果感到回到了当下，自然地睁开你的眼睛。

选手：（睁开眼睛。）

咨询师：现在你的内疚程度变化了吗？当时是8分，现在是几分？

选手：1分。（选手情绪不会完全消失是允许的。）

（咨询结束。）

案例二

一名来自于其他训练团队的优秀选手，正接受着与之前的方式、内容都大不相同的训练，在学习上感到吃力、情感上感觉孤单，产生了巨大落差感。在一次模拟赛中因为出现错误，有位老师对她提出批评，她觉得老师没有询问原因，对她说话语气很凶，令她难以接受，因而感觉无法融入新团队，很想放弃比赛。

咨询师：你现在感觉怎么样？

选手：我很委屈、孤独、失落。

咨询师：你确实看起来很苦恼，你今天到我这是想来解决问题的，对吗？

选手：（点点头。）

咨询师：如果愿意，我们可以一起来做些工作帮助你解决目前的困境。

选手：（使劲点头。）

第一人称

（咨询师在选手座位的对面摆了一把椅子，在旁边的位置也摆了一把椅子。）

咨询师：如果你认为凶你的那位老师坐在你对面的话，大概距离多远会让你觉得比较舒服？

选手：请把椅子放在进来的门边。

咨询师：好的，现在你的老师就坐在你的对面比较远的距离，你感觉老师是如何看你的呢？

选手：面无表情，很严肃，很失望，好像在骂我。

咨询师：那你现在有什么感受？舒服吗？

选手：不舒服，孤单、委屈。

咨询师：你现在想到了什么？看到了什么？

选手：我看到老师一副对我很失望的表情，感觉恨铁不成钢，认为我屡教不改。

咨询师：你这个时候心里是怎样想的？

选手：觉得老师不喜欢我，不信任我，对我充满了失望。

咨询师：那你现在想对老师说什么？把你未曾说过的，或不敢说的话统统告诉老师，可以大声说出来。

（选手哽咽起来。）

选手：老师，模拟赛的前一天从小把我带大的奶奶过世了，因为赛事当前，我没有请假，加上赛前看书到凌晨2点多，也没有休息好，第二天比赛时心不在焉，不在状态，错误百出……您说：你怎么这么简单的操作也出差错，怎么不好好练习，你可是××队选出来的优秀选手呀……可是老师您当时没问我为什么……

咨询师：你当时很难过、很委屈、很无助。

选手：（使劲点点头。）

第二人称

（咨询师等选手慢慢平静下来时，指导选手做3～5个深呼吸，让她回到现实中来，请选手站起来看着对面坐着的老师，当看清楚对方的表情、坐姿后，就走过去坐进老师坐的位置，成为老师。）

咨询师：好的，你现在已经成为老师，请透过老师的眼睛来看坐在对面的自己，作为老师你有什么样的感受呢？

（选手以她老师的坐姿、动作、形态坐下来看着原来的自己。）

选手：我觉得她很难过，很沮丧，欲言又止样。

咨询师：看着对面的学生，你会有一些什么样的感受？曾经你对她做了什么？

选手：你是通过层层选拔出来的优秀选手，我们对你给予了厚望，现在比赛迫在眉睫，你却不能集中精力，还在犯一些低级的错误，所以那天我一着急就对你说话比平常语气重了些。

咨询师：你经常这样对她说话吗？

选手：没有。平常课后我会主动询问她还有哪些不明白的知识点，生活中也像好友，关心她哪些需要帮助，有时候我们还会在一起玩游戏，缓解沉闷的训练气氛，让大家放松心情。

咨询师：那天事后你有再过问吗？

选手：没有。因为训练时间很紧，每天大家都在不停训练、刷题。之前我们谈心还多些，觉得没什么问题，后期越是临近比赛，越需要争分夺秒地抓紧时间训练。

咨询师：你知道比赛前天晚上她经历了什么吗？

选手：不清楚，有时候她会主动找我谈心，那次没有。当然我也没主动询问。

咨询师：你想对对方说什么？

选手：××，你是我们百里挑一选出的种子选手，我们很看好你，同时对你的要求也更高。因为你是来自不同团队，怕你孤单、不适应，我们对你更加关注。如遇到问题，我们都愿意尽力去帮助你。在接下来的训练中，我们一起加油！创造佳绩！

第三人称

（咨询师等选手慢慢平静下来时，指导选手做3～5个深呼吸，让她回到现实中来，指导她在过往的生命历程中找一个人，这个人是她很尊重、很敬仰，同时非常关心她的一个人。当她找到这个人，去看清楚对方是如何站的，有怎样的表情和动作，遇事是怎样思考的。当看清楚的时候，就走过去成为那个人。）

咨询师：你会给学生和老师怎样的建议？

选手：××，老师是喜欢你的，关心你的，老师认为你是非常优秀的，你可以表现得更好。当遇到困难时，你也可以主动寻求老师的帮助。

老师，××同学是努力的，她感觉到了老师对她的高标准、严要求，在接下来的训练中，我们可以多关心她，给她更多支持与帮助。当碰到问题，我们就坐下来面对面的好好沟通，及时化解。

咨询师：请问现在师生之间的距离有变化吗？

选手：近了许多。

咨询师：是这个距离吗？

选手：还可以更近一些。

（咨询师同样指导选手做3～5个深呼吸，让她退出当下代表的角色，回到她原来的位置，重新成为她自己。）

咨询师：你现在的心情是怎样的？

选手：轻松舒服多了。

咨询师：请你再看看你和老师的距离，现在有什么感受？

选手：我觉得我和老师之间很亲密，老师是喜欢我的，是关心我的。对我充满信心及信任。

咨询师：请你想象去主动给老师一个拥抱，你的感受是怎样？

选手：老师非常愿意接受，也回我一个大大的温暖的拥抱。

咨询师：你想对那个你非常尊重的人说些什么吗？

选手：谢谢您，我感受到您的宽容、睿智、平和、爱和理解，我学会了带着这些品质去处理今后人生中将遇到的问题。

（咨询结束。选手眼睛发亮、表情舒缓、内心平和，充满自信。）

（南华大学附属第一医院　陈海燕　姚女兆　王　浩　陈珑芳　柴　可　蔡瑜婷）

参考文献

陈福国, 2020. 实用认知心理治疗学[M]. 第3版. 上海: 上海人民出版社.

陈翔, 吴静, 2019. 湘雅临床技能培训教程[M]. 第2版. 北京: 高等教育出版社.

陈孝平, 汪建平, 赵继宗, 2018. 外科学[M]. 第9版. 北京: 人民卫生出版社.

方爱华, 王益鑫, 2012. 计划生育技术[M]. 第3版. 上海: 上海科学技术出版社.

冯子健, 2013. 传染病突发事件处置[M]. 北京: 人民卫生出版社.

葛均波, 徐永健, 2018. 内科学[M]. 第9版. 北京: 人民卫生出版社.

黄志强, 金锡御, 2005. 外科手术学[M]. 第3版. 北京: 人民卫生出版社.

江载芳, 申昆玲, 沈颖, 2015. 褚福棠实用儿科学[M]. 第8版. 北京: 人民卫生出版社.

姜保国, 陈红, 2020. 中国医学生临床技能操作指南[M]. 第3版. 北京: 人民卫生出版社.

李慧君, 郭媛, 2015. 医患沟通技能训练[M]. 北京: 人民卫生出版社.

李小寒, 尚少梅, 2017. 基础护理学[M]. 第6版. 北京: 人民卫生出版社.

李瑛, 杨一峰, 2020. 抗击新型冠状病毒肺炎医务人员临床防护培训手册[M]. 北京: 人民卫生出版社.

李长有, 徐国成, 张青, 2012. 骨科小手术图解[M]. 沈阳: 辽宁科学技术出版社.

刘珏, 2018. 临床技能与临床思维系列丛书 妇产科学分册[M]. 北京: 人民卫生出版社.

刘新民, 2011. 妇产科手术学[M]. 第3版. 北京: 人民卫生出版社.

沈铿, 马丁, 2015. 妇产科学[M]. 第3版. 北京: 人民卫生出版社.

隋莎莎, 麻丽华, 2013. 中职选手技能竞赛心理辅导[M]. 北京: 中国人民大学出版社.

童培建, 2012. 创伤急救学[M]. 北京: 人民卫生出版社.

万学红, 卢雪峰, 2018. 诊断学[M]. 第9版. 北京: 人民卫生出版社.

王锦帆, 尹梅, 2018. 医患沟通[M]. 第2版. 北京: 人民卫生出版社.

王卫平, 孙锟, 常立文, 2018. 儿科学[M]. 第9版. 北京: 人民卫生出版社.

王毅, 李志军, 2019. 临床技能与临床思维系列丛书 外科学分册[M]. 北京: 人民卫生出版社.

王毅, 张秀峰, 2015. 临床技能与临床思维[M]. 北京: 人民卫生出版社.

吴京兰, 张连阳, 简立建, 2021. 创伤急救评估与治疗手册[M]. 第6版. 北京: 科学出版社.

吴希如, 李万镇, 2006. 儿科实习医师手册[M]. 第2版. 北京: 人民卫生出版社.

谢幸, 孔北华, 段涛, 2018. 妇产科学[M]. 第9版. 北京: 人民卫生出版社.

叶鸿瑁, 虞人杰, 朱小瑜, 2019. 中国新生儿复苏指南[M]. 北京: 人民卫生出版社.

于晓松, 季国忠, 2016. 全科医学[M]. 北京: 人民卫生出版社.

于晓松, 路孝琴, 2018. 全科医学概论[M]. 第5版. 北京: 人民卫生出版社.

张必翔, 2019. 外科实习医生手册[M]. 第6版. 北京: 人民卫生出版社.

张秀峰, 2017. 临床技能与临床思维系列丛书 内科学分册[M]. 北京: 人民卫生出版社.

中国新生儿复苏项目专家组, 2016. 新生儿复苏指南(2016年北京修订)[J]. 中国围产医学杂志, 19(7): 481-486.

中国新生儿复苏项目专家组, 2018. 国际新生儿复苏教程更新及中国实施意见[J]. 中国围产医学杂志, 21(2): 73-80.

[美] Judith S. Beck, 2014. 认知疗法: 进阶与挑战[M]. 陶璇, 唐谭, 李毅飞, 等, 译. 北京: 中国轻工业出版社.